J.D. Roder · H.J. Stein · U. Fink (Hrsg.)
Therapie gastrointestinaler Tumoren

Springer
*Berlin
Heidelberg
New York
Barcelona
Budapest
Hongkong
London
Mailand
Paris
Singapur
Tokio*

J.D. Roder · H.J. Stein · U. Fink (Hrsg.)

Therapie gastrointestinaler Tumoren

Prinzipien der Chirurgischen Klinik und Poliklinik
der Technischen Universität München

Mit einem Geleitwort von Ch. Herfarth

Mit 127 Abbildungen in 160 Teildarstellungen und 51 Tabellen

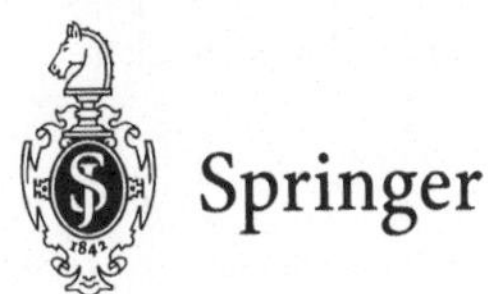 Springer

Prof. Dr. med. Jürgen D. Roder
Priv.-Doz. Dr. med. Hubert J. Stein
Prof. Dr. med. Ulrich Fink
Chirurgische Klinik und Poliklinik
der Technischen Universität München
Klinikum rechts der Isar
Ismaninger Str. 22, D - 81675 München

ISBN-13: 978-3-642-64072-8   e-ISBN-13: 978-3-642-59659-9
DOI: 10.1007/978-3-642-59659-9

Die Deutsche Bibliothek-CIP-Einheitsaufnahme
Therapie gastrointestinaler Tumoren : Prinzipien der Chirurgischen Klinik und Poliklinik
der Technischen Universität München/Hrsg.: Jürgen D. Roder ... Mit einem Geleitwort von
Ch. Herfarth. – Berlin; Heidelberg; New York; Barcelona; Hongkong; London; Mailand;
Paris; Singapur; Tokio: Springer, 2000

Umschlaggestaltung: J. Schmal, München
Satz: FotoSatz Pfeifer GmbH, 82166 Gräfelfing/München
Gedruckt auf säurefreiem Papier – SPIN: 10718493   24/3135 – 5 4 3 2 1 0

Unserem verehrten Chef und Lehrer,

Herrn Prof. Dr. med. J. R. Siewert,
Direktor der Chirurgischen Klinik und Poliklinik
der Technischen Universität München,

zum 60. Geburtstag gewidmet

Geleitwort

Eine große Klinik veröffentlicht mit diesem Buch Richtlinien in der Diagnostik und Therapie gastrointestinaler Tumoren. Allgemeine und spezielle Prinzipien der Chirurgischen Onkologie werden beispielhaft herausgestellt. Der Schwerpunkt der Chirurgischen Universitätsklinik am Klinikum rechts der Isar der Technischen Universität München liegt ohne Zweifel in diesem Bereich. Natürlich geht es letzthin auch um die Darstellung einer Schule, einer Strategie und der Vision des Chefs der Klinik, Professor Dr. J. R. Siewert, der den Lehrstuhl für Chirurgie an diesem Klinikum 1982 übernahm und beispielhaft dynamisch Krankenversorgung, Lehre und Forschung zukunftsgewandt gestaltet. Nichts ist besser, als nach einem langjährigen Aufbau Bilanz zu ziehen und das klinisch wissenschaftliche Fundament und die davon abgeleiteten allgemeinen und chirurgischen Grundlagen in einem Guß und aus dem Wissen und der Erfahrung der Mitarbeiter heraus zu schildern. Daß hier gleichzeitig der 60. Geburtstag von Professor Dr. J. R. Siewert mit einer Jahrhundert- und Jahrtausendwende zusammenfällt, gibt zusätzliche Ausstrahlungskraft: Glanz und Erfolg einer Klinik im Spiegel der offensichtlichen Veränderungen unserer Zeit.

Die besondere Prägung durch ein zielstrebiges chirurgisches Konzept wird leicht erkennbar: Nicht die spezielle Krebschirurgie der einzelnen Organe, sondern eine moderne multimodale Kombinationstumorchirurgie in enger Kooperation mit den Nachbarfächern wird überzeugend geschildert. Die Chirurgische Onkologie entwickelt sich vortrefflich in der straff geführten, klar durchsichtigen und gleichzeitig Eigeninitiative anregenden Zusammenarbeit. Zweifellos ist der große Wurf gelungen, indem Pathologie, molekularbiologisches und -genetisches Wissen, neue pathogenetische und epidemiologische Erkenntnisse der Entwicklung von Tumoren bis hin zu hereditären Geschwülsten integriert wurden. Die Basis der festen Regeln der Primärtumortherapie mit Geschwulsteradikation, Lymphdrainagenchirurgie und einem klaren Konzept der Metastasenbehandlung bleibt unverändert. Auch die so wertvolle lokale Sicherung der Radikalität durch örtliche Therapie – an der Spitze die Radiologische Onkologie – verbunden mit systemischen Konzepten der neoadjuvanten, intraoperativen und adjuvanten Chemotherapie liefern das Grundgerüst für die so vielfältige onkologische Kooperation. Die souveräne Lenkung ist aber auch gleichzeitig daran zu erkennen, daß die organisatorischen Einheiten des Qualitätsmanagements mit onkologischer Konferenz, Tumorboard und Telekonsultation miteinbezogen werden. Erkannt ist die Bedeutung der Psychoonkologie und der psychosozialen Aspekte in einer Klinik mit einer starken Chirurgischen Onkologie.

„Das Buch ist ein Wurf": ein Werk mit klarer, richtungsweisender Vielfalt und auf der anderen Seite die Bündelung der eigenen klinisch-wissenschaftlichen Erfahrung aus der praktisch orientierten Sicht der Literatur. Letzthin stellt sich hier die Schule dar – die Chirurgische Anstalt, die mit beispielhafter Energie und konsequenter Führung ein in sich schlüssiges Konzept erarbeitete. Es bestätigt sich die Tatsache, daß eine klinische Onkologie dann besonders breit ausstrahlenden Erfolg hat, wenn die Chirurgie die entscheidenden zentralen Positionen mitbestimmend einnimmt. Die wichtigen onkologischen Fächer assoziieren sich schnell und selbstbewußt und freuen sich über die gute konstruktive chirurgische Schubkraft.

Dieses Buch belebt den Wunsch des Lesers nach mehr Wissen und nach interaktivem Austausch mit der Münchener Klinik. Es ist nicht eine Aufreihung von statischen Leitlinien und Rezepten, sondern klinisch wissenschaftliche Dynamik prägt die klinische Entwicklung. Die Erfahrungen der Münchener Klinik signalisieren die Zukunft einer energischen und vitalen Chirurgischen Onkologie, eingebettet in der Viszeralchirurgie bzw. auch der Chirurgie in ihrer Breite.

Das Werk ist dem Chef der Klinik gewidmet. Geht man die einzelnen Beiträge durch, so ist eigentlich überall die Führung, die so charakteristische zielstrebige Zukunftsplanung, und die weite Vision von J. R. Siewert erkennbar. Hier begeistert eine große Schule die chirurgische Gemeinschaft mit ihrem Streben nach neuen Horizonten. Mit schöpferischer Planung, hohem wissenschaftlichem Niveau und dem steten Blick in die Zukunft hinter dem Horizont kann Chirurgie so mitreißend sein!

Ch. Herfarth, Heidelberg, Februar 2000

Vorwort

Bedingt durch das immer besser werdende Verständnis der Tumorbiologie und durch die Verfügbarkeit einer zunehmenden Zahl effektiver Chemotherapeutika sowie strahlentherapeutischer Verfahren haben sich in den vergangenen zehn Jahren die Therapieoptionen für die Behandlung solider Tumoren grundlegend gewandelt. Diese Entwicklung ist soweit vorangeschritten, daß heute interdisziplinär Therapiekonzepte als Standardverfahren für die Behandlung der meisten Krebspatienten angesehen werden können.

Die korrekte Beurteilung des Tumorstadiums gastrointestinaler Tumoren im klinischen Staging, die optimale Abstimmung der verschiedenen zur Verfügung stehenden Therapieoptionen und deren Reihenfolge müssen bei der Erstellung des Therapiekonzeptes berücksichtigt werden. Nur so hat der Tumorpatient die größtmögliche Chance auf Heilung oder ein möglichst langes rezidivfreies Überleben. Weder die onkologische Chirurgie, noch die internistische und radiologische Onkologie sind aufgrund der gegebenen Grenzen ihrer Fachgebiete in der Lage, diese Entscheidungen alleine in adäquater Weise zu treffen.

Die interdisziplinäre Diagnostik und Therapie gastrointestinaler Tumoren wurde an der Chirurgischen Klinik und Poliklinik der Technischen Universität München, Klinikum rechts der Isar, seit knapp 20 Jahren entscheidend durch unseren Chef, Herrn Professor Dr. med. J. R. Siewert geprägt. Sein 60. Geburtstag ist Anlaß genug, als Zwischenbilanz bewährte und neue Konzepte in Diagnostik und Therapie gastrointestinaler Tumoren kompakt aus „einer Hand" darzustellen. Die einzelnen Beiträge wurden demzufolge bewußt ausschließlich von Mitarbeitern der Klinik verfaßt und stellen den derzeitigen Standard an der Chirurgischen Klinik und Poliklinik der Technischen Universität München dar. Das Buch wird ergänzt durch die Kapitel „Weichteilsarkome" und „Der onkologische Chirurg in Kooperation mit Urologie und Gynäkologie". In diesen beiden Kapiteln werden Randgebiete der onkologischen Chirurgie, obwohl sie den Gastrointestinaltrakt nur indirekt betreffen, übersichtlich dargestellt. Jedes Kapitel wird schließlich ergänzt durch die Darstellung der Ergebnisse des eigenen Patientengutes und die wichtigsten prognostischen Faktoren. Das Literaturverzeichnis ist „natürlich" subjektiv geprägt und stellt die wichtigsten Publikationen der eigenen Klinik in den Vordergrund.

Unser Dank gilt neben den Autoren der einzelnen Beiträge Herrn Prof. Dr. med. Dr. h.c. Ch. Herfarth, Heidelberg, für die Verfassung des Geleitwortes. Für die rasche und unbürokratische Verwirklichung dieses Buches danken die Herausgeber dem Springer-Verlag, Heidelberg, vor allem Herrn Prof. Dr. med. Dietrich Götze, Frau Dr. rer. nat. Agnes Heinz, Frau Anne Clauss und Herrn Joachim W. Schmidt, die uns bei der praktischen Umsetzung außerordentlich behilflich waren. Für ihren selbstlosen und umsichtigen Einsatz in der Erstellung der Manuskripte sind die Herausgeber Frau Susanne Brunnhölzl zu großem Dank verpflichtet. Der wichtigen Aufgabe des Korrekturlesens haben sich Frau Dr. med. Maria Burian, Herr Dr. med. Marcus Feith und Frau cand. med. Barbara Klingshirn mit großem Engagement angenommen. Ihnen gilt ebenfalls unser herzlicher Dank.

Jürgen D. Roder und Hubert J. Stein, München, Februar 2000

Inhaltsverzeichnis

Mitarbeiterverzeichnis

Adam, C., Dr. med., Chirurgische Klinik und Poliklinik

Avril, N., Dr. med., Nuklearmedizinische Klinik und Poliklinik

Barbur, M., Dr. med., Institut für Allgemeine Pathologie und Pathologische Anatomie

Bartels, H., Univ. Prof. Dr. med., Chirurgische Klinik und Poliklinik

Bauer, M., Dr. med., Institut für Allgemeine Pathologie und Pathologische Anatomie

Becker, K., Dr. med., Institut für Allgemeine Pathologie und Pathologische Anatomie

Berger, H., Univ. Prof. Dr. med., Abteilung für Interventionelle Radiologie, Institut für Röntgendiagnostik

Böttcher, K., Priv.-Doz. Dr. med., Chirurgische Klinik und Poliklinik

Brauer, R.B., Dr. med., Chirurgische Klinik und Poliklinik

Breul, J., Univ. Prof. Dr. med., Urologische Klinik und Poliklinik

Brücher, B.L.D.M., Dr. med., Chirurgische Klinik und Poliklinik

Brune, I.B., Dr. med., Chirurgische Klinik und Poliklinik

Decker, T., Dr. med., III. Medizinische Klinik und Poliklinik

Dittler, H.J., Dr. med., Chirurgische Klinik und Poliklinik

Etter, M., Dr. med., Chirurgische Klinik und Poliklinik

Feith, M., Dr. med., Chirurgische Klinik und Poliklinik

Feldmann, H.J., Priv.-Doz. Dr. med., Klinik und Poliklinik für Strahlentherapie und Radiologische Onkologie

Feussner, H., Priv.-Doz. Dr. med., Chirurgische Klinik und Poliklinik

Fink, U., Prof. Dr. med., Chirurgische Klinik und Poliklinik

Florack, G., Prof. Dr. med., Chirurgische Klinik und Poliklinik

Gänsbacher, B., Univ. Prof. Dr. med., Institut für experimentelle Onkologie und Therapieforschung

Gerhardt, P., Univ. Prof. Dr. Dr. h.c., Institut für Röntgendiagnostik

Graeff, H., Univ. Prof. Dr. med., Frauenklinik und Poliklinik

Grundei, T., Dr. med., Chirurgische Klinik und Poliklinik

Harms, J., Dr. med., Chirurgische Klinik und Poliklinik

Hartung, R., Univ. Prof. Dr. med., Urologische Klinik und Poliklinik

Heidecke, C.-D., Priv.-Doz. Dr. med., Chirurgische Klinik und Poliklinik

Helmberger, H., Priv.-Doz. Dr. med., Institut für Röntgendiagnostik

Herschbach, P., Priv.-Doz. Dr. med., Institut und Poliklinik für Psychosomatische Medizin, Psychotherapie und Medizinische Psychologie

Hierholzer, C., Dr. med., Chirurgische Klinik und Poliklinik

Höfler, H., Univ. Prof. Dr. med. Institut für Allgemeine Pathologie und Pathologische Anatomie

Holzmann, B., Univ. Prof. Dr. med., Chirurgische Klinik und Poliklinik

Juhnke, P., Dr. med., Chirurgische Klinik und Poliklinik

Kauer, W.K.H., Dr. med., Chirurgische Klinik und Poliklinik

Keller, G., Dr. rer. nat., Institut für Allgemeine Pathologie und Pathologische Anatomie

Kissel, K., Dr. med., Institut für Allgemeine Pathologie und Pathologische Anatomie

Kraemer, S.J.M., Dr. med., Chirurgische Klinik und Poliklinik

Kremer, M., Dr. med., Institut für Allgemeine Pathologie und Pathologische Anatomie

Kretzler, A., Dr. med., Klinik und Poliklinik für Strahlentherapie und Radiologische Onkologie

Kuhn, W., Priv.-Doz. Dr. med., Frauenklinik und Poliklinik

Lange, M., Dipl. Ing., Chirurgische Klinik und Poliklinik

Lehr, L., Prof. Dr. Dr. med., Chirurgische Klinik und Poliklinik

Lersch, C., Priv.-Doz. Dr. med., II. Medizinische Klinik und Poliklinik

Molls, M., Univ. Prof. Dr. med., Klinik und Poliklinik für Strahlentherapie und Radiologische Onkologie

Mueller, J., MD, Chirurgische Klinik und Poliklinik

Nekarda, H., Dr. med., Chirurgische Klinik und Poliklinik

Ott, K., Dr. med., Chirurgische Klinik und Poliklinik

Prantl, L., Dr. med., Chirurgische Klinik und Poliklinik

Puhlmann, M., Dr. med., Chirurgische Klinik und Poliklinik

Roder, J.D., Prof. Dr. med., Chirurgische Klinik und Poliklinik

Rosenberg, R., Dr. med., Chirurgische Klinik und Poliklinik

Schilling, Ch. von, Dr. med., III. Medizinische Klinik und Poliklinik

Schneller, F., Dr. med., III. Medizinische Klinik und Poliklinik

Schuhmacher, C., Dr. med., Chirurgische Klinik und Poliklinik

Schusdziarra, V., Prof. Dr. med., II. Medizinische Klinik und Poliklinik

Schwaiger, M., Univ. Prof. Dr. med., Nuklearmedizinische Klinik und Poliklinik

Sellschopp, A., Univ. Prof. Dr. med., Institut und Poliklinik für Psychosomatische Medizin, Psychotherapie und Medizinische Psychologie

Sendler, A., Dr. med., Chirurgische Klinik und Poliklinik

Stein, H.J., Priv.-Doz. Dr. med., Chirurgische Klinik und Poliklinik

Stier, A., Dr. med., Chirurgische Klinik und Poliklinik

Thorban, S., Dr. med., Chirurgische Klinik und Poliklinik

Ungeheuer, A., Dr. med., Chirurgische Klinik und Poliklinik

Vogelsang, H., Dr. med., Chirurgische Klinik und Poliklinik

Weber, W.A., Dr. med., Nuklearmedizinische Klinik und Poliklinik

Werner, M., Univ. Prof. Dr. med., Institut für Allgemeine Pathologie und Pathologische Anatomie

Zimmermann, F., Dr. med., Klinik und Poliklinik für Strahlentherapie und Radiologische Onkologie

Zimmermann, G.J., Dr. rer. nat., Institut für experimentelle Onkologie und Therapieforschung

Adresse:
Technische Universität München, Klinikum rechts der Isar, Ismaninger Str. 22, 81675 München

Abkürzungsverzeichnis

5-FU	5-Fluorouracil
AEG	Adenokarzinom des ösophagogastralen Überganges
AFP	Alpha-Feto-Protein
AJCC	American Joint Committee on Cancer
APC	Adenomatous polyposis coli
BGA	Blutgasanlyse
BL	Bleomycin
BrdU	Bromodeoxyuridin
CCC	Cholangioläres Karzinom
CDDP	Cisplatin
CEA	Carcinoembryonales Antigen
CK	Cytokeratin
CT	Computertomographie
CT-AP	Computertomographie-Arterioportographie
DCC	Deleted in colon carcinoma
EAP	Etoposid/Adriamycin/Cisplatin
EDL	Erweiterte diagnostische Laparoskopie
EGF	Epidermal growth factor
ELF	Etoposid/Leucovorin/5-Fluorouracil
EORTC	European Organization for Research and Treatment of Cancer
ERCP	Endoskopische retrograde Cholangiopankreaticographie
EUS	Endoluminaler Ultraschall
FAP	Familiäre adenomatöse Polyposis
FDG	F-18-Fluordeoxyglukose
FDG-PET	F-18-Fluordeoxyglukose-Positronenemissionstomographie
FEV1	Forced expiratory volume in 1 Sekunde
FGF	Fibroblast growth factor
FIGO	Federation Internationale de Gynecologie et d'Obstetrique
FUDR	Fluordesoxyuridin
GAN	Gastro-intestinal autonomic nerve tumor
GIST	Gastrointestinale Stromatumoren
HBV	Hepatitis B Virus
HCC	Hepatozelluläres Karzinom
HCV	Hepatitis C Virus
HDFU	High dose 5-Fluorouracil
HE	Hämatoxylin-Eosin
HFAS	Hereditary Flat Adenoma Syndrom
HNPCC	Hereditary Non-Polyposis Colorectal Carcinoma
IOUS	Intraoperativer Ultraschall
ISDE	The International Society for Disease of the Esophagus
JRSGC	Japanese Research Society for Gastric Cancer
JSED	Japanese Society for Esophageal Disorders
KM	Kontrastmittel
LITT	Laser induzierte Thermotherapie
LK	Lymphknoten
LUS	Laparoskopischer Ultraschall

MAK	Monoklonaler Antikörper
MALT	Mucosa-associated Lymphoid Tissue
MR-Angio-graphie/MRA	Magnetresonanz-Angiographie
MRCP	Magnetresonanz-Cholangiopankreaticographie
MRT	Magnetresonanztomographie
MSI	Mikrosatelliteninstabilität
n.s.	Nicht signifikant
NET	Neuroendokriner Tumor
NHL	Non-Hodgkin-Lymphom
NSE	Neuronspezifische Enolase
NZK	Nierenzellkarzinom
OLTX	Orthotope Lebertransplantation
PAI	Plasminogenaktivator-Inhibitor
PCNA	Proliferating Cell Nuclear Antigen
PCR	Polymerase chain reaction; Polymerase-Kettenreaktion
PE	Probeexzision
PEI	Perkutane Alkoholinjektion
PEG	Perkutane endoskopische Gastrostomie
PPPD/PD	Pyloruserhaltende Duodenopankreatektomie/ partielle Duodenopankreatektomie
PTC	Perkutane transhepatische Cholangiographie
RER	Replication error positive
RES	Retikuloendotheliales System
SMA	Smooth muscel actin
TACE	Transarterielle Chemoembolisation
TGF-alpha	Transforming growth factor alpha
TK	Thymidinkinase
TME	Total mesorectal excision
TUM	Technische Universität München
UICC	International Union Against Cancer
ÜLR	Überlebensrate
UPA	Urokinase-like plasminogen activator; Urokinasetyp Plasminogenaktivator
US	Ultraschall
VEGF	Vascular endothelial growth factor
WHO	World Health Organisation

1 Allgemeine Prinzipien

1.1 Staging als Voraussetzung für individualisierte Therapiekonzepte

A. Sendler

Ziel jeder chirurgischen Tumortherapie ist die komplette Entfernung (UICC R0-Resektion) des Tumors. Mehr als die Hälfte der Patienten mit gastrointestinalen Tumoren werden jedoch mit bereits lokal fortgeschrittenen Tumoren den Kliniken zugewiesen. Aus diesem Grund prägen multimodale Behandlungsansätze, das heißt ein Zusammenwirken von Chirurgie, Chemotherapie und Strahlentherapie in einem Therapiekonzept, heute zunehmend die Tumortherapie. Eine möglichst exakte Abschätzung der Tumorausbreitung ist somit für die Wahl des optimalen Therapieprinzips entscheidend.

Die Aufgabe des prätherapeutischen Stagings ist es, die Krankheitsausbreitung zum Zeitpunkt der Diagnose möglichst genau festzulegen. Es umfaßt nicht nur Anamnese, klinische Untersuchung, Endoskopie und den Einsatz moderner Schnittbildverfahren, sondern wird am onkologischen Zentrum bei Patienten mit gastrointestinalen Tumoren zunehmend auch durch die chirurgische Laparoskopie mit der zytologischen Untersuchung der abdominellen Lavage, das Erfassen von Prognosefaktoren für die individuelle Tumorerkrankung (aus der Biopsie) und die Identifizierung der minimal residuellen Tumorausbreitung (wie z. B. im Knochenmark) geprägt.

Definition

Staging ist nach der Definition der UICC die Evaluation des Tumorstadiums. Bei gastrointestinalen Tumoren bedeutet dies die Erfassung von Tumorinfiltrationstiefe in die Organwand (T-Kategorie), Lymphknotenstatus (N-Kategorie) und Vorliegen von Fernmetastasen (M-Kategorie). Als Ergebnis der prätherapeutischen Untersuchungen wird mit dem Präfix „c" das TNM Stadium angegeben.

Stagingverfahren

Die T-Kategorie läßt sich mit Hilfe der Endosonographie bei Ösophagus-, Magen- und Rektumkarzinomen mit einer Treffsicherheit von etwa 85 % relativ genau bestimmen. Ein Problembereich bleibt trotz fortgeschrittener bildgebender Techniken die prätherapeutische Festlegung der N-Kategorie. Bei keiner Tumorentität des Gastrointestinaltraktes ist sie mit genügender Genauigkeit zu erfassen. Alle derzeit verfügbaren bildgebenden Methoden sind dadurch limitiert, daß sie infiltrierte

Lymphknoten nur durch ihre Größe erfassen; normal große, jedoch schon metastatisch befallene Lymphknoten entgehen der Diagnostik. Damit liegt die Genauigkeit des Lymphknotenstagings derzeit nur bei 60 bis 70 %.

Ein Hauptproblem im Staging der Fernmetastasierung sind kleine Lebermetastasen unter 5 mm und die Peritonealkarzinose. Auch wenn durch den Einsatz der CT-AP (Arterioportographie) und der MRT mit Endorem bessere Ergebnisse als mit konventionellen Verfahren erzielbar sind, entziehen sich kleine Lebermetastasen nach wie vor oft dem direkten Nachweis. Eine Peritonealkarzinose ist mittels bildgebender Verfahren nur indirekt, wie z. B. beim Vorliegen von Aszites, vorhersagbar.

Diese „schwarzen Löcher" im prätherapeutischen Staging können zumindest zum Teil durch die chirurgische Laparoskopie geschlossen werden. Durch die direkte Inspektion der Bauchhöhle und Biopsie verdächtiger peritonealer Herde ist der Ausschluß oder Nachweis einer Peritonealkarzinose möglich. Außerdem kann eine abdominelle Lavage zur zytologischen Untersuchung entnommen werden. Die Leber ist durch den laparoskopischen Ultraschall weit besser beurteilbar als mittels CT oder perkutaner Sonographie.

Die Rolle einer routinemäßigen Knochenmarkspunktion zum Nachweis oder Ausschluß einer systemischen Mikrometastasierung bei Patienten mit gastrointestinalen Tumoren ist derzeit noch nicht abschließend zu beurteilen.

R-Kategorie: Konsequenzen für das Staging

Die R-Kategorie bezeichnet den postoperativen Residualtumorstatus. Die präoperative Abschätzung der erreichbaren R-Kategorie ist ein wesentliches Element des Stagings, da nur bei Erreichen einer R0-Resektion (mikro- und makroskopisch kein Tumornachweis) die Prognose für den Patienten durch eine alleinige Resektion nachhaltig verbessert werden kann. Die R0-Resektion ist der entscheidende Prognosefaktor bei allen gastrointestinalen Karzinomen.

Nach eigenen Erfahrungen sollte jedoch zwischen ‚relativ' und ‚absolut' R0-resezierten Patienten unterschieden werden. Ausreichende „Sicherheitsabstände" nicht nur am oralen oder aboralen Resektionsrand, sondern vor allen Dingen in der sogenannten 3. Dimension des Tumorbettes, im Bereich des Lymphabflusses in Form des sog. Lymphknoten-Quotienten und negative Lavagezytologie kennzeichnen eine absolute R0-Resektion. Die Beurteilung der R0-Resektion nur an den Absetzungsrändern und der eventuelle Befall von Grenzlymphknoten kann bestenfalls zur Aussage einer „relativen" R0-Resektion führen. Falls nach einer Resektion noch mikroskopisch (R1) oder sogar makroskopisch (R2) Tumor nachweisbar ist, handelt es sich um eine palliative Operation.

Wird ein gastrointestinaler Tumor anhand des prätherapeutischen Stagings als sicher R0-resektabel eingestuft, ist in der Regel die primäre Resektion indiziert. Bei grenzwertig R0-resezierbaren Tumoren sollten multimodale Konzepte (neoadjuvant, intraoperativ, adjuvant) diskutiert und eingesetzt werden. Falls eine R2-Resektion zu erwarten ist, sollte symptomorientiert die für den Patienten beste, ggf. nicht-chirurgische, Palliation erfolgen.

Prognosefaktoren

Neben den Leistungen des konventionellen Stagings, welche in den folgenden Kapiteln dargestellt werden, bedeutet Staging auch das Erfassen von individuellen Prognoseparametern. Unter einem „Prognosefaktor" versteht man einen klinischen oder tumorbiologischen Aspekt, der für sich allein die Prognose eines Patienten meßbar beeinflussen kann. Bei der Evaluierung dieser Faktoren muß nach einem strengen und transparenten Schema vorgegangen werden. Daten für Prognosefaktoren mit klinischer Relevanz sollten nur prospektiv und nach einer kompletten Tumorresektion (R0) erhoben werden. Dafür ist vor allem eine standardisierte pathohistologische Aufarbeitung des Resektates erforderlich. Die Patienten sollten weiterhin in standardisierten Therapieprotokollen behandelt worden sein.

Falls diese Voraussetzungen erfüllt sind, muß die Unabhängigkeit eines Prognosefaktors in einer multivariaten Analyse bewiesen werden. Nur durch diese Analyseform kann der Einfluß eines individuellen Faktors auf das Gesamtüberleben einer Population statistisch abgesichert werden. Erst bei Einhaltung dieser Standards kann ein Prognosefaktor als eigenständig gesichert werden.

Die heute gebräuchlichen Stagingsysteme der UICC und der AJCC und die daraus abgeleiteten Prognosefaktoren sind eher mechanistisch: nur die anatomisch darstellbare Tumorausbreitung (TNM) wird erfaßt und bildet die Grundlage der Therapieplanung. Die Prognose des Patienten wird jedoch auch maßgeblich von der individuellen Biologie seines Tumors bestimmt. Die Erfassung derartiger biologischer Prognosefaktoren zu Beginn der Therapie würde eine noch genauere Therapieplanung ermöglichen. Derzeit orientiert sich die Indikation zu den zeitaufwendigen und teuren multimodalen Therapiestrategien allerdings noch alleine an der Ausbreitung des Tumors entsprechend der TNM-Kategorien. Die prä- und/oder postoperative Evaluierung individueller biologischer Prognosefaktoren wird jedoch in naher Zukunft eine Stratifizierung und damit bessere Patientenselektion für aufwendige multimodale Therapiekonzepte ermöglichen.

Fazit

Die präoperative Evaluation des Tumorstadiums und die postoperative Aufarbeitung des Resektates sind aufwendig. Beides ergibt nur einen Sinn, wenn eine Therapieentscheidung stadienabhängig und individuell erfolgt. Falls die Operation die einzig verfügbare Behandlungsoption bei gastrointestinalen Tumoren darstellt, ist ein ausgedehntes präoperatives Staging überflüssig. Soll eine stadienabhängige, maßgeschneiderte Therapie unter Berücksichtigung moderner multimodaler Konzepte zum Einsatz kommen, kommt einem möglichst akkuraten prätherapeutischen Staging eine zentrale Rolle zu.

Weiterführende Literatur

Feussner H, Kraemer, SJM, Siewert JR (1997) Staging-Laparoskopie. Chirurg 68: 201–209
Fink U, Stein HJ, Siewert JR (1998): Multimodale Therapie bei Tumoren des oberen Gastrointestinaltrakts. Chirurg 69: 349–359
Nekarda H, Gess C, Stark M, Mueller JD, Fink U, Schenck U, Siewert JR (1999) Immunocytochemically

detected free peritoneal tumour cells (FPTC) are a strong prognostic factor in gastric carcinoma. Br J Cancer 79: 611–619

Roder JD, Böttcher K, Siewert JR, Busch R, Hermanek P, Meyer HJ and the German Gastric Carcinoma Study 1992 (1993) Prognostic factors in gastric carcinoma. Cancer 72: 2089–2097

Sendler A, Dittler HJ, Feussner H, Nekarda H, Bollschweiler E, Fink U, Helmberger H, Höfler H, Siewert JR (1995) Preoperative staging of gastric cancer as precondition for multimodal treatment. World J Surg 19: 501–508

Sendler A, Nekarda H, Böttcher K, Fink U, Siewert JR (1997) Prognosefaktoren beim Magencarcinom. Dtsch med Wschr 122: 794–800

Siewert JR, Sendler A (1995) Prognostic factors in oncology. Langenbecks Arch Chir 380: 195–196

Thorban S, Roder JD, Nekarda H, Funk A, Siewert JR, Pantel K (1996) Immunocytochemical detection of disseminated tumor cells in the bone marrow of patients with esophageal carcinoma. J Natl Cancer Inst 88: 1222–1227

Siewert JR, Stein HJ, Sendler A (1997) Chirurgische Relevanz bildgebender Diagnostik bei Tumoren des Gastrointestinaltrakts – Entscheidungswege beim Oesophagus-, Magen, Colon- und Rektumcarcinom. Chirurg 68: 317–324

Stein HJ, Kraemer SJM, Feussner H, Siewert JR (1997) Clinical value of diagnostic laparoscopy with laparoscopic ultrasound in patients with cancer of the esophagus or cardia. J Gastrointest Surg 1: 167–173

UICC: TNM-Klassifikation maligner Tumoren, 5. Auflage. Hrsg. Ch. Wittekind, G. Wagner, Springer, Berlin, Heidelberg, New York 1997

1.2 Bildgebende Diagnostik

1.2.1 Endoskopie und Endosonographie

H.J. Dittler, L. Prantl, W.K.H. Kauer und M. Etter

Die Endoskopie spielt in der Diagnostik von Tumoren des oberen und unteren Gastrointestinaltraktes die zentrale Rolle. So erfolgt die Primärdiagnose und histologische Sicherung eines malignen Tumors in der Regel mittels Endoskopie und Biopsie. Der makroskopische Wachstumstyp kann häufig bereits Hinweise auf die T-Kategorie geben. Mittels Endosonographie kann beim Ösophagus-, Magen- und Rektumkarzinom heute sowohl die T-Kategorie als auch die lokale R0-Resektabilität mit hoher Sicherheit vorhergesagt werden.

Endoskopie/Biopsie und Endosonographie stehen damit in der Regel an erster Stelle im Staging der Tumoren der gastrointestinalen Hohlorgane. Jedoch beruht die endosonographische Beurteilung von Lymphknoten auf empirisch gewonnenen Verdachtskriterien, wie Form, Größe und Echomuster. Die Endosonographie alleine erlaubt damit prinzipiell keine Art-Diagnose. Auf den besonderen Stellenwert der Endoskopie und Endosonographie beim Ösophagus-, Magen-, und Rektumkarzinom wird im folgenden eingegangen.

Ösophaguskarzinom

Endoskopie

Die endoskopische Untersuchung ist essentiell zur Primärdiagnostik des Ösophaguskarzinoms. Screening- und Surveillance-Untersuchungen sind sinnvoll bei Patienten mit Karzinomen im Hals-Nasen-Ohren- und Mund-Kiefer-Gesichtsbereich. Sie haben ein erhöhtes Risiko für ein Plattenepithelkarzinom im Ösophagus. Bei Patienten mit Barrett-Ösophagus besteht ein deutlich erhöhtes Risiko für ein Adenokarzinom des distalen Ösophagus. Eine regelmäßige endoskopische Überwachung ist hier erforderlich, um rechtzeitig Dysplasien oder auch Frühkarzinome zu erkennen.

Von der Endoskopie werden neben histologischer Sicherung eines Karzinoms mit Grading folgende Informationen erwartet: Tumorlokalisation, Längenausdehnung, ein eventuell bestehender Achsenknick, das Vorhandensein einer Passagebehinderung und schließlich die Abstände zum oberen Ösophagussphinkter bzw. der Kardia. Bei Patienten mit Adenokarzinom des ösophagogastralen Übergangs (AEG) ist die Differenzierung zwischen Adenokarzinom im distalen Ösophagus (sogenanntes AEG Typ I), Adenokarzinom der Kardia (sogenanntes AEG Typ II) und subkardialem Magenkarzinom mit Infiltration der Kardia (sogenanntes AEG Typ III) erforderlich.

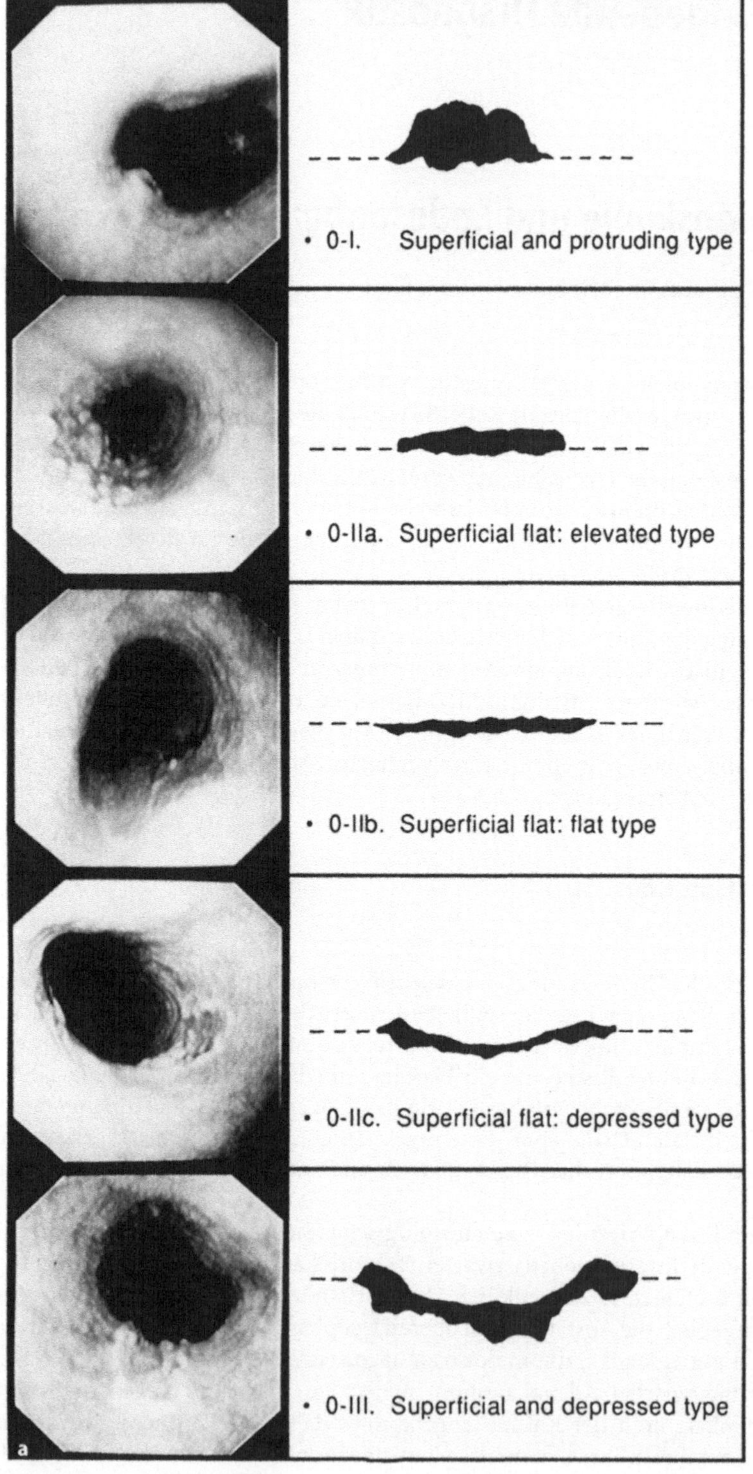

Abb. 1 Makroskopischer Wachstumstyp des Plattenepithelkarzinoms des Ösophagus. **a** Frühkarzinom

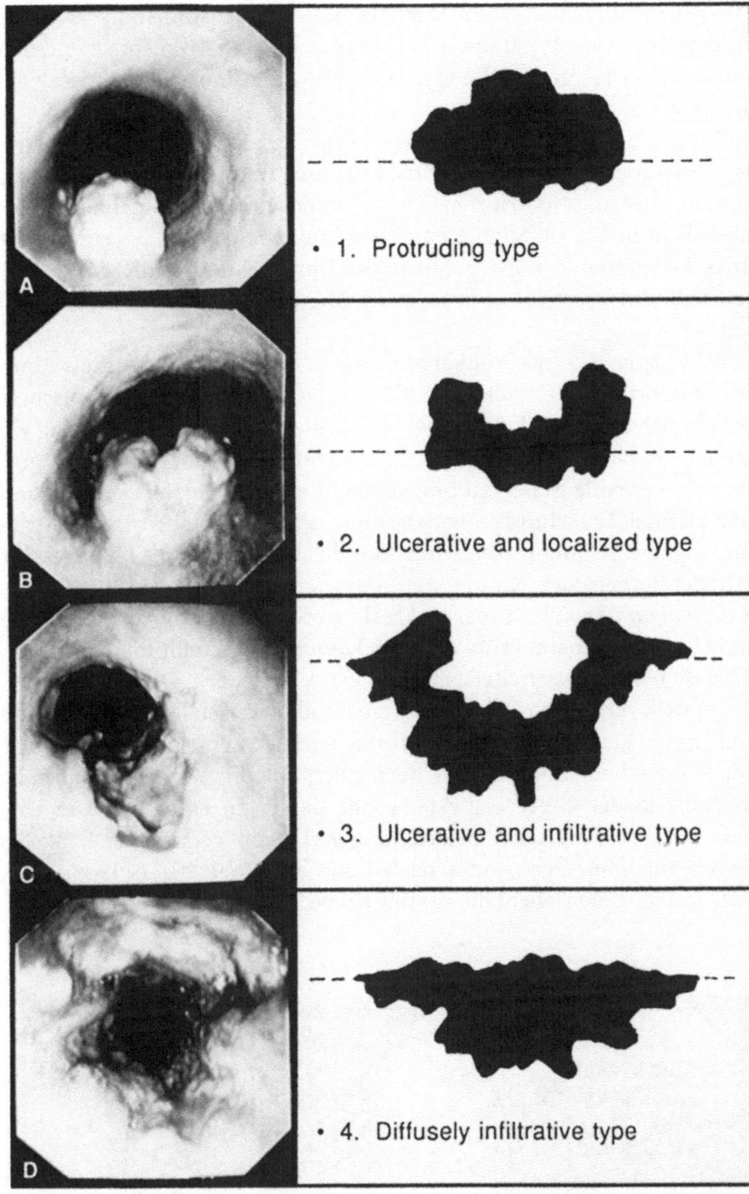

Abb. 1. Makroskopischer Wachstumstyp des Plattenepithelkarzinoms des Ösophagus. **b** fortgeschrittenes Karzinom

Die Differenzierung erfolgt anhand des Tumorzentrums oder, bei fortgeschrittenen Tumoren, anhand der Lokalisation der Tumormasse.

Der *makroskopische Wachstumstyp* nach der Einteilung der japanischen Gesellschaft für Ösophaguserkrankungen (JSED) betrifft das Plattenepithel des Ösophagus und ist sowohl auf Frühkarzinome wie auch auf fortgeschrittene Malignome anwendbar. Allein aufgrund des makroskopischen Wachstumstyps kann der erfahrene Untersucher beim Typ 0 sowie beim Typ 3 und Typ 4, entsprechend dem Frühkarzinom bzw. der T3- und T4-Kategorie, in 80 % die Tumoreindringtiefe richtig voraussagen (Abb. 1).

Der endoskopisch verifizierbare Stenosegrad ist ein indirekter Prognosefaktor. Bei initial nicht passierbaren *Tumorstenosen* muß die Endoskoppassage angestrebt werden. Hierzu ist es erforderlich, die Stenose unter Röntgenkontrolle und gegebenenfalls in mehreren Sitzungen so weit aufzubougieren, bis zumindest die Passage eines Pädiaterendoskops möglich ist. Nur so können die gesamte Tumorregion beurteilt und Zusatzerkrankungen im Magen oder Duodenum ausgeschlossen werden.

Bei Dysplasien und Frühkarzinomen ist die Diagnostik mittels Routineendoskop oft limitiert. Die Erweiterung der konventionellen endoskopischen Diagnostik bezieht sich aus Praktikabilitätsgründen allerdings auf das Screening von Risikopatienten (z. B. Barrett-Ösophagus). Statt ungezielter Probeentnahmen gilt es vor allem diejenigen Areale gezielt zu biopsieren, die möglicherweise ein erhöhtes Risiko für eine maligne Entartung enthalten. Ein einfaches Verfahren ist die Anfärbung (*vital Staining*) des Plattenepithels mit Jodidlösung (*Lugolsche Lösung*, Abb. 2) und des Zylinderepithels der Kardia mit *Methylenblau*, *Toluidinblau* oder *Indigokarmin* (*Chromoendoskopie*). Suspekte Areale werden damit nicht nur leichter erkennbar und biopsierbar, beim Frühkarzinom kann auch ein multifokaler Tumorbefall ausgeschlossen werden; erweiterte Techniken, wie z. B. sog. Double Staining, können die Diagnostik verfeinern. Alle Stainingmethoden weisen lediglich suspekte Areale nach und sind keinesfalls beweisend für das Vorliegen eines Karzinoms. In Kombination mit den Färbemethoden oder auch allein ist die Vergrößerungsvideoendoskopie ebenfalls in der Lage, suspekte Areale besser zu erkennen. Die unterschiedliche Gewebefluoreszenz nach Bestrahlung mit Licht verschiedener Wellenlänge (sog. *Gewebeautofluoreszenz*) oder nach Gabe eines Sensitizers (sog. *photodynamische Diagnostik*) sollen ebenfalls dysplastische Areale und solche mit Frühkarzinomen

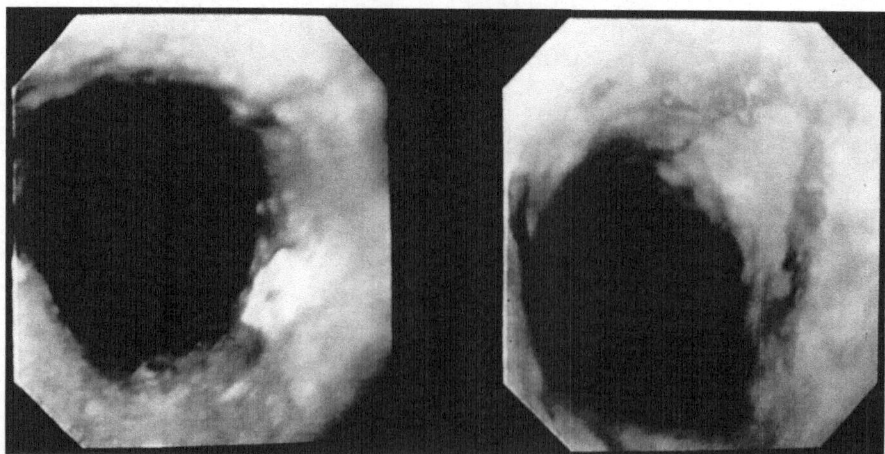

Abb. 2. Lugol-staining des Plattenepithels des Ösophagus

besser sichtbar machen. Der genaue Stellenwert dieser Methode ist jedoch ebensowenig evaluiert wie aufwendigere und kompliziertere technische Verfahren, die sich vor allem *spektroskopischer Techniken* bedienen.

Endosonographie

Die Endosonographie des Ösophaguskarzinomes ist zum *„gold standard"* im *präoperativen Staging* geworden. Eigene Ergebnisse bei primär resezierten Ösophaguskarzinomen zeigen eine Treffsicherheit für die T-Kategorie von 86 % (Tab. 1) und stimmen damit mit den in der Literatur publizierten Daten (Treffsicherheit 80 %–90 %) gut überein. Die Treffsicherheit für die N-Kategorie wird in der Literatur mit 65 %–80 % angegeben. Der Vergleich mit der *Computertomographie (CT)* zeigt eine deutliche Überlegenheit der Endosonographie. *Frühkarzinome* sind computertomographisch nicht erkennbar. Die endosonographische Differenzierung des Mukosakarzinoms (T1a) vom Submukoskarzinom (T1b) ist besonders wichtig bei einer geplanten lokalen Exzision („strip biopsy"). Auch wenn erste endosonographische Ergebnisse insbesondere mit Minisonden und hoher Ultraschallfrequenz vielversprechend sind, so lassen sich japanische Untersucher überwiegend vom makroskopischen Wachstumstyp leiten: Beim Typ 0-Ib und 0-IIa handelt es sich in der Regel um Mukosakarzinome.

Lymphknotenmetastasen im Mediastinum sind endosonographisch von vergrößerten Trachealbifurkationslymphknoten nicht zu unterscheiden. Nur etwa 50 % aller Lymphknoten sind „sichtbar". Die in der Literatur angegebene hohe Trefferquote der Endosonographie im Lymphknotenstaging beim Ösophaguskarzinom resultiert aus dem großen Anteil fortgeschrittener Karzinome mit ihrer hohen Inzidenz an Lymphknotenmetastasen. Jedoch hat nur der positive zytologische oder histologische Befund einer Ultraschall-gezielten Feinnadelpunktion Aussagekraft.

In der Erkennung von *Tumorrezidiven* an Anastomosen nach R0-Resektion sowie in der Beurteilung der Ansprechrate nach präoperativer Radiochemotherapie (*Restaging*) ist die Rolle der Endosonographie derzeit noch umstritten. So fehlen bei der Rezidivbeurteilung operationsbedingt sog. „landmarks" zur Orientierung. Asymmetrische Wandverdichtungen an der Anastomose können operationsbedingt sein.

Das Restaging nach neoadjuvanter Therapie ist bisher nur zweidimensional möglich. Es kann zwar häufig eine Volumenreduktion des Tumors nachgewiesen werden, endosonographisch bleibt die Infiltrationstiefe jedoch meist unverändert, auch bei kompletter Remission. Die Ursache liegt darin, daß eine Differenzierung zwischen

Tabelle 1. Treffsicherheit der EUS in der präoperativen Einschätzung der T-Kategorie bei 167 Patienten mit Ösophaguskarzinom

Histopathologisches T-Stadium	n	EUS korrekt n/%	EUS Overstagingrate n/%	EUS Understagingrate n/%
pT1	27	22/81	uT2 5/19	–
pT2	31	24/77	uT3 4/13	uT1 3/10
pT3	93	83/89	uT4 3/3	uT2 7/8
pT4	16	14/88	–	uT3 2/12
gesamt	167	143/86	12/7	12/7

Treffsicherheit 86 %, Overstagingrate 7 %, Understagingrate 7 %

vitalem Tumorgewebe und therapiebedingter Fibrose nicht möglich ist. Die Bestimmung des dreidimensionalen Tumorvolumens an der Stelle der maximalen Tumorausbreitung kann hier in der Zukunft vielleicht weiterhelfen.

Magenkarzinom und Magenlymphom

Endoskopie

In Routinebiopsien gefundene Dysplasien (ohne makroskopische Läsion) sind selten. Dieser Befund erfordert jedoch eine engmaschige Kontrolle, da sich vor allem bei hochgradigen Dysplasien oft ein Karzinom entwickelt oder schon besteht. Andere, seltenere Risikoerkrankungen, wie z. B. Morbus Menetrier oder intestinale Metaplasie Typ 3, sollten ebenfalls regelmäßig endoskopisch kontrolliert werden. Adenome sollten endoskopisch oder chirurgisch entfernt werden.

Das Ulcus ventriculi stellt kein primäres Malignitätsrisiko dar. Allerdings können maligne Ulzera unter Ulkus-Therapie reepithelisieren und eine Abheilungstendenz aufweisen. 10–15 Jahre nach Magenteilresektion und Billroth II-Rekonstruktion besteht ein 4fach erhöhtes Risiko für die Entstehung eines Magenstumpfkarzinoms. Ob bei diesen Patienten eine endoskopische Überwachung sinnvoll und kosteneffektiv ist, ist jedoch umstritten.

Beim Nachweis eines Karzinoms ist die Beschreibung der Tumorlokalisation, bezogen auf die 3 *Magendrittel,* und die Lage an Vorderwand, Hinterwand, großer und kleiner Kurvatur erforderlich. Die histologische Sicherung des *Magenkarzinoms* erlaubt dann eine weitere Unterscheidung zwischen *intestinalem* und *diffusem* (nicht intestinalem) *Typ* des Adenokarzinoms (*Klassifikation nach Lauren*) und trägt überdies durch das *Grading* des Tumors zur prognostischen Abschätzung bei.

Mit einiger Erfahrung ist aus dem endoskopischen Befund die Unterscheidung zwischen *Frühkarzinom* und *fortgeschrittenem Karzinom* leicht möglich. Beim Frühkarzinom orientiert man sich an der Einteilung der Japanischen Gesellschaft für Endoskopie (Abb. 1). Die Einschätzung des Wachstumstyps des fortgeschrittenen Karzinoms geht auf die Klassifikation von Borrmann zurück, welcher die *Wachstumsform* beim fortgeschrittenen Karzinom mit der 5-Jahresüberlebensrate korrelierte (Abb. 3).

Wie beim Ösophaguskarzinom besteht auch beim Magenkarzinom eine enge Beziehung zwischen makroskopischem Wachstumstyp und Infiltrationstiefe des Tumors (T-Kategorie). Die therapeutisch wichtige Differenzierung zwischen Befall von Mukosa und Submukosa ist von Relevanz, da Mukosakarzinome bei einer Lymphknotenmetastaseninzidenz von ca. 5 % unter bestimmten Voraussetzungen (Typ IIa, G1, Tumordurchmesser < 2 cm und Typ IIc, G1, Tumordurchmesser < 1 cm) lokal exzidiert werden können.

Der Magen ist die häufigste Lokalisation des extranodalen Non-Hodgkin-Lymphoms im Gastrointestinaltrakt. Ausgangspunkt der primären *Magenlymphome* ist das sog. „Mucosa-associated Lymphoid Tissue" (MALT). Endoskopisch zeigen sich MALT-Lymphome lokalisiert ulzerierend, polypös oder submukös wachsend, oder aber szirrhös mit multiplen Erosionen und Faltenverdickungen. Oft sind wiederholte Biopsien und/oder Makropartikelbiopsien notwendig. Gelegentlich erfolgt die Diagnose eines oberflächlichen MALT-Lymphoms auch aus Routinebiopsien bei unauf-

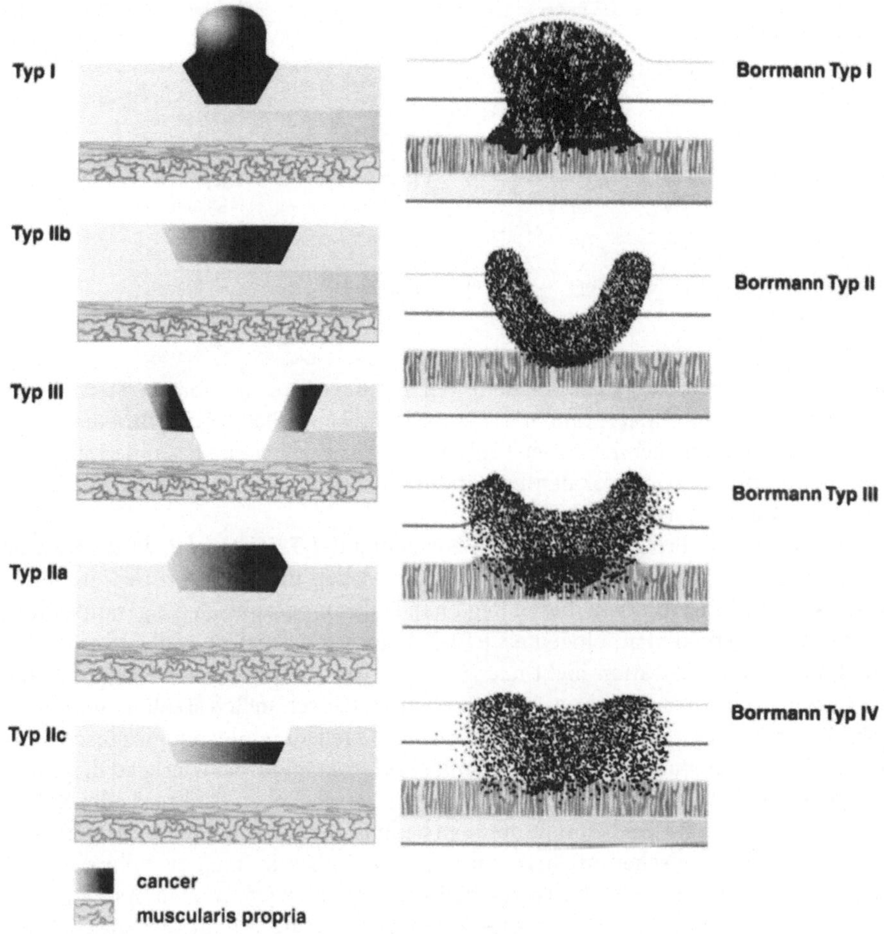

Abb. 3. Makroskopischer Wachstumstyp des Magenkarzinoms

fälligem oder nur scheinbar entzündlich verändertem Magen. Nicht selten finden sich Areale unterschiedlichen Differenzierungsgrades im selben Tumor nebeneinander, so daß ein fokal hochgradig malignes Magenlymphom erst in zahlreichen Biopsien oder im Resektionspräparat nachweisbar sein kann.

Endosonographie

Ähnlich wie im Ösophagus kann die Endosonographie beim Magenkarzinom die *T-Kategorie* mit guter Treffsicherheit vorhersagen und auf die *R0-Resektabilität* schließen lassen. Die eigene Erfahrung mit primär resezierten Magenkarzinomen zeigt eine Treffsicherheit der EUS im Hinblick auf die T-Kategorie von 83 % (Tab. 2).

Am Magen stellt die endosonographische Identifizierung der T2-Kategorie jedoch ein besonderes Problem dar. Hier kommt es bei bis zu 15 % der Patienten zu einem Overstaging. Eine Erklärung für die hohe Overstagingrate könnte eine perifokale

Tabelle 2. Treffsicherheit der EUS in der präoperativen Einschätzung der T-Kategorie bei 254 Patienten mit Magenkarzinom

Histopathologisches T-Stadium	n	EUS korrekt n/%	EUS Overstagingrate n/%	EUS Understagingrate n/%
pT1	27	22/81	uT2 5/19	–
pT2	52	37/71	uT3 14/27	uT1 1/2
pT3	151	132/87	uT4 8/5	uT2 11/7
pT4	24	19/79	–	uT3 5/21
gesamt	254	210/83	27/11	17/7

Treffsicherheit 83 %, Overstagingrate 11 %, Understagingrate 7 %

entzündliche Umgebungsreaktion sein. Bei T3- oder T4-Karzinomen ist die Wand durch den Tumor infiltriert und in der Organwand kein „Platz" mehr für eine Umgebungsreaktion. Dagegen kann bei T2-Tumoren der verbliebene gesunde Intestinalwandanteil mit einer perifokalen Entzündung reagieren und so eine fortgeschrittenere T-Kategorie vortäuschen.

Die allgemeine Problematik in der Beurteilung der T2-Kategorie wird erschwert durch die anatomische Besonderheit, daß am Magen nicht alle Areale von Serosa bedeckt sind. Tumore, die in diesen Regionen endosonographisch die gesamte Wand erfassen, werden von Pathologen als pT2-Kategorie klassifiziert, weil definitionsgemäß die Serosapenetration nicht nachgewiesen werden kann. Endosonographisch, im histologischen Wachstumsverhalten und prognostisch stellen sie aber Tumore der pT3-Kategorie dar. Außerdem gibt es Areale im Magen, die endosonographisch weniger gut einsehbar sind, wie Fundus, Angulus, Pylorusregion. Schwierig zu diagnostizieren ist auch die Infiltration von Nachbarorganen wie Leber, Pankreas oder Kolon.

Die konventionelle Endosonographie ist beim Frühkarzinom nur in Ausnahmefällen in der Lage, zwischen Mukosa- und Submukosakarzinomen zu unterscheiden. Sog. Minisonden mit höheren Ultraschallfrequenzen zeigen zwar in ersten japanischen Untersuchungsserien sehr gute Ergebnisse. Häufig erfolgt die Einschätzung aber immer noch über den makroskopischen Wachstumstyp.

Die derzeit gültige TNM-Klassifikation orientiert sich beim Lymphknoten-Staging an der Zahl befallener Lymphknoten (*N-Kategorie*). Endosonographie-Ergebnisse hierzu liegen in der Literatur noch nicht vor. Die Aussagekraft der Lymphknotenbeurteilung wird gegenüber dem Ösophaguskarzinom damit noch erschwert. Die relativ guten Erfahrungen für die N-Kategorie mit einer Trefferrate von 70 % beruhen, wie beim Ösophaguskarzinom, auf der hohen Rate fortgeschrittener Karzinome.

Typische endosonographische Befunde rechtfertigen beim bioptisch negativen Magenlymphom oder der Linitis plastica wiederholte und aggressivere Biopsiemethoden.

Rektumkarzinom

Endoskopie

Es werden das *Adenokarzinom des Rektums* sowie das *Plattenepithelkarzinom (kloakogenes Karzinom) des Analkanals* unterschieden. Für die chirurgische Resektion ist die exakte Lokalisation von entscheidender Bedeutung. Beim Rektum (0–15 cm ab ano) wird die Höhe des aboralen Tumorrandes starr mit dem Rektoskop gemessen und auf die Linea anocutanea oder die Linea dentata bezogen. Die exakte Höhenangabe des Rektumkarzinoms im distalen Rektumdrittel und seine Lage (Vorderwand, Hinterwand etc.) sind besonders wichtig zur Einschätzung einer möglichen kontinenzerhaltenden Operation. Bei dieser Lokalisation ist die digitale Untersuchung unerläßlich. Nur so kann neben der Beziehung zu seinen Umgebungsstrukturen (*„Clinical staging"* nach Mason) auch die Sphinkterfunktion beurteilt werden.

Für die Genese des Rektumkarzinoms gilt die sog. *Adenom-Karzinomsequenz.* Ebenso besteht eine eindeutige Beziehung zwischen Entartungsrisiko und Dysplasiegrad im Adenom. Nur am gesamten Polypen kann der Dysplasiegrad festgestellt werden. Adenome müssen daher vollständig endoskopisch oder chirurgisch entfernt werden.

Eine präventive Koloskopie ist erforderlich bei Konditionen mit erhöhtem Entartungsrisiko: Hereditary Non-Polyposis Colorectal Carcinoma (HNPCC), hereditäres Flach-Adenom-Syndrom (HFAS), familiäre adenomatöse Polyposis (FAP), Colitis ulcerosa und Morbus Crohn. Wegen der vorgeschädigten Darmwand ist bei der Colitis ulcerosa und dem Morbus Crohn der endoskopische Karzinomnachweis jedoch häufig schwierig. Mit den neuen hochauflösenden Videoendoskopen scheint die Erfassung neoplastischer Veränderungen in entzündlich veränderter Schleimhaut besser zu gelingen. Auch die Ausnutzung der *Autofluoreszenz* kann ggf. die Erkennung von Dysplasien erleichtern. Ob sich erste vielversprechende Ergebnisse bestätigen, suspekte Befunde mittels *Chromoendoskopie* besser sichtbar zu machen, müssen erst weitere Studien zeigen.

Endosonographie

Die stadiengerechte Therapie des Rektumkarzinoms macht ein exaktes Staging erforderlich. Das lokale Tumorstaging entscheidet über das therapeutische Vorgehen. Die Rate der endosonographisch richtig eingeschätzten Tumorinvasionstiefe (*T-Kategorie*) variiert in der Literatur von 62 % bis 91 %. Die Endosonographie ist damit der Computertomographie deutlich überlegen. Neuere Verfahren wie die Magnetresonanzspule sind noch ungenügend evaluiert.

Am validesten ist die endosonographische Vorhersage der T3-Kategorie (in der eigenen Erfahrung mit einer Treffsicherheit von 84 %, Tab. 3). Schwierig ist die Differenzierung zwischen einem T1- und einem T2-Karzinom. Dies zeigt die hohe Rate an

Tabelle 3. Treffsicherheit der EUS in der präoperativen Einschätzung der T-Kategorie bei 192 Patienten mit Rektumkarzinom

Histopathologisches T-Stadium	n	EUS korrekt n/%	EUS Overstagingrate n/%	EUS Understagingrate n/%
pT1	28	20/71	uT2 7/25 uT3 1/4	-
pT2	49	31/63	uT3 16/33	uT1 2/4
pT3	95	80/84	uT4 4/4	uT2 11/12 uT2 2/10 uT3 10/50
gesamt	192	139/72	28/15	25/13

Treffsicherheit 72 %, Overstagingrate 15 %, Understagingrate 13 %

Tabelle 4. Clinical Staging (Mason) versus EUS bei 115 Patienten mit Rektumkarzinom im aboralen Drittel

Histopathologisches T-Stadium	n	Mason korrekt n/%	EUS korrekt n/%
pT1	14	4/29	8/57
PT2	35	20/57	23/66
pT3	57	48/84	51/89
pT4	9	7/78	5/56
gesamt	115	79/69	87/76

Over- und Understaging bei der uT2-Kategorie. Ursache der höheren Einschätzung ist in erster Linie eine entzündliche Umgebungsreaktion, die eine größere Infiltrationstiefe vortäuscht. Mikroskopische, endosonographisch nicht erkennbare Tumorinfiltrationen könnten eine niedrigere Einschätzung zur Folge haben.

Eine Differenzierung zwischen Adenomen und T1-Karzinomen und damit eine Artdiagnose ist endosonographisch nicht möglich. Die Unterscheidung von Mukosa- und Submukosakarzinomen gelingt häufig nicht. Damit kommt im Rahmen des prätherapeutischen Stagings beim Rektumkarzinom derzeit der Endosonographie im wesentlichen eine Bedeutung in der Abgrenzung der T2-Tumore von T3-Tumoren zu. Der klinisch digitalen Untersuchung bei Karzinomen des aboralen Rektumdrittels, die sich im wesentlichen auf die Beurteilung der Verschieblichkeit des Tumors und seine Beziehung zu Umgebungsstrukturen stützt, kommt mit einer korrekten Einschätzung von etwa 70% hierbei eine hohe Bedeutung zu. In der eigenen Erfahrung ergab das Clinical Staging nach Mason für Karzinome des unteren Rektumdrittels Resultate, die denen der Endosonographie vergleichbar waren (Tab. 4).

Die Treffsicherheit der Endosonographie für die *N-Kategorie* liegt bei 70%. Die entscheidenden Lymphabflußgebiete [entlang der großen Gefäßbahnen (v. a. A. mesenterica inferior] werden durch den transrektalen Ultraschall jedoch nicht erreicht.

Die Endosonographie hat einen hohen Stellenwert in der *Rezidiverkennung* nach R0-Resektion. Einer hohen Sensitivität steht eine verminderte Spezifität gegenüber. Dennoch stellt der transrektale Ultraschall die derzeit genaueste Methode im Follow-up dar.

Bei *Restaginguntersuchungen* nach Radiochemotherapie ist zumeist nur eine Aussage über die Veränderung des Tumorvolumens möglich. Zwischen vitalem Tumorgewebe und therapiebedingtem Narbengewebe kann allerdings nicht unterschieden werden, so daß sich häufig die initiale uT-Kategorie nicht ändert.

Beim Kolonkarzinom ist der Stellenwert der Endosonographie derzeit limitiert; ob sich dies mit zunehmender Verbreitung der laparoskopischen Chirurgie ändert, ist derzeit noch nicht klar.

Zusammenfassung

Vor dem Hintergrund multimodaler Therapiekonzepte ist ein exaktes lokoregionales Staging unabdingbare Voraussetzung. Die Endosonographie ist hierfür beim Ösophagus-, Magen- und Rektumkarzinom als *„gold standard"* anerkannt. Aufgrund der unterschiedlichen therapeutischen Konsequenzen gilt es vor allem Tumoren der T1/

Tabelle 5. Treffsicherheit der Endosonographie bei T1/T2- und T3/4-Kategorien des Ösophagus-, Magen- und Rektumkarzinoms

T-Kategorie	Ösophaguskarzinom	Magenkarzinom	Rektumkarzinom
T1/T2	97%	98%	78%
T3/T4	96%	99%	87%
gesamt	97%	98,5%	83%

T2-Kategorie von solchen der T3/T4-Kategorie zu unterscheiden. Diese Differenzierung ist mittels Endosonographie mit hoher Treffsicherheit möglich (Tab. 5). Die sichere Identifizierung des Frühkarzinoms vom Mukosatyp bleibt mit herkömmlichen Endsonographietechniken jedoch ein Problem. Mit der Beurteilung des makroskopischen Wachstumstyps steht hier das wohl genaueste Verfahren zur Verfügung.

Weiterführende Literatur

Canto MJ (1999) Vital staining and Barrett's Esophagus. Gastrointest Endosc 49: 12–16

Chak A, Canto M, Stevensen PD, Lightdale CJ, Van de Mierop F, Cooper G, Pollack BJ, Sivak MV (1997) Clinical applications of a new through-the-scope ultrasound probe: prospective. Comparison with an ultrasound endoscope. Gastrointest Endosc 45: 291–295

Dittler HJ, Bollschweiler E, Siewert JR (1991) Was leistet die Endosonographie im präoperativen Staging des Ösophaguskarzinoms? Dtsch med Wschr 116: 561–6

Dittler HJ, Pesarini AC, Siewert JR (1992) Endoscopic classification of esophageal cancer: correlation with the T stage. Gastrointest Endosc 38: 662–668

Dittler HJ, Siewert JR (1993) Role of endoscopic ultrasonography in esophageal carcinoma. Endoscopy 25: 156–161

Dittler HJ, Siewert JR (1993) Role of endoscopic ultrasonography in gastric carcinoma. Endoscopy 25: 162–166

Dittler HJ, Fink U, Siewert JR (1994) Response to Radio-Chemotherapie in Esophageal Cancer. Endoscopy 26: 769–771

Dittler HJ (1995) Assessment of resectability of gastrointestinal cancer by endoscopic ultrasonography. Gastrointest Endosc Clinics of North America 1995 part I: 569–575

Hizawa K, Suekane H, Aoyagi K, Matsumoto T, Nakamura S, Fujishima M (1996) Use of endosonographic evaluation of colorectal tumor depht in determining the appropriateness of endoscopic mucosal resection. Am J Gastroenterol 91: 768–771

Hunerbein M, Below C, Schlag PM (1996) Three-dimensional endorectal ultrasonography for staging of obstructing rectal cancer. Dis Colon Rectum 39: 636–642

Isenberg G, Chak A, Canto MI, Levitan N, Clayman J, Pollack PJ, Sivak MV Jr. (1998) Endosonographic ultrasound in restaging of esophageal cancer after neoadjuvant chemoradiation. Gastrointest Endosc 48: 158–963

Japanese Society for Esophageal Diseases, ed. (1992) Guidelines for the clinical and pathologic. Studies on carcinomatosa of the esophagus, 8th ed. Tokyo, Kanebara

Rösch T (1995) Endosonographic staging of esophageal cancer: a review of literature results. Gastrointest Endosc Clin N Am. 5: 537–547

Rösch T (1995) Endosonographic staging of Gastric cancer A review of the literature results. Gastrointest Endosc Clinic of North America I: 549–57

Saitoh Y, Obara T, Einami K, Nomura T, Taruishi M, Ayabe T, Ashida T, Shibata Y, Kohgo Y (1996) Efficacy of high-fraquency ultrasound probes for the preoperative staging of invasion dept. in flat and depressed colorectal tumors. Gastrointest Endosc 44: 34–39

Siewert JR, Stein HJ, Sendler A (1997) Chirurgische Relevanz bildgebender Diagnostik bei Tumoren des Gastrointestinaltrakts – Entscheidungswege beim Oesophagus-, Magen, Colon- und Rektumcarcinom. Chirurg 68: 317–324

Watanabe H, Miwa H, Terai T, Imai Y, Ogihara T, Sato N (1997) Endoscopic ultrasonography for colorectal cancer using submucosal saline solution. injection. Gastrointest Endosc 45: 508–511

Yoshikane H, Tsukamoto Y, Niwa Y, Goto H, Hase S, Shimoidara M, Maruta S, Yoshida M (1994) Superficial esophageal carcinoma: evaluation by endoscopic ultrasonography. Am J Gastroenterol 89(5): 702–707

1.2.2 Klassische Röntgendiagnostik, perkutane Sonographie, CT und MRT

P. Gerhardt und H. Helmberger

Einleitung

Die Diagnostik bei dem Verdacht auf das Vorliegen eines gastrointestinalen Tumors hat mit der Einführung der Endoskopie, der endoskopischen und perkutanen Sonographie sowie der Computer- und Magnetresonanztomographie einen grundsätzlichen Wandel erfahren. Mit Ausnahme der Tumoren des Dünndarmes werden klassische Röntgenuntersuchungen nur noch selten zur primären Diagnostik, sondern nur dann durchgeführt, wenn eine Endoskopie zur Diagnosestellung aus verschiedenen Gründen nicht möglich ist. Dagegen haben die verschiedenen Schnittbildverfahren für die weiterführenden diagnostischen Fragestellungen wie Tumorgröße und -ausdehnung, Lymphknoten- und Fernmetastasen für die Therapieplanung und Prognosebeurteilung große Bedeutung erlangt.

Klassische Röntgendiagnostik

Durchleuchtungsgezielte Aufnahmen werden zunehmend mit der digitalen Technik durchgeführt. Sie dienen der Therapieplanung durch Darstellung des Tumors in Bezug zu den anatomischen Leitstrukturen bei Ösophagus- und Magenkarzinomen, der Primärdiagnostik bei Dünndarmtumoren oder der Darstellung oraler Kolonabschnitte, wenn eine tumorbedingte Stenose im aboralen Dickdarm endoskopisch nicht passiert werden kann.

Bei allen Patienten mit *Ösophagustumoren* sind durchleuchtungsgezielte Aufnahmen erforderlich. Ein mitabgebildeter Maßstab ermöglicht die exakte Angabe der Länge des Tumors und seines Abstandes vom oberen und unteren Ösophagussphinkter und von der Trachealbifurkation. Die Untersuchung wird in Hypotonie nach i.v.-Gabe von Buscopan oder Glugacon und im Doppelkontrast durchgeführt.

Gleiches gilt auch für die Röntgenuntersuchung des *Magens*, die für die primäre Diagnostik eines Karzinoms in der Regel keine Bedeutung hat.

Bei dem Verdacht auf das Vorliegen von *Dünndarmtumoren* wird primär die Röntgenuntersuchung mittels Enteroklysma nach Sellink im Doppelkontrast mit Bariumsulfat oder ggf. mit wasserlöslichem Kontrastmittel durchgeführt. Mit dieser Untersuchung werden Dünndarmtumoren mit einer Sensitivität von 95 % und einer Spezifität von 90 % nachgewiesen. Mit der klassischen fraktionierten Dünndarmpassage betrug die Sensitivität dagegen nur 61 % und die Spezifität 33 %.

Röntgenuntersuchungen des *Kolons* werden dann erforderlich, wenn eine endoskopisch nicht passierbare Stenose vorliegt und somit der oral der Enge gelegene

Darmabschnitt nicht beurteilt werden kann. Bei unmittelbar nach der Untersuchung geplanter Operation wird wasserlösliches Kontrastmittel genutzt, um den Darm rascher entleeren zu können. Die Doppelkontrastuntersuchung nach Gabe eines Spasmolytikums garantiert, wie bei der Untersuchung der Speiseröhre und des Magens, eine gute Darstellung von Tumoren über 5 mm Durchmesser.

Perkutane Sonographie

Mit der perkutanen Sonographie wurde es erstmalig möglich, Tumore parenchymatöser Organe direkt darzustellen. Ihr Einsatz setzt große Erfahrung des Untersuchers und eine gute Geräteausstattung voraus.

Bei zervikalen Ösophaguskarzinomen dient die Sonographie zum Nachweis etwaiger Lymphknotenmetastasen der Halsregion. Bei allen Malignomen des Gastrointestinaltraktes wird sie bei der Suche nach abdominellen Lymphknotenfiliae, Lebermetastasen, einer Peritonealkarzinose oder eines Aszites angewandt.

Für die Untersuchung des Abdomen ist es erforderlich, daß der Patient nüchtern untersucht wird. Die Schallfrequenz beträgt zwischen 3 und 4 MHz. Pathologische Befunde müssen dokumentiert werden.

Für den Tumornachweis im Gastrointestinaltrakt und Pankreas und für die Aussage der Resektabilität ist die Sonographie jedoch nicht geeignet. Auch lassen sich regionale Lymphknotenmetastasen, z.B. beim Magenkarzinom, in nur 40% der Fälle erfassen.

Für Untersuchungen der Gallenblase und intrahepatischen Gallenwege ist die Sonographie sehr gut geeignet. Dies gilt auch im Hinblick auf die Spezifität von Lebertumoren, nicht jedoch im Hinblick auf die Sensitivität. Die Treffsicherheit wird mit Schwankungen zwischen 20 und 90% angegeben. Neue technische Entwicklungen, wie Power-Doppler Methode und intravasale Kontrastmittelapplikation, lassen weitere Verbesserungen auf dem Gebiet der Differenzierung fokaler Leberläsionen erwarten.

Computertomographie (CT)

Aufgrund erheblicher technischer Verbesserungen hat die CT heute einen festen Platz in der Abklärung fortgeschrittener Tumore des Gastrointestinaltraktes. Mit der CT werden reproduzierbare Untersuchungsergebnisse erzielt, die vom Untersucher unabhängig sind, jedoch einer organspezifischen Untersuchungsstrategie bedürfen, um eine unnötige Stufendiagnostik oder Doppeluntersuchungen zu vermeiden. Grundsätzlich muß jedoch bedacht werden, daß bei Ösophagus- und Magenkarzinomen durch reaktive Entzündungen falsch positive Befunde vorgetäuscht werden können. Diese Fehler sind durch möglichst dünne Schichten weitgehend zu vermeiden.

In den letzten Jahren hat sich die Spiral-CT durchgesetzt, da alle interessierenden Regionen, einschließlich des Thorax, in einem Untersuchungsgang abgebildet werden können. Vorteile der Spiral-CT liegen außerdem in der Kürze der Untersuchungszeit und in dem Fehlen von Atem- und Bewegungsartefakten, da die Untersuchung in Atemstillstand erfolgt. Mit der 2-Phasen-CT und einer i.v.-Kontrastmittelgabe werden die arterielle und venöse Phase bei vergleichsweise geringerer Strahlen-dosis als mit der klassischen CT dargestellt.

CT beim Ösophaguskarzinom

Bei *Ösophagustumoren* ist die Spiral-CT die Methode der Wahl, da mit der hochauflö-senden Dünnschichttechnik die Infiltration des Tracheobronchialsystems und der Aorta nachgewiesen werden kann.

Voraussetzung für eine bestmögliche diagnostische Sicherheit ist die Durchfüh-rung der Untersuchung in Hypotonie, die i.v.-Kontrastmittelgabe zur Darstellung der Tumorregion in der arteriellen Phase und die gleichzeitige Anwendung eines negati-ven Kontrastmittels, um das Ösophaguslumen beurteilen zu können (Wasser oder Paraffinemulsion) (Abb. 1).

Die Grenzen der CT liegen in der Beurteilung der T-Kategorie und der Lymphkno-tenstationen. Wird eine neoadjuvante Therapie geplant, ist die Spiral-CT für die Response-Beurteilung unverzichtbar. Die Untersuchungsparameter werden entspre-chend der darzustellenden Region gewählt. Die Schichtdicke darf in Höhe des Tumors nicht mehr als 3 mm betragen. Die Beurteilung loko-regionärer Lymphkno-tenmetastasen mit Hilfe der Spiral-CT ist in der Literatur umstritten. Während von einigen Autoren eine gute Differenzierung vergrößerter Lymphknoten im Hinblick auf metastatischen Befall beschrieben wird, konnte dies in anderen Studien nicht bestätigt werden.

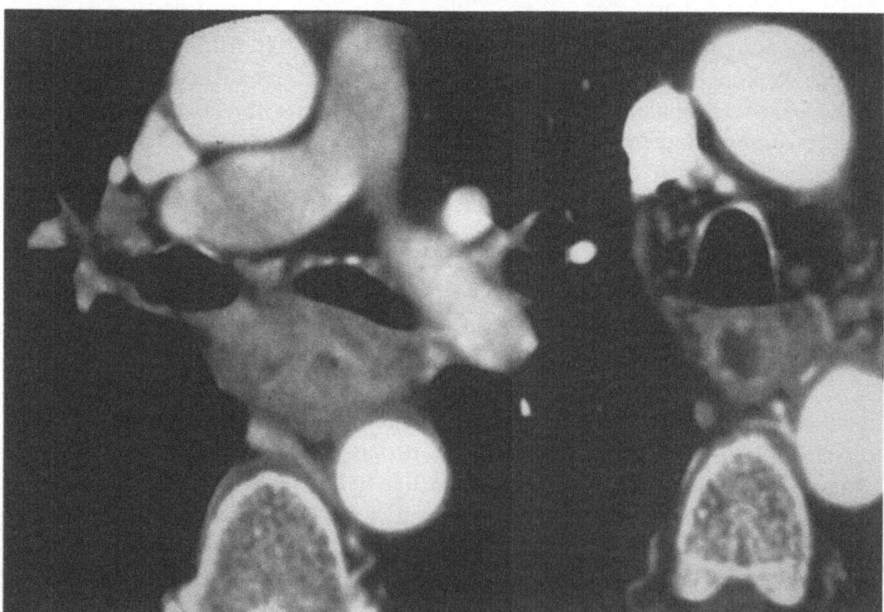

Abb. 1. CT des Ösophagus (SC 3 mm, TF 5 mm, P 1,5) bei Ösophaguskarzinom in Höhe der Bifurkation mit erheblicher Lumeneinengung. Kontrastierung des Lumens mit negativem Kontrastmittel. T3N1-Tumor. Nach neoadjuvanter Radiochemotherapie postoperativ histologische Klassifikation: ypT0, N0 (0/6) MxR0

Für die Lymphknotendiagnostik müssen die $M1_{lymph}$-Kategorie und für Lebermetastasen die Zuordnung zu den Lebervenen und Portalgefäßen berücksichtigt werden. Liegt ein zervikales Ösophaguskarzinom vor, ist die CT oder MRT des Halses erforderlich, um etwaige Lymphknotenmetastasen und die örtliche Tumorausdehnung beurteilen zu können.

CT beim Magenkarzinom

Wie bei Ösophagustumoren ist auch bei *Magenkarzinomen* die Angabe über die exakte Lokalisation des Tumors im Bezug zur Kardia und bei fortgeschrittenen Malignomen die Spiral-CT für die Beurteilung etwaiger Infiltrationen in umgebende Strukturen und für den Nachweis von Lymphknoten- und Fernmetastasen unverzichtbar.

Eine Indikation zum loko-regionalen Staging mit guter Korrelation zur Endoskopie, Endosonographie und CT besteht im Rahmen multimodaler Therapiekonzepte für die Responseevaluation. Die zur Responsebeurteilung erforderliche Volumetrie unter neoadjuvanter Therapie erfolgt mit der Beurteilung no-change, wenn die Volumenabnahme gleich oder weniger als 25 % oder eine Volumenzunahme bis zu 25 % vorliegt. Responder sind Tumoren mit einer Volumenabnahme über 50 % und progressive disease bedeutet eine Volumenzunahme von mehr als 25 %. Eine qualitativ hochwertige CT-Diagnostik erlaubt darüber hinaus eine Aussage über Infiltrationen in umgebende Strukturen des Magens.

CT bei primären und sekundären Lebertumoren

Für die *Leberdiagnostik* ist derzeit die CT in Spiraltechnik die Methode der Wahl. Durch die Kombination von schneller Scantechnik und erhöhter Gesamtrotationszeit der Röhre (bis zu 100 Sek.) mit optimierten Kontrastmittelapplikationsprogrammen wird die Durchführung der sog. Doppelspiral-CT der Leber möglich. Dabei wird das Organ mit einer einzigen Kontrastmittelinjektion zweimal untersucht, nämlich während der arteriellen Kontrastmitteldurchströmung und später in der portalvenösen Phase. Durch diese Technik werden in der arteriellen Phase hypervaskularisierte Herde dargestellt und in der portalvenösen Phase die minderperfundierten Läsionen besonders deutlich abgebildet.

Die invasive CT-Arterioportographie (CTAP) wurde in den letzten Jahren zur sensitivsten Methode in der Diagnostik von Lebermetastasen, da die selektiv portalvenöse Durchströmung der Leber durch die Kontrastmittelinjektion in die Arteria lienalis bzw. in die Arteria mesenterica superior und ein entsprechendes Start-Delay zu einem starken Enhancement des normalen Lebergewebes, aber zu keiner oder nur geringen Kontrastierung der Läsion wegen der fehlenden arteriellen Perfusionskomponente führen. Ein erheblicher Nachteil der Spiral-CTAP ist jedoch das Auftreten von Perfusionsdefekten durch eine Beeinträchtigung der portalvenösen Durchströmung bei vaskulärer Infiltration der Leberläsionen.

CT bei Karzinomen der Gallenblase und der Gallenwege

Bei Tumoren der Gallenblase kommt die CT dann zum Einsatz, wenn der sonographische Befund unklar ist. Mit dieser wird die Tumorausdehnung und das Vorhandensein von Lebermetastasen oder Lymphknotenvergrößerungen mit größerer Sicherheit als mit der Sonographie nachgewiesen. Für die Diagnostik eines Malignoms der Gallenwege ist die CT nicht geeignet. Hierfür ist derzeit noch die ERCP die Methode der Wahl, die nach jüngster Erfahrung für die primäre Diagnostik in absehbarer Zeit von der MRCP ersetzt werden wird.

CT beim periampullären Karzinom und Pankreastumoren

Beim Verdacht auf das Vorliegen eines *Pankreastumors* erfolgt derzeit nach der perkutanen Sonographie routinemäßig die ERCP. Neuerlich wird zunehmend die nichtinvasive MRCP nach der Sonographie durchgeführt und es darf angenommen werden, daß diese in Zukunft bei diagnostischen Fragestellungen grundsätzlich vor der ERCP eingesetzt wird.

Zur Sicherung oder zum Ausschluß des Tumorverdachts wird derzeit in der Regel die Spiral-CT mit arterieller und venöser Phase durchgeführt, um die Resektabilität beurteilen zu können. Mit einer Dünnschicht-Spiral-CT und der Sekundärrekonstruktion der für die Beurteilung der Operabilität entscheidenden Gefäße kann häufig auf die klassische Angiographie verzichtet werden. Allerdings wird das Verfahren, bei Verfügbarkeit eines High-End MRT-Gerätes mit schnellem Gradientensystem zunehmend durch die Magnetresonanztomographie einschließlich MRCP und MR-Angiographie ersetzt (siehe unten).

Grundsätzlich muß davon ausgegangen werden, daß Pankreaskarzinome im Frühstadium bei intakter Außenkontur mit der CT kaum zu erkennen sind. Mit der CT allein sind die Kriterien der Irresektabilität nicht sicher genug nachzuweisen. Berücksichtigt man alle bildgebenden Verfahren (perkutane Sonographie, CT, MRT und Angiographie) wird eine globale Treffsicherheit für die Organüberschreitung von 95,7 %, für Lebermetastasen von 93,5 %, für Lymphknotenmetastasen von 80,4 % und für Gefäßinvasionen von 89,1 % erzielt. Die CT allein erreicht für die o. g. Kriterien 74,4 %, 87,2 %, 69,2 % und 79,5 %. Dagegen ergibt die schnelle MR-Bildgebung Werte von 85,1 %, 87,2 %, 76,6 % und 84 %. Wegen der guten Sensitivität und Spezifität hat sie offensichtlich in Zukunft das größte Potential.

CT beim Kolon- und Rektumkarzinom

Bei Malignomen des *Kolon* und des *Rektum* wird die Spiral-CT durchgeführt, um mögliche Infiltrationen in umgebende Strukturen, Lymphknoten- oder Lebermetastasen, eine Peritonealkarzinose oder einen Aszites nachzuweisen. Die Untersuchung erfordert ebenfalls eine sorgfältige Strategie mit i.v.-Kontrastmittelgabe und eine optimale Darmkontrastierung.

Die mit der CT erzielte Treffsicherheit der T-Kategorie betrug für Rektumkarzinome in retrospektiven Studien bis zu 74 % mit einer Sensitivität von bis zu 76 % und einer Spezifität von bis zu 67 %. Diese Ergebnisse wurden z. T. mit älteren Geräten erzielt, so daß heute bessere Resultate zu erwarten sind.

Für die Lymphknotendiagnostik gelten eine Größe über 10 mm und die rundliche Konfiguration als indirekter Hinweis auf eine Metastasierung. Mit der CT wird eine Sensitivität um 40 % und eine Spezifität von 73 % angegeben. In der Rezidivdiagnostik hat die CT für den Nachweis von Knocheninfiltrationen einen großen Stellenwert.

Magnetresonanztomographie (MRT)

Mit der Magnetresonanztomographie werden seit der Einführung schneller Gradientenechosequenzen in der Diagnostik der Tumore des Gastrointestinaltrakts vergleichbare oder bessere Ergebnisse als mit der CT erzielt. Dennoch wird die MRT noch nicht bei allen Indikationen angewandt, da zu wenig Untersuchungskapazität vorhanden ist, die Untersuchungszeit vergleichsweise lang ist und die Kosten zu hoch erscheinen.

In der Diagnostik des *Ösophaguskarzinoms* wird die MRT nur bei suprabifurkalem Tumorsitz angewandt, um etwaige zervikale Lymphknotenmetastasen nachweisen zu können. Hierfür wird vorwiegend die koronare Schnittführung genutzt.

Für die Diagnostik der Tumore von Magen, Duodenum, Dünndarm, Kolon und Gallenblase hat die MRT mit Ausnahme des Nachweises von Lebermetastasen derzeit keine Bedeutung. Dagegen wird die MRT zunehmend bei Untersuchungen der Gallenwege in Kombination mit der MRCP eingesetzt.

MRT bei primären und sekundären Lebertumoren

Mit der Entwicklung spezieller Oberflächenspulen, der Anwendung extrazellulärer und organspezifischer Kontrastmittel auf Gadolinium- und Manganbasis oder auf Eisenbasis wurde die Abdominaldiagnostik erheblich verbessert. Die superparamagnetischen Eisenpartikel (SPIO) werden selektiv vom RES in den gesunden Zellen der Leber und zum Teil auch der Milz aufgenommen und führen durch ihren Suszeptibilitätseffekt zu einem Signalverlust. Die primären und sekundären Malignomzellen in der *Leber* enthalten keine oder nur geringe Anteile an RES, so daß es in den malignen Läsionen zu keinem Signalverlust kommt. Somit wird der Kontrast zwischen Leberläsion und umgebendem Gewebe deutlich verbessert. Für die RES-spezifischen Kontrastmittel (SPIO) liegen Ergebnisse von klinischen Studien vor, die ihre Relevanz zur Erhöhung der Detektionsrate fokaler Leberläsionen unterstreichen. Vergleichende Untersuchungen von MRT mit SPIO und der CTAP liegen derzeit nur an kleinen Patientenkollektiven vor. Die bisherigen Ergebnisse lassen jedoch erwarten, daß die MRT die CTAP in der Diagnostik der herdförmigen Leberläsionen ersetzen wird.

Die Differenzierung eines hepatozellullären Karzinoms (HCC) von der grobknotigen Leberzirrhose und vom Regeneratknoten gelingt in der Regel mit T1- und T2-gewichteten Sequenzen, wobei fließende Übergänge bei der adenomatösen Hyperplasie berücksichtigt werden müssen. Das HCC ist in der T1-Wichtung ebenfalls hypointens, in der T2-Wichtung dagegen leicht hyperintens, während der Regeneratknoten in beiden Sequenzen isointens ist. Auch durch die Gabe von Endorem ist eine Differenzierung möglich, da Regeneratknoten und die grobknotige Leberzirrhose das Kontrastmittel aufnehmen und damit Signal verlieren, während das HCC aufgrund des Fehlens der Kupfferschen Sternzellen kein Kontrastmittel aufnimmt und somit signalintensiv bleibt. In der dynamischen MRT weist das HCC in der Regel einen deutlichen Signalanstieg auf.

Trotz dieser guten Darstellbarkeit der Leberläsionen, die auch für den Nachweis von Lebermetastasen mit Endorem gilt, wird wegen der besseren Verfügbarkeit der CT und der gleichzeitigen Untersuchungsmöglichkeit von Thorax, Abdomen und Becken letzterer häufig noch der Vorzug gegeben (Abb. 2).

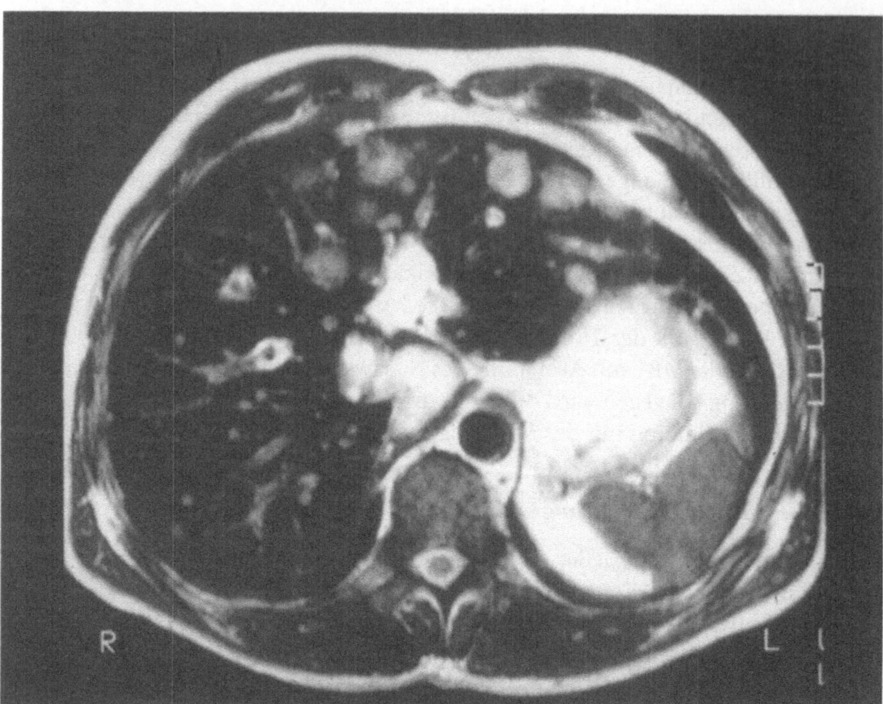

Abb. 2. T2-gewichtete MRT der Leber nach Endorem. Mehrere signalreiche Metastasen in beiden Leberlappen

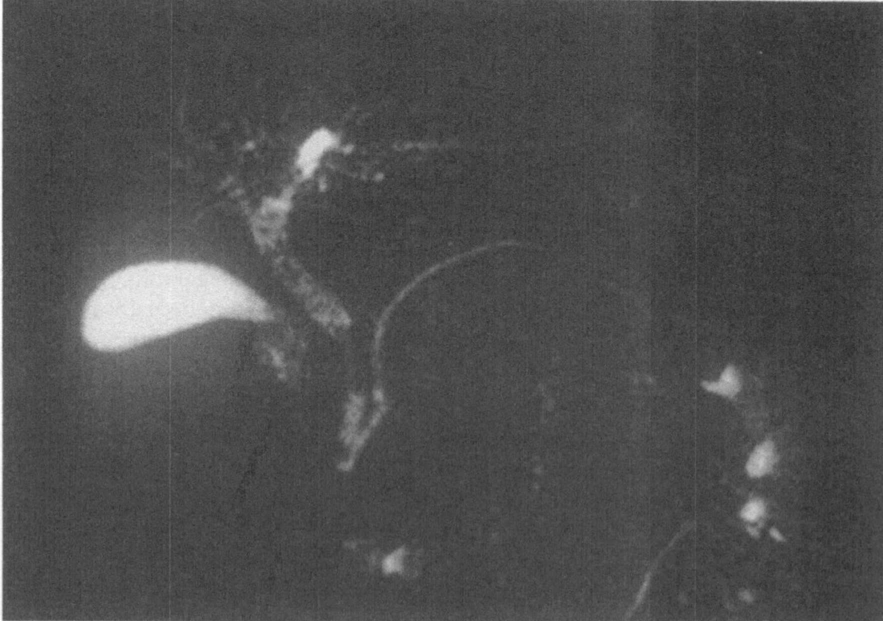

Abb. 3. MRCP nach oraler Gabe eines superparamagnetischen Kontrastmittels und i.v.-Injektion von Sekretin (1 IE/kg KG). Darstellung einer zirkulären Einengung des D. choledochus bei Pankreaskopfkarzinom bei unauffälligem D. pancreaticus

MRT beim periampullären Karzinom und Pankreastumoren

Die MRT des *Pankreas* hat durch die Verbesserung der Gradientensysteme, der Verwendung von Phased Array-Spulen und T2-gewichteten Turbo-SE-Sequenzen in Atemanhalte- und Mehrschichttechnik neue Dimensionen in der Bildgebung erreicht. Diese wird durch die gadoliniumverstärkte 2-Phasen-MR-Angiographie (MRA) in Atemstillstand mit der schnellen 3D-FLASH-Sequenz und durch die MRCP ergänzt.

Die MRCP sollte vor der ERCP erfolgen, da durch die Endoskopie und mögliche Implantation eines Stents Artefakte entstehen können. Die Kenntnis etwaiger pathologischer Befunde und anatomischer Varianten erleichtert die weitere Therapieplanung (Abb. 3). Die Untersuchung sollte mit oraler Gabe eines superparamagnetischen Kontrastmittels zur Auslöschung des Flüssigkeitssignals aus Magen und Duodenum sowie ggf. mit einer i.v.-Injektion von Sekretin zur Signalsteigerung des Pankreasganges kombiniert werden, wenn nicht die Gefahr einer Sekretin-induzierten Pankreatitis gegeben

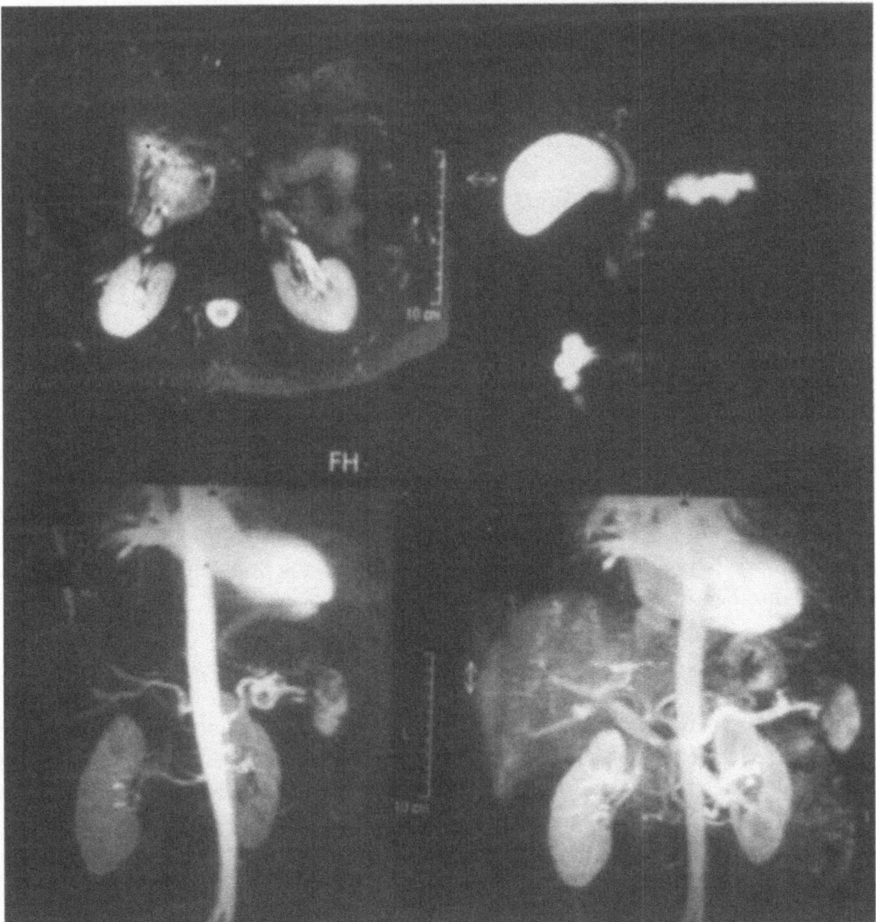

Abb. 4. Beispiel einer MRT, MRCP und MRA mit arterieller und venöser Phase bei Pankreaskopfkarzinom, Stenose des D. pancreaticus und Infiltration des Konfluenz

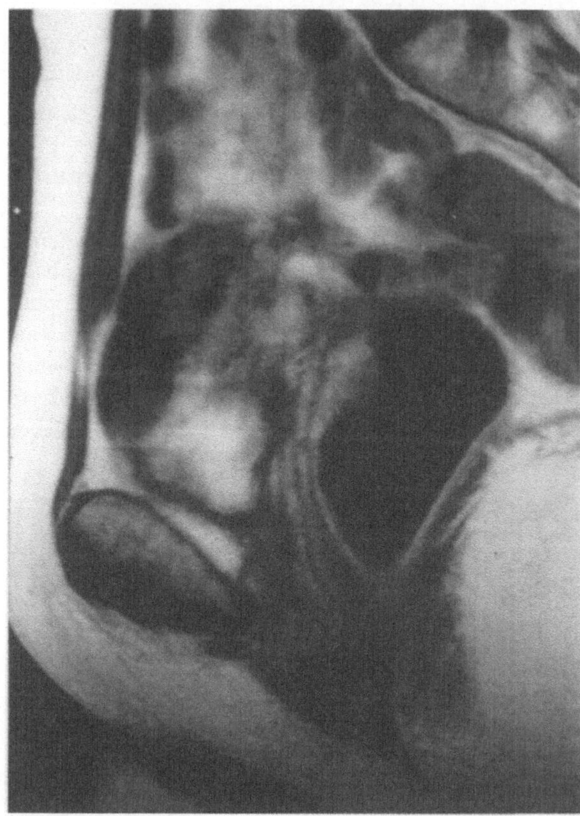

Abb. 5. Sagittale MRT bei kleinem an der Vorderwand des Rektum gelegenem Karzinom. Befund wie bei T3-Tumor

ist. Bei einer optimalen Untersuchungsqualität wird die MRCP in absehbarer Zeit die diagnostische ERCP ersetzen. Dies gilt nicht nur für die Darstellung des Ductus pancreaticus, sondern auch für die großen intrahepatischen Gallengänge, für den Ductus hepaticus und für den Ductus choledochus, nicht jedoch für die peripher gelegenen Gallengänge, für die die räumliche Auflösung der MRCP derzeit nicht ausreicht.

Von großem Vorteil ist die Möglichkeit im Rahmen des Stagings eines periampullären Tumors, in einem Untersuchungsgang die MRT, die MRCP und die MR-Angiographie durchzuführen (Abb. 4).

MRT beim Rektumkarzinom und Rezidiv

Mit einer guten Untersuchungsstrategie mit Oberflächen- und endorektaler Spule werden im Vergleich zur CT bessere Untersuchungsergebnisse erzielt. Dies liegt in der guten Gewebedifferenzierung von perirektalem Fett und den Lymphknoten und insbesondere in der multiplanaren Bildgebung begründet, wobei vor allem die sagittale Schnittebene für den Operateur eine gute Therapieplanung ermöglicht (Abb. 5).

Bei der Nutzung einer Endorektalspule wird es möglich, im Rahmen des lokoregionalen Stagings die einzelnen Wandschichten abzubilden. In der Lymphknotendiagnostik wird mit der MRT eine Spezifität um 91 %, mit der CT nur eine solche von 73 % erzielt, bei Sensitivitäten von 48 % bzw. 22 %.

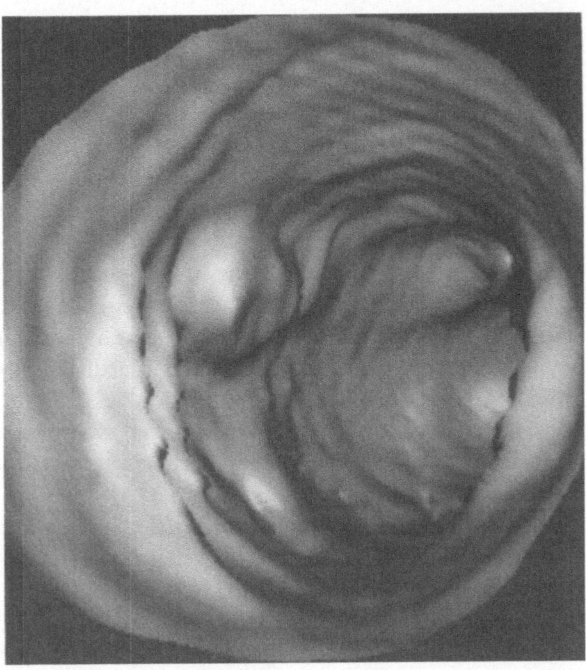

Abb. 6. Virtuelle Endoskopie des Colon descendens mit flachem, etwa 5 mm großem Polypen

Grundsätzlich können mit der MRT derzeit T1- von T2-Tumoren nicht differenziert werden, während die T3-Kategorie durch unscharfe Außenkonturen und eine Infiltration in die Umgebung bei T4-Tumoren erkennbar sind. Die Untersuchungsqualität wird durch die Verwendung i. v. und rektal gegebener Kontrastmittel, durch die Gabe eines Spasmolytikums und durch die Anwendung fettunterdrückter Sequenzen zur Steigerung der Kontraste erheblich verbessert.

Ausblick

Virtuelle Endoskopie

Derzeit werden verschiedene Studien zur virtuellen Endoskopie auf der Basis eines 3D-Datensatzes der CT oder MRT durchgeführt. Hiermit ist es möglich, z. B. Tumoren des Kolons, mit einer Größe ab 5 mm abzubilden. Das Prinzip beruht auf der Segmentation von Bereichen gleicher Dichte und Helligkeit, die subtrahiert werden, während die verbliebene Oberfläche betrachtet wird. Die derzeit noch unverzichtbare Anwendung abführender Maßnahmen bei Kolonuntersuchungen, wie sie für die Endoskopie erforderlich ist, wird in absehbarer Zeit voraussichtlich nicht mehr notwendig sein. Derzeit wird versucht, der Nahrung Zusätze beizufügen, die mit dem Stuhl vermischt in der T1-Wichtung ein helles Signal verursachen. Dieses kann mit dem rektal verabfolgten Kontrastmittel subtrahiert werden, so daß der Patient ohne belastende Vorbereitung der Screening-Diagnostik zugeführt werden kann. Wie weit diese Vorstellungen Realität werden, wird die Zukunft zeigen. Mit weiteren technischen Entwicklungen werden mit der Reduktion der Untersuchungs- und Rechnerzeit die heute noch störenden Artefakte beseitigt (Abb. 6).

Tumorvolumetrie

Die Tumorvolumetrie beruht heute noch auf der sehr zeitaufwendigen semiautomatischen Segmentation des Tumorareals durch den Arzt, wobei pro Untersuchung bis zu 1½ Stunden Nachbearbeitungszeit erforderlich ist. Dieser Aufwand limitiert die Möglichkeit, den Verlauf bei einer neoadjuvanten Tumortherapie quantitativ volumetrisch zu beurteilen. Diese geschieht regelhaft nur mit der Angabe einzelner Abstandsmessungen.

In einer Arbeitsgruppe, bestehend aus Mitarbeitern des Max-Planck-Instituts für Extraterrestrische Physik (MPE) in München, dem Institut für Medizinische Statistik und Epidemiologie und dem Institut für Röntgendiagnostik des Klinikums der TU München, wird derzeit ein neues Segmentierungsmodell erarbeitet, das eine weitgehend benutzerunabhängige Segmentation des Tumors ermöglicht. Die im MPE entwickelten Skalierungsindex- und Skalierungsvektormethoden (SIM und SVM) erlauben es, auch sehr kleine systematische Grauwertänderungen bezüglich aller drei Raumrichtungen zu erfassen.

Bei dem Verfahren wählt der Untersucher den als Tumor identifizierten Bereich aus und markiert ihn elektronisch. Die weitere Segmentierung erfolgt automatisch durch die Anwendung verfeinerter Bereichswachstumsverfahren, wobei als Erstkenngröße das Tumorvolumen bestimmt wird. Erste Pilotstudien mit primären und sekundären Lebertumoren haben im Vergleich zur semiautomatischen Schnittbildsegmentierung mit bis zu 90 Minuten Arbeitszeit eine Reduktion für die Rechenzeit eines Volumens mit 200 x 40 Voxeln auf 2 bis 3 Minuten ergeben. Hiermit wird es möglich, die Volumetrie in die multimodale Tumortherapie einzuführen und damit dem behandelnden Arzt die Frage nach dem Behandlungserfolg exakt zu beantworten.

Der rasche Fortschritt in der digitalen Bildgebung läßt erwarten, daß die Diagnostik mit Hilfe von Expertensystemen auf den verschiedenen Gebieten der Medizin sowohl neue Aussagen über die Morphologie als auch über die Funktion einzelner Organe zulassen wird.

Weiterführende Literatur

Bessette JR, Maglinte DDT, Kelvin FM, Chernish SM (1989) Primary malignant tumours in the small bowel: A comparison of the small-bowel enema and conventional follow-through examination. Am J Roentgenol 153: 741–744
Gerhardt P (1998) Fortschritte der bildgebenden Diagnostik im Bereich des Pankreas (CT, MRT, MR-Angio, Hydro-CT, MRCP). Langenbecks Arch Chir Suppl II: 274–280
Helmberger H, Bautz W, Fink U, Vogel U, Sendler A, Lenz M, Gerhardt P (1995) Spiral-CTAP as a standard examination in patients with liver metastases? Results of 170 examinations. Eur Radiol 5 (Suppl) 53
Helmberger H, Kersting-Sommerhoff B, Lenz M, Kirsten R, Bautz W (1996) Möglichkeiten der Spiral-CT zur Diagnostik fokaler Leberläsionen. Röntgenpraxis 49: 49–54
Helmberger H, Bartzsch O, Baum U, Dittler HJ, Sendler A, Schulte B, Fink U, Gerhardt P (1997) Spiral CT for staging of gastric cancer. In: Siewert, JR und Roder, JD (Hrsg) Progress in gastric cancer research. Monduzzi Editore, Bologna: 83–86
Helmberger H, Brücher B, Bartzsch O, Dittler HJ, Baum U, Schulte B, Fink U, Gerhardt P (1997) Adenocarcinoma of the gastro-esophageal junction and the stomach: response evaluation to neoadjuvant chemotherapy using spiral CT and MRI. In: Siewert, JR und Roder, JD (Hrsg) Progress in gastric cancer research. Monduzzi Editore, Bologna: 1281–1286
Helmberger H, Müller-Schunk S, Rothmeier L, Merl T, Kersting-Sommerhoff B, Gerhardt P (1997) MRI of focal liver lesions using SPIO versus Spiral CTAP/Spiral CTA. Radiology 205 (P) 372

Helmberger H, Huppertz A, Rüll T, Zillinger C, Ehrenberg C, Rösch T (1998) Rationale Diagnostik der Gallenwege. Radiologe 38: 270–278

Laniado M, Kopp AH (1997) Liver-specific contrast media: a magic bullet or a weapon for dedicated targets? Radiology 250: 319–322

Lehner K, Hof N (1998) Ösophaguskarzinom – Fortschritte im Staging mit Dünnschicht-Spiral-CT? Röntgenpraxis 51: 130–134

Oudkerk M, Van den Heuvel AG, Wilopolski RA, Schmitz PIM, Borel Rinkes IHM, Wiggers T (1997) Hepatic lesions: detection with ferumoxide – enhanced T1-weighted MR imaging. Radiology 203: 449–456

Siewert JR, Stein HJ, Sendler A (1997) Chirurgische Relevanz präoperativer Diagnostik bei Tumoren des Gastrointestinaltrakts – Entscheidungswege beim Ösophagus-, Magen-, Colon- und Rektumkarzinom. Chirurg 68: 317–324

Taupitz M, Hamm B (1996) Magnetresonanztomographie der Leber. In: Kahn T (Hrsg) Leber-Galle-Pankreas. Thieme, Stuttgart, New York: 48–77

Wernecke K, Rummeny E, Bongartz G, Vassallo P, Kivelitz D, Wiesmann W, Peters PE, Reers B, Reiser M, Pircher W (1991) Detection of hepatic masses in patients with carcinoma: comparative sensitivities of sonography, CT, and MR imaging. AJR 157: 731–739

Zerhouni EA, Rutter C, Hamilton SR (1996) CT and MR Imaging in the staging of colorectal carcinoma: Report of the Radiology Diagnostic Oncology Group II. Radiology 200: 443–451

1.2.3 Positronen-Emissions-Tomographie

W.A. Weber, B.L.D.M. Brücher, N. Avril und M. Schwaiger

Einleitung

Die Positronen-Emissions-Tomographie (PET) ist ein nuklearmedizinisches Schnittbildverfahren, das eine nicht-invasive Messung und bildliche Darstellung physiologischer und biochemischer Prozesse in unterschiedlichen Organsystemen ermöglicht. Die PET unterscheidet sich von konventionellen szintigraphischen Verfahren durch eine besondere Art der Datenaufnahme, die eine quantitative Messung von regionalen Aktivitätskonzentrationen ermöglicht. Diese Aufnahmetechnik führt gegenüber anderen nuklearmedizinischen Verfahren auch zu einer deutlichen Verbesserung der räumlichen Auflösung und Empfindlichkeit. Zudem können in der PET Radioisotope von natürlichen Elementen wie Sauerstoff-15, Kohlenstoff-11 und Fluor-18 eingesetzt werden. Diese Isotope behalten die Eigenschaften der natürlichen Elemente und ermöglichen die Synthese zahlreicher Radiopharmazeutika. Je nach Art des eingesetzten Radiopharmazeutikums geben PET-Untersuchungen Aufschluß über biologische Vorgänge, Blutfluß, Rezeptorstatus oder metabolische Vorgänge.

Bis vor wenigen Jahren wurden PET-Untersuchungen nahezu ausschließlich in der kardiologischen und neurologischen Grundlagenforschung eingesetzt. Mittlerweile hat sich die PET jedoch auch als diagnostische Methode bei onkologischen Fragestellungen etabliert. Dabei erwies sich das Glukoseanalogon F-18-Fluordeoxyglukose (FDG) als sehr empfindlicher Marker für den Nachweis und das Staging maligner Tumore. Außerdem haben technische Weiterentwicklungen der PET-Tomographen, die eine rasche Ganzkörperdiagnostik ermöglichen, zum klinischen Erfolg der PET beigetragen. Im folgenden sollen kurz die physikalischen und biochemischen Grundlagen von PET-Untersuchungen mit FDG sowie klinischen Anwendungen bei gastrointestinalen Tumoren dargestellt werden.

Physikalische Prinzipien der PET

Beim Positronenzerfall wandelt sich ein Proton in ein Neutron um, wobei es zur Aussendung eines Positrons aus dem Atomkern kommt. Nach einer kurzen Wegstrecke von maximal wenigen Millimetern trifft das Positron auf ein Elektron in der umgebenden Materie. Dadurch kommt es zu einer sogenannten „Annihilationsreaktion", bei der die gesamte Ruhemasse des Positrons und Elektrons in Energie umgewandelt wird, die dann in Form von zwei Gammaquanten mit einer Energie von je 511 keV abgegeben wird. Die beiden Gammaquanten werden dabei aus Gründen der Impulserhaltung in einem Winkel von 180 Grad ausgesandt.

Treffen somit zwei Gammaquanten nahezu gleichzeitig auf ein gegenüberliegendes Detektorpaar, kann davon ausgegangen werden, daß sich der Positronenzerfall auf der Verbindunglinie zwischen den beiden Detektoren ereignet hat. Für klinische Anwendungen sind die Detektorpaare in Form eines Ringsystems angeordnet, so daß simultan zahlreiche Projektionen der Aktivitätsverteilung im Organismus aufgenommen werden können. Ähnlich wie bei der Computertomographie werden die daraus gewonnenen Daten zur Rekonstruktion tomographischer Aufnahmen der regionalen Aktivitätsverteilung verwendet. Moderne PET-Tomographen bestehen aus mehreren Detektorringen und können so ein Gesichtsfeld von 15–25 cm simultan abbilden.

Für quantitative Messungen kann mit Hilfe einer rotierenden externen radioaktiven Quelle eine Korrektur der Abschwächung der Photonen im Körper des Patienten durchgeführt werden.

Die Auflösung moderner PET-Tomographen liegt bei etwa 5–8 mm. Folglich können kleine Strukturen, wie zum Beispiel normal große Lymphknoten, nicht vollständig aufgelöst werden. Dies führt zu einer Unterschätzung der wahren Aktivitätskonzentration in der untersuchten Struktur (sogenannter Partialvolumeneffekt). Daraus läßt sich jedoch nicht schließen, daß Tumorherde dieser Größe nicht prinzipiell mittels PET nachgewiesen werden können. So ist zum Beispiel bei verschieden Tumorarten die Aufnahme von FDG relativ zum Untergrund so hoch, daß trotz des Partialvolumeneffekts sehr kleine Läsionen mittels PET nachgewiesen werden können.

Biologische Grundlagen des Nachweises von malignen Tumoren mit F-18-Fluordeoxyglukose (FDG)

Bereits vor über 70 Jahren beschrieb Warburg eine erhöhte Glukoseaufnahme bei malignen Tumoren, die durch in vitro- und in vivo-Studien in den darauffolgenden Jahren bestätigt wurde. So führt z. B. die maligne Transformation von Fibroblasten in der Zellkultur innerhalb von Stunden zu einem 5fachen Anstieg der Glukoseaufnahme. FDG wird wie Glukose über spezifische Transportproteine (GLUT-Proteine) intrazellulär aufgenommen und dort durch die Hexokinase phosphoryliert. Im Gegensatz zu Glukose kann FDG-6-Phosphat jedoch nicht weiter verstoffwechselt werden und akkumuliert dadurch intrazellulär. Die intrazelluläre FDG-Konzentration kann dadurch als ein Maß für die exogene Glukoseutilisation eines Gewebes angesehen werden.

In den letzten Jahren wurde für die Mehrzahl der malignen Tumoren eine deutlich erhöhte FDG-Aufnahme beschrieben. Benigne Tumoren oder Narbengewebe zeigen dagegen in der Regel keine vermehrte FDG-Anreicherung und können so von Malignomen differenziert werden. Neben dem Primärtumor können auch Lymphknoten und Fernmetastasen mittels FDG-PET empfindlich nachgewiesen werden. Insbesondere bei der Diagnostik von Lymphknotenmetastasen bietet die FDG-PET Vorteile gegenüber konventionellen bildgebenden Verfahren: Einerseits kann durch eine fokale FDG-Anreicherung eine Metastasierung in einem noch nicht vergrößerten Lymphknoten nachgewiesen werden. Andererseits zeigen unspezifisch vergrößerte Lymphknoten in der Regel keine erhöhte FDG-Aufnahme. Bei zahlreichen Tumorerkankungen ist deshalb sowohl die Sensitivität als auch die Spezifität der FDG-PET zum Nachweis von Lymphknotenmetastasen höher als die von morphologischen bildgebenden Verfahren. Neben malignen Tumoren zeigen aber auch floride entzündliche Prozesse einen gesteigerten Glukosestoffwechsel. Dies kann z. B. bei Vorliegen eines Abszesses oder einer Sarkoidose zu falsch positiven Befunden führen.

Klinische Anwendung der FDG-PET bei gastrointestinalen Tumoren

Kolon/Rektumkarzinom

Fast alle Studien zum Einsatz der PET beim Kolon- oder Rektumkarzinom wurden bei Patienten mit Verdacht auf ein Tumorrezidiv oder eine metachrone Metastasierung durchgeführt. Dabei erwies sich die FDG-PET als klinisch sehr hilfreich bei der Differenzierung präsakraler Rezidive von Rektum-Karzinomen und narbiger postoperativer Veränderungen (Abb. 1).

In allen bisher publizierten Studien zu dieser Fragestellung hat sich eine Sensitivität und Spezifität von jeweils etwa 90 % ergeben. Damit liegt die diagnostische Genauigkeit der FDG-PET deutlich höher als die von Kernspintomographie und CT.

Mehrere Studien haben außerdem gezeigt, daß die FDG-PET auch eine höhere diagnostische Genauigkeit beim Nachweis extrahepatischer Metastasen von Kolon und Rektumkarzinomen als die Computertomographie besitzt. Übereinstimmend wurde bei etwa 30 % der Patienten, die in der konventionellen Diagnostik keine extrahepatischen Metastasen aufwiesen, mittels PET eine Metastasierung nachgewiesen. In den meisten Fällen handelte es sich dabei um intraabdominelle Lymphknotenmetastasen. Da nur Patienten bei denen durch den operativen Eingriff das gesamte Tumorgewebe entfernt werden kann von einer Metastasenresektion profitieren, kann die FDG-PET bei dieser Fragestellung entscheidend für die Therapieplanung sein.

Die FDG-PET ist auch ein empfindliches Verfahren zur Lokalisation von Metastasen bzw. Rezidiven eines Kolon/Rektumkarzinoms bei Patienten mit Anstieg des Tumormarkers CEA und unauffälliger konventioneller bildgebender Diagnostik (Abb. 2).

Für die Planung eines eventuellen operativen Eingriffs sind bei positivem PET-Befund immer auch radiologische Untersuchungen erforderlich. Aufgrund der hohen Sensitivität der PET kann jedoch möglicherweise bei Patienten mit erhöhtem CEA-Spiegel und negativem PET auf weitere Untersuchungen verzichtet werden.

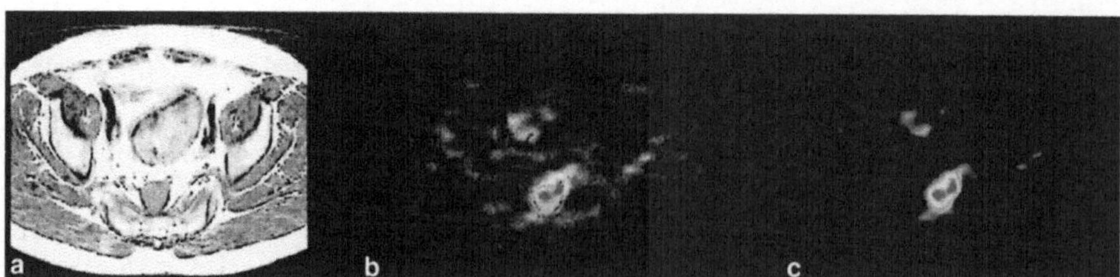

Abb. 1 a-c. Lokalrezidiv eines Rektumkarzinoms nach anteriorer Resektion. **a** T1-gewichtete Kernspintomographie (die Aufnahmen wurden freundlicherweise vom Institut für Röntgendiagnostik der TU München zur Verfügung gestellt). **b** „Overlay-Bild" aus Kernspintomographie und PET. **c** FDG-PET Untersuchung. Die präsakral gelegene, in der MRT hypointense Läsion zeigt einen für ein Tumorrezidiv typischen intensiven Glukosestoffwechsel

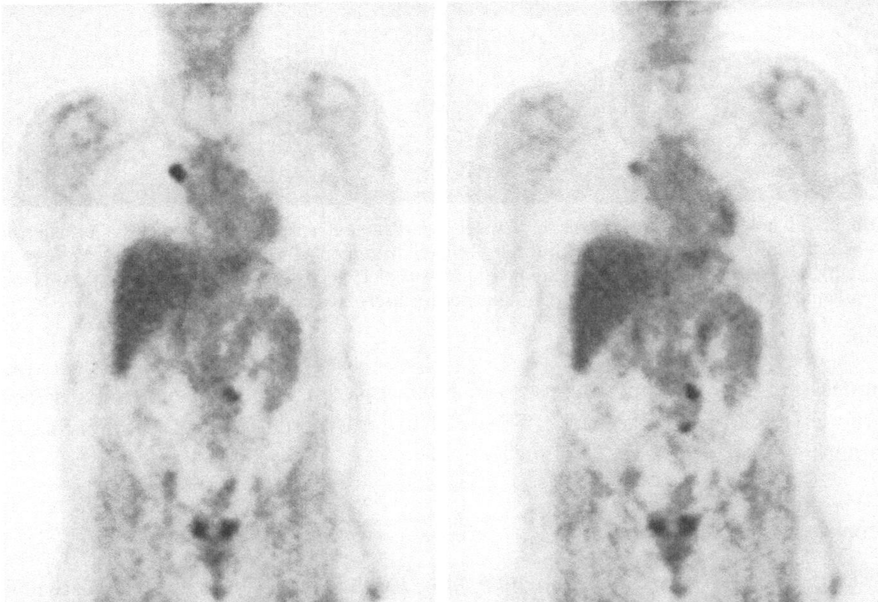

Abb. 2. FDG-PET Untersuchung einer Patientin mit unklar erhöhtem CEA-Spiegel nach Resektion eines Sigmakarzinoms. Es zeigen sich fokale hypermetabole Läsionen paraaortal und im Hilusbereich der linken Lunge im Sinne einer Metastasierung

Leber und Gallenwegstumoren

Hepatozelluläre Karzinome zeigen eine große Variabilität der FDG-Aufnahme. Insbesondere niedrig maligne Tumoren lassen sich häufig nicht vom umgebenden normalen Parenchym abgrenzen. Ein negativer PET-Befund schließt somit einen malignen Lebertumor nicht aus. Eine fokal erhöhte FDG-Aufnahme in einem bekannten Leberherd ist allerdings dringend malignitätsverdächtig. Cholangiozelluläre Karzinome wurden bislang nur in einer Studie untersucht. Dabei erwies sich die FDG-PET als hilfreich beim Nachweis eines cholangiozellulären Karzinoms bei Patienten mit primär sklerosierender Cholangitis.

Pankreaskarzinom

Die FDG-PET zeigt eine relativ hohe Genauigkeit bei der Differenzierung einer chronischen Pankreatitis und eines Pankreaskarzinoms (Abb. 3).

Allerdings erscheint die Sensitivität des Verfahrens nicht hoch genug, um auf eine histologische Diagnose verzichten zu können. Insbesondere bei Hyperglykämie, wie sie häufig bei Patienten mit chronischer Pankreatitis besteht, können sich falsch negative Befunde ergeben. Außerdem führen aktive Entzündungsherde in einer chronischen Pankreatitis zu falsch positiven PET-Befunden. Zu berücksichtigen ist auch, daß in allen bisher publizierten Studien nur relativ große Pankreastumoren untersucht wurden. Es liegen dagegen keine Daten zur diagnostischen Genauigkeit der FDG-PET bei der Beurteilung von kleinen, nur in der Endosonographie oder ERCP

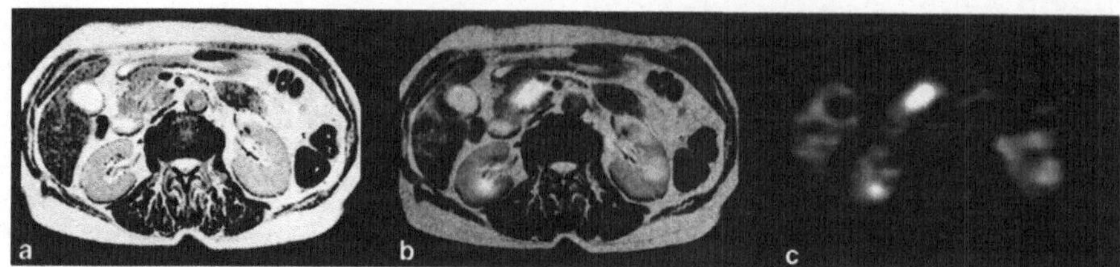

Abb. 3. Adenokarzinom des Pankreaskopfes. **a** T2-gewichtete Kernspintomographie (die Aufnahmen wurden freundlicherweise vom Institut für Röntgendiagnostik der TU München zur Verfügung gestellt). **b** „Overlay-Bild" aus Kernspintomographie aus PET. **c** FDG-PET. Die Raumforderung im Pankreaskopf zeigt den typischen intensiven Glukostoffwechsel eines malignen Pankreastumors

entdeckten Läsionen im Pankreas vor. Nach unseren Erfahrungen ist aus diesen Gründen der klinische Einsatz der FDG-PET in der Differentialdiagnose einer Raumforderung im Pankreasbereich limitiert.

Ösophagus- und Magenkarzinom

Bislang wurden nur wenige Patienten mit Ösophaguskarzinom mittels FDG-PET untersucht. Dabei zeigten sich Vorteile der FDG-PET gegenüber der Computertomographie beim Nachweis von Fernmetastasen. Der Nachweis von Lymphknotenmetastasen wird limitiert durch die beschränkte räumliche Auflösung der FDG-PET, die häufig keine Differenzierung zwischen Primärtumor und Lymphknotenmetastasen erlaubt. Zum Einsatz der PET in der Diagnostik des Magenkarzinoms liegen bislang keine Daten vor.

Neuroendokrine Tumore

Neuroendokrine Tumore weisen häufig keinen erhöhten Glukosestoffwechsel auf und können deshalb in vielen Fällen mittels FDG-PET nicht nachgewiesen werden. Eine erhöhte FDG-Aufnahme ist bei dieser Tumorentität möglicherweise ein Hinweis für eine Entdifferenzierung und eine schlechte Prognose. Zum Nachweis und Staging von neuroendokrinen Tumoren ist jedoch die Szintigraphie mit Indium-111 markiertem Octreotid der FDG-PET vorzuziehen.

Zukünftige Entwicklungen

Therapiekontrolle mit FDG-PET

Eine erfolgreiche Chemotherapie oder Radio-Chemotherapie kann innerhalb weniger Tage zu einer Abnahme der FDG-Aufnahme des Tumorgewebes um mehr als 50 % führen. Erste Untersuchungen lassen vermuten, daß Patienten bei denen es nicht zu einer derartigen Reduktion der Stoffwechselaktivität kommt, auch im weiteren Verlauf keine Größenabnahme des Tumors zeigen und mit hoher Wahrscheinlichkeit nicht von einer Chemotherapie profitieren. Bei neoadjuvanter Therapie könnte damit durch eine FDG-PET Untersuchungen sehr rasch ein fehlendes Ansprechen vorhergesagt und diese Patienten einer alternativen Therapie zugeführt werden. Da

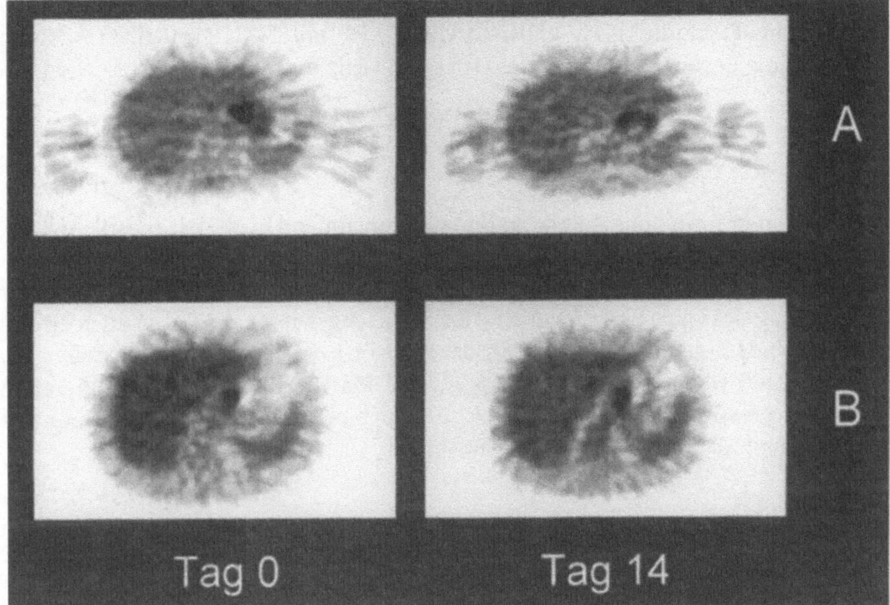

Abb. 4. Neoadjuvante Chemotherapie beim Adenokarzinom des Ösophagus. **A** Patient mit histologisch bestätigter partieller Remission des Tumors nach 3monatiger Therapie. In der FDG-PET-Untersuchung war bereits 14 Tage nach Beginn der Therapie eine deutliche Abnahme der Stoffwechselaktivität zu verzeichnen (bei quantitativer Auswertung Abnahme um 51%). **B** Patient ohne Ansprechen auf die Therapie und in der Histologie fehlenden regressiven Veränderungen. Die FDG-Aufnahme des Tumors ist nach 14 Tagen Therapie weitgehend unverändert

ca. 60% 70% der gastrointestinalen Tumore nicht oder nur teilweise auf eine neoadjuvante Therapie anspricht, könnte dies in der Zukunft entscheidend das therapeutische Vorgehen beeinflussen (Abb. 4).

Neue Radiopharmazeutika

Fluor-18-Fluorothymidin (FLT) ist ein Analogon des Thymidins, das im Gegensatz zur Ausgangssubstanz eine deutlich höhere metabolische Stabilität aufweist. FLT wird von proliferierenden Zellen aufgenommen und durch die Thymidinkinase 1 phosphoryliert. Das entstehende FLT-Monophosphat kann nicht mehr weiter verstoffwechselt werden und akkumuliert intrazellulär. Die intrazelluläre FLT-Konzentration ist somit ein Maß für die Thymidinkinaseaktivität und damit indirekt für die Tumorzellproliferation. Erste tierexperimentelle und klinische Daten sind vielversprechend im Hinblick auf einen Einsatz dieser Substanz zur Messung der proliferativen Aktivität solider Tumoren.

PET kann durch die Verwendung geeigneter „Markergene" und Substrate zur Bestimmung der Genexpression eingesetzt werden. Zum Beispiel kann mittels Jod-124-FIAU (Fluoro-deoxy-arabino-furanosly-uracil) die Expression der Herpes simplex-Thymidinkinase (HSV1-Tk) bestimmt werden. In Zellen, die HSV1-Tk exprimieren, kommt es zu einer raschen Phosphorylierung von FIAU, das daraufhin intrazellulär akkumuliert. Im Gegensatz dazu wird FIAU nur in geringem Ausmaß durch menschliche Thymidinkinase phosphoryliert. PET mit FIAU ermöglicht dadurch eine Messung des Ausmaßes und des Ortes von Gentransfer und Genexpression.

Fazit

Die Positronen-Emissions-Tomographie wird zunehmend in der Diagnostik onkologischer Erkrankungen eingesetzt. In den letzten Jahren wurde eine hohe diagnostische Genauigkeit der PET zum Nachweis und Staging von malignen Tumoren unter Verwendung des Glukoseanalogons F-18-FDG nachgewiesen. Es liegen auch erfolgversprechende Ergebnisse zum Einsatz der FDG-PET bei der Therapiekontrolle nach Strahlen- und Chemotherapie vor. Spezifische Marker für Tumorzellproliferation und Genexpression bieten neue Ansätze für eine biologische Charakterisierung von Tumoren und Messung von Therapie-Effekten.

Weiterführende Literatur

Adams S, Baum R, Rink T, Schumm Drager PM, Usadel KH, Hor G (1998) Limited value of fluorine-18 fluorodeoxyglucose positron emission tomography for the imaging of neuroendocrine tumours. Eur J Nucl Med 25: 79–83
Beets G, Penninckx F, Schiepers C et al. (1994) Clinical value of whole-body positron emission tomography with [18F]fluorodeoxyglucose in recurrent colorectal cancer. Br J Surg 81: 1666–70
Fink U, Weber W, Matzen K, Becker K, Schwaiger M, Siewert J (1998) FDG-PET in response monitoring of neo-adjuvant chemotherapy for adenocarcinoma of the distal esophagus. J Cancer Res Clin Oncol 124: R26
Flanagan FL, Dehdashti F, Ogunbiyi OA, Kodner IJ, Siegel BA (1998) Utility of FDG-PET for investigating unexplained plasma CEA elevation in patients with colorectal cancer. Ann Surg 227: 319–23
Keiding S, Hansen SB, Rasmussen HH et al. (1998) Detection of cholangiocarcinoma in primary sclerosing cholangitis by positron emission tomography. Hepatology 28: 700–6
Rankin SC, Taylor H, Cook GJ, Mason R (1998) Computed tomography and positron emission tomography in the pre-operative staging of oesophageal carcinoma. Clin Radiol 53: 659–65
Sendler A, Avril N, Roder J, Schwaiger M und Siewert, J (1998) Kann die Dignität von Pankreastumoren durch die Positronen-Emissions-Tomographie (PET) sicher genug beurteilt werden? Langenbeck Arch Chir Suppl II: 1485–1487
Sendler A, Avril N, Stollfuß J, Weber W, Bengel F, Ziegler S, Roder JD (1999) Preoperative evaluation of pancreatic masses with positron emission tomography using F-18 Flurodeoxyglucose: Diagnostic limitations. World J Surg (in press)
Shreve PD (1998) Focal fluorine-18 fluorodeoxyglucose accumulation in inflammatory pancreatic disease. Eur J Nucl Med 25: 259–64
Torizuka T, Tamaki N, Inokuma T et al. (1995) In vivo assessment of glucose metabolism in hepatocellular carcinoma with FDG-PET. J Nucl Med 36: 1811–7
Valk PE, Pounds TR, Tesar RD, Hopkins DM, Haseman MK (1996) Cost-effectiveness of PET imaging in clinical oncology. Nucl-Med-Biol 23: 737–43

1.3 Diagnostische Laparoskopie mit laparoskopischem Ultraschall

S.J.M. Kraemer, H.J. Stein und H. Feussner

Trotz erheblicher Fortschritte in der konventionellen Bildgebung ist die erforderliche Präzision im präoperativen Staging gastrointestinaler Tumoren noch nicht erreicht. So bestehen häufig noch große Diskrepanzen zwischen dem prä- und dem postoperativen Tumorstaging. Vor allem bei der sicheren Erkennung von kleinen Lebermetastasen und der Infiltration von Nachbarorganen sowie dem Nachweis einer Peritonealkarzinose sind die Möglichkeiten der heute verfügbaren bildgebenden Diagnostik limitiert. Jedoch gerade die Sicherung oder der Ausschluß derartiger Befunde ist von ausschlaggebender Bedeutung für die Therapieplanung.

Diese diagnostischen Lücken können mit Hilfe der sogenannten erweiterten diagnostischen Laparoskopie (EDL) bei sachgemäßer Durchführung im wesentlichen geschlossen werden. Der laparoskopische Ultraschall (LUS) und die diagnostische Lavage zum Nachweis freier intraabdomineller Tumorzellen, sowie die Entnahme von Biopsien sind heute obligatorischer Bestandteil der erweiterten chirurgischen diagnostischen Laparoskopie.

Technische Durchführung der EDL

Der Ablauf der EDL erfolgt anhand eines standardisierten Protokolls (Abb. 1). Die Lagerung des Patienten sowie die Positionierung von Operationsteam und Ausrüstung richten sich nach dem zu erwartenden, bzw. dem zu untersuchenden Hauptbefund (Abb. 2). Die Position der Trokare erfolgt möglichst entlang der Inzisionslinien für die später unter Umständen geplante Resektion, so daß dann die Trokareinstichstellen leicht exzidiert werden können.

Die Verwendung einer 30 °Optik hat sich in unserer Erfahrung bei der diagnostischen Laparoskopie bewährt. Wesentlich ist die systematische Inspektion des gesamten parietalen und viszeralen Peritoneums des Ober- und Unterbauches, des gesamten Netzes sowie der gesamten zugänglichen Oberfläche der Leber. Eine Eröffnung und Inspektion der Bursa omentalis erfolgt obligat bei allen Patienten mit Adenokarzinom des ösophagogastralen Übergangs, Magenkarzinom und Pankreaskarzinom. Die komplette Inspektion der Bauchhöhle erfordert in der Regel einen mehrfachen Wechsel der Position des Patienten von der Anti-Trendelenburg-Lagerung in die Trendelenburg-Lagerung und zurück.

Nach Abschluß der Inspektion erfolgt die Durchführung der diagnostischen Lavage zur Evaluation von freien intraperitonealen Tumorzellen. Hierzu werden im

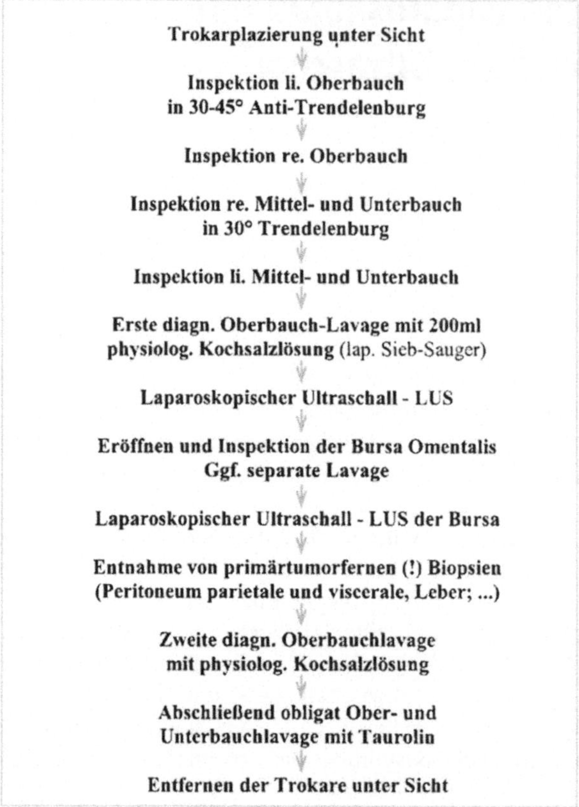

Trokarplazierung unter Sicht
Inspektion li. Oberbauch
in 30-45° Anti-Trendelenburg
Inspektion re. Oberbauch
Inspektion re. Mittel- und Unterbauch
in 30° Trendelenburg
Inspektion li. Mittel- und Unterbauch
Erste diagn. Oberbauch-Lavage mit 200ml
physiolog. Kochsalzlösung (lap. Sieb-Sauger)
Laparoskopischer Ultraschall - LUS
Eröffnen und Inspektion der Bursa Omentalis
Ggf. separate Lavage
Laparoskopischer Ultraschall - LUS der Bursa
Entnahme von primärtumorfernen (!) Biopsien
(Peritoneum parietale und viscerale, Leber; ...)
Zweite diagn. Oberbauchlavage
mit physiolog. Kochsalzlösung
Abschließend obligat Ober- und
Unterbauchlavage mit Taurolin
Entfernen der Trokare unter Sicht

Abb. 1. Standardisiertes Vorgehen bei der diagnostischen Laparoskopie

2. Assistent
Operateur
OP-Schwester

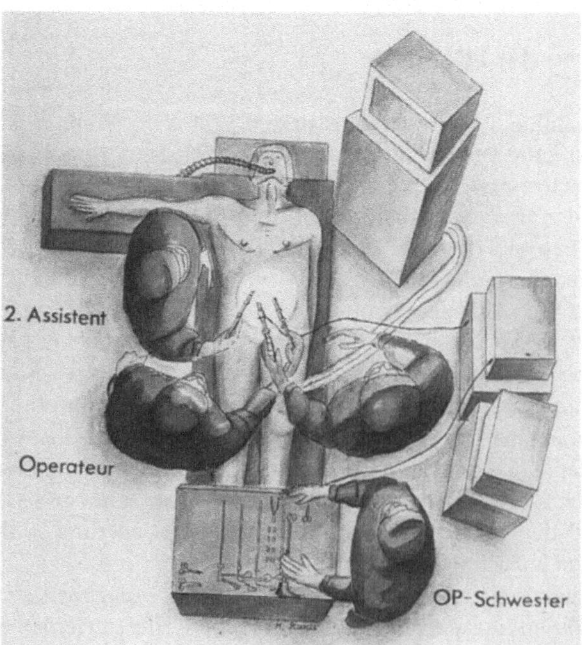

Abb. 2. Position von chirurgischem OP-Team und Laparoskopieturm am Patienten

Bereich der Primärtumorregion mindestens 200 ml physiologische Kochsalzlösung instilliert und wieder abgesaugt.

Zur Durchführung des laparoskopischen Ultraschalls wird ein flexibler 10 MHz-Ultraschallkopf über einen der Trokare eingeführt. Um Artefakte zu vermeiden, sollte die laparoskopische Ultraschalluntersuchung stets vor Biposieentnahmen durchgeführt werden. Die hohe Auflösung des Ultraschallkopfes erlaubt eine sorgfältige Musterung der Leber und anderer Oberbauchorgane. Insbesondere Leberherde kleiner als 1 cm im Durchmesser, die in der Regel mittels konventioneller Röntgendiagnostik nicht erkannt werden, können hiermit differenziert und auch leicht ultraschallkontrolliert biopsiert werden (Abb. 3 und 4). Das Binnenechomuster vergrößerter intraabdomineller Lymphknoten im laparoskopischen Ultraschall kann Hinweise auf die Dignität geben. Des wei-

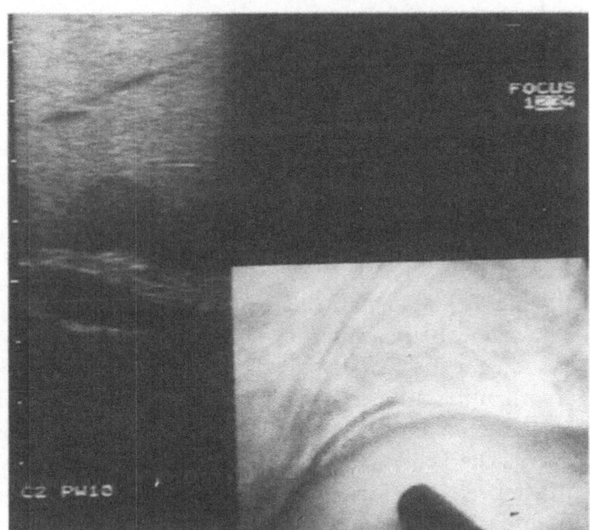

Abb. 3. Ca. 0,5 cm große Lebermetastase, die erst durch die laparoskopische Ultraschalluntersuchung entdeckt wurde

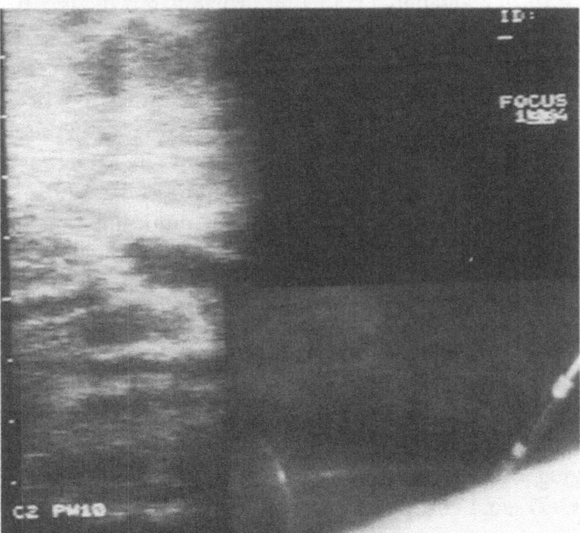

Abb. 4. Ultraschall-gezielte laparoskopische Stanzbiopsie einer kleinen Lebermetastase mit einer Trucut-Nadel

teren kann mittels laparoskopischem Ultraschall häufig auch ein Tumoreinbruch in Nachbarorgane oder große Gefäße dargestellt werden.

Zur Vermeidung einer intraabdominellen Tumorzellaussaat bei lokoregionalen Tumoren werden Biopsien nur von suspekten primärtumorfernen Befunden unter direkter Sicht oder ultraschallkontrolliert entnommen. Aus dem gleichen Grund wird auf die Biopsie lokoregionaler Lymphknoten verzichtet.

Die Dokumentation der Untersuchung erfolgt mittels eines standardisierten Befundbogens und Videoaufzeichnung der wesentlichen Befunde.

Stellenwert der EDL bei einzelnen Tumorentitäten

An der eigenen Klinik wurden zwischen 1989 und 1998 insgesamt 591 diagnostische Laparoskopien nach diesem Protokoll durchgeführt. Bei 573 (97 %) Patienten war die Untersuchung komplett, bei den übrigen Patienten konnten einzelne diagnostische Schritte wegen ausgedehnter Verwachsungen nicht durchgeführt werden. Die Mortalität betrug 0,16 %, die Morbidität 2,4 %. Im Folgenden soll kurz auf die Rolle der diagnostischen Laparoskopie bei einzelnen Tumorentitäten eingegangen werden.

Plattenepithelkarzinom des Ösophagus

Obwohl das Plattenepithelkarzinom des Ösophagus laparoskopisch natürlich nicht direkt erreichbar ist, sprechen einige theoretische Argumente für die Durchführung einer diagnostischen Laparoskopie beim Ösophaguskarzinom. Intraabdominelle Tumormanifestationen und die nicht selten in Verbindung mit dem Ösophaguskarzinom vorkommende Leberzirrhose mit und ohne portale Hypertension lassen sich so sichern. Die Leberzirrhose stellt selbst bei günstigem Tumorstadium in der Regel eine Kontraindikation für eine operative Resektion oder multimodale Therapieverfahren dar.

In der eigenen Erfahrung erbringt die diagnostische Laparoskopie jedoch bei weniger als 5 % der Patienten mit Plattenepithelkarzinom des Ösophagus den Nachweis einer mittels Bildgebung nicht erfaßten Lebermetastasierung oder Peritonealcarcinose. Dagegen konnte mittels Laparoskopie bei bis zu 20 % der Patienten mit Plattenepithelkarzinom des Ösophagus eine Leberzirrhose gesichert werden. Ob dieser Informationsgewinn den Aufwand einer diagnostischen Laparoskopie rechtfertigt ist zweifelhaft, vor allem da eine Leberzirrhose auch problemlos und weniger invasiv mittels perkutaner Feinnadelpunktion gesichert werden kann.

Adenokarzinom des distalen Ösophagus und ösophagogastralen Übergangs

In einer eigenen prospektiven Studie untersuchten wir den klinischen Stellenwert der diagnostischen Laparoskopie mit laparoskopischem Ultraschall im Staging bei insgesamt 87 Patienten mit uT3/T4-Adenokarzinom des ösophagogastralen Übergangs ohne Hinweis auf Fernmetastasierung oder Peritonealkarzinose in den Standard-Staging-Untersuchungen. Die diagnostische Laparoskopie zeigte Lebermetastasen bei 13/87, eine Peritonealkarzinose bei 14/87 und eine Infiltration des Pankreas bei 4/87 Patienten. Insgesamt ergaben sich durch die diagnostische Laparoskopie wesentliche

Tabelle 1. Wesentliche durch die diagnostische Laparoskopie erhobene neue Befunde beim Adenokarzinom des ösophagogastralen Übergangs Typ I (Adenokarzinom des distalen Ösophagus), Typ II (eigentliches Kardiakarzinom) und Typ III (subkardiales, die Kardia infiltrierendes Magenkarzinom)

	Lebermetastasen	Peritonealkarzinose	Pankreasinfiltration
Typ I	5/31 (16,1%)	3/31 (9,7%)	0/31 (0%)
Typ II	3/24 (12,5%)	4/24 (16,7%)	1/24 (4,2%)
Typ III	5/32 (15,6%)	7/32 (18,7%)	3/32 (9,3%)

bisher nicht bekannte Befunde bei 27,8% der Patienten (Tab. 1). Dies entspricht auch den Erfahrungen anderer Zentren. Im Gegensatz zum Plattenepithelkarzinom des Ösophagus ist der diagnostische Zugewinn bei Patienten mit Adenokarzinomen des ösophagogastralen Überganges damit beträchtlich. Vor allem dann, wenn das therapeutische Spektrum auch multimodale neoadjuvante Therapieprotokolle beinhaltet, hat die diagnostische Laparoskopie mit laparoskopischem Ultraschall heute einen festen Stellenwert im Staging von Patienten mit lokal fortgeschrittenen Tumoren des ösophagogastralen Übergangs.

Magenkarzinom

Die diagnostische Laparoskopie ist heute bereits ein integraler Bestandteil des Stagings von lokal fortgeschrittenen Magenkarzinomen, da prätherapeutisch eindeutig festgelegt werden sollte, ob eine primäre Operation unter kurativem Ansatz möglich ist, ob bei fraglicher R0-Resektabilität besser eine neoadjuvante Chemotherapie durchgeführt werden sollte, oder ob aufgrund eines zu weit fortgeschrittenen Befundes weder eine operative Therapie noch multimodale Therapieverfahren zur Prognoseverbesserung beitragen können.

Nach wie vor besteht die wesentliche diagnostische Lücke in der Erkennung einer peritonealen Tumoraussaat, welche bei Patienten mit lokal fortgeschrittenen Karzinomen häufig bereits zum Zeitpunkt der Erstpräsentation besteht. In eigenen Untersuchungen bei mehr als 200 Patienten mit lokal fortgeschrittenem Magenkarzinom (uT3/T4) konnte mittels diagnostischer Laparoskopie bei mehr als 25% dieser Patienten eine Peritonealkarzinose gesichert werden. Bei etwa 10% der Patienten mit lokal fortgeschrittenem Magenkarzinom zeigte die diagnostische Laparoskopie mit laparoskopischem Ultraschall darüber hinaus eine in der konventionellen Bildgebung nicht erfaßte Lebermetastasierung. Zusätzlich kann die diagnostische Laparoskopie mit laparoskopischem Ultraschall auch weiterführende Information in der Beurteilung des Primärtumorstadiums vor allem im Hinblick auf eine Differenzierung der T2b-, T3- und T4-Kategorien liefern.

In der eigenen Erfahrung resultierte die Information der erweiterten diagnostischen Laparoskopie bei etwa 40% der Patienten in einer therapierelevanten Veränderung des anhand des endoskopischen Ultraschalls und CTs angenommenen Tumorstadiums. Bei mehr als 95% der Patienten deckte sich das laparoskopische Staging mit dem Ergebnis des postoperativen Stagings. Dies entspricht auch den Erfahrungen anderer Zentren.

Pankreaskarzinom und Lebertumoren

Trotz eines erheblichen finanziellen und technischen Aufwandes an bildgebeneder Diagnostik ist das prätherapeutische Staging des Pankreaskarzinoms nach wie vor unbefriedigend. Durch Erkennung oder Ausschluß von Leber- und Lymphknotenmetastasen, sowie einer Peritonealkarzinose kann die diagnostische Laparoskopie ebenfalls zu einer Verbesserung des Stagings beitragen. Die Beurteilung der Invasion großer Gefäße ist jedoch auch mittels Laparoskopie und laparoskopischem Ultraschall nur schwer möglich, so daß anhand eigener Erfahrungen der diagnostische Gewinn der Laparoskopie beim Pankreaskarzinom eher limitiert ist. Eine weitere Überprüfung der erweiterten diagnostischen Laparoskopie vor allem im Vergleich zu neuen kernspintomographischen Techniken erfolgt derzeit im Rahmen von Studien.

Eine ähnliche Situation besteht bei Tumoren der Leber, der Gallenblase und der Gallenwege. Während die Primärtumoren sich in ihrer Ausdehnung und in der Frage der Infiltration der Gefäßstrukturen mittels moderner kernspintomographischer Techniken gut beurteilen lassen, ist auch hier eine Aussage zu Peritonealkarzinose, Lymphknotenbefall und kleinen Tumoren bzw. Metastasen nur eingeschränkt möglich. Hier kann die Durchführung einer diagnostischen Laparoskopie sinnvoll sein.

Sonstige Indikationen

Einen bedeutenden Stellenwert besitzt die diagnostische Laparoskopie beim Staging gynäkologischer Tumoren sowie beim Staging von Lymphomen. Bei letzteren konnte die klassische Staging-Laparotomie durch die erweiterte diagnostische Laparoskopie nahezu vollständig verdrängt werden.

Implantationsmetastasen durch diagnostische Laparoskopie

Trotz zahlreicher andauernder Multicenterstudien ist die Häufigkeit und der prognostische Stellenwert von peritonealen und Bauchwandimplantationsmetastasen durch Verschleppung freier Tumorzellen bei der diagnostischen Laparoskopie bislang nicht geklärt. Im eigenen Krankengut konnten bei nahezu 600 diagnostischen Laparoskopien bei Patienten mit malignen gastrointestinalen Tumoren insgesamt 5 Metastasen an den Trokareinstichstellen beobachtet und histologisch gesichert werden. Unklar bleiben vor allem die Faktoren, die für die Entstehung von Implantationsmetastasen verantwortlich sind. Zur Prophylaxe von Implantationsmetastasen bei der diagnostischen Laparoskopie sollte jedoch jeder direkte Kontakt mit dem Primärtumor möglichst vermieden werden. Biopsien und Entnahme von Lymphknoten sollten nur primärtumorfern erfolgen. Die Plazierung der Trokare bei der diagnostischen Laparoskopie sollte so erfolgen, daß die Trokareinstichstellen bei der späteren Laparotomie mit exzidiert werden können.

Zusammenfassung und Ausblick

Zusammenfassend kann festgestellt werden, daß die erweiterte diagnostische Laparoskopie, wenn sie von einem erfahrenen Operateur durchgeführt wird, eine größere Präzision im prätherapeutischen Staging bietet, als alle anderen etablierten bildgebenden

Verfahren. Der Zeitaufwand für die Durchführung der EDL ist vergleichsweise gering. Nachteile sind die Kosten und gelegentlich eine gewisse Verzögerung des Behandlungsbeginns. Ein vorerst zwar viel diskutierter aber noch nicht ausreichend bewiesener Einwand gegen die EDL ist die abdominelle Versprengung von Tumorzellen und eine damit verbundene Möglichkeit der Ausbildung von sogenannten Portsite-Metastasen.

Anhand dieser Daten sind die Voraussetzungen für einen sinnvollen Einsatz der diagnostischen Laparoskopie:
- ein lokal fortgeschrittenes Tumorstadium,
- die Option auf multimodale Therapiekonzepte und
- die Vermeidung unnötiger diagnostischer Laparotomien

Somit stellt das lokal fortgeschrittene Magenkarzinom und das Adenokarzinom des ösophagogastralen Überganges die beste Indikation für die prätherapeutische diagnostische Laparoskopie dar. Wünschenswert wäre die Anwendung dieser Konzepte außerdem für das Staging des Leber- und Pankreaskarzinoms. Hier müssen die Vorteile jedoch erst noch durch adäquate Studien eindeutig belegt werden. Mangels fehlender neoadjuvanter Konzepte erscheint derzeit das laparoskopische Staging beim Kolonkarzinom wenig sinnvoll.

Literatur

Burke EC, Karpeh MS, Conlon KC, Brennan MF (1997) Laparoscopy in the management of gastric adenocarcinoma. Ann Surg 223, 3: 262–267

Easter DW, Cushieri A, Nathanson LK, Lavelle-Jones M (1992) The utility of diagnostic laparoscopy for abdominal disorders. Arch Surg 127: 379

Feussner H, Kraemer SJM, Siewert JR (1994) Technik der laparoskopischen Ultraschalluntersuchung bei der diagnostischen Laparoskopie. Langenbecks Arch Chir 379: 248

Feussner H, Kraemer SJM, Siewert JR (1995) Wertigkeit laparoskopischer Untersuchungstechniken bei malignen Erkrankungen. Chir Gastroenterol II: 268–273

Feussner H, Kraemer SJM, Siewert JR (1997) Staging Laparoscopy. Chirurg 69: 201–209

Finch MD, Johm TG, Garden OJ, Allan PL, Paterson-Brown S (1997) Laparoscopic ultrasonography for staging gastroesophageal cancer. Surgery 1: 10–17

Kraemer SJM, Stein H, Feussner H, Siewert JR (1996) Technique of extended diagnostic laparoscopy in the staging of cancer of the esophagus. Dis Esophag 9: 228–235

Kriplani AK, Kapur BML (1991) Laparoscopy for the pre-operative staging and assessment of operability in gastric carcinoma. Gastrointestinal Endoscopy 37/4: 441–443

Lowy AM, Mansfield PF, Leach SD, Ajani J (1996) Laparoscopic staging for gastric cancer. Surgery 119, 6: 611–614

Molloy RG, McCourtney JS, Anderson JR (1995) Laparoscopy in the management of patients with cancer of the gastric cardia and esophagus. Br J Surg 82: 352–354

Possik RA, Franco EL, Pires DR, Wohnrath DR, Ferreira EB (1986) Sensitivity, specifity and predictive value of laparoscopy for the staging of gastric cancer and for the detection of liver metastases. Cancer 58: 1–6

Stein HJ, Kraemer SJM, Feussner H, Siewert JR (1997) Clinical value of diagnostic laparoscopy with laparoscopic ultrasound in patients with cancer of the esophagus or cardia. J Gastrointest Surg 1: 167–173

Stein HJ, Kraemer SJM, Feussner H, Fink U, Siewert JR (1997) Diagnostic laparoscopy and laparoscopic ultrasonography in the pretherapeutic staging of adenocarcinoma of the gastroesophageal junction. In: Siewert JR, Roder JD (Editors) Progress in Gastric Cancer Research. Monduzzi Editore, Bologna, Italy 1229–1234

Stein HJ, Feussner H, Fink U, Siewert JR (1999) Diagnostische Laparoskopie im multimodalen Therapiekonzept beim Adenocarcinom des ösophago-gastralen Übergangs. Langenbeck's Archiv (in press)

Warshaw AL (1991) Implications of peritoneal cytology for staging of early pancreatic cancer. Am J Surg 1261 (1): 26–29

1.4 Pathologie

M. Werner und H. Höfler

Einleitung

Die pathomorphologische Begutachtung ist das zuverlässigste diagnostische Verfahren für Tumoren des Gastrointestinaltrakts. Der Pathologe erfüllt dabei in der Zusammenarbeit mit dem Chirurgen drei grundsätzliche Aufgaben (Tab. 1):

* Die Diagnosesicherung vor Therapie durch histologische Untersuchung kleiner Probeexzisionen bzw. Biopsien,
* eine rasche intraoperative Abklärung zweifelhafter Befunde durch das Schnellschnittverfahren,
* die postoperative Bestätigung der Indikation sowie Bestimmung prognostisch relevanter Parameter nach Aufarbeitung des Operationspräparates (pathologisches Staging, R-Klassifikation).

Tabelle 1. Unterschiede zwischen Probeexzision, Schnellschnittuntersuchung und Operationspräparat

	Probeexzision	Schnellschnitt	Operationspräparat
Ziel der Untersuchung	Diagnose	Intraoperative Hilfestellung	Pathologisches Staging
Aussagen	Dignität, histologischer Tumortyp, Graduierung	Abhängig von Fragestellung, nur ganz gezielt	Histologischer Tumortyp und Graduierung (endgültig), Tumorausbreitung, Resektionsränder
Dauer	3 h – 1 Tag	ca. 10 Minuten	1–2 Tage
Nachteil	Tumorheterogenität evtl. nicht erfaßbar, wenig Material für ergänzende Analysen	Artefakte möglich, dadurch Interpretation erschwert	Zeitverlust durch lange Fixierung

Eine konventionelle histologische Untersuchung von Gewebeschnitten reicht in der Regel für die Bearbeitung dieser Fragestellungen vollständig aus. In bestimmten Situationen kann eine ergänzende immunhistologische oder molekularpathologische Analyse hilfreich sein.

Diagnosesicherung durch die Probeexzision bzw. Biopsie

Der histologische Nachweis eines Tumors in einer Probeexzision (PE) ist für die Bestätigung eines klinischen Tumorverdachts notwendig. Der Pathologe muß außer der Dignitätsbestimmung möglichst exakte Angaben über den histologischen Tumortyp und das Grading geben. Zusammen mit den Ergebnissen anderer diagnostischer Verfahren wird dann das klinische Staging als Grundlage für eine Therapieplanung festgelegt.

Methode der Probeexzision

Viele Tumoren im Magen-Darm-Trakt sind endoskopisch gut erreichbar, so daß unter Sicht kleine Biopsien mit Zangen gewonnen werden können. Aus anderen Tumoren (z. B. Leber, Pankreas, Retroperitoneum) werden üblicherweise Stanzzylinder entnommen, wobei die Punktion durch bildgebende Verfahren wie CT oder Sonographie gesteuert wird. Da Tumoren häufig Nekrosen, Blutungen oder Narben aufweisen können, sollte möglichst viel Gewebe entnommen werden. Dadurch steigt die Wahrscheinlichkeit, daß auch beurteilbares Tumorgewebe getroffen wird. Für endoskopische Biopsien gilt eine Anzahl von sechs bis acht Partikeln als Richtwert, wobei in ulzerierten Tumoren der Randbereich vermehrt biopsiert werden sollte. Punktionszylinder sollten mindestens 1 cm lang sein, besser sind mehrere Zylinder aus verschiedenen Tumorregionen. Vom einsendenden Arzt sollte auf dem Einsendeschein neben weiteren klinischen Angaben (Organ bzw. Lokalisation, endoskopischer Befund, Ergebisse bildgebender Verfahren, Tumormarker usw.) und Fragestellungen die Anzahl der entnommenen Partikel vermerkt werden.

Das Gewebe in den kleinen Biopsien kann durch zu starken Druck artifiziell verändert werden. Quetschungen während der Entnahme oder später sind daher zu vermeiden, weil hierdurch die histopathologische Beurteilung eingeschränkt werden kann oder gar unmöglich wird. Zur Fixierung sollte gepuffertes Formalin (10 %) verwandt werden, damit ergänzende immunhistochemische oder molekulargenetische Untersuchungen nicht beeinträchtigt werden. Nach der Fixierung, die an Biopsien üblicherweise nur wenige Stunden dauert, wird das Gewebe im Labor entwässert und in Paraffin gegossen. Die Hämatoxylin-Eosin(HE)-gefärbten Schnittpräparate können dann histologisch beurteilt werden. Endoskopisch entnommene Biopsien und Stanzzylinder werden grundsätzlich in mindestens acht Schnittstufen aufgearbeitet, damit alle Biopsiestücke bzw. der gesamte Zylinder getroffen werden. Dies setzt auch voraus, daß während der Einbettung der PEs alle Anteile in einer Ebene liegen.

Histopathologische Beurteilung von Probeexzisionen

Die histologische Untersuchung einer PE darf nicht nur eine reine Dignitätsbestimmung zum Ziel haben. Wichtig ist, daß der vorliegende Tumortyp möglichst exakt angegeben wird. Darüber hinaus ist auch eine Graduierung des Tumors vorzunehmen (Tab. 2). Beide Parameter können aufgrund der bekannten Heterogenität eines Tumors in verschiedenen Biopsaten unterschiedlich ausgeprägt sein. In diesem Fall muß der prognostisch ungünstigste Anteil gewertet werden.

Tabelle 2. Wichtige Informationen, die in Befundberichten einer Probeexzision und eines Operationspräparates enthalten sein müssen. Beispiel eines Ösophaguskarzinoms

	Probeexzision	Operationspräparat
Verfahren	Zangenbiopsie	Ösophagektomie, evtl. proximale Magenanteile
Makroskopie	Anzahl und Größe der Biopsate	Resektatlänge Tumorgröße, Wandinfiltration Abstand zu allen Resektionsrändern (oral, aboral, tief) Anzahl und Größe der regionalen Lymphknoten
Mikroskopie	Histologischer Tumortyp Graduierung	Histologischer Tumortyp Graduierung Tumorausbreitung Gefäßeinbrüche Resektionsränder Lymphknotenmetastasen/Anzahl untersuchter/befallener Lymphknoten
Diagnose	Zusammenfassung der relevanten mikroskopischen Befunde	Zusammenfassung der relevanten makroskopischen/mikroskopischen Befunde UICC-Klassifikation (pTNM, R)

Bei der Bestimmung des histologischen Tumortyps sollten international anerkannte Klassifikationen (z. B. WHO) angewandt werden. Beim Grading werden eine Reihe von Faktoren berücksichtigt wie Ähnlichkeit zum Ausgangsgewebe, Zell- und Kernpleomorphie, Nukleolen, Mitosen oder Nekrosen. Es werden vier Grade unterschieden: gut (hoch-) differenziert (G1), mäßig (mittelgradig-) differenziert (G2), schlecht (niedrig-) differenziert (G3) und undifferenziert (G4). In der Praxis können die Grade G1-G2 und G3-G4 zusammengefaßt werden. Sonderfärbungen, wie z. B. die Darstellung von Muzinen durch die Perjodsäure-Schiff-Methode (PAS) sind nur bei schleimbildenden Karzinomen sinnvoll.

Besonderheiten der Probeexzision

Durch die bereits oben erwähnte Heterogenität des Tumorgewebes kann in den kleinen Biopsien durchaus nur Entzündung, Nekrosen oder gar normales Gewebe getroffen sein. Möglicherweise enthalten die Biopsien auch präneoplastisches Gewebe wie z. B. Adenomanteile im Kolon, ohne daß der invasive Tumor erfaßt wurde. Solche Fälle, in denen der klinische Befund eines Tumors nicht durch die Histologie bestätigt werden kann, sollten wiederholt biopsiert werden.

In wenigen Fällen reichen kleine Biopsien möglicherweise nicht aus, um abschließend die Dignität zu bestimmen. Dies kann insbesondere bei gastrointestinalen Stromatumoren oder Weichgewebstumoren im Retroperitoneum der Fall sein. Hier ist zur Unterscheidung eines voraussichtlich benignen vs. niedgrig malignen Verlaufs unter Umständen die histologische Untersuchung größerer Tumoranteile notwendig, so daß die Dignität erst am Resektat endgültig geklärt werden kann. Alle seltenen Tumorentitäten oder Sonderfälle sollten zwischen Pathologie und Klinik besprochen werden.

Intraoperative Schnellschnittuntersuchung

Während eines operativen Eingriffs kann eine rasche histopathologische Untersuchung mit der Schnellschnittmethode durchgeführt werden. Hierbei wird das Gewebe ohne vorangehende Fixierung schnell auf mindestens -20 °C gefroren. Von dem durch Frieren gehärteten Gewebe können dann mit einem Mikrotom relativ dünne Schnitte hergestellt werden, die in der Regel nach einem vereinfachten Protokoll HE-gefärbt werden. Die Methode des Schnellschnittverfahrens inklusive Frieren des Gewebes, Herstellen des Schnittes und Färbung dauert etwa 10 Minuten und ist damit im Vergleich zur Herstellung konventioneller Paraffinschnitte relativ aufwendig. Daher muß die Indikation für diese Untersuchung sehr eng gestellt werden.

Methodische Besonderheiten des Schnellschnittverfahrens

Zur Herstellung eines Schnellschnitts muß ein größeres Gewebsstück entnommen werden als für die übliche histologische Untersuchung. Dies liegt daran, daß im Vergleich zur Paraffinhistologie während der ersten trimmenden Schnitte mehr Gewebe verloren geht. Außerdem sollte nach der Schnellschnittuntersuchung noch ausreichend Gewebe übrig bleiben, das mit Formalin fixiert und in Paraffin eingebettet werden kann, um morphologisch bessere Paraffinschnitte für eine Überprüfung der Schnellschnittdiagnose anfertigen zu können. Dazu sollte das zu untersuchende Gewebsstück ca. 0,4 × 0,4 × 0,4 cm groß sein.

Eine weitere Eigenschaft des Schnellschnittverfahrens ist, daß die Qualität der Schnitte schwanken kann. Ein Grund hierfür ist die unterschiedliche Zusammensetzung verschiedener Organe oder Gewebe. Schlecht schneidbar sind z. B. Lymphknoten, Fettgewebe oder entzündlich verändertes Gewebe. Gerade dann sind die Schnitte zumeist dicker, was die Erkennung zytologischer Details erschwert, oder das Gewebe wird beim Schneiden zusammengeschoben. Solche Artefakte, müssen bei der Beurteilung der Schnellschnitte, die immer vom gewohnten Bild des Paraffinschnitts abweichen, berücksichtigt werden.

Indikationen zum Schnellschnitt

Ein Schnellschnitt ist immer dann notwendig, wenn von der intraoperativ erhaltenen Diagnose das weitere operative Vorgehen abhängt. Eine solche Situation liegt häufig vor, wenn ein Tumor nur knapp reseziert wird oder diskrete Tumorausläufer in der weiteren Umgebung des Tumors makroskopisch nicht sicher ausschließbar sind. Dann kann eine Schnellschnittuntersuchung des Absetzungsrandes wichtig sein, um bei einem Tumorzellnachweis durch eine Nachresektion die vollständige Entfernung des Tumors zu sichern. Relativ häufig werden diese intraoperativen Untersuchungen bei Karzinomen des Pankreas oder der ableitenden Gallenwege in Anspruch genommen; in anderen Organen des Gastrointestinaltrakts sind Schnellschnittuntersuchungen von Absetzungsrändern mit Ausnahme des oralen Absetzungsrandes der Karzinome des ösophagogastralen Überganges seltener.

Eine weitere Indikation zur intraoperativen histologischen Untersuchung ist die Dignitätsbestimmung von solchen Tumoren, die vorab nicht sicher abgeklärt werden konnten. Ursache hierfür kann eine ungewöhnliche Lage des Tumors sein (z. B.

Retroperitoneum), wodurch die präoperative Probeexzision oder Punktion erschwert wird. Weiterhin kann es bei regressiven Veränderungen im Tumor (Nekrosen, Blutungen, Narben) schwierig sein, für vorangehende histologische Untersuchungen Biopsien mit diagnostisch verwertbaren Zellen zu erhalten.

Auch unerwartete intraoperative Befunde stellen eine Indikation für einen Schnellschnitt dar. Hierzu gehört z.B. auch eine Peritonealkarzinose oder andere Befunde, die unter Umständen zum Abbruch der Operation führen, weil der Tumor dadurch als inoperabel eingestuft wird.

Keine Indikation für eine Schnellschnittuntersuchung stellen Polypen im Gastrointestinaltrakt dar. Einerseits lassen sich die verschiedenen Grade der Dysplasie aufgrund des schlechteren Erhalts morphologischer Details im Schnellschnitt nicht zuverlässig beurteilen. Darüber hinaus kommt es bei der Herstellung von Gefrierschnitten in Adenomen häufig zu Verschiebungen des Gewebes, was die Erkennung eines invasiven Wachstums, d.h. den Übergang in ein Karzinom erschwert. Polypen sollten daher immer endoskopisch/bioptisch abgetragen und konventionell histopathologisch untersucht werden.

Pathologisches Staging

Voraussetzung für das pathologische Staging ist eine aufwendige makroskopische und mikroskopische Untersuchung des Operationspräparates. Hierdurch können individuelle Prognosefaktoren bestimmt werden, aus denen möglicherweise weitere Therapiekonsequenzen abgeleitet werden. Die wichtigsten prognostischen Parameter sind die Tumorausbreitung, Radikalität des Eingriffs und eventuell das Ausmaß einer Tumorregression nach vorangegangener Therapie (z.B. Radio-, Chemotherapie). Das pathologische Staging wird anhand der Kriterien der UICC vorgenommen. Nicht zuletzt dient die postoperative Untersuchung eines Tumorresektates auch der Kontrolle der präoperativen klinischen und histologischen Diagnostik.

Makroskopie

Die makroskopische Begutachtung eines Operationspräparates hat eine Dokumentation der resezierten Organe oder -teile sowie die Beschreibung der Tumorausdehnung zum Ziel. Alle relevanten makroskopischen Befunde müssen histologisch bestätigt und verdächtige oder unklare Befunde geklärt werden. Gerade bei Tumoren im Magen-Darm-Trakt werden häufig ausgedehnte Operationen, meistens mit Resektion von regionalen Lymphknoten durchgeführt. Um hier alle relevanten Fragestellungen beantworten zu können, ist eine sehr enge Kooperation zwischen Pathologie und Chirurgie notwendig.

Wir haben daher am Klinikum rechts der Isar für onkologische Präparate einen speziellen morphologischen Dienst im Operationstrakt der Chirurgie etabliert. Ein Pathologe nimmt jedes Resektat direkt nach der Entnahme im Operationsraum in Empfang. Zunächst wird Frischgewebe für die Tumorbank asserviert. Dann wird das Präparat mit dem Chirurgen zusammen anatomisch orientiert und besondere Strukturen wie Gefäße, spezielle Lymphknotenstationen oder Nachresektate gekennzeichnet. Der Pathologe demonstriert die makroskopischen Befunde dem Operateur und legt eine vorläufige TNM-Klassifikation fest. Darüber hinaus wird die Beziehung des Tumors zu den Resektionsrändern beschrieben. Zur Dokumentation der Befunde wird das unfixierte Präparat aufgespannt und fotografiert, dann erst erfolgt die Fixierung in 10 % gepuffertem Formalin.

Die Fixierung sollte über Nacht dauern, damit das gesamte Gewebe sich verfestigt und beim ausführlicheren Präparieren der Zusammenhang zwischen verschiedenen anatomischen Strukturen erhalten bleibt. Während der makroskopischen Untersuchung des fixierten Präparates werden ggf. wiederum fotografische Ablichtungen interessanter Befunde hergestellt. Gewebeblöcke zur histologischen Überprüfung der makroskopischen Befunde werden nach einem für jedes Organ genau festgelegten und standardisierten Schema entnommen. Die Auswahl der Gewebeblöcke berücksichtigt, daß die wichtigen Parameter wie histologischer Tumortyp, Graduierung oder pathologisches Staging zuverlässig bestimmt werden können (Tab. 2).

Die geschilderte Zusammenarbeit zwischen Chirurgie und Pathologie hilft, alle Fragestellungen des Operateurs genauer beantworten zu können. Falls eine gemeinsame Orientierung des Resektates nicht möglich ist, muß der Chirurg alle relevanten Strukturen, die nach Fixierung schlecht zu erkennen sind (z. B. Gefäße, Lymphknotenstationen, kleinere Teilresektate von Organen usw.) kennzeichnen. Dies wird am besten mit Hilfe von Fadenmarkierungen verschiedener Farbe oder Länge und exakten, auf dem Anforderungsschein zur histopathologischen Untersuchung vermerkten Erklärungen erreicht.

Makroskopischer Befund

Die makroskopische Beschreibung (Tab. 2) umfaßt zunächst die genaue Bezeichnung und Größenangabe der resezierten Organe oder Organteile. Anhängende Strukturen wie Gefäße oder Lymphknotenstationen sollten ebenfalls erwähnt und das Operationsverfahren (z. B. Hemikolektomie, Whipple) angegeben werden. Der Tumor muß in allen drei Dimensionen ausgemessen werden (z. B. 3,5 × 2 × 1 cm). Wichtig ist zudem der Aspekt der Oberfläche (z. B. ulzeriert, exophytisch) sowie der Schnittfläche durch den Tumor (z. B. Nekrosen, Zysten). Aus dem Tumor sollten – je nach Größe – mindestens drei Proben zur histologischen Untersuchung entnommen werden. Auf eng lamellierenden Schnitten durch den gesamen Tumor wird dann die genaue Tumorausbreitung, d. h. Infiltration anatomischer Strukturen wie z. B. Muscularis propria oder Serosa in Hohlorganen, oder der Bezug zu anderen Organen und größeren Gefäßen, bestimmt. Alle diese Beziehungen müssen durch entsprechende Gewebeentnahmen auch histologisch dokumentiert werden. Der Abstand zwischen Tumor und allen Absetzungsrändern muß exakt ausgemessen, und vom Absetzungsrand ebenfalls Gewebe zur histologischen Untersuchung asserviert werden (R-Klassifikation).

Mikroskopie

Anhand der histologischen Schnitte (HE-Färbung) kann zunächst der genaue histologische Tumortyp und die Graduierung bestimmt werden. Wegen der bekannten Tumorheterogenität können sich Unterschiede zu den präoperativen Befunden der Probeexzision ergeben. Gefäßeinbrüche sollten erwähnt werden, bei bestimmten Tumorentitäten (z. B. hepatozelluläres Karzinom) ist dies für die exakte pT-Klassifikation notwendig. Im weiteren wird die makroskopisch beschriebene Tumorausbreitung mit Beziehung zu bestimmten anatomischen Strukturen oder Organen überprüft und ggf. korrigiert. Bei der Befundung der mitresezierten Lymphknoten sollte die genaue Anzahl der befallenen Lymphknoten bezogen auf die Gesamtzahl der untersuchten Lymphknoten angegeben werden.

Alle relevanten makroskopisch/mikroskopischen Parameter werden am Ende eines Befundes im sogenannten kritischen Befundbericht zusammengefaßt und übersichtlich aufgeführt. Dabei müssen organspezifische Eigenheiten berücksichtigt werden. Der Befund wird mit der pTNM- und R-Klassifikation abgeschlossen.

Tumorregression nach präoperativer Therapie

Ausgedehnte Tumoren oder Tumorrezidive werden häufig präoperativ mit Radio- und/oder Chemotherapie behandelt, um die Tumormasse zu verkleinern und damit eine R0-Resektion zu ermöglichen. Zur Bestimmung des Ausmaßes einer Regression, d.h. wie weit ein Tumor auf die Vorbehandlung angesprochen hat, muß das gesamte Tumorbett histologisch aufgearbeitet werden. Gezielte Entnahmen sind hier nicht möglich, weil auch makroskopisch vitale und regressive Tumoranteile schlecht voneinander unterschieden werden können. Die Tumorregression wird je nach dem prozentualen Anteil vitaler Tumorzellen in 5 Grade eingeteilt (0%, < 10%, 10–50%, > 50%, keine Regression). Außer dem Primärtumor sollte auch die Regression in Metastasen (regionale Lymphknoten) beurteilt werden.

Tumor- bzw. Gewebebank

Die Betreuung der Tumorbank ist eine relativ neue Aufgabe des Pathologen. Durch die zunehmende Bedeutung molekularbiologischer Untersuchungen von Tumoren in der Forschung hat sich die Notwendigkeit ergeben, Frischgewebe von Tumoren zu asservieren. Dabei wird außer dem Tumor auch Gewebe aus makroskopisch normalen Anteilen des Operationspräparates entnommen. Die Gewebestückchen werden schockgefroren und in flüssigem Stickstoff aufbewahrt. Dadurch werden die molekularen Bestandteile des Gewebes wie Enzyme, andere Proteine, RNA oder DNA in ihrer funktionellen Form erhalten und konserviert.

Der Pathologe entnimmt das Gewebe für die Tumorbank direkt nach Erhalt des Operationspräparates. Da der Pathologe die Entnahmestellen kennt, wird dadurch die spätere makroskopische Begutachtung nicht beeinträchtigt und die pTNM-Klassifikation kann zuverlässig durchgeführt werden. Wenn diese Entnahme von Frischgewebe bereits erfolgt ist, bevor der Pathologe das Operationspräparat erhält, kann unter Umständen die anatomische Beziehung des Tumors zu anderen Strukturen nicht mehr sicher beurteilt werden. Als Folge kann die pTNM- und R-Klassifikation nicht mehr zuverlässig festgestellt werden (pTX, RX).

Zur Betreuung der Tumorbank gehört auch die Überprüfung der Repräsentativität des eingefrorenen Gewebes. Für viele molekularbiologische Untersuchungsmethoden muß das Gewebe homogenisiert werden. Zuvor ist unbedingt eine histologische Untersuchung (Gefrierschnitt) notwendig, um zu sichern, daß tatsächlich vitales

Tumorgewebe vorliegt, das dem vorherrschenden Tumortyp bzw. -grad im Haupttumor entspricht. Dazu ist ein Vergleich mit den Routineparaffinschnitten durchzuführen. Die Tumorbank ist eine sehr aufwendige Einrichtung, deren Errichtung nur an größeren Zentren sinnvoll erscheint.

Immunhistochemie und Molekularpathologie

Immunhistochemie

Die spezifische Darstellung von Proteinen in Gewebeschnitten von Tumoren ist die wichtigste Untersuchung, die ergänzend zur konventionellen Histopathologie durchgeführt werden kann. Eine häufige Anwendung solcher immunhistochemischer Analysen ist der Nachweis von Antigenen, die für eine bestimmte Differenzierung eines Tumors charakteristisch sind, was eine genaue Bestimmung des Tumortyps erlaubt. Diese Untersuchungen sind in solchen Tumoren notwendig, die undifferenziert sind und histomorphologisch nicht sicher eingeordnet werden können. Bei allen immunhistochemischen Untersuchungen ist wichtig, daß der Pathologe einen geeigneten Gewebeblock aus dem Tumor auswählt.

Für die immunhistochemische Untersuchung undifferenzierter Tumoren wird ein Panel verschiedener Antikörper eingesetzt. In der Regel sind darunter Antikörper gegen epitheliale Marker (Zytokeratine), leukozytäre Antigene (CD 45) sowie mesenchymale Marker (z. B. Vimentin, S-100, Aktin), eventuell auch ein Melanom-spezifisches Protein (z. B. HMB 45). In vielen Fällen ist damit eine Differentialdiagnose zwischen undifferenziertem Karzinom, Sarkom, Lymphom oder Melanom möglich. Je nach der Lokalisation und dem histopathologischen Befund kann dieses Panel modifiziert oder erweitert werden.

Immer wieder ist die genaue Differenzierung eines Tumors, z. B. in der Leber, notwendig. Auch hierfür kann ein Panel verschiedener Antikörper eingesetzt werden, um Primärtumoren von Metastasen zu unterscheiden bzw. den Ursprung einer Metastase einengen zu können. Neben mehr oder weniger organspezifischen Antigenen werden dann auch verschiedene Keratin-Subgruppen untersucht.

Bislang gibt es keinen Marker, der zuverlässig zwischen reaktiven (entzündlichen) Veränderungen, Präneoplasien und hochdifferenzierten Karzinomen unterscheiden kann, was in Probeexzisionen aus dem Gastrointestinaltrakt rein histologisch in Einzelfällen schwierig sein kann. Kritisch angewandt, kann p 53 in der Unterscheidung von niedrig- und hochgradiger Epitheldysplasie (z. B. Barrett-Ösophagus, Magen) eingesetzt werden, wenngleich dieser Test nicht sehr spezifisch ist. Insgesamt befinden sich in unserem immunhistochemischen Labor derzeit ca. 200 Antikörper in der Routineanwendung.

Molekularpathologie

Die Molekularpathologie umfaßt in erster Linie den Nachweis spezifischer DNA- oder RNA-Abschnitte in Geweben. Hierbei werden prinzipiell zwei verschiedene Ansätze unterschieden. Morphologische Methoden wie z. B. die in situ-Hybridisierung und ihre zahlreichen Varianten können direkt an zytologischen Präparaten oder histologischen Schnitten durchgeführt werden. Diese Analysen sind sehr sensitiv und spezifisch, allerdings auch aufwendig. Für andere Methoden, insbesondere die auf einer Polymerase-Kettenreaktion (PCR) basierenden Verfahren, ist eine Zerstörung des Gewebes notwendig. Zuvor muß jedoch unbedingt eine histologische Untersuchung dieses Gewebsstückes durchgeführt werden, damit die Ergebnisse richtig interpretiert werden.

Bislang sind nur wenige molekularpathologische Analysen in der Routinediagnostik für die Patientenversorgung anwendbar. Hierzu gehören in erster Linie Klonalitätsbestimmungen in lymphoproliferativen Erkrankungen, z. B. MALT-Lymphomen, bei denen ein enger Bezug zur Histologie für eine richtige Einschätzung der Ergebnisse unabdingbar ist. Für B-Zell-Lymphome werden Umlagerungen des „Immunglobulin-schwere-Ketten"(IgH)-Gens eingesetzt, um eine Monoklonalität nachzuweisen. In T-Zell-Lymphomen kann die Klonalität anhand des T-Zellrezeptors (TCR) analysiert werden. Eine weitere Anwendungen ist die Erkennung von hereditären Tumorerkrankungen wie HNPCC (hereditary non-polyposis colorectal cancer). Hierbei wird in einem ersten Schritt im Tumorgewebe nach einer sog. Mikrosatelliteninstabilität (MSI) gesucht, und in positiven Fällen eine Mutationsanalyse der „missmatch-repair"-Gene angeschlossen. Zu den weiteren Routineanwendungen molekularpathologischer Methoden gehört auch der Nachweis von Mykobakterien mittels PCR, womit eine genaue Differenzierung von typischen und atypischen Erregern möglich ist.

Weiterführende Literatur

American Joint Committee on Cancer (AJCC) Cancer Staging Manual: Fleming ID, Cooper JS, Henson DE, Hutter RVP, Kennedy BJ, Murphy GP, O'Sullivan B, Yarbo JW (1997). Linnincott, Philadelphia

Naber SP, Smith LL, Wolfe HJ (1992) Role of the frozen tissue bank in molecular pathology. Diagn Mol Pathol 1: 73–79

International Union against Cancer (UICC) TNM Supplement (1993) Hermanek P, Henson DE, Hutter RVP, Sobin LH (editors). Springer, Berlin

International Union against Cancer (UICC) Prognostic factors in cancer. Hermanek P, Gospodarowicz MK, Henson DE, Hutter RVP, Sobin LH (1995) Springer, Berlin

International Union against Cancer (UICC) (1997) TNM classification of malignant tumours. 5th ed. Sobin LH, Wittekind Ch (editors). Wilex-Liss, New York

Werner M, Nasarek A, Georgii A (1996) Isolated tumor cells in the bone marrow: value of a new diagnostic method in the TNM staging of solid tumors. General Diagn Pathol 142: 1–6

Werner M, Mueller J, Becker K-F, Höfler H (1998) Pathomorphologie und Molekularbiologie des Magenkarzinoms. Der Onkologe 4: 317–323

Werner M, Chott A, Alfredo F (1998) Fixation and processing of tissues and cytological preparations. International Consensus Group on Standardization and Quality Control in Immunohistochemistry: International Academy of Pathology Meeting (IAP98). 28th October 1998, Nice France. J Cell Pathol 3: 157–159

Werner M, Schulz S, Kremer M, Cabras A, Höfler H (1999) Rolle der Molekularpathologie in der Gewebediagnostik von Erkrankungen des Magen-Darmtrakts. Leber, Magen, Darm 29: 18–24

Werner M, Mueller J, Walch A, Höfler H (1999) The molecular pathology of Barrett's esophagus. Histol Histopathol 14: 553–559

Werner M, Schulz S, Kremer M, Cabras A, Höfler H (1999) Derzeitiger Patientenservice mit molekularpathologischen Methoden. In: Freudenberg N, Schenk U Ed. Verh Dtsch Ges Zyt 21; Urban u. Fischer, Jena: 76–80

Werner M, Höfler H (im Druck) Diagnosis and investigative Procedures: Staging. In: Souhami RL, Tannock I, Hohenberger P, Horiot JC Ed. Oxford Textbook of Oncology; Oxford University Press

1.5 Konventionelle und neue Prognosefaktoren

J. Mueller, H. Nekarda und H.J. Stein

Allgemeine Bedeutung der Prognosefaktoren

Ein Prognosefaktor ist ein meßbarer klinischer oder tumorbiologischer Aspekt, der unabhängig die Prognose eines Patienten mit einem malignen Tumor beeinflussen kann. Bei den Tumoren des Gastrointestinaltraktes hat die Entwicklung standardisierter chirurgischer Therapieverfahren in den vergangenen Jahren viel dazu beigetragen, kompetente Prognosefaktoren, wie die Vollständigkeit der Resektion (Residualtumorstatus UICC) und die Ausbreitung des Tumors (TNM-Klassifikation), zu identifizieren. Daß in letzter Zeit die Suche nach neuen Prognosefaktoren weiter intensiviert wurde, hat im wesentlichen zwei Gründe:

- Die meisten bisher etablierten Prognosefaktoren liefern wertvolle statistische Daten über die Prognose bestimmter Patientengruppen, erlauben aber nur limitierte Aussagen über die Prognose des individuellen Patienten.
- In den letzten Jahren haben multimodale Therapiestrategien bei malignen Tumoren des Gastrointestinaltrakts zunehmend an Bedeutung gewonnen. Um zu wissen, welche Patienten von diesen aufwendigen Therapieverfahren profitieren könnten, wird nach neuen individuellen Prognosefaktoren gesucht, aufgrund derer eine Prädiktion des Ansprechens auf die geplante Strahlen- oder Chemotherapie möglich ist.

Evaluierung von Prognosefaktoren

Potentielle Prognosefaktoren werden oft erst retrospektiv in gemischten Patienten- und Tumorkollektiven identifiziert. Die Evaluierung ihrer Wertigkeit muß aber auf der Basis eines strengen und transparenten Schemas erfolgen. Dazu gehört, daß Daten für Faktoren mit klinischer Relevanz prospektiv und nach einer kompletten Tumorresektion (UICC R0-Resektion) erhoben werden. Das Therapieprotokoll und die pathohistologische Aufarbeitung des Resektates müssen standardisiert sein. Nur unter diesen Voraussetzungen können potentielle Prognosefaktoren valide statistisch ausgewertet werden. Um die unabhängige prognostische Relevanz eines einzelnen Faktors zu beweisen, ist darüber hinaus eine multivariate Analyse mit stufenweiser Regression notwendig. Eine univariate Analyse reicht hierzu nicht aus. Noch überzeugender ist die Bestätigung eines Prognosefaktors durch mindestens zwei Zentren. Viele in der Literatur propagierte „Prognosefaktoren" erfüllen nicht diese strengen Kriterien.

Typen der Prognosefaktoren

Die Prognose wird im wesentlichen von drei Größen, die in enger Beziehung untereinander stehen, beeinflußt. Diese sind:

- Patient
- Tumor
- Therapie

Patientenbezogene Prognosefaktoren

Patientenbezogene Prognosefaktoren schließen eine breite Palette verschiedener Patientenmerkmale wie klinische Symptome, zusätzliche relevante Erkrankungen, Allgemeinzustand, Geschlecht, Immunstatus, Alter, und genetischen Hintergrund ein.

Tumorbezogene Prognosefaktoren

Tumorbezogene Prognosefaktoren umfassen verschiedene Tumormerkmale wie die anatomische Ausbreitung (TNM-Klassifikation auch unter Einschluß neuer Methoden zur Identifizierung minimaler Tumorzelldissemination), Grading und Tumormarker. Zu den tumorbezogenen Prognosefaktoren gehören auch die Mehrzahl der tumorbiologischen Faktoren, die zunehmend als mögliche Prognosefaktoren diskutiert werden, wie z.B. Mutationen in Onkogenen oder Tumorsuppressorgenen, Expression von Proteasen und Zelladhäsionsmolekülen, Proliferationsfaktoren, und viele andere.

Therapiebezogene Prognosefaktoren

Therapiebezogene Prognosefaktoren stehen in Zusammenhang mit den Bedingungen, Verfahren und Ergebnissen der Therapie. Wichtige Beispiele dafür sind die Vollständigkeit der Resektion des Tumors (UICC R-Status), das Ausmaß und die Qualität der Lymphadenektomie, sowie die Erfahrung des Operateurs und des Zentrums. Therapiebezogene Prognosefaktoren können von tumorbezogenen Faktoren abhängig sein: z.B. je weiter ausgebreitet ein Tumor ist, desto weniger wahrscheinlich wird eine R0-Resektion.

Konventionelle und neue Prognosefaktoren bei einzelnen Tumorentitäten des Gastrointestinaltraktes

Im folgenden werden zunächst die beschriebenen patienten-, therapie-, und tumorabhängigen konventionellen Prognosefaktoren der Tumoren des Gastrointestinaltraktes dargestellt. Anschließend werden neue tumorbiologische Faktoren diskutiert, die in der nahen Zukunft eine wichtige Rolle als Prognosefaktoren spielen könnten.

Konventionelle Faktoren

Trotz der Fortschritte auf dem Gebiet multimodaler Therapiekonzepte und der zunehmenden Erkenntnisse über die Tumorbiologie stellen die konventionellen Prognosefaktoren nach wie vor die wesentlichen Parameter zur Abschätzung der Prognose des individuellen Patienten dar. An erster Stelle steht hier das Vorhandensein von Fernmetastasen und die lokale Resektabilität des Tumors. Hinzu kommen für die einzelnen Organe charakteristische klinische und histopathologische Charakteristika.

Patientenbezogene Prognosefaktoren

Zu den möglichen patientenbezogenen Prognosefaktoren zählen vor allem Geschlecht, Alter und Allgemeinzustand des Patienten. Beim *Ösophaguskarzinom* konnte in multivariaten Analysen bislang keiner dieser Parameter als unabhängiger Prognosefaktor bewiesen werden.

Inwieweit beim *Magenkarzinom* Geschlecht und Alter einen Einfluß auf die Prognose haben wird in der Literatur kontrovers diskutiert. Der Allgemeinzustand und zusätzliche Erkrankungen scheinen nur die Prognose von Patienten mit pT1-Tumoren oder Stadium I unabhängig zu beeinflussen.

Beim *Kolon-/Rektumkarzinom* scheint das weibliche Geschlecht einen günstigen Prognosefaktor darzustellen. In einigen Studien wurde für jüngere Patienten (d. h. unter 40 Jahren) mit *Kolon-/Rektumkarzinom* eine schlechtere Prognose aufgezeigt: Wird der Differenzierungsgrad der Tumoren jedoch bei der Stratifizierung berücksichtigt, zeigt sich für jüngere Patienten kein Prognosenachteil.

Beim *Pankreaskarzinom* sind bislang keine unabhängigen patientenbezogenen Prognosefaktoren definitiv bewiesen.

Therapiebezogene Prognosefaktoren

R-Status

Für alle epithelialen Tumoren des Gastrointestinaltraktes stellt die komplette Tumorresektion (UICC-R0) den entscheidenden Prognosefaktor dar. Die Analyse weiterer Prognosefaktoren ist damit nur an Patientenpopulationen mit kompletter Tumorresektion sinnvoll.

Ausmaß der Lymphadenektomie

Bei einer kompletten Resektion des Primärtumors scheint für einzelne Tumoren des Gastrointestinaltraktes auch das Ausmaß der Lymphadenektomie, d. h. die sogenannte Lymphknotenratio aus der Zahl der positiven und entfernten Lymphknoten, prognostisch relevant zu sein. Beim Ösophaguskarzinom verschlechtert sich die Prognose wesentlich, wenn sich in mehr als 20 % der entfernten Lymphknoten Metastasen finden. In der Deutschen Magenkarzinomstudie wurde ein Lymphknotenquotient von $\geq 0{,}2$ (Metastasen in > 20 % der entfernten Lymphknoten) beim R0-resezierten Magenkarzinom ebenfalls als unabhängiger Prognosefaktor identifiziert. In randomisierten Studien konnte das Ausmaß der Lymphadenektomie jedoch bislang nicht als unabhängiger Prognosefaktor aufgezeigt werden.

Erfahrung des Chirurgen und des Zentrums

Die Erfahrung des Chirurgen und des Behandlungzentrums sind nicht nur wesentliche Risikofaktoren für die postoperative Morbidität, sondern stellen auch unabhängige Prognosefaktoren für das Langzeitüberleben beim Ösophagus-, Magen-, Pankreas-, Leber- und kolorektalen Karzinom dar.

Tumorbezogene Prognosefaktoren

TNM-Kategorie

Das Ausmaß der Tumorausbreitung nach Invasionstiefe (pT-Kategorie), dem Vorhandensein von regionalen Lymphknoten- (pN-Kategorie) und Fernmetastasen (pM-Kategorie) stellt für nahezu alle Tumoren des Gastrointestinaltraktes den wesentlichen tumorbezogenen Prognosefaktor dar.

Beim Ösophaguskarzinom ist die pT-Kategorie in einigen, aber nicht allen Studien ein unabhängiger Prognosefaktor. Ebenso gilt hier die pN-Kategorie sowie die Anzahl der befallenen Lymphknoten als unabhängiger Prognosefaktor. Beim Magen-, hepatozellulären- und kolorektalen Karzinom sind die pT-, pN- und M-Kategorien als unabhängige Prognosefaktoren bewiesen. Beim Pankreaskarzinom stellt die TNM-Kategorie ebenfalls den entscheidenden Prognosefaktor dar, wobei hier insbesondere die Tumorgröße und Ausbreitung außerhalb des Pankreas von Bedeutung sind.

Immunhistochemischer Nachweis von Tumorzellen in Lymphknoten

Durch die Anwendung spezieller Methoden kann die Nachweisrate mikroskopischer Tumorzellausbreitungen im Vergleich zur Routinehistopathologie am HE-Präparat wesentlich erhöht werden. Insbesondere immunhistochemische Methoden werden zunehmend benutzt, um kleinste mikroskopische metastatische Tumorzelldisseminate zu entdecken. In einer Reihe von Studien konnten mittels dieser Methoden Tumorzellen in konventionell histopathologisch tumorfreien Lymphknoten bei verschiedenen Tumortypen nachgewiesen werden. Die prognostische Bedeutung dieses sogenannten Lymphknoten-Microinvolvements wird kontrovers diskutiert.

Tumorzellnachweis in der Peritoneallavage

Der Nachweis freier Tumorzellen in der Peritoneallavage gilt bei praktisch allen gastrointestinalen Tumoren auch bei Fehlen einer makroskopischen Peritonealkarzinose als Prognosefaktor. Die Sensitivität der Tumorzellentdeckung in der Lavageflüssigkeit kann durch immunhistochemische Methoden mit gegen epitheliale Antigene gerichteten Antikörpern erhöht werden. Der Nachweis freier Tumorzellen mit dieser Methode gilt, zumindest beim Magenkarzinom, als ein unabhängiger Prognosefaktor.

Weitere histopathologische Faktoren

Seit langem wird eine Vielzahl weiterer histopathologischer Charakteristika des Primärtumors als mögliche Prognosefaktoren diskutiert. Der histologische Typ ist ein wichtiger Prognosefaktor beim pT1-Karzinomen des Ösophagus. So liegt die 5-Jahres-Überlebenswahrscheinlichkeit für das pT1-Adenokarzinom des Ösophagus bei über 80 % im Vergleich zu etwa 50 % beim pT1-Plattenepithelkarzinom des Ösophagus. Beim Magenkarzinom haben die verschiedenen histologischen Klassifikationen (WHO-, Lauren- und Ming-Klassifikationen) keinen Einfluß auf die Prognose. Als Ausnahmen gelten die im Ösophagus, Magen, Kolon oder Rektum seltenen kleinzelligen Karzinome. Das Grading eines gastrointestinalen Tumors wird immer wieder als möglicher Prognosefaktor angeführt, jedoch liegen hierfür (vermutlich aufgrund der großen subjektiven Komponente in der Beurteilung durch den Pathologen) keine überzeugenden Daten vor. Lymph- und Blutgefäßinvasion wurden als unabhängige Prognosefaktoren für das Plattenepithelkarzinom des Ösophagus-, Magen-, Kolon- und Rektumkarzinom beschrieben. Das Muster der Tumorzellausbreitung an der Invasionsfront ist im Magen, im Kolon und Rektum ebenfalls als Prognosefaktor beschrieben. Tumoren mit einer ausgeprägten Zelldissoziierung wird hierbei eine deutlich schlechtere Prognose zugeschrieben als Tumoren mit einer expansiven Invasionsfront.

Neue Prognosefaktoren

In den letzten Jahren wurde eine fast unzählbare Reihe genetischer Veränderungen und daraus resultierender Veränderungen der Proteinexpression bei Tumoren des Gastrointestinaltraktes charakterisiert und zum Teil bereits als potentielle Prognosefaktoren beschrieben.

Ploidie und Proliferationsmarker

Die Ploidie wird durch die Messung des DNA-Gehalts der Tumorzellen bestimmt und gilt als Ausdruck der Funktionalität der Zellwachstums-Kontrollmechanismen des Tumors. Untersuchungen zur prognostischen Relevanz der Ploidie beim Ösophagus-, Magen- und Kolon-/Rektumkarzinom führten zu widersprüchlichen Ergebnissen. In eigenen Studien war beim R0-resezierten Adenokarzinom des Ösophagus die Ploidie nur für die Gruppe der pN0-Patienten ein relevanter Prognosefaktor. Beim Magenkarzinom konnten wir mittels multivariater Analyse keine prognostische Relevanz für die Ploidie nachweisen.

Das PCNA („Proliferating Cell Nuclear Antigen"), Ki-67-Antigen (Mib-1-Antikörper für formalinfixiertes Gewebe), und die in vivo-Inkorporation von Bromodeoxyuridin (BrdU) sind die am häufigsten untersuchten Proliferationsmarker. Obwohl diese Marker eine gewisse Aussage über das Tumorwachstum liefern können, werden Zelltod durch Apoptose oder Nekrose nicht erfaßt, so daß das „Netto-Tumorwachstum" unbekannt bleibt. Beim Ösophaguskarzinom sind bislang keine prognostisch relevanten Proliferationsmarker nachgewiesen. Für das Magenkarzinom wurden in einer Reihe japanischer Studien das PCNA und die BrdU-Inkorporation als unabhängige Prognosefaktoren beschrieben. Beim Kolon- und Rektumkarzinom konnten bislang weder PCNA noch das Ki-67-Antigen als unabhängige Prognosefaktoren aufgezeigt werden.

Wachstumsfaktoren

Eine Überexpression von Wachstumsfaktoren wie EGF „epidermal growth factor", FGF „fibroblast growth factor" c-erbB-2, und TGF-alpha „transforming growth factor alpha" und ihrer Rezeptoren ist für eine Reihe von Tumoren des oberen Gastrointestinaltraktes beschrieben. Biologisch nutzt die Tumorzelle den Wachstumsfaktor und seinen Rezeptor in einem autokrinen Regelkreis um unkontrolliert zu proliferieren. Viele Studien haben entweder mittels immunhistochemischer oder molekulargenetischer Methoden gezeigt, daß die Überexpression der Wachstumsfaktoren mit einer schlechteren Prognose korreliert. Allerdings handelt es sich bei der Mehrzahl dieser Untersuchungen um retrospektive Analysen kleiner Fallzahlen. In einer eigenen retrospektiven Untersuchung konnten wir zeigen, daß eine immunhistochemisch nachgewiesene c-erbB-2-Überexpression bei nur 20% der Adenokarzinome des Ösophagus vorhanden ist und mit Invasionstiefe, Lymphknotenmetastasen und Fernmetastasen korreliert. In der Gruppe der R0-resezierten Patienten zeigte sich hier für die c-erbB-2-Überexpression jedoch ein unabhängiger, negativer Einfluß auf die Prognose.

Proteasen

Durch die Degradation der tumorumgebenden Stromakomponenten kommt den Proteasen eine zentrale Rolle bei Tumorinvasion und Metastasierung zu. Eine der wichtigsten Proteasefamilien sind die Serinproteasen, zu denen uPA („urokinase-like plasminogen activator"), sein Rezeptor (uPA-R) und seine Inhibitoren PAI-1 und PAI-2 („plasminogen activator inhibitor") gehören. Ein prognostischer Effekt der Serinproteasen konnte zunächst vor allem für das Mammakarzinom nachgewiesen werden, mittlerweile liegen aber auch Studien über ihre Bedeutung bei gastrointestinalen Tumoren vor. In einer prospektiven Studie konnten wir zeigen, daß die uPA- und PAI-1-Expression eine statistisch signifikante Korrelation mit einer schlechteren Patientenprognose bei komplett resezierten Magenkarzinomen aufweist. PAI-1 stellte in dieser Untersuchung einen unabhängigen Prognosefaktor dar. In einer prospektiven Studie konnten wir auch beim Adenokarzinom des Ösophagus die uPA-Expression als unabhängigen Prognosefaktor aufzeigen. Beim Kolon-, Rektum- und Pankreaskarzinom ist die prognostische Relevanz der Serinproteasen bislang nicht eindeutig geklärt.

Im Hinblick auf die Bedeutung anderer Proteasenfamilien bei gastrointestinalen Tumoren haben Studien über die Expression der Metalloproteinasen gezeigt, daß MT-MMP beim Magenkarzinom, MMP-1 beim Ösophaguskarzinom und MMP-9 beim Kolon- und Rektumkarzinom unabhängige Prognosefaktoren darstellen könnten.

Zelladhäsionsmoleküle

Zelladhäsionsmoleküle vermitteln die Interaktionen zwischen Zellen und dem sie umgebenden Stroma. Sie sind dabei für die Integrität des Epithels des gesamten Gastrointestinaltraktes mit verantwortlich. Ein für die interzelluläre Verbindung wichtiger Molekülkomplex wird zusammen von E-cadherin, und alpha-, beta- und gamma-Catenin gebildet. Eine Verminderung oder abnormale Expression eines oder mehrerer dieser Moleküle wurde beim Adenokarzinom des Ösophagus, des Magens, des Pankreas, des Kolon und des Rektums beschrieben und scheint mit einer Neigung zur frühen Metastasierung zu korrelieren. Beim Adenokarzinom des Ösophagus und Magens wurde in einer retrospektiven Studie gezeigt, daß niedrige E-Cadherin- und beta-Catenin- Expression mit einer schlechten Patientenprognose korrelieren.

CD44 ist ein Adhäsionsmolekül aus der Familie der Hyaluronatrezeptoren, von dem viele Isoformen oder Varianten existieren. Die Expression der CD44v4-Variante wird beim Adenokarzinom des Ösophagus und die der CD44v9-Variante beim Magenkarzinom als ein unabhängiger Marker für eine schlechte Prognose diskutiert. Weitere Adhäsionsmoleküle, die wichtig für die Tumorausbreitung und Metastasierung sein könnten, sind die Immunoglobin-Superfamilie (z.B. ICAM-1), die Selektine und die Integrine, deren Bedeutung für die Tumorprogression beim Magen-, Kolon- und Pankreaskarzinom bereits in einzelnen Studien untersucht wurden. Der derzeitige Kenntnisstand erlaubt jedoch noch keine Aussagen über die prognostische Relevanz dieser Faktoren.

Tumorsuppressor- und Onkogene

Die im Rahmen der Tumorentstehung ablaufende Sequenz molekulargenetischer Veränderungen wurde primär modellartig im Kolon und Rektum charakterisiert, und scheint, von bestimmten organspezifischen Variationen abgesehen, auch in den anderen Organen des Gastrointestinaltraktes grundsätzlich dem gleichen Schema zu folgen. Weniger die Reihenfolge als vielmehr die Akkumulation der genetischen Ereignisse gilt als entscheidend für die maligne Progression.

Im Rahmen dieser malignen Progression spielt das Tumorsuppressorgen p53 bei nahezu allen Tumortypen des Gastrointestinaltraktes, eine zentrale Rolle. Es überwacht den Zellzyklus und treibt defekte Zellen mit nicht-reparierbarem DNA-Schaden in die Apoptose. p53-Mutationen sind in einem hohen Prozentsatz beim Ösophagus-, Magen-, Pankreas-, Kolon- und Rektumkarzinom nachweisbar. Obwohl in einigen Studien p53-Veränderungen mit der Prognose korrelierten, konnte dies von anderen Gruppen nicht bestätigt werden. Ein den meisten klinisch-pathologischen Studien über p53 inhärentes Problem ist, daß sie methodisch auf dem immunhistochemischen Nachweis der p53-Proteinexpression basieren und Abnormalitäten der p53-Proteinexpression nicht immer mit p53-Mutationen korrelieren.

Außer seiner Wertigkeit als möglicher Prognosefaktor bei schon entstandenen Karzinomen gilt p53 auch als ein potentieller Marker zur Identifizierung von Patienten mit hohem Karzinomrisiko. Ein Beispiel hierfür ist der Nachweis von p53-Überexpression bzw. -Mutationen in Dysplasien des Barrett-Ösophagus. Abnormalitäten von p53 sind möglicherweise auch für die Vorhersage eines Ansprechens auf eine geplante Chemo- oder Strahlentherapie von Bedeutung. Untersuchungen beim Ösophagus, Magen-, Kolon- und Rektumkarzinom haben gezeigt, daß Tumoren mit p53-Überexpression bzw. -Mutationen eine niedrigere Wahrscheinlichkeit haben, auf Chemo- bzw. Strahlentherapie anzusprechen.

Neben p53 gehören das Onkogen K-ras und die Tumorsuppressorgene APC („adenomatous polyposis coli"), DCC („deleted in colon carcinoma"), bcl-2, p21 und p16 (CDKN2) zu den wichtigsten Genen, die als bedeutsam für die Initiierung und Progression der gastrointestinalen Tumoren gelten. Überzeugende Daten für ihre prognostische Relevanz bei gastrointestinalen Tumoren liegen bislang allerdings noch nicht vor.

Zusammenfassung und Ausblick

Bei der Behandlung der Tumoren des Gastrointestinaltraktes werden Prognosefaktoren immer wichtiger. Nach der Standardisierung der chirurgischen Eingriffe und mit der Etablierung kompetenter „konventioneller" Prognosefaktoren, besteht die Zielsetzung zunehmend darin, die Prädiktion der individuellen Prognose des einzelnen Patienten insbesondere auch unter dem Aspekt neuer, zusätzlicher Behandlungsmethoden (z.B. neoadjuvante Chemotherapie) zu optimieren. Wir stehen heute erst am Anfang der Identifizierung derartiger Faktoren. Es ist aber mit Sicherheit davon auszugehen, daß im Lauf der nächsten zehn Jahre mit den rasch zunehmenden Fortschritten in der Erforschung der Tumorbiologie neue Prognosefaktoren identifiziert werden, welche die Behandlung der Tumoren des Gastrointestinaltraktes beeinflussen werden und somit zu individualisierten Therapiekonzepten beitragen können.

Weiterführende Literatur

Böttcher K, Becker K, Busch R, Roder JD, Siewert JR (1992) Prognosefaktoren beim Magencarcinom. Ergebnisse einer uni- und multivariaten Analyse. Chirurg 63: 656–661

Hölscher AH, Bollschweiler E, Schneider PM, Siewert JR (1995) Prognosis of early esophageal cancer. Comparison between adeno- and squamous cell carcinoma. Cancer 76: 178–186

Nakamura T, Nekarda H, Hoelscher AH, Bollschweiler E, Harbeck N, Becker K, Siewert JR, Harbec NH (1994) Prognostic value of DNA ploidy and c-erbB-2 oncoprotein overexpression in adenocarcinoma of Barrett's esophagus. Cancer 73: 1785–1794

Natsugoe S, Mueller JD, Stein HJ, Feith M, Höfler H, Siewert JR (1998) Micrometastasis and tumor cell microinvolvement of lymph nodes in esophageal squamous cell carcinoma: frequency, associated tumor characteristics and impact on prognosis. Cancer 83: 858–866

Nekarda H, Gess C, Stark M, Mueller JD, Fink U, Schenck U, Siewert R (1999) Immunocytochemically detected free peritoneal tumour cells (FPTC) are a strong prognostic factor for patients in gastric carcinoma. Br J Cancer 79: 611–619

Nekarda H, Schlegel P, Schmitt M, Becker K, Mueller JD, Fink U (1998) Strong prognostic impact of tumor-associated urokinase-type plasminogen activator in completely resected adenocarcinoma of the esophagus. Clin Cancer Res 4: 1755–1763

Nekarda H, Schmitt M, Ulm K, Wenninger A, Vogelsang H, Becker K, Roder JD, Fink U, Siewert JR (1994) Prognostic impact of urokinase-type plasminogen activator and its inhibitor PAI-1 in completely resected gastric cancer. Cancer Res 54: 2900–2907

Nekarda H, Siewert JR, Schmitt M, Ulm K (1994) Tumour-associated proteolytic factors uPA and PAI-1 and survival in totally resected gastric cancer (letter). Lancet 343: 117

Roder JD, Bottcher K, Siewert JR, Busch R, Hermanek P, Meyer HJ (1993) Prognostic factors in gastric carcinoma: results of the German Gastric Carcinoma Study 1992. Cancer 72: 2089–2097

Roder JD, Busch R, Stein HJ, Fink U, Siewert JR (1994) Ratio of invaded to removed lymph nodes as a predictor of survival in squamous cell carcinoma of the oesophagus. Br J Surg 81: 410–413

Schneider PM, Casson AG, Levin B, Garewal HS, Hoelscher AH, Becker K, Dittler HJ, Cleary KR, Troster M, Siewert JR, Roth JA (1996) Mutations of p53 in Barrett's esophagus and Barrett's cancer: a prospective study of ninety-eight cases. J Thorac Cardiovasc Surg 111: 323–331

Sendler A, Nekarda H, Bottcher K, Fink U, Siewert JR (1997) Prognosefaktoren beim Magenkarzinom. Dtsch Med Wochenschr 122: 794–800

Siewert JR, Bottcher K, Stein HJ, Roder JD (1998) Relevant prognostic factors in gastric cancer: ten-year results of the German Gastric Cancer Study. Ann Surg 228: 449–461

Union Internationale Contre le Cancer (1995) Prognostic factors in cancer. Springer, Berlin, Heidelberg, New York

1.6 Diagnostik und Stellenwert disseminierter Tumorzellen im Knochenmark

S. Thorban und R. Rosenberg

Trotz multimodaler Therapieverfahren entwickeln ca. 50 % aller Patienten mit malignen Tumoren des oberen Gastrointestinaltrakts innerhalb von 5 Jahren nach kurativer Resektion des Primärtumors Rezidive. Ursache hierfür ist eine bereits prä- oder perioperativ erfolgte systemische Disseminierung einzelner Tumorzellen. Mit Hilfe standardisierter immunzytologischer Verfahren gelang für zahlreiche Karzinome der Nachweis einer minimal residualen Krebserkrankung im Kochenmark. Die prognostische Relevanz selbst einzelner disseminierter Zellen soll als erweitertes Tumorstaging von der „International Union against Cancer" (UICC) innerhalb der bestehenden Tumorklassifikation als M1(i)-Stadium berücksichtigt werden.

In eigenen prospektiven Untersuchungen bei 256 Patienten mit gastrointestinalen Tumoren konnten, abhängig von der Tumorentität, bei bis zu 50 % der Patienten Zytokeratin(CK)-positive Zellen im Knochenmark immunzytologisch nachgewiesen werden (Tab. 1). Standardisiert erfolgte bei allen Patienten vor Durchführung jeglicher Therapie die Aspiration von 2 bis 5 ml Knochenmarkssubstanz an beiden Beckenkämmen. Mittels Dichtegradientenzentrifugation wurden mononukleäre Zellen herausgefiltert und für die visuelle Darstellung der Antikörperbildung die sensitive alkalische Phosphatase-anti alkalische Phosphatase-(APAAP) Technik verwendet. Die epithelialen Zellen im Knochenmark wurden immunzytochemisch identifiziert. Dies erfolgte mit Hilfe der monoklonalen Antikörper (mAk) CK2 gegen das Zytokeratinpolypeptid Nr. 18, KL1 gegen die Panzytokeratinkomponente von 56 000 kD und A45-B/B3 gegen verschiedene Panzytokeratinkomponenten inklusive CK 8, 18 und 19. Ein Aspirationspräparat wurde positiv eingestuft, wenn sich bei einer Zelle oder mehreren Zellen eine deutliche Rotfärbung ohne Hintergrundfärbung zeigte. Die relative Häufigkeit CK-positiver Zellen in unserem Patientengut bewegte sich zwischen 1 und 42 pro 1×10^6 untersuchter nukleärer Zellen. Die Spezifität der ver-

Tabelle 1. Primärtumor und Inzidenz CK-positiver Zellen im Knochenmark

Primärtumor	Patientenzahl	Anzahl CK-positiver Patienten	
		n	%
Magenkarzinom	40	10	25,0
AEG[*]	51	21	39,2
Plattenepithelkarzinom des Ösophagus	117	48	41,0
Adenokarzinom des Pankreas	48	25	52,1

[*]AEG = Adenokarzinom des ösophagogastralen Übergangs
Die Identifizierung der CK-positiven Zellen erfolgte mit den mAk CK2, KL1 und A45-B/B3

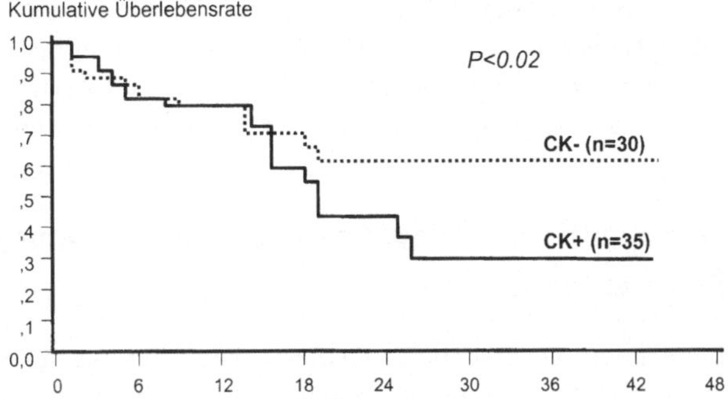

Abb. 1. Gesamtüberlebenszeit von Patienten mit Plattenepithelkarzinom des Ösophagus (n = 65) nach kurativer Tumorresektion in Abhängigkeit vom Nachweis CK-positiver Zellen im Knochemark

wendeten mAk wurde durch Untersuchungen an 35 Patienten einer Kontrollgruppe mit gutartiger Grunderkrankung, die sich bezüglich der Geschlechterverteilung und Alter vom Gesamtpatientengut nicht signifikant unterschied, bestätigt.

Nach ersten Untersuchungsergebnissen an unserem Patientengut scheinen neoadjuvante Therapieverfahren und die Resektion des Primärtumors nur begrenzt Einfluß auf das Vorkommen CK-positiver Zellen im Knochenmark zu haben. Nach neoadjuvanter Therapie und Primärtumorresektion kam es nur bei 15 % der Patienten mit einem Plattenepithelkarzinom des Ösophagus zu einem Verschwinden der CK-positiven Zellen im Knochenmark, während bei den Patienten mit Adenokarzinom des ösophagogastralen Übergangs oder Magenkarzinomen vor und nach Therapie keine Änderung der Zellzahl nachgewiesen werden konnte. Bei der Korrelation unserer Knochenmarksaspirationsuntersuchungen mit gängigen Prognosefaktoren wie der TNM-Klassifikation, der R-Kategorie oder dem Primärtumorstadium zeigte sich kein signifikanter Unterschied zwischen Patienten mit CK-positivem oder negativem Befund.

Hinsichtlich der Rezidivrate bei kurativ resezierten Patienten kam es bei CK-positiven Patienten signifikant häufiger zu Fernmetastasen und Lokalrezidiven. Dem entsprechend war bei diesen Patienten auch die Gesamtüberlebenszeit gegenüber den CK-negativen Patienten signifikant kürzer (Abb. 1).

Charakterisierung disseminierter Tumorzellen im Knochenmark

Um das maligne Potential CK-positiver Zellen besser abschätzen zu können wurde mittels Doppelfärbung eine größere Zahl „Tumor-assoziierter" Eigenschaften wie proliferationsassoziierte Proteine (Ki-67, p120), Adhäsionsmoleküle (17-1-A) oder Wachstumsfaktorrezeptoren bei diesen Zellen nachgewiesen. Zusätzlich konnte anhand von Zellkulturen gezeigt werden, daß epitheliale Zellen im Knochenmark proliferative Eigenschaften besitzen, aber ebenso in einer Art „Schlafzustand" verweilen können, ohne Metastasen auszubilden. Unterstützt wird diese These durch den Nachweis der proliferationsassoziierten Antigene Ki-67 und p120 bei nur 16 % der Patienten mit gastrointestinalen Tumoren. Demnach befindet sich die Mehrzahl der disseminierten Zellen im Knochenmark in der G0-Phase des Zellzyklus. Diese Eigenschaft würde die Resistenz disseminierter Tumorzellen, die sich nicht im Proliferationszyklus befinden, gegen Chemotherapeutika erklären. Inwieweit durch eine Phänotypisierung eine Wirksamkeit neoadjuvanter oder adjuvanter Therapieverfahren, ob in Form von Chemotherapie oder Antkörpertherapie, nachgewiesen werden kann, müssen prospektive Studien mit größeren Patientenzahlen zeigen.

Therapeutische Relevanz disseminierter Tumorzellen im Knochenmark

Erste Therapieversuche mit einer Chemotherapie oder Antikörpertherapie gegen solide Tumore wurden bereits vor 25 Jahre unternommen, wobei bis heute bei Chemotherapeutika das Problem der „Multiple-drug-Resistenz" ungelöst ist und Chemotherapie nur für spezifische Subkollektive als optimale Therapieform überzeugt. Erste Untersuchungen bei Patientinnen mit Mammakarzinom ergaben einen geringen Einfluß der neoadjuvanten Chemotherapie auf epitheliale Zellen im Knochenmark. Dies wird auch durch unsere Erfahrungen bei Tumoren des oberen Gastrointestinaltrakts bestätigt.

Die ersten Ergebnisse der Antikörpertherapie bei Patienten mit fortgeschrittenen Karzinomen waren ebenfalls überwiegend enttäuschend. Dagegen könnten mikrometastatische oder isolierte disseminierte Tumorzellen ein geeignetes Ziel für monoklonale Antikörper darstellen. Hierzu wurden kürzlich Daten einer adjuvanten Antikörpertherapie mit MAK 17-1-A bei Kolonkarzinompatienten präsentiert, die eine signifikante Abnahme an Fernmetastasen um 23 % und der Letalität um 32 % gegenüber unbehandelten Patienten ergab. Eine neuere Untersuchung an 40 Patienten mit Mamma- und Kolon-/Rektumkarzinomen mit einer hohen Anzahl CK-positiver Zellen im Knochenmark zeigte beim Vergleich von Antikörpertherapie und Plazebogabe die Möglichkeit eines immunzystologischen Monitorings im weiteren Krankheitsverlauf anhand der Analyse disseminierter Tumorzellen im Knochenmark.

Zusätzlich bietet sich bei bekannter ausgeprägter Heterogenität von Karzinomen die Gabe eines „Antikörpercocktails" gegen verschiedene Membranproteine der Tumorzellen als effektive Therapieform an. Die Wirksamkeit dieser multimodalen Therapie wurde bei einer bislang kleinen Zahl von Kolonkarzinompatienten untersucht.

Resumée und Ausblick

Aufgrund sensibler, spezifischer immunzytochemischer Verfahren können bei Patienten mit Karzinomen des Gastrointestinaltrakts zuverlässig und spezifisch selbst einzelne disseminierte Zellen im Knochenmark nachgewiesen werden. Dabei treten bei CK-positiven Tumorpatienten signifikant häufiger Rezidive auf. Dies ist mit einer signifikant kürzeren Überlebenszeit im Vergleich zu CK-negativen Patienten verbunden. Ferner ist es gelungen CK-positive Zellen als Marker zur Überprüfung eines Therapieerfolges bei neoadjuvanten oder adjuvanten Verfahren einzusetzen. Hierbei haben erste Ergebnisse bei Patienten mit soliden Tumoren des oberen Gastrointestinaltrakts gezeigt, daß neoadjuvante Therapie und die Resektion des Primärtumors keinen entscheidenden Einfluß auf disseminierte Zellen im Knochenmark besitzen.

Ein wichtiges Ziel künftiger Untersuchungen wird es sein, einen additiven Effekt von neoadjuvanter Therapie, Antikörpertherapie und Primärtumorresektion auf die minimal residuale Krebserkrankung nachzuweisen. Neben den hierzu erforderlichen prospektiven Studien mit multivariater Analyse an ausreichend großen Patientenzahlen, sind zusätzlich verbesserte immunzytologische Standards mit Angaben über die untersuchte Anzahl nukleärer Zellen mit Phänotypisierung der disseminierten Zellen notwendig.

Weiterführende Literatur

Funke I, Fries S, Jauch KW (1991) Tumorzellnachweis im Knochenmark. Chirurg 62: 805
Funke I, Schraut W (1998) Meta-Analyses of Studies on Bone Marrow Micrometastases. An Independent Prognostic Impact Remains to Be Substantiated. J Clin Oncol 16: 557
Lehnert M (1996) Clinical multidrug resistance in cancer: a multifactorial problem. Eur J Cancer 27: 1552
Mc Neil C (1995) A new generation of monoclonal antibodies arrives at the clinic. J Natl Cancer Inst 87: 558
Müller P, Weckermann D, Riethmüller G et al. (1996) Detection of genetic alterations in micrometastatic cells in bone marrow of cancer patients by fluorescence in situ hybridization. Cancer Genet Cytogenet 88: 8
Pantel K, Schlimok G, Braun S et al. (1993) Differential expression of proliferation-associated molecules in individual micrometastatic carcinoma cells. J Natl Cancer Inst 85: 1419
Riethmüller G, Holz E, Schlimok G et al. (1998) Monoclonal Antibody Therapy for Resected Duke's C Colorectal Cancer: Seven-Year Outcome of a Multicenter randomized Trial. J Clin Oneol 16: 1788–94
Roder JD, Thorban S, Pantel K et al. (1999) Micrometastases in bone marrow: Prognostic indikators for pancreatic cancer. World J Sugery 23: 888–891
Schlimok G, Funke I, Pantel K et al. (1991) Micrometastatic tumor cells in bone marrow of patients with gastric cancer: Methodological aspects of detection and prognostic significance. Eur J Cancer 27: 1461
Schlimok G, Pantel K, Loibner H et al. (1995) Reduction of metastatic carcinomacells inbone marrow by intravenously administered monoclonal antibody: towards a novel surrogate tets to monitor adjuvant therapies of solid tumors. Eur J Cancer 31 A: 1799
Thorban S, Roder JD, Nekarda Hi et al. (1996) Epithelial tumor cells in the bone marrow of patients with esophageal carcinoma. J Natl Cancer Inst 88: 1222
Thorban S, Roder JD, Pantel K et al. (1996) Epithelial tumor cells in bone marrow of patients with pancreatic carcinoma detected by immunocytological staining. Eur J Cancer 32A: 363

1.7 Hereditäre Tumordispositions-erkrankungen

H. Vogelsang, T. Grundei, K. Ott und G. Keller

Einführung und allgemeine Voraussetzungen

Derzeitige Schätzungen gehen davon aus, daß 4–8 % der gastrointestinalen Tumorerkrankungen durch monogene Erbgänge verursacht werden. Zukünftig ist durch die Entdeckung weiterer genetischer Zusammenhänge die Identifizierung polygener Erbgänge zu erwarten, durch die möglicherweise bei einem deutlich höheren Anteil der Tumorerkrankungen eine hereditäre Genese nachgewiesen werden kann.

Genetische und allgemeine molekularbiologische Erkenntnisse der Onkogenese stellen einen innovativen Forschungs- und Entwicklungsbereich in der Onkologie und onkologischen Chirurgie dar. Es werden Aspekte der Vorsorge und Früherkennung bei Tumorerkrankungen in den Vordergrund gerückt und damit hohe funktionelle Ansprüche an prophylaktische chirurgische Maßnahmen bzw. die Chirurgie früher Tumorstadien gestellt.

Molekularbiologische und familienanamnestische Befunde werden damit zur Indikationsgrundlage chirurgisch-therapeutischer Maßnahmen. Die Einbeziehung hereditärer Tumordispositionserkrankungen in den klinischen Alltag muß speziell die nachfolgend ausgeführten Aspekte berücksichtigen.

Klinische Hinweise auf die Verdachtsdiagnose einer hereditären Tumordispositionserkrankung

Allgemein können folgende Kriterien einen Hinweis auf das Vorliegen einer hereditären Tumordispositionserkrankung geben:

1) familiäre Häufung gleicher oder ähnlicher Tumorerkrankungen
2) frühes Manifestationsalter einer Tumorerkrankung
3) syn-/metachrone Tumorerkrankungen des Patienten
4) besondere histologische Tumorentitäten

Neben zusätzlichen Besonderheiten einzelner Krankheitsbilder finden sich einzelne oder mehrere der oben genannten Kriterien bei nahezu allen Krankheitsentitäten wieder.

Indikation zur Mutationsanalyse

Eine eventuelle Mutationsanalyse setzt die Formulierung einer ausreichend begründeten Verdachtsdiagnose oder eines differentialdiagnostischen Spektrums voraus. Hierbei sollten alle klinischen Stigmata des vermuteten Krankheitsbildes zuvor überprüft werden. Die Untersuchung eines Indexpatienten ist im Regelfall der Untersuchung eines Ratsuchenden ohne Tumorerkrankung vorzuziehen. Grundsätzlich ist die Zustimmung eines Patienten nach adäquater Aufklärung unabdingbare Voraussetzung. Die Untersuchung Minderjähriger sollte nur dann erfolgen, wenn aus dem Untersuchungsergebnis relevante Konsequenzen vor Eintritt der Volljährigkeit zu erwarten sind.

Klinische und humangenetische Beratung

Neben der Erstellung eines ausführlichen Stammbaumes häufig in Zusammenarbeit mit anderen Familienmitgliedern bedarf es einer Erläuterung der klinischen Verdachtsdiagnose, möglicher Vererbungsmechanismen sowie der Aspekte Früherkennung (Vor- und Nachsorge) und prädiktive Familiendiagnostik. Bei entsprechender Möglichkeit zur molekularbiologischen Abklärung müssen die Untersuchungstechniken und ihre möglichen Ergebnisse (eindeutige Mutation, fragliche oder keine Mutation) besprochen werden, bevor durch den Ratsuchenden eine qualifizierte Einwilligung zur molekularbiologischen Untersuchung erteilt werden kann.

Durchführung molekularbiologischer Untersuchungen

Es stehen verschiedene Laboratorien (Klinik, Pathologie, Klinische Chemie, Humangenetik) zur Verfügung, die z. T. für bestimmte Analysen als Referenzlabor dienen. Grundsätzlich sollten ggf. Materialien wie Tumor- und Normalgewebe (Frisch-, Paraffinmaterial) und Probandenblut zur Verfügung stehen. Eine Ergebnisinterpretation muß in enger Absprache erfolgen.

Psychosoziale Beratung und Betreuung

Jede Aufklärungsphase sollte von der Option zu einer psychosozialen Beratung begleitet sein. Mögliche psychosoziale Belastungen sind ein lebenslanges Tumorrisiko, regelmäßige Vorsorgeuntersuchungen und evtl. begrenzte Möglichkeiten effektiver Prävention oder Therapie. Persönlichkeit und soziales Umfeld beeinflussen die Belastungsbewältigung. Eine Einbeziehung der Familie (Gefahr der Schuldzuweisung) oder eine Kontraindikation zur prädiktiven Diagnostik (krankheitsunabhängige Belastungen) müssen berücksichtigt werden.

Vor- und Nachsorgemaßnahmen

Risikopersonen sollte in Abhängigkeit von der Sicherheit der Diagnose und vom Tumorerkrankungsrisiko ein lebenslanges individuelles Vor- bzw. Nachsorgekonzept angeboten werden. Dabei ist unter Umständen das im Stammbaum erkennbare Krankheitsmuster mit entsprechendem Manifestationsalter zu berücksichtigen. Bei fehlendem Nachweis einer krankheitsverursachenden Mutation muß gegebenenfalls allen erstgradigen Angehörigen dieses Konzept ebenfalls angeboten werden. Die Umsetzung derartiger Vorsorgeprotokolle sollte in enger Anlehnung an den zuständigen Hausarzt erfolgen. Hierbei kommt dem mitbetreuenden Zentrum häufig nur eine koordinierende und überwachende Funktion zu.

Prädiktive Familiendiagnostik

Sie ist nur bei Nachweis einer krankheitsverursachenden Mutation oder im Rahmen einer Kopplungsanalyse großer Familien möglich. Verantwortlich für die Initiierung einer derartigen Familienuntersuchung ist der Patient bzw. Ratsuchende, der die molekularbiologische Erstdiagnostik eingeleitet hat. Potentielle Auswirkungen psychosozialer Art sollten durch ein entsprechendes Beratungsgespräch zuvor abgeklärt werden. Prädiktive Diagnostik ermöglicht den Ausschluß mutationsnegativer Familienmitglieder aus dem Vorsorgeprogramm.

Polyposis-Syndrome: Familiäre adenomatöse Polyposis coli (FAP) und verwandte Erkrankungen

Klinische Beschreibung und Diagnostik

Charakterisiert ist die Erkrankung durch das Auftreten von 100 oder mehr adenomatösen Polypen im Kolon und Rektum im Alter von 15–25 Jahren mit einer fast einhundertprozentigen Karzinommanifestation bis zum 40. Lebensjahr und einem Anteil von ca. 1 % an der Gesamtzahl der Kolon- und Rektumkarzinomerkankungen. Gleichermaßen gibt es aggressive Verlaufsformen mit kindlichem Manifestationsalter sowie abgeschwächte Verlaufsformen mit später und nicht ganz typischer Manifestation („attenuierte‘ FAP). Neben extrakolonischen Neoplasien mit deutlich erhöhtem Karzinomrisiko (Adenome des Magen, Duodenums und der Papilla vateri) werden zum Teil auch Zahnanomalien, Osteome und Haut- bzw. Weichteilneoplasien (Epidermoidzysten, Fibrome, Desmoide) beobachtet. Etwa 80 % der FAP-Patienten zeigen außerdem eine charakteristische Pigmentanomalie der Retina, die kongenitale Hypertrophie des retinalen Pigmentepithels (CHRPE). Der Nachweis der retinalen Pigmenthypertrophie bei Polyposis-Patienten kann als Hinweis für das Vorliegen einer Keimbahnmutation bei Familienmitgliedern verwendet werden. Neben einer klassischen FAP und dem Gardner-Syndrom (extrakolonische Stigmata) müssen differentialdiagnostisch das Turcot-Syndrom (Polyposis und Hirntumore) sowie das ‚Flat Adenoma-Syndrom‘ berücksichtigt werden. Bei geringer Polypenanzahl sind auch Überschneidungen mit dem HNPCC-Syndrom denkbar. Von den adenomatösen sind die hereditären hamartösen Polyposis-Syndrome abzugrenzen (Peutz-Jeghers: STK11-Gen; juvenile Polyposis: Gen auf Chromosom 19 kartiert; Cowden: PTEN-Gen; Neurofibromatose: NF1-Gen; hereditary mixed polyposis-Syndrom: Gen auf Chromosom 6 kartiert), die z. T. auch mit einem erhöhten Malignomrisiko einhergehen. Abschließend abzugrenzen sind die nicht-erblichen Polyposis-Syndrome wie das Cronkhite-Canada-Syndrom, die entzündlichen bzw. lymphoiden Polyposis-Erkrankungen und die Pneumatosis cystoides intestinalis.

Molekularbiologische Grundlagen

1991 wurde das autosomal-dominant vererbte APC („Adenomatous Polyposis Coli“)-Gen als Tumorsuppressorgen auf Chromosom 5q21 kloniert. Bei bisher mehreren hundert untersuchten Familien konnte in 2/3 der Fälle eine ursächliche Mutation identifiziert werden. Lokalisation und Typus der Mutationen zeigen eine gewisse Assoziation zu bestimmten klinischen Erkrankungsmanifestationen (Genotyp-Phänotyp-Korrelation).

Therapie

Die Therapie der Wahl besteht derzeit in einer kontinenzerhaltenden Kolektomie mit Proktomukosektomie und Rekonstruktion der Ampulle durch eine J-Pouch-Anlage. Chirurgische Maßnahmen, die Teile des Kolons oder Rektums (Kolektomie mit Ileorektostomie) erhalten, sind Behandlungsformen zweiter Wahl, auch wenn eine endoskopische Überwachung des Restdarmes gewährleistet ist, da dennoch häufig eine Tumormanifestation nicht frühzeitig erkannt wird. Ausnahmen von einem radikalen chirurgischen Vorgehen können Patienten mit fortgeschrittenem Lebensalter bzw. attenuierten Verlaufsformen und polypenfreien Darmabschnitten sein.

Medikamentöse Therapieansätze mit dem Ziel der Regression der Polypen im Kolon und Rektum von FAP-Patienten, z. B. durch Gabe von Sulindac, einem Prostaglandinhemmer, wurden in Therapiestudien beschrieben, eine Progression der Polypen und eine Karzinomentstehung kann aber nicht sicher verhindert werden. Eine Therapie scheint allenfalls bei FAP-Patienten mit manifesten Adenomen ohne Karzinom gerechtfertigt, die nach entsprechender Aufklärung bewußt die ausdrücklich empfohlene operative Behandlung ablehnen.

Die Therapie der Desmoide sollte zurückhaltend nur bei entsprechender Symptomatik erfolgen, da sie eine ausgesprochene Rezidivfreudigkeit zeigen. Neben chirurgischer Resektion haben Hormonantagonisten und eine Bestrahlung begrenzte Wirksamkeit gezeigt.

Vor- und Nachsorge bei FAP

Potentielle oder nachgewiesene APC-Keimbahnmutationsträger sollen ab dem 10. Lebensjahr in ein Vorsorgeprogramm aufgenommen werden (Rektosigmoideoskopie, Gastroskopie mit Papillenbeurteilung und Sellink-Passage alle 2 Jahre, CCT oder MRT beim Turcot-Syndrom).

Bei operierten FAP-Patienten hat die Nachsorge das Ziel, das Auftreten von extrakolonischen Zweitkarzinomen im oberen Gastrointestinaltrakt (insbesondere Dünndarm u. Papille) zu verhindern (Ösophagogastroduodenoskopie und Sellink-Passage alle 2 Jahre). Ggf. erfolgt die Tumornachsorge analog zum Kolon-/Rektumkarzinom.

HNPCC-Syndrom

Klinische Beschreibung und Diagnostik

Das Hereditäre nicht-polypöse kolorektale Karzinom oder englisch Hereditary Non-Polyposis Colorectal Carcinoma, abgekürzt **HNPCC**, stellt mit 4–8 % der Kolon- und Rektumkarzinomerkrankungen die häufigste Entität der hereditären Karzinomerkrankungen des Kolons und Rektums dar. Die wesentlichen klinischen Charakteristika der HNPCC-Erkrankung lassen sich wie folgt zusammenfassen:

1) frühes Manifestationsalter (mittleres Lebensalter 46 Jahre)
2) häufig synchrone/metachrone Zweitkarzinome des Kolons und Rektums
   (synchron ca. 15%, metachron ca. 40% nach 10 Jahren, 70% nach 15 Jahren)
3) bevorzugte Tumorlokalisation im rechten Hemikolon (60–70% der Tumoren)
4) Häufung bestimmter sonstiger Tumormanifestationen (Endometrium,
   Magen, hepatobiliäres System, ableitende Harnwege, Mamma, Dünndarm,
   Ovar, Hirn, Haut)
5) histopathologische Kriterien: muzinöse/siegelringzellige Adenokarzinome
   mit entzündlicher Infiltration

Eine HNPCC-Erkrankung kann klinisch und/oder molekulargenetisch diagnostiziert werden. Die klinische Diagnose erfolgt mit Hilfe der sogenannten Amsterdam-Kriterien. Die klassischen Amsterdam I-Kriterien (s.u.) umfassen nur kolorektale Karzinome, während die Amsterdam II-Kriterien (s.u., bei Manuskripterstellung noch nicht publiziert) auch bestimmte HNPCC-assoziierte Karzinome umfassen, die auf empirischer Grundlage gewonnen wurden und ausschließlich Kolon- und Rektumkarzinomerkrankungen berücksichtigt. Schätzungsweise 50% oder weniger der HNPCC-Familien erfüllen die sehr strengen Amsterdam-Kriterien. Da diese extrakolorektale Tumorentitäten nicht berücksichtigen und bei ausschließlicher Anwendung eine unvollständige Erfassung potentieller Familien bedingen, wurde ein erweiterter Kriterienkatalog definiert, der als ‚Bethesda-Kopenhagen-Kriterien' Eingang gefunden hat (s.u.). Bei Nichterfüllen der Amsterdam-Kriterien kann entsprechend der Bethesda-Kopenhagen-Kriterien zumindest die klinische Verdachtsdiagnose einer HNPCC-Erkrankung gestellt werden, was dann eine weitere molekularbiologische Abklärung erfordert. Grundsätzlich sollte bei allen Fällen, die die Bethesda- nicht aber die Amsterdam-Kriterien erfüllen, die Analyse der Mikrosatelliteninstabilität im Tumorgewebe einer Analyse der HNPCC-Gene vorgeschaltet werden.

Amsterdam I-Kriterien
alle Kriterien müssen erfüllt sein:
- mindestens drei Familienangehörige mit histologisch gesichertem Kolon-/
  Rektumkarzinom
- einer davon Verwandter ersten Grades der beiden anderen
- Erkrankungen in mindestens zwei aufeinanderfolgenden Generationen
- mindestens ein Patient mit der Diagnose des Kolon-/Rektumkarzinoms vor
  dem 50. Lebensjahr
- Ausschluß einer familiären Adenomatosis polyposis coli (FAP)

Amsterdam II-Kriterien
alle Kriterien müssen erfüllt sein:
- mindestens drei Familienangehörige mit HNPCC-assoziiertem Karzinom
  (Endometrium, Dünndarm, Urothel, Kolon/Rektum, Hepatobiliär)
- einer davon Verwandter ersten Grades der beiden anderen
- Erkrankungen in mindestens zwei aufeinanderfolgenden Generationen
- mindestens ein Patient mit der Diagnose eine Karzinoms vor dem 50. Lebensjahr

Bethesda-Kriterien zur Mikrosatelliten-Analyse
Mindestens ein Kriterium muß erfüllt sein:
- positive Familienanamnese entsprechend den Amsterdam-Kriterien
- synchrone/metachrone Kolon-/Rektumkarzinome oder HNPCC-assoziierte Tumorerkrankungen (ableitende Harnwege, Dünndarm, Magen, Ovar, Mamma, ZNS, Haut)
- zwei betroffene Familienmitglieder, erstgradig verwandt mit Kolon-/Rektumkarzinom und/oder HNPCC-assoziierter Tumorerkrankung (einer < 45 Jahre) und/oder Adenom des Kolons oder Rektums vor dem 40. Lebensjahr
- Kolon-/Endometriumkarzinom vor dem 45. Lebensjahr
- Adenom des Kolons oder Rektums vor dem 40. Lebensjahr
- undifferenzierte rechtsseitige Kolonkarzinome vor dem 45. Lebensjahr
- histopathologische Kriterien: muzinös/siegelringzellig, entzündliches Infiltrat

Molekularbiologische Grundlagen

Mikrosatelliten sind repetitive Mono-, Di-, Tri- oder Tetranukleotidsequenzen, die über das ganze Genom verteilt vorkommen. Im Tumorgewebe von HNPCC-Patienten läßt sich mit Hilfe einer PCR (polymerase chain reaction) eine Sequenzlängendifferenz zwischen Tumor und gesundem Gewebe einer Person als Hinweis auf eine fehlerhafte DNA-Replikation nachweisen. Dieses Phänomem wird als Mikrosatelliteninstabilität (MSI) und der Tumor als MSI+ bzw. RER+ (replication error positive) bezeichnet. Man muß jedoch berücksichtigen, daß das Phänomen der Mikrosatelliteninstabilität nicht spezifisch für HNPCC ist, es wird häufig zu ca. 20% auch bei sporadischen Tumoren gefunden. Findet man jedoch MSI bei einem Tumor, kann das als ein Hinweis auf die ursächliche Beteiligung von DNA-Reparaturgenen an der Tumorentstehung gewertet werden. Zum Nachweis von MSI wird DNA aus Tumor- und Normalgewebe oder einer Blutprobe des Patienten isoliert und mit mindestens fünf Mikrosatellitenmarkern, vorzugsweise einem international empfohlenen ,Panel', untersucht. Für den Phänotyp MSI+ bzw. RER+ müssen mindestens zwei Marker dieses Standardpanels eine Instabilität aufweisen. Die endgültige Diagnose eines HNPCC-Syndroms erfolgt molekulargenetisch durch den Nachweis einer Keimbahnmutation in einem der DNA-Reparaturgene (hMLH1, hMSH2, hMSH6, PMS2). Zur Zeit gelingt bei ca. 50% der klinisch diagnostizierten HNPCC-Familien ein Mutationsnachweis, der in 80% im hMLH1- oder hMSH2-Gen geführt wird. Mit den derzeit zur Verfügung stehenden Methoden (SSCP, Sequenzierung) ergibt sich eine Sensitivität von ca. 80% für das Auffinden der krankheitsverursachenden Mutation.

Therapie

Neben der Gültigkeit etablierter Richtlinien in der Onkologie und onkologischen Chirurgie gilt eine erweiterte „prophylaktische" Radikalität in Abhängigkeit von pathologischen Befunden (Polypen im Restdarm, Z. n. Polypektomie etc.) und individueller Aufklärung (metachrones Zweittumorrisiko etc.). Eine spezifische onkologische Therapie für Patienten mit einer Tumorerkrankung im Rahmen eines HNPCC-Syndroms gibt es zur Zeit nicht. Eine erweiterte Radikalität (z.B. subtotale Kolektomie, prophylaktische Hysterektomie) findet zur Zeit keinen Konsens. Grundsätzlich ist im Rahmen der onkologischen Therapie von Patienten mit sicherem oder verdächtigem HNPCC-Syndrom immer an das Vorliegen weiterer Tumorerkrankungen des Kolons und Rektums sowie der anderen typischen Tumorentitäten zu denken, was zum Beispiel auch bei einer Laparotomie (Inspektion der inneren Genitale, Revision des gesamten Dünndarms) zu berücksichtigen ist. Die Frage einer prophylaktischen Chirurgie (z. B. Kolektomie, Hysterektomie und Adnexexstirpation) wird international noch kontrovers diskutiert. Grundsätzlich wäre in Abhängigkeit von der Familienanamnese (hohe Penetranz, junges Manifestationsalter, hohes metachrones Tumorrisiko) und dem jeweiligen Patientenalter nach sorgfältiger Patientenaufklärung eine prophylaktische Chirurgie denkbar.

Vor- und Nachsorge bei HNPCC

Große Bedeutung hat die Diagnose eines HNPCC-Syndroms bzw. der Verdacht auf eine HNPCC-Erkrankung hinsichtlich einer frühzeitigen erweiterten Tumorvor- bzw. Tumornachsorge (s. u.).

Diagnose und Beratung

Gruppe 1	Gruppe 2	Gruppe 3	Gruppe 4	Gruppe 5
HNPCC genetisch § $ MSI + Reparaturgen + Amsterdam +/-	*HNPCC klinisch* MSI +/- Reparaturgen - # Amsterdam +	*HNPCC unsicher* * Familienanamnese + MSI + Reparaturgen - Amsterdam -	*HNPCC unsicher* Familienanamnese - MSI + Reparaturgen - Amsterdam -	*HNPCC wenig wahscheinlich* MSI - Amsterdam -

Register
Verlaufsbeobachtung
Rückmeldung weiterer Erkrankungen
erweiterte Familienanamnese
Reevaluierung bei neuen Erkenntnissen

erweiterte Tumornachsorge/Tumorvorsorge ggf. psychosoziale u. genetische Beratung für Indexpatient u. Familie	erweiterte Vor-/ Nachsorge nur für Indexpatient	individuelle Tumornachsorge

Familienuntersuchung

Abb. 1. * *Auffällige Familienanamnese ohne Erfüllung der Amsterdam-Kriterien:* Erkrankung von mindestens zwei Familienmitgliedern ersten Grades an einem kolorektalen Karzinom oder HNPCC-assoziierten Tumor, dabei das Manifestationsalter des Erkrankten < 45 Jahre bei Karzinomen und < 40 Jahren bei Adenomen
Auffällige Familienanamnese mit Erfüllung der Amsterdam-Kriterien: Die Erfüllung der Amsterdam I- und II-Kriterien erlaubt bereits die klinische Diagnose eines HNPCC-Syndroms
$ *Mikrosatelliteninstabilität (MSI):* Bei nachweisbarer Mikrosatelliteninstabilität (MSI+) erfolgt abschließend eine Reparaturgenanalyse. Eine fehlende Mikrosatelliteninstabilität (MSI-) beendet die weitere Diagnostik mit Ausnahme solcher Familien, bei denen die Amsterdam-Kriterien erfüllt sind
§ *Reparaturgenanalyse:* Bei Nachweis eines mit hoher Wahrscheinlichkeit krankheitsverursachenden Reparaturgendefektes kann molekulargenetisch die Diagnose eines HNPCC-Syndroms gestellt werden. Nur ein nachweisbarer Reparaturgendefekt erlaubt die Durchführung einer Familienuntersuchung

Gemäß der Wahrscheinlichkeit der Diagnose eines HNPCC-Syndroms (Abb. 1) wird zu erweiterten oder eingeschränkten Vorsorgemaßnahmen geraten.

Erweiterte Tumorvor-/Tumornachsorge
- Koloskopie
- Abdomensonographie
- gynäkologische Untersuchung einschl. endovaginaler Ultraschall, Zytologie, Mammavorsorge
- relevante Tumormarker bei Indexpatienten
- Urinzytologie (bei entsprechender Familienanamnese)
- weitere Untersuchungen in Abhängigkeit von beobachteten Tumortypen bzw. Beschwerden

Zeitplan zur erweiterten Tumorvor-/Tumornachsorge
- gynäkologische Vorsorge ab 20. Lebensjahr
- Koloskopie, Sonographie, Zytologie ab 25. Lebensjahr
- Koloskopie mit Polypennachweis – jährlicher Rhythmus
- Koloskopie ohne Polypennachweis – ein- bis dreijähriger Rhythmus

Hereditäres Magenkarzinom

Es liegen ausreichende epidemiologische und molekularbiologische Daten vor, die einen hereditären Hintergrund auch beim Magenkarzinom aufzeigen.

Magenkarzinom mit Assoziation zum HNPCC-Syndrom

Klinisch präsentieren sich die Indexpatienten mit einer Tumorfamilienanamnese, die entweder nur Magenkarzinome, Magenkarzinome und andere HNPCC-assoziierte Tumoren oder überwiegend HNPCC-assoziierte mit nur einzelnen Magenkarzinomen zeigen. Die Amsterdam II-Kriterien schließen das Magenkarzinom nicht mit ein. Neben dem Nachweis einer Mikrosatelliteninstabilität gelingt in manchen Familien der Nachweis eines DNA-Reparaturgendefekts.

Magenkarzinom mit E-cadherin-Keimbahnmutation

Eine familiäre Häufung diffuser Magenkarzinome mit z.T. sehr früher Tumormanifestation ist verdächtig für das Vorliegen einer E-Cadherin-Keimbahnmutation. Die Erstbeschreibung durch Guilford et al. konnte von Gayther et al. und unserer eigenen Arbeitsgruppe bestätigt und erweitert werden. Die Inzidenz dieses Krankheitsbildes ist noch unbekannt, erste Schätzungen für die Penetranz betragen 70%.

Magenkarzinome im Rahmen anderer hereditärer Erkrankungen

Eine gegenüber der Normalbevölkerung höhere Inzidenz an Magenkarzinomen ist im Rahmen der FAP (APC), des Peutz-Jeghers- (STK11) und des Li-Fraumeni-Syndroms (P53) beschrieben.

Familiäre Magenkarzinomhäufung unklarer Genese

Grundsätzlich können familiäre Magenkarzinomhäufungen gezeigt werden, die klinisch und molekularbiologisch keine Assoziation zum HNPCC-Syndrom, keine E-cadherin-Keimbahnmutation und auch keinen Bezug zu anderen seltenen Erkrankungen zeigen. Neben exogenen Einflußfaktoren oder einer zufälligen Häufung werden hier auch noch Keimbahnmutationen in bisher noch unbekannten Genen zu erwarten sein.

Therapeutische Aspekte

Familienmitglieder mit einer klinischen oder molekularbiologischen Disposition zum Magenkarzinom sollten im Falle eines Nachweises von Helicobacter pylori einer konsequenten Eradikationstherapie unterzogen werden.

Protektive diätetische Maßnahmen mit u.a. hoher Ascorbinsäureaufnahme können empfohlen werden.

Bei Nachweis eines Magenkarzinoms ist auf dem Hintergrund einer nachgewiesenen oder potentiellen Heredität in jedem Falle eine totale Gastrektomie indiziert und der Erhalt eines Magenrestes kontraindiziert. Die Indikation zu einer prophylaktischen Gastrektomie ist zur Zeit noch nicht gegeben, könnte aber auf dem Hintergrund einer hohen Penetranz bei der E-cadherin-Keimbahnmutation oder aber bei zukünftiger Kenntnis obligater prämaligner Magenschleimhautveränderungen diskutiert werden.

Vor- und Nachsorge

Bei deutlicher familiärer Magenkarzinomhäufung sollten bei Risikopersonen (Mutationsträger, erstgradig Verwandte bei fehlendem Mutationsnachweis) jährliche Endoskopien mindestens fünf Jahre vor der jüngsten Tumormanifestation in der Familie erfolgen. Im Falle einer E-cadherin-Keimbahnmutation kann die Untersuchung von Kindern und Jugendlichen erforderlich sein. Mit Ausnahme eines sehr seltenen Adenomnachweises sind keine sicheren prämalignen Veränderungen bekannt. Der Stellenwert der intestinalen Metaplasie beim hereditären Magenkarzinom ist noch unbekannt.

Hereditäre Aspekte sonstiger gastrointestinaler Erkrankungen

Für das hepatozelluläre und z. T. auch cholangiozelluläre Karzinom sind eine Reihe präkanzeröser Bedingungen bekannt (Hämochromatose, M. Wilson, Tyrosinämie [alle autosomal rezessiv], Porphyria cutanea tarda [autosomal dominant], Alpha1-Antitrypsinmangel, Glykogenose Typ I).

Zu den hereditären präkanzerösen Bedingungen des Ösophagus gehört die Hyperkeratose Tylosis palmaris et plantaris (autosomal dominant).

Neoplasien finden sich bei der multiplen endokrinen Neoplasie Typ I (Gastrinom, Insulinom, Glukagonom, Karzinoid [autosomal dominant, Menin-Gen]) und II (Gastrinom [autosomal dominant, ret-Oncogen]) sowie beim von Hippel-Lindau-Syndrom (retinale und zerebelläre Hämangioblastome, Phäochromozytom, Nieren-zellkarzinom, Inselzelltumoren [autosomal dominant, VHL-Gen]). Die Therapie dieser Erkrankungen wird im Rahmen der endokrinen gastrointestinalen Tumoren beschrieben.

Weiterführende Literatur

Bachmann K-D, Bartram CR, Chang-Claude J, Fonatsch C, Propping P (1998) Richtlinien zur Diagnostik der genetischen Disposition für Krebserkrankungen. Deutsches Ärzteblatt 95: 1120–1127

Boland CR, Thibodeau SN, Hamilton SR, Sidransky D, Eshleman JR, Burt RW, Meltzer SJ, Rodriguez-Bigas MA, Fodde R, Ranzani GN, Srivastava S (1998) A National Cancer Institute Workshop on Microsatellite Instability for cancer detection and familial predisposition: development of international criteria for the determination of microsatellite instability in colorectal cancer. Cancer Res 58: 5248–5257

Burke W, Petersen G, Lynch P, Botkin J, Daly M, Garber J, Kahn MJ, McTiernan A, Offit K, Thomson E, Varricchio C (1997) Recommendations for follow-up care of individuals with an inherited predisposition to cancer. I. Hereditary nonpolyposis colon cancer. Cancer Genetics Studies Consortium. JAMA 277: 915–919

Gayther SA, Gorringe KL, Ramus SJ, Huntsman D, Roviello F, Grehan N, Machado JC, Pinto E, Seruca R, Halling K, MacLeod P, Powell SM, Jackson CE, Ponder BA, Caldas C (1998) Identification of germ-line E-cadherin mutations in gastric cancer families of European origin. Cancer Res 58: 4086–4089

Guilford P, Hopkins J, Harraway J, McLeod M, McLeod N, Harawira P, Taite H, Scoular R, Miller A, Reeve AE (1998) E-cadherin germline mutations in familial gastric cancer. Nature 392: 402–405

Hopwood P (1997) Psychological issues in cancer genetics: current research and future priorities. Patient Education and Counseling 32: 19–31

Keller G, Grimm V, Vogelsang H, Bischoff P, Mueller J, Siewert JR, Hofler H (1996) Analysis for microsatellite instability and mutations of the DNA mismatch repair gene hMLH1 in familial gastric cancer. Int J Cancer 68: 571–576

Keller G, Rudelius M, Vogelsang H, Grimm V, Wilhelm MG, Mueller J, Siewert JR, Höfler H (1998) Microsatellite instability and loss of heterozygosity in gastric carcinoma in comparison to family history. Am J Pathol 152: 1281–1289

Keller G, Vogelsang H, Becker I, Hutter J, Ott K, Candidus S, Grundei T, Becker KF, Mueller J, Siewert J, Höfler H (1999) Diffuse type gastric and lobular breast carcinoma in a familial gastric cancer patient with an E-cadherin germline mutation. Am J Pathol (in press)

Kinzler KW, Nilbert MC, Su LK et al. (1991) Identification of FAP locus genes from chromosome 5q21. Science 253: 661–665

Klein WA, Miller HH, Anderson M, DeCosse JJ (1987) The use of indomethacin, sulindac, and tamoxifen for the treatment of desmoid tumors associated with familial polyposis. Cancer 60: 2863–2868

Lynch HT, Smyrk T, Lynch J (1997) An update of HNPCC (Lynch syndrome). Cancer Genet Cytogenet 93: 84–99

Schürmann G, Krieglstein CF, Senninger N (1997) Diagnostik und Therapie der familiären adenomatösen Polyposis coli. Dtsch Med Wochenschr 122: 935–939

Vogelsang HE, Keller G, Grimm V, Mueller J, Siewert JR, Hofler H (1997) [Microsatellite instability and positive family anamnesis in patients with stomach carcinoma] Mikrosatelliteninstabilitat und positive Familienanamnese bei Patienten mit Magenkarzinom. Langenbecks Arch Chir Suppl Kongressbd 114: 113–116

Winde G, Schmid KW, Brandt B, Muller O, Osswald H (1997) Clinical and genomic influence of sulindac on rectal mucosa in familial adenomatous polyposis. Dis Colon Rectum 40: 1156–1168

1.8 Prinzipien der onkologischen Chirurgie

1.8.1 Präoperative Risikoabschätzung

H. Bartels und H.J. Stein

Die Kenntnis von patientenbezogenen Risikofaktoren gewinnt heute bei immer umfangreicheren chirurgischen Eingriffen zunehmend an Bedeutung. Es ist erforderlich, das peri- und postoperative Risiko zu minimieren und die Patienten zu selektionieren, bei denen große Eingriffe mit möglicherweise verzögertem oder kompliziertem postoperativen Verlauf noch mit vertretbarem Risiko durchführbar sind oder aber aufgrund des zu hohen Risikos besser unterlassen werden sollten. Die Risikoabklärung nimmt damit Einfluß auf die Indikation zum chirurgischen Eingriff.

Die Risikoabschätzung dient der präoperativen Identifizierung gestörter Organfunktionen, die ggfs. durch gezielte Maßnahmen verbessert werden können (z.B. funktionelle Vorbehandlung bei pulmonalen Störungen), nimmt Einfluß auf die Verfahrenswahl (z.B. limitierte Chirurgie beim Hochrisikopatienten) und ermöglicht eine problemorientierte postoperative Therapie (z.B. Nachbeatmung, Therapie von Gerinnungsstörung).

Weitere Ziele der Risikoabschätzung sind die Vergleichbarkeit von Therapiegruppen (unterschiedliche Risikokategorien?), vor allem aber die Senkung der postoperativen Letalität.

> **Die Kenntnis patientenbezogener Risikofaktoren ist wesentlich für**
> 1. Indikation
> - Patientenselektion (kann der Eingriff mit vertretbarem Risiko durchgeführt werden?)
> - Therapieplanung (Vorbehandlung bei funktionellen Störungen)
> - Einfluß auf die Verfahrenswahl (limitierte Chirurgie beim Hochrisikopatienten)
> - Problemorientierte postoperative Therapie (z.B. Nachbehandlung, Gerinnungssubstitution)
> 2. Vergleichbarkeit von Therapiestudien (unterschiedliche Risikokategorien?)
> 3. Reduktion der postoperativen Letalität

Als notwendige Voraussetzung dafür müssen Vorerkrankungen identifiziert, relevante Organfunktionen mit möglichem Einfluß auf den postoperativen Verlauf erfaßt und diese Funktionen in Korrelation zum geplanten Eingriff bewertet werden.

Methoden der präoperativen Risikoerfassung

Der traditionelle Weg einer präoperativen Risikoerfassung ist die *subjektive Beurteilung* des Patientenzustandes durch den Operateur, ggfs. unterstützt durch Konsiliarärzte als Spezialisten für die Funktion von Einzelorganen. Dieser „klinische Eindruck" des Operateurs, der eine große Erfahrung voraussetzt, kann aber in der Regel eine objektive Evaluation nicht ersetzen. Am weitesten verbreitet ist die präoperative Risikoerfassung anhand der ASA-Klassifikation, die Patienten entsprechend ihres klinischen Status 5 Risikogruppen zuordnet. Dieses Klassifikationssystem faßt objektive Befunde, den subjektiven Eindruck und das abschließende klinische Urteil zusammen. Seine Zielsetzung ist die Anwendbarkeit unter anästhesiologischen Gesichtspunkten für ein möglichst großes Eingriffsspektrum. Bezogen auf das individuelle Risiko eines Patienten ist die ASA-Klassifikation aber wenig hilfreich, zumal Art und Größe des Eingriffes als wesentliches Kriterium dabei keine Berücksichtigung finden.

Versuche einer *objektiven Risikoabschätzung* anhand von Patientenalter, Ernährungszustand, direkter Evaluation präexistenter Funktionsstörungen einzelner Organe oder aus mehreren dieser Faktoren zusammengesetzter Klassifikationssysteme haben sich in der klinischen Anwendung bisher nicht breit durchgesetzt. Es bleibt somit festzuhalten, daß bis heute das präoperative Risiko für ein breites Spektrum chirurgischer Eingriffe objektiv nicht allgemein verbindlich erfaßbar ist.

Dennoch haben z.B. auf der Konsensuskonferenz der „International Society for Diseases of the Esophagus" in Mailand 1995 alle teilnehmenden Experten auf die Notwendigkeit einer objektiven präoperativen Risikoerfassung hingewiesen, in deren Zentrum die Organfunktionen stehen müssen, die bei dem geplanten Eingriff Einfluß auf den postoperativen Verlauf nehmen.

Organfunktionen mit Einfluß auf den postoperativen Verlauf

Faktoren mit möglichen Einfluß auf den postoperativen Verlauf sind ganz allgemein Störungen der kardiopulmonalen Funktion, der hepatorenalen Funktion, ein reduzierter Allgemeinzustand und mangelnde Kooperationsfähigkeit des Patienten. Je nach Art und Umfang des geplanten Eingriffes kommt dabei den individuellen Organfunktionen eine unterschiedlich Bedeutung zu.

Pulmonale Funktion

Chirurgische Eingriffe und Anästhesie verändern die Atemmechanik und den Gasaustausch anhaltend bis in die postoperative Phase hinein. Die Störungen sind besonders ausgeprägt bei Patienten mit pulmonalen Vorerkrankungen, beim alten Menschen, bei Adipositas, langer Operationsdauer und Oberbauch- bzw. Zweihöhlen-Eingriffen. Ihre Ursachen liegen in einer Minderbelüftung basaler Alveolarbezirke, der Ausbildung von Atelektasen, Erhöhung des intrapulmonalen Rechts/Links-Shunts, Hypoxämie und der Gefahr von Sekretretention und Infektion. In der Ösophaguschirurgie resultieren darüber hinaus spezielle pulmonale Probleme aus dem intraoperativen Lungentrauma und der mediastinalen Raumforderung durch das

Interpositionsorgan. Diese Veränderungen treten zwangsläufig auf, sind therapeutisch nur schwer beeinflußbar und stellen für den pulmonal vorgeschädigten Patienten ohne ausreichende Funktionsreserve eine ungleich größere Gefährdung dar, als für den Patienten mit präoperativ nicht eingeschränkter Funktion.

Kardiovaskuläre Funktion

Das kardiale Versagen gilt heute als eine der Hauptursachen für postoperative Morbidität und Letalität. Postoperativ treten eine Reihe von Veränderungen mit negativer Rückwirkung auf die kardiale Funktion auf. Kältezittern (Erhöhung des Sauerstoffverbrauchs), Restwirkung von Anästhetika (negativ inotrope Wirkung), Angst, Schmerz, Hypoxämie, erhöhte Atemarbeit und Blutdruckabfall (Volumenmangel, Nachblutung) sind Faktoren, die ein kardiales Versagen auslösen können.

Während bei Patienten ohne vorbestehende Herzerkrankung die postoperative Letalität nicht kardiochirurgischer Eingriffe unter 0,5 % liegt, steigt die Letalität bei Patienten über 75 Jahren auf 3,7 % und bei Patienten mit koronarer Herzerkrankung auf über 4 % an. Tritt postoperativ ein Herzinfarkt auf, muß auch heute noch von einer 50 %igen Letalität ausgegangen werden.

Hepatorenale Funktion

Der Einfluß der hepatorenalen Funktion auf den postoperativen Verlauf ist ebenfalls unbestritten. Patienten mit Leberfunktionsstörungen sind prädisponiert für kardiale Zwischenfälle (toxische Kardiomyopathie, Rhythmusstörungen), postoperative Sepsis (Immunsuppression, verminderte Infektabwehr) und Blutungskomplikationen (Gerinnungs- und Thrombozytenfunktionsstörungen). Darüber hinaus ist bei Entzugssymptomatik und zwangsläufig eingeschränkter Kooperation bei der respiratorischen Therapie die Inzidenz pulmonaler Komplikationen deutlich erhöht. Die Leberzirrhose reflektiert das Endstadium einer hepatogenen Funktionsstörung und gilt in vielen Zentren als Kontraindikation für ausgedehnte elektive chirurgische Eingriffe.

Im Gegensatz dazu ist der Einfluß einer eingeschränkten Nierenfunktion auf den postoperativen Verlauf eher gering. Ein isoliertes akutes Nierenversagen tritt heute postoperativ nur noch in Ausnahmefällen auf, ist therapeutisch besser beeinflußbar als eine Kardiopulmonale oder hepatische Dekompensation und prognostisch ungleich günstiger.

Allgemeinzustand und Kooperation

Nach großen chirurgischen Eingriffen wird von dem Patienten ein Höchstmaß an Disziplin und Mitarbeit abverlangt. Therapiemaßnahmen wie Atemtraining, Abhusten, Frühmobilisation u.a. sind heute unverzichtbar. Grundvoraussetzung dafür ist aber eine ausreichende somatische Belastbarkeit und mentale Kooperatonsfähigkeit des Patienten.

Z. Zt. stehen noch keine Methoden zur Verfügung, die bereits präoperativ die Mitarbeit des Patienten nach dem Eingriff vorhersagen lassen. Sicher ist aber die Kooperation eingeschränkt bei Patienten mit Zerebralsklerose, psychiatrischen Vorerkrankungen, bei Medikamentenabusus und Alkoholikern. Somit bleibt als Bemessensgrundlage für die Einschätzung des Allgemeinzustandes des Patienten und seiner Kooperationsfähigkeit weiterhin nur der „klinische Eindruck" des erfahrenen Operateurs, der entscheiden muß, ob dem Patienten der entsprechende Eingriff noch zumutbar ist.

Umfang und Spektrum obligater Voruntersuchungen

Grundvoraussetzung für jede Risikoerfassung ist die ausführliche Anamnese und gründliche körperliche Untersuchung. Anamnestisch lassen sich Medikamenteneinnahme, Unverträglichkeiten, Allergien und Konsumgewohnheiten (z. B. Rauchen, Drogen, Alkohol) erfassen. Diese Informationen liefern auch entscheidende Hinweise für ein problemorientiertes postoperatives Management.

Die körperliche Untersuchung deckt bisher nicht bekannte, unbeachtete oder nicht angegebene Störungen auf. Daraus können sich durchaus Konsequenzen für den geplanten Eingriff ergeben. So ist eine arterielle Verschlußkrankheit nicht nur ein lokales Problem der unteren Extremität, sondern signalisiert auch ein erhöhtes kardiales Risiko. Dabei kann die Angina pectoris als Leitsymptom der koronaren Herzerkrankung z. B. nur deswegen klinisch verschleiert sein, weil der Patient wegen intermittierender Claudicatio bisher nicht grenzwertig belastbar war.

Basisuntersuchungen

Heute unverzichtbare Basisuntersuchungen, die vor chirurgischen Wahleingriffen gefordert werden:

- Anamnese, körperliche Untersuchung
- EKG, Röntgen-Thorax
- Blutbild (Hb, HK, Leukozyten, Thrombozyten)
- Gerinnungsanalyse (Quick, PTT, Fibrinogen)
- Serum-Elektrolyte (Na, K, Ca)
- Serum-Bilirubin, SGOT, SGPT, γ-GT, alkalische Phosphatase
- Gesamteiweiß im Serum
- Nüchtern Blutzucker
- Serum-Kreatininkinase
- Serum-Harnstoff, -Kreatinin

Ziel dieser Basisuntersuchungen ist es, Erkrankungen aufzudecken, die den Patienten über das eingriffsspezifische Risiko hinaus gefährden könnten. Das gilt in gleichem Maße für Leberschädigung, Nierenerkrankung, Blutungsneigung, diabetische Stoffwechsellage, Elektrolytstörung, Anämie und latente Infektion. Bei Patienten über 50 Jahren ist heute in mehr als 60 % mit Vorerkrankungen und dementsprechend pathologischen Untersuchungsbefunden zu rechnen. Darüber hinaus finden sich bei Patienten mit „leerer" Anamnese in mehr als 10 % pathologische EKG-Veränderungen und abnormale Röntgen-Thorax-Befunde.

Ergeben sich aus Anamnese, Untersuchungsbefund und der Basisdiagnostik Hinweise auf eine spezifische Organerkrankung, werden nach Rücksprache mit Spezialisten der entsprechenden Fachgebiete Zusatzuntersuchungen erforderlich. Das gilt auch für „gesunde" Patienten vor großen Eingriffen (z. B. Ösophagusresektion, Pankreasresektion, Lebertransplantation), die als „high risk surgery" klassifiziert werden und bei denen zwangsläufig postoperativ Einschränkungen vitaler Organfunktionen auftreten.

Erweiterte Diagnostik

Untersuchungen der erweiterten Diagnostik sind in Tabelle 1 zusammengefaßt. Als *Lungenfunktionsparameter* sind Vitalkapazität (VC), expiratorische Sekundenkapazität (FEV1) und eine Blutgasanalyse bei Raumluft erforderlich. Versuche aus diesen Parametern, ein allgemein verbindliches „perioperatives pulmonales Risiko" abzuleiten, sind bisher gescheitert. In eigenen Untersuchungen waren aber die Grenzwerte für eine ausreichende präoperative Lungenfunktion eine $VC \geq 90\%$ der altersentsprechenden Norm und ein $paO_2 \geq 70$ mm Hg. Bei Unterschreiten dieser Grenzwerte steigt das pulmonale Risiko exponentiell an. Dann muß ein Pneumologe zur weiteren Funktionsdiagnostik (z. B. CO-Diffusionskapazität), vor allem aber zu der Möglichkeit einer funktionellen Vorbehandlung Stellung nehmen.

Vergleichbare quantitative Angaben über *kardiale Leistungsreserven* sind nicht verfügbar. Das kardiale Risiko ist aber erhöht, bei koronarer Herzerkrankung (Angina pectoris), Herzinsuffizienz, Rhythmusstörungen, Herzklappenfehlern, Herzinfarkt (Anamnese), Apoplex (Anamnese), hohem Lebensalter, Diabetes mellitus und pathologischem Ausgangs-EKG. Werden diese Störungen vermutet oder gesichert, muß ein Kardiologe zugezogen werden. Seine Aufgabe ist es, erforderliche weiterführende Diagnostik zu veranlassen (z. B. Echokardiographie, Ergometrie, Koronarangiographie), Therapieempfehlungen auszusprechen, ggfs. eine Vorbehandlung einzuleiten – auch wenn dies den Zeitpunkt der geplanten Operation hinauszögert – und das kardiale Risiko aus seiner Sicht zu beurteilen.

Ergänzende Parameter mit entsprechenden Grenzwerten zur quantitativen Beurteilung der *Leberfunktion* sind der Aminopyrin-Atemtest ($APT \geq 0{,}4$) und zur Beurteilung der *Nierenfunktion* die Kreatinin-Clearance ($C\text{-}Krea \geq 40$ ml/h).

Tabelle 1. Erweiterte Diagnostik bei Organerkrankungen und vor großen chirurgischen Eingriffen („Cut off points" zur Trennung von normaler und eingeschränkter Organfunktion)

Lungenfunktion:	Vitalkapazität ($VC \geq 90\%$)
	Sekundenkapazität ($FEV1 \geq 80\%$)
	Blutgasanalyse ($paO_2 \geq 70$ mm Hg, $paCO_2 < 45$ mm Hg)
	Spezielle Untersuchungen nach pneumologischer Vorgabe (z. B. CO-Diffusionskapazität)
Kardiale Funktion:	Pulmo, EKG, Puls, Blutdruck, Gefäßstatus
	Spezielle Untersuchungen nach kardiologischer Vorgabe (z. B. Ergometrie, Echokardiographie, Rhythmusanalyse, Radionuklidventrikulographie, Koronarangiographie)
Leberfunktion:	Aminopyrin-Atemtest ($APT: \leq 0{,}4$)
Nierenfunktion:	Kreatinin-Clearance ($C\text{-}Krea \leq 40$ ml/min)
Allgemeinzustand:	Karnofsky-Index ($KI \leq 80\%$)

Die Beurteilung des *Allgemeinzustandes* des Patienten und seiner Kooperationsfähigkeit ist weiterhin der schwierigste Teilaspekt der präoperativen Risikoabschätzung. Hilfestellung dabei bietet der Karnofsky-Index, der in der Deutschen Magen-Karzinomstudie der relevante Risikofaktor für die Abschätzung des postoperativen Verlaufs und in eigenen Untersuchungen bei Patienten mit Ösophagusresektionen (cut off-Punkt $\geq 80\%$) ein unabhängiger Prädiktor für postoperative Letalität war.

Risikoabschätzung

Auf dem Boden von Basisuntersuchungen und erweiterter Diagnostik wird eine präoperative Risikoabschätzung möglich. Durch die Messung einzelner Parameter, orientiert an Grenzwerten, die normale und eingeschränkte Funktionen differenzieren, und unterstützt durch ergänzende Stellungnahmen von Konsiliarärzten können einzelne Organfunktionen und die Gesamtsituation des Patienten beurteilt werden. Ein solches Vorgehen ist die Voraussetzung zur Abschätzung des postoperativen Verlaufs.

Das präoperative Gesamtrisiko des Patienten – normal, erhöht, stark erhöht – ergibt sich aus der Summation der Ergebnisse aller untersuchten Einzelorganfunktionen. Dabei muß natürlich berücksichtigt werden, daß z.B. ein erst wenige Tage zurückliegender Herzinfarkt auch bei guter Funktion von anderen Organsystemen einen nicht-kardiochirurgischen Wahleingriff ausschließt.

Eine quantitative Aussage über die präoperative Risikosituation des Patienten wird dann möglich, wenn die Einzelorganfunktionen entsprechend ihrer klinischen Bedeutung bewertet werden. Damit ist der Boden bereitet für einen organbezogenen Risiko-Score, der dann für den jeweilig geplanten Eingriff in retrospektiven und prospektiven Untersuchungen validiert werden muß.

Am Modell der Ösophagektomie bei Patienten mit Ösophaguskarzinom konnten wir zeigen, daß anhand eines Risiko-Scores (Tab. 2) das Risiko der Ösophagusresektion auf dem Boden präoperativ verfügbarer physiologischer Parameter voraussagbar ist. Darüber hinaus konnte durch konsequentes Einbeziehen des Risiko-

Tabelle 2. Composite score zur Abschätzung des Risikos für postoperative Mortalität nach Ösophagusresektion

Parameter	Präoperative[*] Beurteilung	Multiplikations[**]-Faktor	Minimum Score	Maximum Score
Allgemeinzustand	1-2-3	4	4	12
Kardiale Funktion	1-2-3	3	3	9
Hepatische Funktion	1-2-3	2	2	6
Pulmonale Funktion	1-2-3	2	2	6
Renale Funktion	1-2	1	1	2
Composite Score	-	-	12	35

[*] Präoperative Beurteilung: 1 = normal, 2 = eingeschränkt, 3 = stark eingeschränkt
[**] Multiplikations-Faktor: Bewertung entsprechend der klinischen Bedeutung (Relatives Risiko)
Risikokategorien:
Geringes Risiko = Patienten mit 12–15 Score-Punkten
Erhöhtes Risiko = Patienten mit 16–21 Score-Punkten
Stark erhöhtes Risiko = Patienten mit 22–35 Score-Punkten

Tabelle 3. Prävalenz von „Hochrisiko-Patienten" und 30-Tage-Letatlität bei 876 Patienten mit Ösophagusresektionen beim Ösophaguskarzinom (Juni 1982 – Oktober 1997, TU München)

Zeitperiode	Ösophagus-resektionen Total [n]	Prävalenz von „Hoch-Risiko-Patienten" n [%]	30-Tage Letalität n [%]
Phase I Jan. 82 – Dez. 91	432	72/432 (17,0%)	43/432 (9,9%)
Phase II Jan. 92 – Dez. 93	121	20/121 (16,5%)	9/121 (7,4%)
Phase III Jan. 94 – Okt. 97	323	27/323 (8,4%)	4/323 (1,2%)

Phase I: Entwicklung eines eingriffbezogenen Risiko-Scores anhand retrospektiver Analyse von Risikofaktoren und postoperativem Verlauf
Phase II: Prospektive Validierung der eingriffsbezogenen Risiko-Scores
Phase III: Konsequente klinische Anwendung des Risiko-Scores bei der Indikationsstellung und Verfahrenswahl (Patientenselektion)

Scores in präoperative Entscheidungsprozesse bei der Indikationsstellung und Verfahrenswahl (Patientenselektion) auch die postoperative Letalität deutlich gesenkt werden (Tab. 3).

Unsere Untersuchungen haben weiterhin gezeigt, daß die präoperative Risikoabschätzung zwar das Auftreten von postoperativen Komplikationen nicht verhindern, daß aber durch Patientenselektion der Verlauf der Komplikationen beeinflußt werden kann. Die Entwicklung und Validierung ähnlicher Score-Systeme für andere chirurgische Eingriffe erscheint damit wünschenswert.

Zusammenfassung

Ziel der präoperativen Risikoabschätzung ist die Senkung der postoperativen Morbidität und Letalität durch Identifizierung gestörter Organfunktionen, welche durch gezielte Maßnahmen bereits präoperativ oder durch eine problemorientierte postoperative Therapie verbessert werden können. Die präoperative Risikoerfassung nimmt damit Einfluß auf die Operationsindikation, den Operationszeitpunkt, die Verfahrenswahl und das postoperative Management.

Eine notwendige Voraussetzung dafür ist, relevante Organfunktionen mit möglichem Einfluß auf den postoperativen Verlauf zu erfassen und diese im Hinblick auf den geplanten Eingriff zu bewerten. Dieses Vorgehen gewinnt vor allem bei den heute immer umfangreicheren chirurgischen Eingriffen zunehmend an Bedeutung. Auf dem Boden von Basisuntersuchungen und erweiterter Diagnostik wird eine präoperative Risikoabschätzung möglich.

Allgemeingültige und aus mehreren Faktoren zusammengesetzte Klassifikationssysteme zur Identifizierung von Risikogruppen haben sich bisher in der klinischen Anwendung nicht breit durchgesetzt. Am Modell der Ösophagektomie konnten wir jedoch zeigen, daß eine quantitative Aussage über das Operationsrisiko anhand physiologischer und präoperativ verfügbarer Parameter möglich ist, und sich durch den konsequenten Einsatz eines validierten Risiko-Scores bei präoperativen Entscheidungsprozessen die postoperative Letalität deutlich senken läßt.

Weiterführende Literatur

American College of Cardiology (ACC), American Heart Association (AHA) (1996) Task force report-guidelines for perioperative cardiovascular evaluation for noncardiac surgery. Circulation 93: 1278–1293

American Society of Anaesthesiology (1963) New classification of physical status. Anaesthesiology 24: 111–115

Asthon CM, Paterson NI, Wray NP, Kiefe CI (1993) The incidence of perioperative myocardial infarction in men undergoing noncardiac surgery. Ann Intern Med 118: 504–509

Bartels H, Lehr L, Siewert JR (1988) Risikoeinschätzung der chirurgischen Therapie beim Ösophaguscarcinom. Z Herz/Thorax/Gefäßchirurgie 2: 114–118

Bartels H, Siewert JR (1990) Postoperative Lungenkomplikationen: Spezielle Probleme am Beispiel der Ösophaguschirurgie. Langenbecks Arch Chir, Suppl. II: 1101–1107

Bartels H, Stein HJ, Siewert JR (1998) Preoperative risk analysis and postoperative mortality of oesophagectomy for resectable oesophageal cancer. British Journal of Surgery 85, 840–844

Bartels H, Stein H, Schömig A, Siewert JR (1997) Risikoerfassung. Chirurg 68: 654–661

Bartels H, Siewert JR (1998) Voruntersuchung und Vorbehandlung bei operativen Eingriffen. In: Siewert (Hrsg) Chirurgie 6. Auflage, Springer-Verlag, S 51–56

Böttcher K, Siewert JR, Roder JD, Busch R (1994) Risiko der chirurgischen Therapie des Magencarcinoms in Deutschland. Ergebnisse der Deutschen Magencarcinomstudie 1992. Chirurg 65: 298–304

Bumm R and Panel of Experts (1996) Staging and risk-analysis in esophageal carcinoma. Results of a Consensus Conference held at the VI th World Congress of the International Society for Diseases of the Esophagus. Dis Esophag (Suppl 1) 9: 20–23

Dick W (1994) Präoperative Risikoabschätzung: wieviel Diagnostik ist nötig? Grundlagen der Chirurgie 64. Beilage Mitteilungen der Deutschen Gesellschaft für Chirurgie zu Heft 3

Karnofsky D (1984) Reporting results of cancer treatment. Cancer 1: 634–635

Tonnesen H, Peterson H, Hojgard W, Stokholm K (1992) Postoperative mortality among symptom-free alcohol misusers. Cancer 340: 334–338

1.8.2 Therapie des Primärtumors, Lymphadenektomie, Metastasenchirurgie

H. Vogelsang und J.D. Roder

Rahmenbedingungen der onkologischen Chirurgie

Die onkologische Chirurgie bewegt sich im Spannungsfeld zwischen den Gegebenheiten der *Tumorerkrankung*, der notwendigen *Radikalität* ihrer Behandlung und dem individuellen *Risiko* des Patienten.

Die *Tumorerkrankung* ist gekennzeichnet durch den Tumortyp, das Tumorstadium, der biologischen Wachstumspotenz sowie dem Risiko einer metachronen Zweittumorerkrankung.

Das *postoperative Risiko* ist von patientenspezifischen und operationsspezifischen Faktoren abhängig. Letztere werden durch das tumortragende Organ bzw. seiner topographischen Anatomie und das Ausmaß der notwendigen oder gewählten Radikalität bestimmt, welche wiederum durch die Tumorerkrankung selbst beeinflußt wird. Das patientenspezifische Risiko ist von den Organfunktionen und von vorexistierenden Begleiterkrankungen geprägt (Abb. 1).

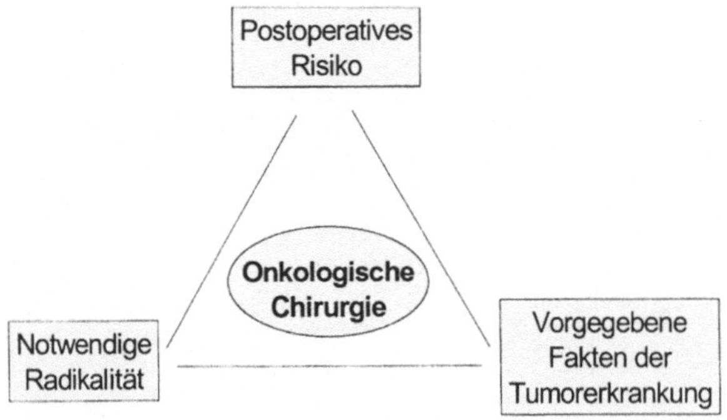

Abb. 1. Rahmenbedingungen der onkologischen Chirurgie

Präoperatives Staging

Entscheidendes Operationsziel in der onkologischen Chirurgie ist die Tumorentfernung im Gesunden in allen Ebenen und des Lymphabflusses mit adäquatem Sicherheitsabstand.

Präoperative Planung

Die Abschätzung des Umfanges der Operation ist wesentlich für die Planung des Operationszeitpunktes. Der erfahrene Operateur muß verfügbar sein. Die Operationsdauer muß realistisch geplant sein und darf keinen Zeitdruck aufkommen lassen. Mögliche Operationserweiterungen sind präoperativ funktionell abzuklären. So muß z.B. die Mitentfernung einer Niere durch die Bestimmung einer seitengetrennten Clearance abgesichert werden. Vorbereitende Maßnahmen wie eine orthograde Darmspülung oder die Plazierung von Ureterschienen bei Rezidiveingriffen müssen berücksichtigt werden. Die Verfügbarkeit technischer Zusatzgeräte z.B. bei ausgedehnteren Leberteilresektionen erleichtert den operativen Ablauf. Der mögliche Operationsumfang sollte mit dem Operationspersonal und auch der Anästhesieabteilung abgesprochen sein. Die richtige Lagerung des Patienten ist von der Wahl des Zuganges abhängig, der vorher ausdrücklich mitgeteilt werden muß. Bestimmte Eingriffe machen die Anwesenheit von Operateuren anderer Fachdisziplinen erforderlich. Eventuelle additive intraoperative Therapiemaßnahmen wie eine intraoperative Radiatio oder peritoneale Chemotherapie bedürfen der Vorbereitung. Die sorgfältige Planung eines onkologischen Eingriffes trägt wesentlich zu seinem Gelingen bei (Tab. 1).

Von ganz herausragender Bedeutung ist die *präoperative Aufklärung* des Patienten. Diese sollte schrittweise erfolgen und nicht erst kurz vor dem Operationstag den vollen Umfang der Operation darlegen. Bei vielen Primärtumoroperationen, zu denen keine therapeutischen Alternativen bestehen, zeigt der Patient selten eine kritische Distanz zur Operation. Der Wunsch einer raschen Tumorentfernung ist beim Patienten häufig übermächtig und verschließt den Blick auf die Zeit danach. Die Aufgabe des Chirurgen ist auch die Darstellung möglicher funktioneller postoperativer Einschränkungen sowie eventuell notwendiger adjuvanter oder additiver Therapiemaßnahmen bereits im Vorfeld der Operation. Ganz individuell müssen dabei auch Aspekte der Prognose besprochen werden. Hierzu ist die Einbeziehung naher Angehöriger oder Vertrauenspersonen unbedingt erforderlich. Entsprechende Aufklärungsbögen erleichtern die Arbeit sehr. ‚Nur ein aufgeklärter Patient ist ein kooperativer Patient!'

Tabelle 1. Checkliste zur Planung eines onkologisch-chirurgischen Eingriffes

Operationsumfang	Erfahrener Operateur im Haus?
Operationsdauer	Technische Zusatzgeräte
Absprache mit Anästhesie und OP-Personal	
Wahl des Zuganges	Lagerung des Patienten
Operationserweiterungen	Konsiliarärzte anderer Disziplinen
Orthograde Darmspülung	Intraperitonealer Port
Ureterschienen	Intraop. Radiatio/Chemotherapie

Operatives Vorgehen

Ziel der Operation ist die *Entfernung des Tumors im Gesunden in allen Ebenen*. Hierunter ist bei Hohlorganabschnitten nicht nur die orale und aborale Resektionsfläche, sondern auch das Tumorbett selbst mit seiner dreidimensionalen Orientierung im

Raume zu verstehen. Erweitert werden muß die ‚Resektion im Gesunden' auch auf die Dimension des topographisch-anatomisch vorgegebenen Lymphabflusses im Sinne einer systematischen Lymphadenektomie. Der zu fordernde *Sicherheitsabstand* vom Primärtumor ist vom Wachstumstyp und vitalen anatomischen Gegebenheiten abhängig, er beträgt bei Hohlorganen in der Regel zwischen 2 und 10 cm. Grundsätzlich ist eine *en bloc-Resektion* des Lymphabflußgebietes sowie des Primärtumors im Sinne einer zentripetalen Präparation beginnend im topographisch zugehörigen peripheren Lymphabflußgebiet anzustreben. Bei Einbeziehung von Nachbarorganen durch die Infiltration des Primärtumors sollte in Abhängigkeit von der zu erwartenden Prognose, von der Lebensnotwendigkeit beteiligter Organe und von der zu erwartenden Einschränkung der Lebensqualität eine *multiviszerale en bloc-Resektion* durchgeführt werden. Diese Aussage gilt insbesondere für Kolon- und Rektumkarzinome, weil hier auch große Primärtumoren (T4) lange ohne Lymphknotenmetastasen verbleiben können. In einem erweiterten Sinne kann die Forderung der Resektion im Gesunden auch auf Fernmetastasen übertragen werden, wenn diese synchron oder metachron zur Primärtumoroperation reseziert werden können.

Lymphadenektomie

Die Lymphadenektomie erfüllt einen *diagnostischen und therapeutischen Aspekt*. Nur eine ausreichende Lymphadenektomie gewährleistet eine korrekte Stadienzuordnung der Tumorerkrankung. Nur eine exakte Stadienzuordnung erlaubt eine internationale Vergleichbarkeit von Behandlungsergebnissen. Die N-Kategorie ist einer der wichtigsten Prognosefaktoren und entscheidet bei einzelnen Tumorentitäten über die Indikation zu einer additiven oder adjuvanten Nachbehandlung.

Der therapeutische Aspekt der Lymphadenektomie beinhaltet eine mögliche Prognoseverbesserung des Patienten. Dabei muß der an der Embryogenese orientierte, dem erkrankten Organ zugehörige korrekte lokoregionäre Lymphabfluß (*qualitativer Aspekt*) möglichst en bloc mit dem Primärtumor entfernt werden. Die jeweilig vom Primärtumor am weitesten distanziert gelegenen Lymphknoten, die sich überwiegend an großen Gefäßverläufen orientieren, werden dabei als Grenzlymphknoten bezeichnet und für den Pathologen ggf. gesondert markiert. Eine wirkliche Prognoseverbesserung durch die Lymphadenektomie erscheint nur dann möglich, wenn die Anzahl der entfernten Lymphknoten deutlich die Anzahl befallener Lymphknoten übersteigt (*quantitativer Aspekt*). Hierzu ist eine subtile Aufarbeitung der Lymphknoten mit entsprechender Zählung durch den Pathologen erforderlich. Dabei wird der Quotient aus der Anzahl befallener Lymphknoten zur Anzahl entfernter Lymphknoten als Lymphknoten-Quotient (LK-Ratio) bezeichnet, der nach Möglichkeit unter 0,2 liegen sollte, also über 80 Prozent der entfernten Lymphknoten sollten in der Routinehistologie tumorfrei sein. Hierdurch wird das Prinzip des ausreichenden Sicherheitsabstandes auf die Lymphadenektomie übertragen (Abb. 2). Eine immunhistochemische Aufarbeitung konventionell-lichtmikroskopisch tumorfreier Lymphknoten führt in einem bestimmten Umfang zum Nachweis von Tumorzellen in den Sinus oder der Pulpa der Lymphknoten ohne Stromareaktion. Dieses *Mikroinvolvement* der Lymphknoten stellt beim nodal-negativen Magenkarzinom, beim Ösophaguskarzinom und beim Kolonkarzinom einen eigenständigen prognostischen Faktor dar.

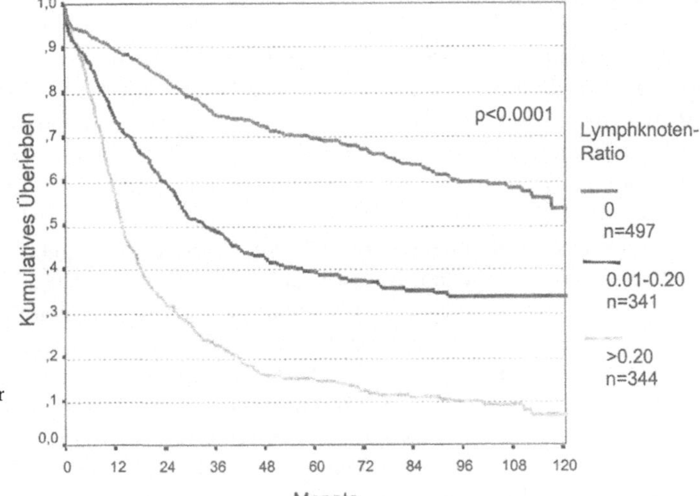

Abb. 2. Deutsche Magenkarzinom-Studie (GGCS '92): Überleben R0-resezierter Patienten in Abhängigkeit von der Lymphknoten-Ratio (Nach Siewert et al., 1998)

Intraoperative Sicherung der Tumorfreiheit

Eine genaueste intraoperative Exploration der zugänglichen anatomischen Regionen soll die lokoregionäre Tumorausdehnung und eine eventuelle Fernmetastasierung erfassen. Zur Exploration der Leber hat sich der intraoperative Ultraschall bewährt. Eine intraoperative Lavage der Bauchhöhle kann freie Tumorzellen ohne makroskopisch erkennbare Peritonealkarzinose nachweisen. Eine Schnellschnittdiagnostik im Bereich der Absetzungsgrenzen des Primärtumors erscheint nur dann sinnvoll, wenn aus dem positiven Tumornachweis Konsequenzen im Sinne einer Resektionserweiterung gezogen werden können. Schnellschnittuntersuchungen im Rahmen der Lymphadenektomie sind im allgemeinen nicht sinnvoll, da das Ausmaß der Lymphadenektomie durch die Topographie vorgegeben ist und eine Erweiterung der Lymphadenektomie in der Regel nicht möglich ist bzw. keinen therapeutischen Einfluß hat. Gegebenenfalls können einzelne repräsentative Lymphknoten distanzierter Kompartimente entfernt werden, um eine Fernmetastasierung in Lymphknoten (M_{LYM}) pathohistologisch sichern zu können.

Rekonstruktion in der onkologischen Chirurgie

Im Vordergrund der Operation steht die radikale Tumorentfernung im Gesunden. Die Rekonstruktion ist diesem Ziel untergeordnet und sollte möglichst einfach und komplikationsarm sein, da postoperative Komplikationen bei onkologischen Eingriffen einen eigenständigen Prognosefaktor für das langfristige Überleben darstellen. Aufwendige Rekonstruktionsverfahren können bei Patienten mit geringem Risikoprofil und guter onkologischer Prognose indiziert sein. Berücksichtigt werden muß auch, daß bestimmte Rekonstruktionsverfahren (z.B. Pouchbildung nach Gastrektomie) erst im mittelfristigen Verlauf für den Patienten Vorteile zeigen, also für Patienten mit nur kurzfristiger Prognose keinen subjektiven Vorteil bringen.

Residualtumorkategorie

Erst nach adäquatem Staging, chirurgischem Eingriff und sorgfältiger pathohistologischer Aufarbeitung ist eine zuverlässige Festlegung der Residualtumorkategorie (R-Kategorie, UICC 1987), dem wichtigsten eigenständigen therapieabhängigen Prognosefaktor onkologischer Chirurgie, möglich. Nur eine R0-Resektion, d. h. die Abwesenheit von mikroskopischem oder makroskopischem Tumorrest, kann als eine *kurative Resektion* bezeichnet werden. Bei mikroskopischem (*R1-Resektion*) oder makroskopischem Tumorrest (*R2-Resektion*) ist im Regelfall von einer *palliativen Resektion* auszugehen. Dabei bezieht sich die Residualtumorkategorie sowohl auf den Primärtumor als auch auf sein lokoregionäres Lymphabflußgebiet. Die Feststellung einer R0-Resektion kann somit nur vom Chirurgen und Pathologen gemeinsam vorgenommen werden. Der Chirurg muß am Ende der Operation nach Exploration des Tumorsitus und Tumorresektion einschließlich Lymphadenektomie eine lokoregionäre makroskopische Tumorfreiheit feststellen. Der Pathologe muß eine mikroskopische Tumorfreiheit in allen 3 Dimensionen nachweisen, also insbesondere bei Hohlorgantumoren nicht nur im Bereich der oralen und aboralen luminalen Resektionsränder, sondern auch im Bereich des Tumorbettes. Dabei ist zur Annahme einer absoluten Residualtumorfreiheit in Abhängigkeit vom histologischen Tumortyp ein luminaler Sicherheitsabstand von 2 bis 10 cm zu fordern, um ein mikroskopisches Tumorwachstum jenseits der Resektionsränder ausschließen zu können. Ein notwendiger Sicherheitsabstand im Bereich des Tumorbettes ist derzeit noch nicht verbindlich festgelegt. Er ist insbesondere abhängig von topographisch-anatomischen Gegebenheiten (z. B. Ösophagus- und Rektumkarzinom). Als Sicherheitsabstand im Tumorbett sind wahrscheinlich mindestens 0,5 cm zu fordern. Eine R1-Resektion, also der Nachweis eines mikroskopischen Tumorrestes, kann nur vom Pathologen festgestellt werden, der Tumor histologisch im Bereich der Resektionsgrenzen nachweisen muß. Die Feststellung einer R2-Resektion, also makroskopisch verbliebenes Resttumorgewebe, ist im Regelfall vom Chirurgen abhängig und sollte wenn immer möglich durch die Biopsie des Resttumorgewebes durch den Pathologen dokumentiert werden.

Kann nach Aufarbeitung eines Präparates festgestellt werden, daß eine lokoregionäre Tumorfreiheit in allen 3 Dimensionen des Primärtumors einschließlich seines Lymphabflußgebietes und unter Einhaltung der zu fordernden Sicherheitsabstände erzielt werden konnte, sollte von einer *absoluten R0-Resektion* gesprochen werden. Bei Erzielung einer Tumorfreiheit mit knappem Sicherheitsabstand sollte die durchgeführte Operation als *relative R0-Resektion* bezeichnet werden.

Da sich die Residualtumorkategorie im Regelfall auf die Primärtumorsituation bezieht, entsteht häufiger die Konstellation einer R0-Resektion des Primärtumors bei bekannten Fernmetastasen, die einer operativen Therapie nicht zugeführt werden können. Hierfür haben sich bezogen auf die Primärtumorsituation im klinischen Alltag der Terminus ‚*lokal R0*‘ und bezogen auf die Gesamttumorlast des Patienten die Bezeichnung ‚*R2-Situation*‘ eingebürgert.

Behandlung von Rezidiven und Metastasen

Die Behandlung von Rezidiven und Metastasen stellt im Regelfall eine palliative Therapiesituation dar. Zunächst bedarf es immer eines exakten Stagings zum Ausschluß oder Nachweis weiterer Tumormanifestationen. Erste Erfahrungen mit dem PET weisen diesem hier eine besondere Sensitivität zu. In der Abwägung operativer und nicht-operativer Therapieoptionen müssen bei dem jeweiligen Patienten zuvor eingesetzte adjuvante oder additive Therapieverfahren exakt erfaßt und berücksichtigt werden. Die häufigste Lokalisation bei soliden gastrointestinalen Tumoren ist das extraluminale Rezidiv, das in den meisten Fällen primär nicht R0-resektabel ist. Erscheint eine onkologisch-chirurgische Behandlung dennoch grundsätzlich möglich, sollten vorwiegend multimodale Therapieprinzipien zur Anwendung kommen. Das chirurgische Vorgehen schließt häufig die Notwendigkeit einer multiviszeralen en bloc-Resektion ein. Daher bedarf es prätherapeutisch einer ausgiebigen diagnostischen Abklärung benachbarter Organe.

Die onkologisch-chirurgische Behandlung von Metastasen ist überwiegend eine Individualentscheidung und bezieht Kriterien wie den Tumortyp und seine spezifische Prognose, das tumorfreie Intervall, postoperative Behandlungsoptionen, die Funktionsreserve des betroffenen Organs und das perioperative Risiko in die Entscheidung mit ein. Während bei Lebermetastasen eines Ösophagus- oder Pankreaskarzinoms aufgrund der tumorspezifischen Prognose in der Regel keine Operationsindikation besteht, werden Leber- und Lungenmetastasen des Kolon- bzw. Rektumkarzinoms u.U. einer operativen Therapie zugeführt. Der Nachweis von Fernmetastasen macht zunächst immer eine Klärung der lokoregionären Tumorsituation notwendig. Aus onkologischer Sicht können Patienten mit 3–4 Lebermetastasen in einem Leberlappen noch von einer Resektion prognostisch profitieren. Grundsätzlich ist über eine palliative oder additive Chemotherapie im Sinne einer lokoregionären oder systemischen Applikation zu entscheiden. Zunehmend werden auch bei Metastasen neoadjuvante Therapiekonzepte verfolgt. Die Frage einer Lebertransplantation bei Lebermetastasen stellt sich in Anbetracht der Knappheit von Spenderorganen nur in Ausnahmefällen bei prognostisch günstigen Verläufen, z.B. Solitärmetastase eines Kolon- oder Rektumkarzinoms nach langem tumorfreien Intervall oder Metastasen eines neuroendokrinen Karzinoms und längerfristiger extrahepatischer Tumorfreiheit.

Tumordebulking

Im Regelfall stellt nur eine R0-Resektion des Primärtumors und des Tumorrezidivs für den Patienten eine Prognoseverbesserung dar. Nahezu alle additiven Therapiemaßnahmen zeigen durch ein vorausgegangenes Tumordebulking keine verbesserte Wirksamkeit. Ausnahmen von dieser grundsätzlichen Auffassung erscheinen nur gerechtfertigt, wenn sich die Tumorerkrankung durch ein belegt effektives additives Therapiekonzept auszeichnet oder spezielle tumorbiologische Faktoren vorliegen.

Typische Beispiele sind das Ovarialkarzinom (siehe Kapitel „Der onkologische Chirurg in Kooperation mit Urologie und Gynäkologie") und das Pseudomyxoma peritonei. Das Behandlungskonzept des Ovarialkarzinoms schließt ein radikales

Tumordebulking mit Peritonektomie ein, da durch die additive Polychemotherapie eine deutliche Prognoseverbesserung erzielt werden kann.

Hochdifferenzierte neuroendokrine Tumoren zeichnen sich durch ein besonders langsames Tumorwachstum bei häufig schwerwiegender klinischer Symptomatik aus. Hier werden auch bei inkompletter Tumorresektion eine deutliche klinische Verbesserung und jahrelange Verläufe beobachtet.

Durch ein ähnlich langsames Wachstum sind auch hochdifferenzierte Weichteiltumoren charakterisiert, durch deren Debulking auch langfristige Verläufe zu beobachten sind.

Palliative Chirurgie

Immer wenn bereits entsprechend dem präoperativen Staging die Möglichkeit einer R0-Resektion nicht gegeben ist oder intraoperativ keine R0-Resektion möglich war, ist eine palliative Behandlungssituation gegeben. Eine fehlende R0-Resektabilität präoperativ sollte immer Anlaß sein, die Indikation zu einem neoadjuvanten Therapiekonzept zu prüfen. Beim Ösophagus-, Magen- und Rektumkarzinom haben sich für die Wirksamkeit dieses Therapieprinzips gute Hinweise ergeben. Die neoadjuvante Therapie des Leberzellkarzinoms wird gerade einer Prüfung unterzogen, bisherige Versuche beim Pankreaskarzinom haben noch experimentellen Charakter. Die Entscheidung zu einer palliativen Chirurgie stellt immer eine Individualentscheidung dar und ist von verschiedenen Einflußfaktoren abhängig. Zum einen sind alle nicht-operativen Behandlungsverfahren alternativ in ihrer Wirksamkeit zu berücksichtigen, zum anderen bestimmt die bisweilen nur durch eine Operation zu beeinflussende Beschwerdesymptomatik des Patienten (u.a. Blutung, Stenose) sowie sein operatives Risiko die Therapieentscheidung. Je geringer die Beschwerdesymptomatik und je größer das operative Risiko einzuschätzen sind, um so eher sollte von einer operativen Maßnahme Abstand genommen werden. Der Einsatz operativer Maßnahmen sollte sich auf komplikationsarme Verfahren beschränken, die eine rasche subjektive Beschwerdebesserung mit frühzeitiger stationärer Entlassung ermöglichen.

Prophylaktische Chirurgie

Mit dem zunehmenden Wissen über präkanzeröse Veränderungen und deren potentiellen Übergang in ein invasives Karzinom sowie der Definition hereditärer molekularbiologischer Tumordispositionen gewinnt der Aspekt einer prophylaktischen Chirurgie große Bedeutung. Eine prophylaktische Operationsindikation ist abhängig von der Wahrscheinlichkeit einer zukünftigen malignen Entartung, dem Umfang der operativen Therapie und der daraus resultierenden funktionellen Einschränkung. Das Ausmaß der chirurgischen Therapie (radikale onkologische Resektion mit Lymphadenektomie versus limitierte Resektion) muß berücksichtigen, mit welcher Wahrscheinlichkeit zum Operationszeitpunkt doch bereits eine zuvor nicht diagnostizierte maligne Entartung vorliegen könnte oder im weiteren Verlauf Zweitkarzinome im Restorgan zu erwarten sind. So kann eine schwere Dysplasie in einem Barrett-Ösophagus die Indikation zu einer limitierten Resektion des ösophagogastralen

Überganges mit Dünndarminterposition ergeben (im Gegensatz zu einer subtotalen Ösophagektomie mit Magenhochzug beim manifesten fortgeschrittenen Karzinom). Das Adenom der Papilla Vateri wird in Abhängigkeit von der Größe, dem Dysplasiegrad und einer eventuellen Voroperation durch eine limitierte Papillenresektion oder eine Pankreaskopfresektion behandelt. Hier liegen häufig bereits Papillenkarzinome vor, die einer sicheren präoperativen Diagnose nicht immer zugänglich sind. Der langjährige Verlauf einer Colitis ulcerosa (25 %iges Karzinomrisiko nach 20 Jahren) kann unter bestimmten Umständen insbesondere bei Nachweis schwerer Dysplasien eine prophylaktische Operationsindikation im Sinne einer totalen Kolektomie mit Proktomukosektomie und ileoanaler Pouchanastomose darstellen. Durch die komplette Schleimhautentfernung wird die Möglichkeit einer ubiquitären Karzinomentstehung berücksichtigt. Die *‚Familiäre Adenomatöse Polyposis‘ (FAP)* geht mit einem nahezu 100 %igen Karzinomrisiko bis zum dritten Lebensjahrzehnt einher. In einer großen Anzahl der Familien ist eine prädiktive molekulare Diagnostik der Erkrankung möglich, die auch klinisch an der Manifestation der Kolonpolypen verfolgt werden kann. Im Regelfall wird eine totale Kolektomie mit Proktomukosektomie und ileoanaler Pouchanastomose ab dem 20. Lebensjahr empfohlen. Auch das *‚Hereditäre Nicht-Polypöse Colorektale Carcinom‘ (HNPCC)* kann bei ungefähr 50 % der betroffenen Familien molekularbiologisch definiert und innerhalb der Familie prädiktiv diagnostiziert werden. Das Risiko für die Entstehung eines metachronen Kolon-/Rektumkarzinom beträgt innerhalb von 15 Jahren 70 %. Da 70 % der Tumoren im rechten Hemikolon bis zur linken Flexur lokalisiert sind, wird bei der Resektion eines rechtsseitigen Kolonkarzinoms in HNPCC-Patienten eine erweiterte rechtsseitige Hemikolektomie empfohlen. Eine prophylaktische Chirurgie in diesem Sinne wäre ggf. bei Nachweis mehrerer Polypen im Rahmen eines HNPCC-Syndroms gerechtfertigt.

Onkologische Chirurgie: Stellenwert und Ausblick

Die onkologische Chirurgie hat sich von älteren mechanistischen Vorstellungen gelöst und tumorbiologische Erkenntnisse in operative Strategien umgesetzt. Sie ist ein primär interdisziplinär agierendes Fach mit der Erkenntnis, daß die onkologisch-chirurgische Behandlung des Patienten weder mit der Tumorresektion beginnt noch aufhört. Die Erkenntnis, daß nur eine R0-Resektion für den Patienten von prognostischem Vorteil ist, hat zu einer Erweiterung der Radikalität und zu einer Abnahme palliativer Resektionen geführt.

Der Nachweis freier Tumorzellen in Körperhöhlen, im Blut und im Knochenmark wird zu einer weiteren Präzisierung des Begriffes der R0-Resektion führen, sobald die biologische Wertigkeit dieser Tumorzellen evaluiert worden ist. In der Folge werden neue additive Therapiestrategien molekularbiologischer, immunologischer und gentherapeutischer Art diese Resttumorlast nach chirurgischer Therapie zum Ziel haben.

In wissenschaftlicher Hinsicht hat die onkologische Chirurgie ihren Blick auch auf die Suche nach molekularbiologischen Strategien der Erkennung von prämalignen und frühen malignen Veränderungen gerichtet. Hierdurch könnten zukünftig das Radikalitätsausmaß beeinflußt und auch prophylaktische onkologisch-chirurgische

Maßnahmen zur Anwendung kommen. Im Rahmen einer solchen Chirurgie mit deutlich verbesserter Prognose gewinnt die Lebensqualität bestimmter rekonstruktiver Maßnahmen einen neuen wissenschaftlichen und klinischen Stellenwert.

Weiterführende Literatur

Böttcher K, Siewert JR, Roder JD, Busch R, Hermanek P, Meyer HJ (1994) Risiko der chirurgischen Therapie des Magencarcinoms in Deutschland. Ergebnisse der Deutschen Magencarcinom-Studie 1992. Deutsche Magencarcinom-Studiengruppe (GGCS '92). Chirurg 65: 298–306

Fink U, Stein HJ, Siewert JR (1998) Multimodale Therapie bei Tumoren des oberen Gastrointestinaltrakts. Chirurg 69: 349–359

Hermanek P, Gospodarowicz MK, Henson DE, Hutter RVP, Sobin LH (1995) Prognostic factors in cancer. (Editors) Springer-Verlag, Berlin Heidelberg New York

Hermanek P (1995) pTNM and residual tumor classification: problems of assessment and prognostic significance. World J Surg 19: 184–190

Hermanek P, Wiebelt H, Staimmer D, Riedl S (1995) Prognostic factors of rectum carcinoma-experience of the German Multicentre Study SGCRC. German Study Group Colo-Rectal Carcinoma. Tumori 81: 60–64

Hermanek P, Jr, Wiebelt H, Riedl S, Staimmer D, Hermanek P (1994) Langzeitergebnisse der chirurgischen Therapie des Coloncarcinoms. Ergebnisse der Studiengruppe Kolorektales Karzinom (SGKRK). Chirurg 65: 287–297

Jänicke F, Schattenmann G, Kuhn W, Graeff H, Siewert JR (1994) Sekundare Debulking-Operation beim Ovarialcarcinom. Chirurg 65: 10–17

Kestlmeier R, Busch R, Fellbaum C, Böttcher K, Reich U, Siewert JR, Höfler H (1997) Häufigkeit und prognostische Bedeutung von epitheloidzelligen Reaktionen und Mikrokarzinosen in den regionären Lymphknoten beim Magenkarzinom. Pathologe 18: 124–130

Molls M, Fink U (1994) Perioperative radiotherapy +/- chemotherapy in rectal cancer. Ann Oncol 5 Suppl 3: 105–113

Möslein G, Zoedler T, Buhre A, Mosny D, Röher H-D (1994) Perspektiven einer präventiven Chirurgie hereditärer kolorektaler Karzinome. Akt Chir 29: 169–173

Nekarda H, Geß, C, Stark, M, Mueller, JD, Fink, U, Schenck, U, Siewert JR (1999) Immunocytochemically detected free peritoneal tumour cells (FPTC) are a strong prognostic factor in gastric carcinoma. Br J Cancer 1999; 79: 611–619

Roder JD, Busch R, Stein HJ, Fink U, Siewert JR (1994) Ratio of invaded to removed lymph nodes as a predictor of survival in squamous cell carcinoma of the oesophagus. Br J Surg 81: 410–413

Roder JD, Böttcher K, Busch R, Hermanek P, Meyer HJ, Siewert JR (1993) Prognostic factors in gastric carcinoma: results of the German gastric carcinoma study group (GGCS) 1992. Cancer 72: 2089–2097

Roder JD, Stein HJ, Eckel F, Herschbach P, Henrich G, Böttcher K, Busch R, Siewert JR (1996) Vergleich der Lebensqualitat nach subtotaler und totaler Gastrektomie beim Magenkarzinom. Dtsch Med Wochenschr 121: 543–549

Siewert JR, Böttcher K, Stein HJ, Roder JD (1998) Relevant prognostic factors in gastric cancer: 10 years results of the German cancer study group. Ann Surg 228/4: 449–461

Sobin LH, Wittekind Ch (1997) TNM Classification of malignant tumours. (Editors) Wiley-Liss, New York

1.8.3 Postoperatives Management/Sepsis

H. Bartels und B. Holzmann

Einleitung

Intensivüberwachung und Therapie werden im Rahmen der Viszeralchirurgie vor allem zur Absicherung des postoperativen Verlaufs nach großen chirurgischen Eingriffen (z. B. Ösophagektomie, Multiviszeralresektion, Lebertransplantation) benötigt. Unverzichtbarer Bestandteil ist dabei das Monitoring vitaler Organfunktionen, die ggfs. durch Maßnahmen der Intensivmedizin (z. B. Nachbeatmung, Kreislauftherapie, extrakorporale Ersatzverfahren) unterstützt werden müssen. Es gilt die schwere Belastung des Patienten durch Operation und Anästhesie *schnellstmöglich* überwinden zu helfen und damit die Voraussetzung für ein erfolgreiches Gelingen des Eingriffes zu schaffen.

Die eigentliche chirurgische Aufgabe ist die Überwachung des Operationssitus. Heute sind die Hauptursachen für postoperative Morbidität und Mortalität chirurgische (OP-bedingte) Komplikationen. Ziel dieser Überwachungsmaßnahmen ist es, Störungen im postoperativen Verlauf *frühestmöglich* zu erfassen und als Konsequenz daraus diagnostische Maßnahmen einzuleiten, bevor sekundäres Organversagen auf die bereits eingetretene (septische) Katastrophe hinweisen, die dann möglicherweise nicht mehr erfolgreich therapiert werden kann.

Intensivüberwachung und Therapie

Das postoperative Management hat grundsätzlich die Risikosituation des Patienten (siehe Kapitel 1.8.1), Ausmaß und Dauer der Operation und eingriffsspezifische Besonderheiten mit den sich daraus ergebenden möglichen Veränderungen und Komplikationen zu berücksichtigen. Dementsprechend werden Überwachungsmaßnahmen zur Kontrolle der Vitalfunktionen und des Operationssitus erforderlich.

Überwachung der Vitalfunktionen

Nach großen chirurgischen Eingriffen sind in der Regel die vitalen Organfunktionen des Patienten unmittelbar postoperativ in bedrohlichem Umfang gestört. So ist die Atemmechanik im Sinne einer restriktiven Ventilationsstörung verändert und die Beweglichkeit von Thorax und Zwerchfell ist lagerungs- und schmerzbedingt eingeschränkt. Häufige Ursachen für Herz-Kreislauf-Instabilität sind Restwirkung von Anästhetika (negativ inotrope Wirkung), Tachykardie (Hypovolämie, Rhythmusstörung), Schmerz, Agitation, Kältezittern (erhöhter Sauerstoffverbrauch) und Imba-

Tabelle 1. Überwachungsmaßnahmen nach großen viszeralchirurgischen Eingriffen

Vitalfunktionen	
pulmonal	BGA, Pulsoxymetrie, Rö-Thorax, Atemgeräusche, Atemmechanik (Respirator-Überwachung)
kardiovaskulär	Puls, EKG, hämodynamisches Monitoring
hepatorenal	Urinausscheidung/h, Aminopyrin-Atemtest (APT)
metabolisch	Körpertemperatur, Lactat, BE u. a.
Labor	BB, Gerinnung, E-Lyte, Hst, Kreatinin, CK, GOT, GPT, Bilirubin, AP
Operationssitus	
Wiederholte klinische	(Abdomen, Thorax, Bewußtseinslage)
Untersuchungen	Endoskopie, Ultraschall, Sonographie (ERCP)
	Wundkontrolle, Peristaltik, Magensonde, Sekret aus Drainagen u. a.

lanzen im Säure-Basen- und Wasser-Elektrolyt-Haushalt. Die Niere ist postoperativ Zielscheibe einer Reihe von neuroendokrinen Reaktionen mit negativer Rückwirkung auf die glomeruläre und tubuläre Funktion.

Die entsprechenden Überwachungsmaßnahmen sind in Tabelle 1 zusammengefaßt. Kommen zur Unterstützung und Aufrechterhaltung der gestörten Funktionen invasive Verfahren der Intensivmedizin zur Anwendung (z. B. Beatmung, Volumentherapie, Kardiaka, extrakorporale Ersatzverfahren), beinhaltet das Organmonitoring auch immer gleichzeitig die Kontrolle der jeweils durchgeführten Therapie.

Vorrangiges Ziel im postoperativen Management ist die Vermeidung von Hypoxämie- und Hypotoniephasen. Eine kontrollierte Aufwärmphase in Kombination mit ausreichender analgetischer Therapie hilft die Streßantwort zu minimieren. Für die postoperative Nachbeatmung gilt, daß zur Vermeidung von Sekundärkomplikationen (z. B. Pneumonie, Thrombose, Decubitus) der Patient *schnellstmöglich* auf assistierte Beatmungsformen und Spontanatmung zurückgeführt wird. Beim extubierten Patienten müssen alle Möglichkeiten der physikalischen Therapie (z. B. Bronchoskopie, Lagerungsmaßnahmen, Mobilisation) mit dem Ziel einer effektiven Bronchialtoilette zur Anwendung kommen. Die Infusionstherapie hat zur Aufrechterhaltung einer ausreichenden Nierenfunktion den Basisbedarf an Wasser und Elektrolyten, den Korrekturbedarf bei eingetretenen Verlusten und darüber hinaus Ernährungsregime (z. B. Kohlenhydrate, Fette, Eiweiß) zu berücksichtigen, die dem jeweiligen Ausmaß der Katabolie angepaßt sind.

Überwachung des Operationssitus

Bei der Überwachung des Operationssitus kommt der wiederholten physikalischen Untersuchung und Befunderhebung eine zentrale Bedeutung zu (Tabelle 1). So können durch *Inspektion, Palpation* und *Auskultation* sehr einfach Nachblutung, Wundkontrolle, Abwehrspannung, Schmerzlokalisation, Distension des Abdomens, Paralyse, Peristaltik, Atemfrequenz, Atemmechanik, Hautemphysem, Hydratationszustand, Venenfüllung u. a. erfaßt werden. Darüber hinaus ist der Patient regelmäßig hinsichtlich seiner Bewußtseinslage, Kooperationsfähigkeit und Belastbarkeit in Rehabilitationsphasen zu beurteilen.

Die Menge und Zusammensetzung von *Drainagesekreten* muß immer wieder überprüft werden (cave: Dislokation der Drainagen, Verstopfung durch Koagel). Dabei geben laborchemische Analysen Hinweise auf pathologische Veränderungen wie Nachblutung (Hb), intestinale Leckage (Alpha-Amylase), oder Gallefistel (Bilirubin). Nach hepatobiliären Eingriffen ist die *Gallesekretion* neben dem Transaminasenverlauf und Aminopyrin-Atemtest (APT) ein entscheidender Parameter zur Beurteilung der Leberfunktion. Ein gesteigerter Reflux über die Magensonde läßt intestinale Motilitätsstörungen erfassen und kann in seltenen Fällen bei blutigem Reflux beweisend für eine intraluminale Blutung sein.

Die *Sonographie* steht weiterhin im Mittelpunkt der Überwachung des operierten Abdomens und erlaubt Beurteilung und Verlaufskontrolle von Veränderungen an parenchymatösen Organen (z. B. Leberhämatom, Milzläsion) und macht intraabdominelle und intrathorakale Flüssigkeitsansammlungen sichtbar. Die Differenzierung dieser Flüssigkeit (z. B. Blut, Erguß, Aszites, Intestinalinhalt) gelingt mit schallgezielter Feinnadelpunktion.

Die *Röntgen-Thorax-Aufnahme* kann neben der Beurteilung von Herz und Lunge Zusatzinformationen liefern, wie Zwerchfellhochstand, Mediastinalemphysem, Erguß, Pneumothorax oder Überblähung des Interpositionsorgans nach Ösophagusresektion. Spezielle Fragestellungen lassen sich *angiographisch* bzw. *duplexsonographisch* (z. B. Leberdurchblutung), endoskopisch bei sehr proximaler oder distaler Lokalisation von Anastomosen (z. B. Interponatdurchblutung, Anastomosenüberprüfung) oder *bronchoskopisch* nach trachealwandnaher Resektion (z. B. Trachealläsion) überprüfen.

Bei klinisch nicht eindeutigen Situationen müssen die Untersuchungen und Analysen in kurzen Zeitabständen wiederholt werden. Nur so lassen sich Veränderungen rasch erfassen und objektivieren. Häufig liefern Zusatzinformationen wie Temperaturverlauf, metabolische Azidose, aktuelle Stoffwechselsituation (z. B. gesteigerter Insulinbedarf), Kreislaufinstabilität oder Oligurie/Anurie entscheidende Hinweise. Insofern ist die Kontrolle von Vitalfunktionen und Operationssitus nicht voneinander zu trennen und sollte im Idealfall in der Verantwortlichkeit eines erfahrenen Chirurgen liegen. Der Chirurg weiß – in Kenntnis des vorangegangenen Eingriffs – welche Komplikationen auftreten können, wann sie zu erwarten sind und wie gegebenenfalls am besten diagnostisch vorgegangen werden muß.

Postoperative Komplikationen

Die postoperative Komplikation stellt nicht „eo ipso" ein Problem dar. Probleme entstehen erst aus dem Umgang mit der Komplikation. D. h. treten im postoperativen Verlauf Störungen auf, muß diesen konsequent nachgegangen und eine zielgerichtete Diagnostik zum frühestmöglichen Zeitpunkt eingeleitet werden.

Symptome postoperativer Komplikationen

Das Vorliegen einer Komplikation wird wahrscheinlich bei jedem Abweichen vom erwarteten (normalen) postoperativen Verlauf. Dazu gehören u. a.:

* laborchemische Veränderungen (z. B. Leukozytose, Leukozytopenie, Thrombozytopenie, Anstieg der Retentionswerte, Hyperbilirubinämie)
* Störungen der Vitalfunktionen (z. B. kardiopulmonale Funktion, hepatorenale Funktion), für die es vordergründig keine andere Erklärung gibt

- Änderung der Bewußtseinslage des Patienten (z. B. Apathie, Unruhe, Verwirrtheit) und seiner Belastbarkeit in Rehabilitationsphasen
- Fieber, Veränderung in Drainageflüssigkeiten, pathologisches Wundsekret, Darmparalyse, sonographischer Nachweis intraabdomineller Flüssigkeitsretention u. a.

Das Auftreten dieser Symptome – einzeln oder in Kombination – muß bei entsprechender Beurteilung durch den erfahrenen Chirurgen Anlaß für eine zielgerichtete Diagnostik sein.

Inzidenz und Prävalenz der Komplikationen

Voraussetzung für eine zielgerichtete Diagnostik ist die Kenntnis der Inzidenz von Komplikationen (welche Komplikationen sind häufig, welche sind selten?) und dem typischen Zeitpunkt ihres Auftretens.

Eigene Untersuchungen haben gezeigt, daß nach großen und größten viszeralchirurgischen Eingriffen in ca. 10 % der Fälle früh-postoperative Komplikationen auftreten (Abb. 1). Bei nur 15,5 % dieser Komplikationen handelt es sich um allgemeine Komplikationen (z. B. respiratorische-, kardiovaskuläre Komplikationen) bei regelrechtem OP-Situs. In 84,5 % liegen OP-bedingte (chirurgische) Komplikationen vor. Dabei stehen zahlenmäßig die abdominelle Sepsis (72 %) und die postoperative Nachblutung (18 %) im Vordergrund. Häufigste auslösende Ursache für die abdominelle Sepsis ist in 63 % eine Anastomoseninsuffizienz. Die Untersuchungen haben weiterhin gezeigt, daß die Nachblutung überwiegend eine Komplikation der ersten 48 Stunden ist. Die abdominelle Sepsis hat ihre Prädilektionstermine am 7. und 13. postoperativen Tag.

Bei einem gestörten postoperativen Verlauf ist somit immer und zuerst an eine OP-bedingte (chirurgische) Komplikation zu denken. Damit steht die Suche nach der chirurgischen Komplikation im Vordergrund. Zielgerichtete Diagnostik bedeutet zunächst immer die Kontrolle des OP-Situs und danach erst die Kontrolle benachbarter Strukturen.

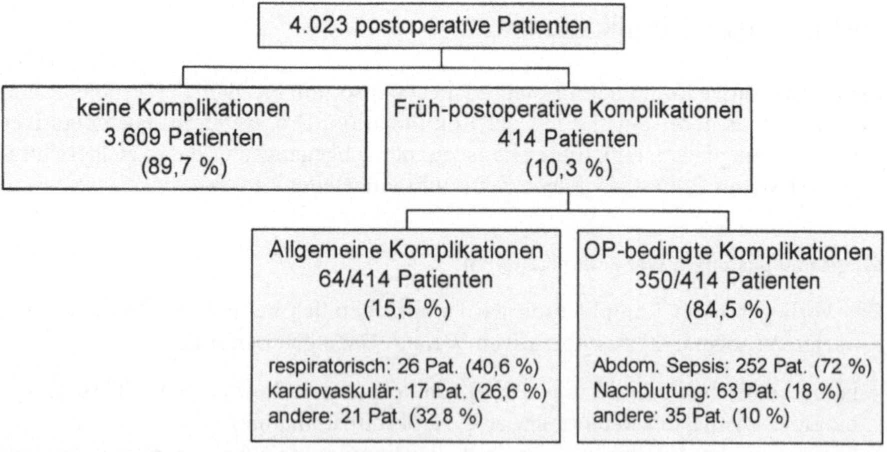

Abb. 1. Häufigkeit und Ursache früh-postoperativer Komplikationen nach großen Eingriffen (7/92 – 6/98/TU München)

Zielgerichtete Diagnostik

Die entsprechenden Untersuchungsmethoden sind in folgender Übersicht zusammengestellt.

Zielgerichtete Diagnostik bei postoperativen Komplikationen
- klinische Beurteilung
- Sekret aus Drainagen (Intestinalsekret?)
- Reflux aus Magensonde (intestinale Motilität?)
- Ultraschall (Flüssigkeitsnachweis?)
- Endoskopie (Bronchoskopie), (Vitalität?, Fistel?)
- Anastomosenkontrolle mit wasserlöslichem Kontrastmittel
- Computertomographie (Flüssigkeitsnachweis?)
- spez. Diagnostik (Angiographie, ERCP, Scan)
- diagnostische Relaparotomie

Mit der Analyse der Drainagesekrete lassen sich extraluminale Blutungen und intestinale Fisteln (z.B. Anastomoseninsuffizienz) nachweisen. Die Sonographie macht intraabdominelle Flüssigkeitsretentionen sichtbar. Endoskopisch kann die Vitalität einer Anastomose bzw. eines Interponates beurteilt und eine Insuffizienz bewiesen, aber niemals ausgeschlossen werden. Das gleiche gilt für die Anastomosenkontrolle mit wasserlöslichem Kontrastmittel. Diese Verfahren können bettseitig durchgeführt werden.

Untersuchungsverfahren außerhalb der Intensivstation sind die Computertomographie – mit der gleichen Fragestellung wie die Sonographie- und bei speziellen Indikationen die Angiographie und ERCP. Können alle genannten Methoden bei dem dringenden Verdacht auf abdominelle Sepsis kein Ergebnis einbringen, muß diagnostisch relaparotomiert werden.

Welche diagnostischen Prinzipien eingesetzt werden, richtet sich nach dem vorangegangenen Eingriff (Anastomosen?). Grundsätzlich bieten bettseitige Untersuchungsverfahren den Vorteil, daß sie einfach durchführbar sind, beliebig oft wiederholt werden können und eine rasche Information liefern. Damit entfällt der häufig aufwendige und risikoreiche Transport in Diagnoseeinheiten mit den Schwierigkeiten, Überwachung und Therapie des kritisch Kranken kontinuierlich weiterführen zu können. Diese Überlegungen dürfen aber nicht dazu führen, daß notwendige Diagnostik unterbleibt, nur weil sie außerhalb der Intensivstation durchgeführt werden muß. In jedem Fall sollte aber die therapeutische Konsequenz, die sich ergibt, in einem vernünftigen Verhältnis zum Aufwand und zur Invasivität des jeweiligen Untersuchungsverfahrens stehen.

Postoperative Sepsis

Die postoperative Sepsis stellt heute die schwerste Belastung des postoperativen Verlaufs dar und ist die Hauptursache für postoperative Morbidität und Letalität. Als mögliche Auslöser kommen Probleme bei der Rekonstruktion der intestinalen Pas-

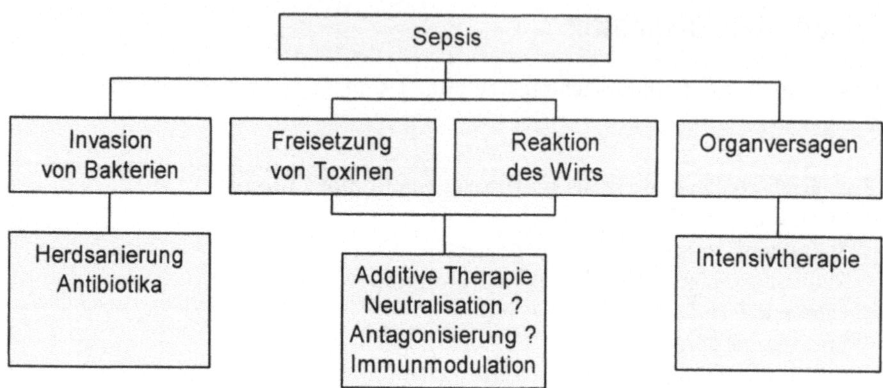

Abb. 2. Prinzipien der Sepsistherapie

sage, eine Fistelbildung nach Resektion parenchymatöser Organe oder auch notwendiger Rahmenbedingungen der Intensivmedizin (z. B. Beatmung, Katheter) in Frage.

Die Therapiekonzepte bei der Sepsis sind heute klar definiert. Sie umfassen die Ausschaltung der Infektionsquelle (Herdsanierung), Antibiotikatherapie und Intensivmedizin. Das wissenschaftliche und klinische Verständnis der Sepsis hat sich aber in den letzten Jahren dahingehend geändert, daß nicht die mikrobielle Invasion und direkte Schädigung durch Keime die Hauptproblematik darstellen, sondern vielmehr die Reaktion des Wirts auf die Infektion.

Ziel der körpereigenen Abwehrmechanismen ist die Elimination von Mikroorganismen und deren Toxine. Der Organismus kann aber die Kontrolle über seine eigenen Abwehrmechanismen verlieren, so daß Zytokine und Mediatoren ungesteuert freigesetzt werden und ihre schädigende Wirkung gegen körpereigene Strukturen richten. Damit werden neben den etablierten Prinzipien der Sepsistherapie (Herdsanierung, Antibiotika, Intensivmedizin) additive Behandlungsstrategien erforderlich (Abb. 2).

Chirurgische Herdsanierung

Die eigentliche Kausaltherapie bei intraabdominellen Infektionen ist die chirurgische Ausschaltung der Infektionsquelle (Herdsanierung). Nur wenn die primäre Infektionsquelle ausgeschaltet ist, kann eine permanente Reinfektion der Bauchhöhle und damit generalisierte Sepsis unterbrochen werden. Die Technik der Herdsanierung stützt sich – in Abhängigkeit von der jeweiligen Lokalisation der Infektionsquelle – auf die Grundprinzipien: Exzision und Übernähung, Drainageableitung, Extraperitonealisierung (Compartmentbildung) und Resektion mit und ohne Anastomose. Bei hohem Verschmutzungsgrad der Bauchhöhle muß im Rahmen von programmierten Relaparotomien eine chirurgische Folgetherapie mit Spülungen und Debridements angeschlossen werden (Therapie der existierenden Peritonitis).

Die sonographisch oder CT-gezielte perkutane Abszeßdrainage hat sich als interventionelle Therapie postoperativer septischer Komplikationen etabliert. Die Erfolgsrate, definiert als suffiziente Abszeßdrainage ohne nachfolgende chirurgische Reintervention, liegt in der eigenen Erfahrung bei über 80 %. Technisch schwierig ist aber weiterhin die Herdsanierung bei hohen intestinalen Fisteln (Drainageableitung über intraluminale Sonden kombiniert mit thorakalen und abdominellen Zieldrainagen) und bei Problemen im rechten Oberbauch (z.B. Duodenalstumpfinsuffizienz).

Antibiotikatherapie

Zugleich mit der chirurgischen Herdsanierung muß eine rationale Antibiotikatherapie durchgeführt werden. Gefordert ist heute ein frühzeitiger kalkulierter Beginn mit Erfassung des gesamten möglichen Erregerspektrums (Infektionsprotokolle!), eine initial hohe Wirkintensität und sekundär – sobald Antibiogramme vorliegen – das Umsteigen auf eine gezielte Behandlung mit schmalerem Wirkungsspektrum (Deeskalationstherapie).

Intensivmedizin

Die dritte Säule der Sepsistherapie ist die Intensivmedizin entsprechend heute gültigen Richtlinien. Die Intensivtherapie ist dabei nicht nur eine notwendige Unterstützung für aufwendige chirurgische Therapieverfahren (z.B. programmierte Relaparotomie), sondern sie ist geradezu die Voraussetzung dafür. Sie hat rein symptomatischen Charakter. Bei Vorliegen eines Multiorganversagens wird die Addition einzelner Behandlungsmaßnahmen erforderlich, die sich gegen die jeweils aktuellen Störungen richten.

Die chirurgische Herdsanierung ist der entscheidende Prognosefaktor. Bei erfolgreicher Herdsanierung überleben 90% der Patienten. Gelingt die Herdsanierung nicht, ist die Sepsis mit einer Letalität von 100% belastet. Von entscheidender Bedeutung ist auch der Zeitpunkt der Herdsanierung. Gelingt sie bereits bei der ersten Reoperation wegen Peritonitis, beträgt die Letalität nur 6%. Gelingt sie aber nach verzögertem Therapiebeginn erst im Laufe weiterer Folgeoperationen, steigt die Letalität exponentiell an. Dies unterstreicht die Forderung, Störungen im postoperativen Verlauf frühzeitig zu erfassen und entsprechende Konsequenzen einzuleiten.

Im eigenen Krankengut sind aber trotz erfolgreicher Herdsanierung – in Kombination mit Antibiotikatherapie und Intensivmedizin – 10% der Patienten mit intraabdominellen Infektionen an Sepsis und Sepsisfolgen verstorben. Diese Patienten sind die eigentliche Zielgruppe in der Chirurgie, die von einer additiven Sepsistherapie profitieren könnten.

Additive Sepsistherapie

Therapieansätze, die die Sepsis ausschließlich als übersteigerte Entzündungsreaktion ansehen und deren protrahierten Verlauf mit Endotoxinneutralisation, spezifischen Antikörpern gegen Mediatoren, antiinflammatorischen Substanzen, Rezeptorantagonisten u.a. zu beeinflussen versuchen, haben in der klinischen Anwendung ausnahmslos enttäuscht. Dies macht deutlich, daß das Wechselspiel von mikrobiellen Faktoren und Wirt-Mediator-Systemen noch unvollständig verstanden ist.

Die Sepsis muß heute als heterogenes Krankheitsbild angesehen werden, deren Vielfalt durch die klinische Ausgangssituation des Patienten ebenso wie durch die

Abwehrlage des Immunstatus vor Beginn der Sepsis und immunologischen Reaktionsform während der Sepsis bedingt ist.

Es wird immer deutlicher, daß neben der protrahierten Aktivierung von Entzündungsreaktionen auch antiinflammatorische Reaktionen (Immunsuppression) bis hin zur Immunparalyse eine Rolle spielen können. Geht im Verlauf der Sepsis die Balance zwischen pro- und antiinflammatorischen Reaktionen verloren und überwiegt die Immunsuppression, schaden wir möglicherweise dem Patienten, wenn wir durch eine zusätzliche entzündungshemmende Therapie sein Abwehrpotential „down regulieren". Vielmehr würde sich bei dieser Ausgangssituation eine Immunstimulation (z. B. IFN-Gamma) zur Steigerung der Infektabwehr anbieten.

Derartig neue immunologische Therapiestrategien, mit dem Ziel, die Prognose der septischen Komplikation zu verbessern, werden z. Zt. in der eigenen Klinik entwickelt (Klinische Forschergruppe: Immunsuppression und postoperative Sepsis).

Zusammenfassung

Unverzichtbarer Bestandteil zur Absicherung des postoperativen Verlaufs ist das Monitoring vitaler Organfunkionen und die Überwachung des OP-Situs. Es gilt, Störungen im postoperativen Verlauf zum frühestmöglichen Zeitpunkt zu erfassen und eine zielgerichtete Diagnostik einzuleiten.

Im selektionierten Krankengut einer Chirurgischen Universitätsklinik entwickeln ca. 10 % aller Patienten nach großen und größten chirurgischen Eingriffen postoperative Komplikationen. In 85 % der Fälle handelt es sich dabei um OP-bedingte (chirurgische) Komplikationen, zahlenmäßig ist die abdominelle Sepsis führend. Damit ist bei einem gestörten postoperativen Verlauf immer und zuerst an eine chirurgische Komplikation zu denken. Zielgerichtete Diagnostik bedeutet Kontrolle des OP-Situs und Kontrolle benachbarter Strukturen.

Die abdominelle Sepsis stellt die schwerste Belastung des postoperativen Verlaufs dar und ist heute die Hauptursache für postoperative Morbidität und Mortalität. Als etablierte Therapieprinzipien gelten die chirurgische Herdsanierung, Antibiotikatherapie und Intensivmedizin.

Die *frühzeitige* chirurgische Herdsanierung ist weiterhin der entscheidende Prognosefaktor. Additive Therapieansätze, mit dem Ziel, die überschießende Entzündungsreaktion bei der Sepsis zu beeinflussen, sind bisher gescheitert. Neue immunologische Behandlungsstrategien, die den Aspekt der Immunsuppresion vor Beginn der Sepsis und im Verlauf der Sepsis berücksichtigen, werden z. Zt. in der eigenen Klinik entwickelt.

Weiterführende Literatur

Bartels H, Siewert JR (1995) Therapie des septischen Multiorganversagens was ist klinisch gesichert? Langenbecks Arch Chir Suppl II: 94–97
Bartels H, Theisen J, Berger H, Siewert JR (1997) Interventionelle Therapie des intraabdominellen Abszesses: Ergebnisse und Grenzen. Langebecks Arch Chir Suppl II: 956–959
Bartels H, Siewert JR (1998) Postoperative Therapie. In: Siewert (Hrsg) Chirurgie, 6. Auflage, Springer S 56–62

Bartels H, Siewert JR (1990) Postoperativer Verlauf und seine Störungen. In: Siewert JR, Harder F, Allgöwer M, Blum AL, Creutzfeldt W, Hollender LF, Peiper HJ (Hrsg) Chirurgische Gastroenterologie, 2. Auflage, Springer Berlin Heidelberg New York S 363–382

Bartels H, Stadler J, Barthlen W, Miedtke T, Siewert JR (1994) Ursachen des Organversagens bei Sepsis. Zentrbl Chir 119: 168–174

Bartels H, Siewert JR (1994) Peritonitis. In: Lavin P (Hrsg). Praxis der Intensivmedizin. 6. Auflage, Thieme, Stuttgart S 943–949

Bartels H, Siewert JR (1994) Operative Strategie bei septischen Komplikationen im Abdomen. Chir Gastroenterologie 10: 20–26

Bartels H, Stein HJ, Siewert JR (1998) Tracheobronchial Lesions following oesophagectomy: prevalence, predisposing factors and outcome. British Journal of Surgery 85: 403–406

Bartels H, Stein HJ, Siewert JR (1998) Preoperative risk and postoperative morbidity of oesophagectomy for resectable oesophageal cancer. British Journal of Surgery 85: 840–844

Bartels H, Stein HJ, Schömig A, Siewert JR (1998) Risikoerfassung. Chirurg 68: 654–661

Bartels H, Siewert JR (1996) Technik und Stellenwert der Herdsanierung bei der Peritonitis. In: Köckerling F, Hohenberger W, Teichmann W (Hrsg) Intraabdominelle Infektionen. Johann Ambrosius Barth, Leibzig, S 163–168

Heusler T, Heidecke CD, Hecker H, Heeg K, Bartels H, Zantl N, Wagner H, Siewert JR, Holzmann B (1998) Increased Susceptability to Postoperative Sepsis in Patients with Impaired Monocyte IL-12 Production. Journal of Immunology 161: 2655–2659

Stadler J, Heidecke CD, Bartels H, Holzmann B, Wagner H, Siewert JR (1995) Immunsuppression und Sepsis. Chirurg 66: 11–17

1.8.4 Stellenwert der minimal-invasiven Chirurgie im kurativen Therapiekonzept

H. Feussner und H.J. Stein

Der potentielle Vorteil minimal-invasiver Operationstechniken bei der Behandlung gastrointestinaler Tumoren liegt in der Verringerung des Zugangstraumas und damit der Verbesserung des Patientenkomforts (postoperativer Schmerz, Immobilisation, Hospitalisationsdauer, kosmetisches Ergebnis). Die Bemühungen, das Eingriffstrauma weiter zu reduzieren, sind prinzipiell sinnvoll und müssen in der Chirurgie zukünftig zweifellos noch stärker als bisher Beachtung finden.

In der Tumorchirurgie sind hier jedoch Kollisionen mit dem Primärziel der größtmöglichen Radikalität, die allein die Prognoseverbesserung garantieren kann, unvermeidlich. Der an sich erstrebenswerte Einsatz minimal-invasiver Operationstechniken in der Tumorchirurgie wird somit durch die bereits fest etablierten Forderungen der onkologischen Chirurgie limitiert. Wir haben diese Forderungen bereits einmal zu Beginn der „laparoskopischen Ära" formuliert und zum damaligen Zeitpunkt noch keine Rechtfertigung gesehen, minimal-invasive Operationsverfahren bei potentiell kurativ behandelbaren Malignomen einzusetzen. Inzwischen konnten zweifellos erhebliche technisch-instrumentelle Verbesserungen erzielt werden. Der Versuch, den Stellenwert der minimal-invasiven Tumorchirurgie zu skizzieren, kann deshalb nur eine Momentaufnahme liefern. Bei dem Ansatz, auch in die Zukunft zu extrapolieren, müssen selbstverständlich die auch weiterhin gültigen prinzipiellen Forderungen der onkologischen Chirurgie berücksichtigt werden.

Resektion des Primärtumors im Gesunden

Die lokale Resektion des Primärtumors im Gesunden mit ausreichenden Sicherheitsabständen (R0-Resektion) ist die conditio sine qua non der onkologischen Chirurgie. Prinzipiell kann dieses Ziel laparoskopisch nur unter speziellen, d.h. besonders günstigen Bedingungen erreicht werden. Eine dieser Voraussetzungen ist eine günstige Tumorlokalisation. Bei gut zugänglichen und mit geringem Aufwand mobilisierbaren Organen, bzw. Organabschnitten, ist die lokale R0-Resektion möglich, beispielsweise im Bereich des Colon descendens, des Sigmas, des Rektums und des Magens (mit Ausnahme der kardia- und pylorusnahen Abschnitte). Technisch wesentlich anspruchsvoller zu erreichen ist dieses Ziel im Bereich des Querkolons, einschließlich der beiden Flexuren und bei den parenchymatösen Organen (Leber, Pankreas).

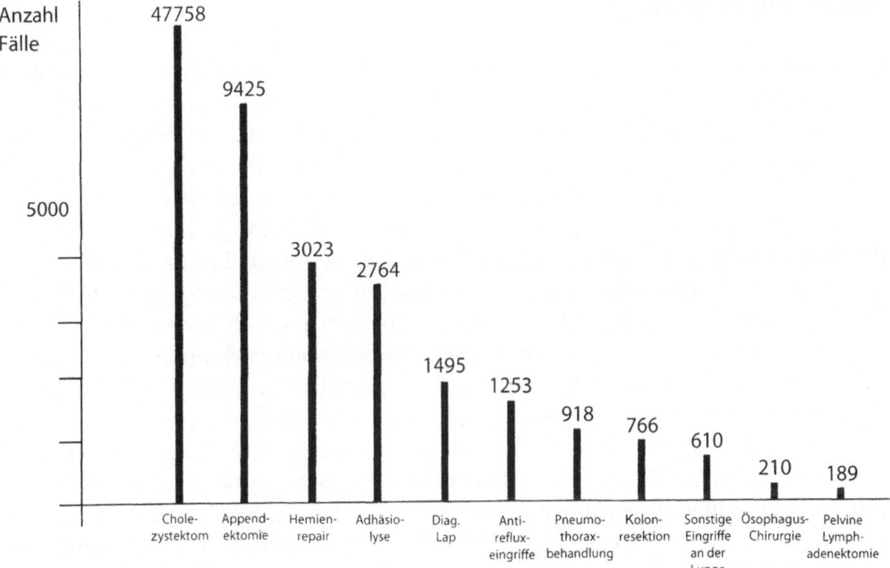

Abb. 1. Die häufigsten thorako-laparoskopischen Eingriffe an 182 europäischen Zentren (Absolutzahlen). Im Vergleich zur Cholezystektomie, der Appendektomie und dem Hernienrepair ist die Zahl tumorchirurgischer minimal-invasiver Eingriffe sehr niedrig (eine große Zahl der Kolonresektion, der Eingriffe an Lunge und Ösophagus werden bei benignen Indikationen durchgeführt)

Diese erheblichen Einschränkungen erklären, warum minimal-invasive Tumorchirurgie bisher nur äußerst zurückhaltend praktiziert wird (Abb. 1). Lediglich Kolonresektionen, Eingriffe an der Lunge, Ösophaguseingriffe und pelvine Lymphadenektomien spielen zahlenmäßig überhaupt eine gewisse Rolle. Minimal-invasive Tumorchirurgie stellt heute aus den oben genannten Gründen noch die absolute Ausnahme im Vergleich zur konventionell-offenen Chirurgie dar.

Systematische Lymphknotendissektion

Die Lymphknotendissektion mit dem erforderlichen Sicherheitsabstand (Lymphknotenratio), kann laparoskopisch nur in Organsystemen mit einem gut definierten Lymphabflußweg vorgenommen werden. Dies ist am ehesten bei linksseitigen Kolon- und bei Rektumkarzinomen der Fall. Die weitaus komplexere Lymphdrainage bei Ösophagus-, Magen- und Pankreaskarzinom, sowie im Bereich des Querkolon, macht eine zuverlässige regionale Lymphadenektomie auf laparoskopischem Wege derzeit noch sehr aufwendig.

Tumorzelldissemination

Die Prophylaxe der iatrogenen Tumorzelldissemination (lokal, hämatogen oder über die Lymphgefäße) begründet die Forderung nach der Präparation des Tumors en bloc und möglichst ohne jede mechanische Alteration. Bei den derzeitigen Möglichkeiten der laparoskopischen Operationstechnik ist die Gefahr groß, daß man dieser Anforderung nicht immer gerecht werden kann. Es liegen derzeit zwar noch keine Daten bezüglich der hämatogenen oder lymphogenen Tumorzelldissemination bei der laparoskopischen Operationstechnik vor, für die lokale Tumorzellaussaat sind jedoch bereits Rückschlüsse möglich. Seitdem im großen Umfang laparoskopische Cholezystektomien durchgeführt werden, beobachtet man immer wieder Fälle von Bauchwandmetastasen nach versehentlicher Tumorcholezystektomie. Relativ häufig wird auch über ‚Trokar-Site-Rezidive' nach diagnostischen Eingriffen, kolorektalen laparoskopischen Operationen und thorakoskopischen Maßnahmen berichtet, wobei die überwiegende Mehrzahl der betroffenen Patienten zum Zeitpunkt der Maßnahme keine Peritonal- oder Pleurakarzinose aufwiesen. Auffällig ist das frühe Auftreten dieser Implantationsmetastasen (Abb. 2). Anfangs glaubte man, dies allein durch eine inadäquate Bergungstechnik erklären zu können, bis deutlich wurde, daß auch bei korrekter Verwendung von Bergebeuteln Metastasen selbst an bergungsfernen Trokaren auftreten können.

Somit muß es bereits während der Präparation zur Tumorzellfreisetzung kommen, wobei der genaue Mechanismus derzeit noch Diskussionsgegenstand ist. In tierexperimentellen Untersuchungen werden als Vehikel für den Tumorzelltransfer Spülflüssigkeiten bzw. Wasserdampf, aber auch Instrumente postuliert. Trotz der noch nicht ganz schlüssigen Einschätzung der Gefahr von Trokarmetastasen sollten derzeit aus Sicherheitsgründen Tumoren, die bereits die Serosa tangieren, nicht laparoskopisch angegangen werden. Damit kommen eigentlich nur T1- und T2-Tumoren für die minimal-invasive Tumorchirurgie in Betracht.

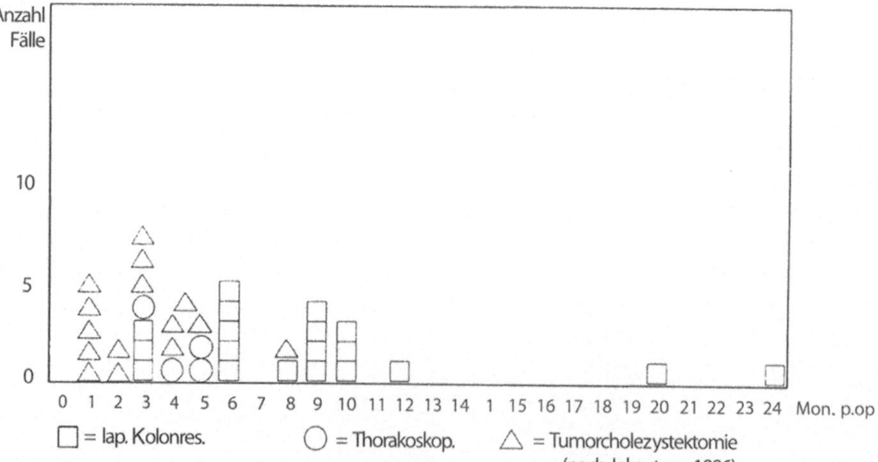

Abb. 2. Nachweis von Trokarmetastasen im postoperativen Verlauf nach verschiedenen laparoskopischen Eingriffen. Auffällig ist das frühe Auftreten dieser Implantationsmetastasen

Primäre Gefäßligatur

Technisch ist die primäre Gefäßligatur bei Karzinomen des linken Hemikolons und des Rektums möglich. Prinzipiell ist dies auch für die Ileozoekalgefäße denkbar. Dank neuerer Dissektionsmöglichkeiten (Ultraschalldissektion) kann auch der Abgang der A. gastrica sinistra zuverlässig und übersichtlich dargestellt werden, so daß eine primäre Gefäßligatur erfolgen kann. Problematischer bleibt nach wie vor die A. colica media.

Präparatbergung

Eine technisch unproblematische Bergung des gewonnenen Präparates ist nur dann möglich, wenn der Durchmesser des Resektats den der gebräuchlichen Trokare (< 36 mm) nicht wesentlich überschreitet. Ein Bergebeutel muß grundsätzlich verwendet werden.

Die Anlage einer Hilfslaparotomie bei größeren Tumoren ist – sofern man auch hier einen Bergebeutel verwendet – aus onkologischer Sicht wohl akzeptabel, doch wird damit der angestrebte Vorteil des minimal-invasiven Vorgehens im Sinne der größtmöglichen Schonung der Bauchdecken eingeschränkt.

Pathologisch-anatomische Aufarbeitung des Resektats

Jede mechanische Alteration des Präparates erschwert die verläßliche pathologisch-anatomische Evaluation des Tumors. Die Gewinnung eines intakten Resektats „en bloc" (Primärtumor und Lymphknoten im Zusammenhang) muß deshalb auch beim laparoskopischen Vorgehen Ziel der onkologischen Präparation sein.

Laparoskopisch kann dieses Ziel nur bei kleineren Tumoren erreicht werden. Fortgeschrittene Befunde lassen sich dagegen kaum ohne mechanische Alteration wie Quetschung, Stauchung oder Desintegration bergen, da das derzeit verfügbare laparoskopische Instrumentarium eine schonende Gewebsmanipulation nicht gestattet.

Die pathologisch-anatomische Forderung nach einem „intakten" Präparat verbietet auch intraoperative Manipulationen am Tumor, welche die Bergung erleichtern würden, wie z. B. die Morcellierung, das Segmentieren oder die endoluminale Tumorverkleinerung. Möglicherweise kann dies in Zukunft überwunden werden, wenn seitens der Pathologie Wege entwickelt werden, um auch segmentierte Tumoren zuverlässig zu befunden. So sind diese Schwierigkeiten bei der transurethralen Resektion von Prostatakarzinomen bereits überwunden. Durch sorgfältige Kennzeichnung der Gewebsspäne ist hier die endoluminale Therapie möglich geworden. Derartige Ansätze sind in der Viszeralchirurgie aber noch rein hypothetisch, so daß in praxi größere Tumoren (noch) nicht laparoskopisch angegangen werden sollten.

Praktische Konsequenzen für die klinische Chirurgie

Minimal-invasive Tumorchirurgie hat somit nur dann eine Berechtigung, wenn die oben genannten Forderungen nicht relevant sind (z. B. in der Diagnostik oder bei rein palliativen Eingriffen) oder wenn es sich um sehr frühe Tumorstadien (z. B. Mukosakarzinom) handelt, bei denen die Forderungen der Tumorchirurgie auch minimal-invasiv erfüllt werden können.

Derzeitige Indikationen für kurative minimal-invasive Eingriffe

Im folgenden werden einige minimal-invasive Verfahren spezieller dargestellt, die aus onkologischer Sicht unbedenklich sind und nach dem derzeitigen Kenntnisstand gegenüber dem offenen Vorgehen Vorteile aufweisen könnten.

Ösophagus

Die thorakoskopische Ösophagektomie beim Plattenepithelkarzinom ist technisch zwar möglich, doch ist sie bei exakter Berücksichtigung der onkologischen Forderungen zu aufwendig und somit nur „pseudo-minimal-invasiv", um eine vertretbare Alternative zum offenen Vorgehen darzustellen. Eine mögliche sinnvolle Indikation zeichnet sich dagegen für die transmediastinale Endodissektion der Speiseröhre bei distalen Adenokarzinomen ab. Die Endodissektion stellt hier als Alternative zur sog. stumpfen oder blinden transhiatalen Ösophagektomie einen Fortschritt dar, weil die Dissektion unter Sicht erfolgen kann. Aus onkologischer Sicht ist darüber hinaus vorteilhaft, daß Lymphknoten definierter Stationen unter Sicht gewonnen werden können. Verschiedentlich wurde auch über die transhiatale, laparoskopisch-assistierte Ösophagektomie berichtet. Auch diese Technik sollte –, wenn man sich von ihr überhaupt einen Vorteil verspricht – nur als Alternative zur stumpfen transhiatalen Technik, d.h. beim distalen Adenokarzinom, angewendet werden.

Ein vielversprechender minimal-invasiver Ansatz ergibt sich für das Mukosakarzinom der Speiseröhre: Bei kleinen, exakt lokalisierbaren Karzinomen kann eine endoskopische Schlingenabtragung nach vorheriger Unterspritzung möglich sein. Fälle, die für ein derartiges Vorgehen geeignet sind, sind jedoch im Krankengut der westlichen Hemisphäre selten.

Magen

Beim Magenkarzinom kann laparoskopisch nur eine limitierte Lymphadenektomie durchgeführt werden. Sieht man einmal von sonstigen technischen Problemen, wie der Präparatebergung und der Rekonstruktion ab, kann somit die minimal-invasive Chirurgie in Fällen, in denen mit einer relevanten Rate von Lymphknotenmetastasen zu rechnen ist, nicht empfohlen werden. T1a-Mukosakarzinome weisen sehr selten Lymphknotenmetastasen auf (< 5 % der Fälle), so daß hier aus onkologischer Sicht keine Bedenken gegen eine lokale Resektion bestehen und die limitierte Resektion auch propagiert wird. Ob ein echter Vorteil gegenüber dem offen-chirurgischen Vorgehen erreicht werden kann, hängt vom operativen Aufwand ab. Frühkarzinome der

Magenvorderwand, der kleinen und großen Kurvatur lassen sich mit Linearstaplern und in der sogenannten Rendezvous-Technik zuverlässig und zeitsparend entfernen (kombinierte intraluminale Endoskopie und extraluminale Laparoskopie), während Läsionen der Hinterwand und der kleinen Kurvatur meist transgastral resezierbar sind. Da laparoskopische Eingriffe in diesen Fällen tatsächlich wenig belastend sind, ist auch die probatorische Entfernung von Tumoren möglich, die zunächst nicht sicher zugeordnet werden können. Voraussetzung dafür ist allerdings, daß ein Vollwandexzidat gewonnen wird. Bei Submukosabefall muß dann die offene Nachresektion angeschlossen werden.

Leber

Parenchymatöse maligne Läsionen stellen bisher keine vertretbaren Indikationen für ein minimal-invasives Vorgehen dar. Die einzige Ausnahme könnte in Zukunft die sogenannte „in situ"-Zerstörung von multiplen, eher kleineren Lebermetastasen bilden. Technisch sind zwar auch Leberresektionen und partielle oder totale Pankreatektomien möglich, wurden aber bisher nur in Einzelfällen durchgeführt. Selbst die Protagonisten der minimal-invasiven Chirurgie sind bei der onkologischen Bewertung dieser Eingriffe sehr zurückhaltend.

Kolon und Rektum

Am interessantesten sind derzeit Überlegungen zur minimal-invasiven Therapie von kolorektalen Tumoren. Die technische Durchführbarkeit wurde bereits in zahlreichen Studien nachgewiesen. Außerordentlich zurückhaltend muß jedoch die onkologische Qualität der beschriebenen Vorgehensweisen beurteilt werden, da in vielen Fällen Angaben zur Anzahl der entfernten Lymphknoten, zur Radikalität (R0 Resektion) und hinsichtlich des Resektionsrandes fehlen.

Auch Autoren, die prinzipiell eine onkologiegerechte Resektion für möglich halten, schränken die Indikation auf bestimmte Darmabschnitte und geeignete Patienten ein, so daß nur Tumoren des Zökums, des Colon ascendens und des Rektosigmoids bei nicht zu adipösen Patienten angegangen werden. Selbst mit diesen Einschränkungen liegt die Zahl der durchschnittlich gewonnenen Lymphknoten in den meisten Studien deutlich unter der von der UICC für das Staging geforderten Mindestanzahl von 12 pro Präparat.

Ob sich für die Patienten Vorteile aus dem minimal-invasiven Vorgehen ergeben, wird derzeit noch uneinheitlich beurteilt. In einer prospektiven Studie wurde dies

Tabelle 1. Ergebnisse vergleichender prospektiver Studien: Laparoskopie vs. Laparotomie bei kolorektalem Karzinom

Autor	Jahr	Anzahl Patienten		Op-Dauer [Min]		Anzahl LK		Hospitalisation [Tage]	
		-skopie	-tomie	-skopie	-tomie	-skopie	-tomie	-skopie	-tomie
Tate	1993	11	14	205	123	10	13	12,3	14,3
Lacy	1995	25	26	149	110	13	12,5	5,2	8,1
Franklin	1996	192	214	?	?	37	32	5,2–7,8	9,4–12,8
Bokey	1996	96	28	261	203	17	16	12	12,2

angezweifelt, während in vier folgenden vergleichenden prospektiven Studien bei gleicher onkologischer Effektivität in zwei Studien eine signifikante Reduktion des Schmerzmittelverbrauchs und der Hospitalisationszeit gefunden wurden, während die beiden anderen keinen Vorteil der laparoskopischen Technik sehen (Tabelle 1). Es steht allerdings außer Frage, daß die Operationsdauer im Vergleich zum offenen Vorgehen deutlich länger ist, auch wenn man die Lernkurve berücksichtigt.

Bei T1-Karzinomen und endoskopisch nicht entfernbaren Adenomen sind Segmentresektionen oder Wedge-Resektionen technisch möglich; die bisher nur vereinzelten Fallberichte erlauben noch keine Beurteilung der Ergebnisse. Dagegen scheinen auch bei vorsichtiger Bewertung transanale endoskopische Resektionen von Malignomen des Rektums (T1/G1) vertretbar, zumal hier der Gewinn durch ein minimal-invasives Verfahren auf der Hand liegt.

Fazit und Ausblick

Der Einsatz minimal-invasiver laparoskopischer und thorakoskopischer Techniken innerhalb der onkologischen Chirurgie mit kurativer Behandlungsintention muß die gleichen Standards wie bei korrespondierender herkömmlicher Chirurgie erfüllen. Einerseits liegen Hinweise dafür vor, daß ein geringeres Zugangstrauma im Rahmen der minimal-invasiven Chirurgie eine im Vergleich zur offenen Chirurgie geringere Immunsuppression bewirkt. Andererseits verursacht der begrenzte Zugang zur Tumorregion durch die Schwierigkeiten der operativen Manipulation ein erhöhtes Tumortrauma mit möglicher Mobilisation von Tumorzellen, was unter anderem Implantationsmetastasen im Bereich der Instrumenteneinstichkanäle hervorrufen kann. Die Rahmenbedingungen der minimal-invasiven Chirurgie können zur Zeit wie folgt skizziert werden:

- Die beste Indikation stellen Präkanzerosen, Frühkarzinome und kleine Tumoren in gut mobilen Organen mit übersichtlichen Metastastasierungswegen dar.
- Eine Lymphadenektomie erscheint möglich; ob allerdings gleichwertige Lymphknotenzahlen wie bei der konventionellen Chirurgie erzielt werden, bedarf einer vergleichenden Prüfung
- Eine en bloc-Resektion erscheint bei der Größe mancher Resektate schwierig, eine eventuelle Zerlegung der Präparate kann eine notwendige Präparatebeurteilung gefährden und beinhaltet die Gefahr der Tumorzellverschleppung.
- Eine sinnvolle Präparatebergung kann nur über eine Minilaparotomie erfolgen, die Häufigkeit von Implantationsmetastasen bedarf noch einer weiteren Beobachtung
- Die anfänglich jeweils langen Operationszeiten werden sich im Laufe einer Lernphase verkürzen

Derzeit eignen sich am ehesten präneoplastische Veränderungen von Hohlorganen, die einer ausschließlich endoskopischen Entfernung nicht ausreichend zugänglich sind, für minimal-invasive Eingriffe. Darüber hinaus erscheinen Mukosakarzinome des Magens und Submukosakarzinome des Dickdarms einer laparoskopischen Resektion besonders zugänglich, da bei diesen Tumoren nur sehr selten von einer Lymphknotenmetastasierung auszugehen ist. Dabei ist am Magen eine Lokalisation im Bereich der Vorderwand und nahe der großen Kurvatur in technischer Hinsicht besonders vorteilhaft. In jedem Fall bedarf es eines kombiniert laparoskopisch-endoskopischen Vorgehens, da eine genaue endoluminale Lokalisierung des Tumors erforderlich ist. Die Diagnose eines Mukosakarzinoms des Magens kann mit einer gewissen Unschärfe zum Submukosakarzinom endosonographisch gestellt werden, im Bereich des Kolons ist die Diagnose einer frühen Tumorkategorie ausschließlich vom makroskopischen Aspekt abhängig. Nach laparoskopischer Magenwandteilresektion oder tubulärer Kolonresektion muß daher gewährleistet sein, daß das gewonnene Präparat unzerstört einer genauen pathohistologischen Aufarbeitung zugeführt werden kann. Im Falle der Diagnose eines Submukosafrühkarzinoms des Magens oder eines T2-Karzinoms des Kolons sollte eine offene Nachresektion mit Komplettierung der Radikalität bezüglich Primärtumor und Lymphadenektomie erfolgen.

Während die minimal-invasive Chirurgie bisher am geringeren Operationstrauma und kürzeren Aufenthaltszeiten gemessen wurde, muß sie sich im Bereich der onkologischen Chirurgie den Zielkriterien ‚Verbesserung der Prognose' und ‚Sicherstellung einer längerfristigen Lebensqualität' stellen und die gleichen Standards wie die konventionelle Chirurgie erfüllen. Hierzu bedarf es noch zahlreicher Studien mit vergleichenden Zahlenangaben zur Qualität und zum Überleben der Patienten mit Chirurgen hoher Kompetenz auf dem Gebiet der konventionellen onkologischen Chirurgie.

Weiterführende Literatur

Allardyce R, Morreau P, Bagshaw P (1996) Tumorcell distribution following laparoscopic colectomy in a porcine model. Dis Colon Rectum 39(10): 47–52

Ballesta-Lopez C, Bastida-Vila X, Catarcı M, MaTo R, Ruggiero R (1996) Laparoscopic Billroth II distal subtotal gastrectomy with gastric stump suspension for gastric malignancies. Am J Surg 171, 289–292

Bokey EL, Moore JWE, Chapuis PH, Newland RC (1996) Morbidity and mortality following laparoscopic assisted right hemicolectomy for cancer. Dis Colon Rectum 39: 4–28

Buess GF (1991) Endoscopic oesophagectomy without thoracotomy. Probl Gen Surg 8: 478–486

Buess G (1993) Endoluminal rectal surgery. In: Cushieri A, Buess, Prissat J (Ed.) Operative Manual of Endoscopic Surgery. Springer Berlin, 303–325

Bumm R, Hölscher A, Feussner H, Tachibana M, Bartels H, Siewert JR (1993) Endodissection for the thoracic esophagus: Technique and Clincial results in transhiatal esophagectomy. Ann Surg 218: 97–104

Copher IC, Rogers JJ, Dalton ML (1995) Trocar-site metastasis following laparoscopic Cholecystectomy for unsuspected carcinoma of the gallbladder. Surg Endosc 9: 348–350

Darzi A, Lewis C, Menzies Gow N et al. (1995) Laparoscopic abdominoperineal excision of the rectum. Surg Endosc 9(4): 414–417

Endo M, Takeshita K, Kawano T, Inoue H (1994) Endoscopic resection of mucosal cancer of the esophagus. Dis Esoph 7: 24–26

Feussner H, Siewert, JR (1996) Implantationsmetastasen nach laparoskopischer Cholecystektomie. DMW 121: 61–62

Feussner H, Siewert JR (1996) Laparoskopie in der Palliation maligner gastrointestinaler Tumoren. Chir Gastroent 12: 10–15

Franklin ME, Rosenthal D, Abrego-Medina D, Dorman J-P, Glass J-I, Norem R, Diaz A (1996) Prospective comparison of open vs. laparoscopic colon surgery for carcinoma. Dis Colon Rectum 39: 535–546

Fuhrman GM, Ota MD (1994) Laparoscopic intestinal stomas. Dis. Colon Rectum 37(5): 444–449

Hermanek P, Wittekind C (1994) Inwieweit sind laparoskopische Verfahren in der onkologischen Chirurgie vertretbar? Chirurg 65: 23–28

Jakimowicz JJ (1995) Current state and trends in minimal access surgery in Europe. J R Coll Surg Edinb 40: 397–406

Johnstone PAS, Rohde DC, Swartz SE, Fetter JE, Wexner SD (1996) Port site recurrences after laparoscopic and thorascoscopic procedures in malignancy. J Clin Oncol 14:6 1950–1965

Kwok SPY, Lau WY, Carey, PD, Kelly SB, Leung KL, Li AKC (1996) Prospective evaluation of laparoscopic-assisted large bowel excision for cancer Ann Surg 223: 170–176

Lacy AM, Garcia-Valdecasas JC, Pique JM, Delgado S, Campo E, Bordas JM, Taura P, Grande L, Fuster J, Pacheco JL, Visa J. (1995) Short-term outcome analysis of a randomized study comparing laparoscopic vs open colectomy for colon cancer. Surg Endosc 9: 101–1105

Monson JRT, Dartsy A, Carey PD, Guillou PJ (1992) Prospective evaluation of laparoscopic colectomy in an unselected group of patients. Lancet 340: 831–833

O'Rourke N, Price PM, Kelly S, Sikora K (1993) Tumor inoculation during laparoscopy. Lancet 342: 368

Ramesh S, Dehn TCB (1996) Laparoscopic feeding jejunostomy. Br J Surg 83: 1087–1090

Sadanaga N, Kuwano H, Watanabe M (1994) Laparoscopic assisted surgery: A new technique for transhiatal esophageal dissection. Am J Surg 168: 355–357

Siewert JR, Feussner H (1994) Derzeitiger Stellenwert der Laparoskopie in der onkologischen Chirurgie. Deutsch Med Wschr 119: 1518–1521

Soper NJ, Brunt LM, Kerbl K: (1994), Laparoscopic general surgery. New Engl J Med 330: 409–417

Tate JJT, Kwok S, Dawson E, Lau DY, Li AKC (1993) Prospective comparison of laparoscopic and conventional anterior resection. Brit J Surg 80: 1396–1398

Wexner SD, Cohen SM, Johansen OB, Nogueras I, Jagelman DG (1993) Laparoscopic colorectal surgery. A prospective assessment and current perspective. Brit J Surg 80: 1602–1605

1.8.5 Minimal-invasive Palliation

I.B. Brune und H. Feussner

Im Vergleich zur minimal-invasiven Chirurgie unter kurativer Zielsetzung bei gastrointestinalen Tumoren kommen im Bereich der Palliation die Vorteile des laparoskopischen Vorgehens, wie geringere Schmerzhaftigkeit und kürzerer stationärer Aufenthalt, deutlich zum Tragen: Der inkurable Patient, dessen Lebenserwartung ohnehin nur noch sehr gering ist, profitiert von diesen Aspekten deutlich. Hauptziel des palliativen Eingriffes bei Tumoren des Verdauungstraktes ist die Wiederherstellung der gastrointestinalen Passage und somit der enteralen Ernährung, um dem Patienten für die verbleibende Überlebenszeit eine akzeptable Lebensqualität, nach Möglichkeit in seiner häuslichen Umgebung zu ermöglichen. Es gilt, dieses Ziel mit einem möglichst schonenden Eingriff zu erreichen und die Hospitalisationszeit so weit als möglich zu reduzieren. Hier kann die laparoskopische Chirurgie in besonders sinnvoller Weise eingesetzt werden.

Mit der Einführung laparoskopischer Operationsverfahren wurden keine neuen Palliationstechniken erfunden, sondern lediglich das klassische Spektrum palliativer chirurgischer Eingriffe für die laparoskopische Durchführung modifiziert. Bei obstruierenden Prozessen im Bereich des Hypopharynx, des Ösophagus oder der Kardia, welche die Anlage einer perkutanen endoskopischen Gastrostomie verhindern, steht heute die laparoskopische Gastrostomie als Alternative zur offenen Witzel-Fistel zur Verfügung. Bei Störungen der Magenentleerung in Folge von Pankreaskopfkarzinomen oder distalen Choledochuskarzinomen ist die laparoskopische Gastroenterostomie eine elegante Alternative zum offenen Verfahren, zumal sich damit die Möglichkeit eines sog. therapeutischen Splittings ergibt. Auch bei Tumoren des Dünn- und Dickdarms gibt es zahlreiche Möglichkeiten der laparoskopischen Palliation, beginnend mit der Anlage von Dünndarmernährungsfisteln, bis hin zur Durchführung von palliativen Dünndarmresektionen, Deviationsoperationen oder der Anlage von Stomata.

Im folgenden soll auf Indikation, Technik und Ergebnisse der in unserer Erfahrung häufigsten minimal invasiv durchführbaren Palliativeingriffe bei Tumoren des Gastrointestinaltrakts eingegangen werden.

Laparoskopische Gastro-Jejunostomie

Die Indikation für die laparoskopische Anlage einer Gastro-Jejunostomie ist die inkurable maligne Magenausgangs- oder Duodenalstenose. Als häufigste Ursache hierfür finden sich mit knapp 60 % in unserem Krankengut Pankreastumoren. Seltener lagen fortgeschrittene Malignome der Gallenblase, des distalen Magens, der Gallenwege oder intraabdominelle Metastasen anderer Tumoren vor. Bei Vorliegen einer häufig simultan auftretenden Cholestase durch Infiltration oder Kompression der abführenden Gallenwege lassen sich zwei „minor-access" Verfahren kombinieren: Vor der laparoskopischen Gastro-Enterostomie wird der Galleabfluß durch die endoskopische (ERC) oder perkutane (PTCD) Einlage eines Stents ermöglicht. Patienten, bei denen die endoskopische oder perkutane Sanierung einer Gallengangsstenose aus technischen Gründen nicht durchführbar ist, werden einer Laparotomie mit offener Gastro-Jejunostomie und bilio-digestiver Anastomose zugeführt. Die präoperative Diagnostik wird durch das Grundleiden bzw. im Rahmen der Evaluierung der onkologischen Irresektabilität determiniert und ist in den jeweiligen organspezifischen Kapiteln näher ausgeführt.

Die Technik der laparoskopischen Gastro-Jejunostomie wurde 1992 erstmals angewandt und zunehmend weiterentwickelt. Die Umgehungsanastomose wird laparoskopisch als antekolische Gastro-Jejunostomie am tiefsten Punkt der Antrumhinterwand angelegt. Sowohl die Gastro-Jejunostomie, als auch die Braunsche Fußpunktanastomose werden als Seit-zu-Seit-Anastomosen mit dem Endo-GIA-Stapler angelegt. Die erste mobile Jejunumschlinge aboral des Treitzschen Bandes wird antekolisch mit Haltefäden an die große Kurvatur des Antrums fixiert. Die Insertionsöffnungen für die Staplerbranchen werden mit der Schere unter Elektrokoagulation angelegt. Das Klammernahtgerät wird in Magen und Dünndarm so plaziert, daß weder die gastro-epiploischen noch die mesenterialen Gefäße in der Klammernahtreihe zu liegen kommen (Abb. 1, 2), um Blutungen in die Anastomose zu vermeiden. Die nach Entfernung des Staplers verbleibenden Insertionsöffnungen der Staplerbranchen werden mit Einzelknopfnähten verschlossen. Die fertige Anastomose wird zu beiden Seiten mit Einzelknopfnähten gesichert.

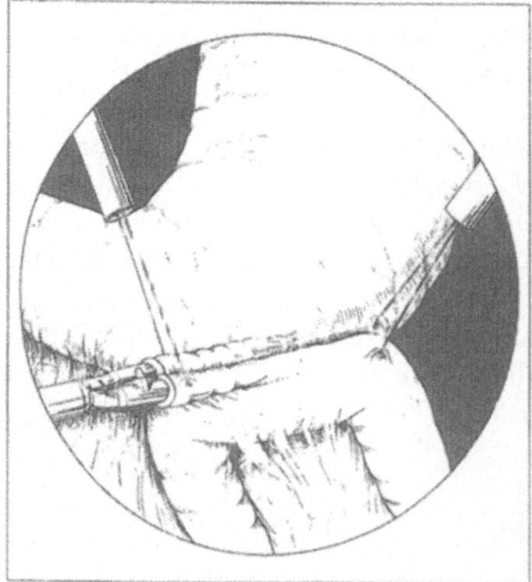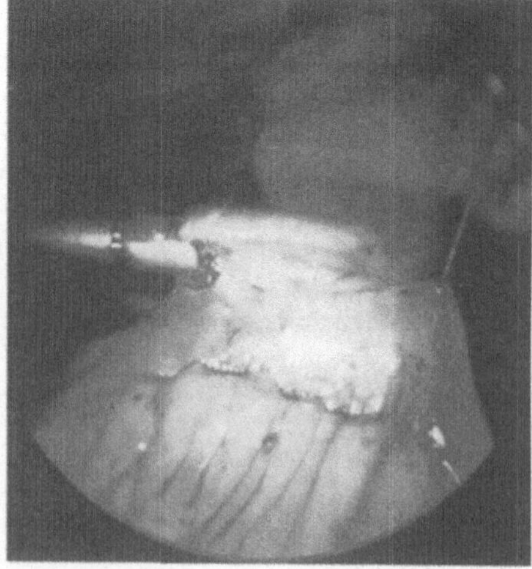

Abb. 1, 2. Das Klammernahtgerät wird im Magen dorsal der gastro-epiploischen Gefäße und im Dünndarm anti-mesenterial plaziert, um Blutungen in die Anastomose zu vermeiden

Die Gastro-Enterostomie, sei sie offen-chirurgisch oder laparoskopisch angelegt, erbringt meist nur ein mäßiges, funktionell der Resektion unterlegenes Ergebnis. Wenn die Resektion jedoch dem Patienten in Anbetracht der schlechten Prognose und kurzen Lebenserwartung sowie der Ausdehnung des Eingriffes nicht zugemutet werden kann, stellt die Gastro-Enterostomie eine geeignete Methode dar, dem Patienten für die verbleibende Überlebenszeit die orale Ernährung und somit eine annehmbare Lebensqualität zu ermöglichen. Bis zu Beginn der 90er Jahre war die einzige Möglichkeit der Palliation die Laparotomie mit offener Gastro-Enterostomie und falls erforderlich, bilio-digestiver Anastomose. Durch die nahezu zeitgleiche Entwicklung endoskopischer und perkutaner Verfahren zur Überbrückung biliärer Stenosen mit Stents und die Erweiterung der Möglichkeiten der laparoskopischen Chirurgie wurde es möglich diese beiden Verfahren zu kombinieren und somit eine optimale Palliation über ein minimales Zugangstrauma zu erreichen. Unsere Ergebnisse zeigen, daß die Morbidität und Mortalität vertretbar und nicht höher als die historischer Vergleichsgruppen in der offenen Chirurgie sind. Somit sehen wir die laparoskopische Gastro-Jejunostomie, welche im Falle einer Cholestase der endoskopischen bzw perkutanen Plazierung eines Gallenwegsstents folgt, als Methode der Wahl zur Palliation einer malignen, inkurablen Magenausgangsstenose.

Laparoskopische Gastrostomie

Sinn der Gastrostomie ist das Ermöglichen einer enteralen Ernährung bei Stenosen des Verdauungstraktes oral des distalen Magens. Bei endoskopisch passierbaren Stenosen sowie neurologisch bedingten Schluckstörungen ist die Anlage einer PEG (perkutane endoskopische Gastrostomie) die Methode der Wahl, zumal sie ambulant und in Lokalanästhesie durchführbar ist. Ist die Stenose so ausgeprägt, daß sie mit dem Endoskop nicht mehr passiert werden kann, muß die Ernährungsfistel operativ angelegt werden. Da dies technisch einfach ist und weder eine Resektion noch eine Rekonstruktion erfordert, bietet sich die laparoskopische Technik als minimal-invasiver Zugangsweg für die Palliation an. Zwei unterschiedliche Methoden für die laparoskopische Anlage einer Gastrostomie werden beschrieben.

Die Methode nach Janeway beruht darauf, mit dem Stapler einen Magenschlauch aus der Magenvorderwand zu bilden, dessen Ende eröffnet und als permanentes Stoma in die Bauchwand eingenäht wird. In dieses Stoma kann in der Folge der Katheter für die Verabreichung der Ernährung perkutan eingebracht werden. Im Gegensatz hierzu wird bei der Ballonkatheter-Methode die Ernährungssonde, ähnlich einer PEG, direkt perkutan und durch die Magenvorderwand im Antrum plaziert. Als Vorteil der Janeway-Technik gilt die einfachere Pflegbarkeit und das bessere kosmetische Ergebnis. Nachteilig ist jedoch der im Vergleich zur Ballon-Katheter-Methode deutlich höhere Aufwand: Die Bildung des Magenschlauches ist technisch anspruchsvoll, durch den Einsatz des Staplers unter Verwendung mehrerer Magazine teuer und zeitintensiv. Im Gegensatz hierzu ist die laparoskopische Implantation eines Ballonkatheters eine einfache und auch für Chirurgen mit geringerer laparoskopischer Erfahrung leicht reproduzierbare Technik. Der Eingriff kann schnell und kostengünstig durchgeführt werden. Ein weiterer Vorteil, beispielsweise für Patienten bei denen in weiterer Folge ein Magenhochzug als Ösophagusersatz geplant ist, besteht in der geringeren Beeinträchtigung der Magenintegrität.

Für die Anlage des Ballon-Katheters wird zunächst die Magenvorderwand darge-stellt. Der Katheter wird perkutan direkt über dem Magenantrum in die Bauchhöhle gebracht. Die Sonde wird in Seldinger-Technik durch die Magenvorderwand in das Antrum gelegt und durch Blocken des Ballons fixiert. Alternativ hierzu kann ein ein-facher Foley-Katheter über eine kleine Gastrostomie eingeführt werden. Abschlie-ßend wird die Magenvorderwand mit zwei bis drei Haltenähten an der Bauchdecke fixiert, um ein Paravasat der Ernährungsflüssigkeit zu vermeiden und ein Auswech-seln des Katheters zu ermöglichen.

Laparoskopische Dünndarmernährungssonde (Jejunocath)

Die Ernährung über eine Dünndarmsonde wird bei Patienten notwendig, bei denen eine Stenose des distalen Magens die orale Nahrungsaufnahme verbietet. Auch Pati-enten mit höhergelegenen Stenosen des Gastrointestinaltraktes, bei denen nach Vor-operationen am Magen eine Gastrostomie nicht möglich ist, oder bei denen in der weiteren Folge eine Operation mit Magenhochzug als Ösophagusersatz geplant ist können über eine Dünndarmsonde enteral alimentiert werden.

Bei der laparoskopischen Implantation eines sog. „Jejunocath" wird die erste mobile Jejunumschlinge aboral des Treitzschen Bandes spannungsfrei mit 2 Haltefä-den an der Bauchdecke fixiert. Der Katheter wird perkutan in die Bauchhöhle einge-bracht, mit der dafür vorgesehen Kanüle über eine Strecke von 7–8 cm intramural in der Dünndarmwand vorgeschoben und dann im Lumen des Jejunums plaziert. Abschließend wird die Darmwand um die Punktionsstelle mit 2–3 weiteren Nähten an der Bauchdecke angeheftet, um ein Paravasat zu vermeiden.

Weiterführende Literatur

Brune IB, Schönleben K (1992) Laparoskopische Seit-zu-Seit Gastro-Jejunostomie. Chirurg 63: 557–580
Brune IB (1994) Laparoskopische Anastomosierungstechniken am Gastro-Intestinaltrakt. In: Rasswei-ler, Janetschek, Griffith (Hrsg) Laparoskopische Chirurgie in der Urologie. Thieme Verlag Stuttgart, New York, 302–311
Brune IB (1996) Laparoscopic gastro-enterostomy. In: Hunter, Tooly, Gossot (Hrsg) Endosurgery. Chur-chill Livingstone, p 391–396
Brune IB (1996) Laparoscopic techniques of gastro-intestinal anastomosis. In: Janetschek, Rassweiler, Griffith (Hrsg) Laparoscopic Surgery in Urology. Thieme Verlag Stuttgart, New York, 266–275
Brune IB, Feussner H, Neuhaus H, Classen M, Siewert JR (1997) Laparoscopic gastrojejunostomy and endoscopic biliary stent placement for palliation of incurable gastric outlet obstruction with chole-stasis. Surg Endosc 11: 834–837
Lathrop JC, Felix EJ, Lauber D (1991) Laparoscopic Janeway gastrostomy utilizing an endoscopic sta-pling device. J Laparoendosc Surg 1: 335–339
Shallmann R (1991) Laparoscopic percutaneous gastrostomy. Gastrointest Endosc 37: 493–494

1.9 Prinzipien der chirurgischen Onkologie

1.9.1 Neoadjuvante, adjuvante und additive Therapieprinzipien

U. Fink, A. Sendler und C. Schuhmacher

In der modernen Onkologie kommt es immer mehr zu einer Verflechtung von Chirurgie, Chemotherapie und Strahlentherapie auf dem Boden multimodaler Strategien. Der Grund dafür ist, daß trotz kompletter Tumorresektion (R0) die Langzeitergebnisse für Patienten mit lokal fortgeschrittenen Tumoren des Gastrointestinaltraktes bis heute unbefriedigend sind. Im Rahmen der multimodalen Therapie wird die Chemotherapie, die Strahlentherapie und die Radio-/Chemotherapie eingesetzt. Dies ist möglich vor, während und nach einer Resektion. Im folgenden werden die klinischen und theoretischen Grundlagen dieser kombinierten Therapieprinzipien dargestellt.

Postoperative adjuvante Therapie

Seit mehr als 40 Jahren wird versucht, die Prognose durch postoperative Therapieverfahren zu verbessern. Für die Mehrzahl der gastrointestinalen Tumoren ist bis heute jedoch der Stellenwert der postoperativen Therapie nicht grundsätzlich gesichert. Ein wesentlicher Grund für die widersprüchlichen Behandlungsergebnisse ist die Tatsache, daß in vielen Studien sowohl Patienten mit kompletter Resektion (R0-Resektion) wie auch mit mikroskopischen und makroskopischen Residualtumoren (R1/2-Resektion) eingeschlossen wurden.

Die korrekte Definition einer postoperativen, adjuvanten Therapie trifft jedoch nur für Patienten nach *R0-Resektion* zu, bei denen ein hohes Risiko für ein Rezidiv vorliegt. Nach unseren Erfahrungen sollte die R0-Resektion in eine *absolute* und eine *relative R0-Resektion* unterschieden werden. Die Möglichkeit zur R0-Resektion sind abhängig vom Tumorstadium (in höheren Stadien signifikante Abnahme der R0-Resektionsrate) und von der Lokalisation des Tumors. Das Ziel einer *absoluten R0-Resektion* muß sein, den Tumor samt seines Lymphabflußgebietes mit ausreichenden Sicherheitsabständen (vor allem in der sogenannten „3. Dimension", dem Tumorbett) zu resezieren. Bei einer absoluten R0-Resektion ist in der Regel keine weitere Therapie erforderlich.

Unter einer *relativen R0-Resektion* werden Eingriffe verstanden, bei denen es zwar gelingt sowohl im Bereich des Primärtumors als auch im Bereich der Lymphabflußwege Tumorfreiheit zu erreichen, die Sicherheitsabstände aber unzureichend sind. Die postoperative adjuvante Therapie kann hier als alleinige Chemotherapie bzw. Strahlentherapie bzw. als kombinierte Radiochemotherapie zur Anwendung kommen. Wegen des hohen Rezidivrisikos (lokoregionär und Fernmetastasen) ist bei einer antizipierten relativen R0-Resektion jedoch auch häufig die Indikation zu multimodalen Therapieverfahren mit präoperativer Bestrahlung und/oder Chemotherapie gegeben.

Ein Vorteil der adjuvanten Therapie ist, daß aufgrund des pathohistologischen Befundes eine definierte Ausgangssituation vorliegt und damit eine stadienbezogene Therapie möglich wird. Diese betrifft einerseits den lokal fortgeschrittenen Primärtumor, anderseits auch die lymphogene Metastasierung. Bei fortgeschrittenen Primärtumoren wird häufig eine lokal wirksame Therapie zur Verminderung des Lokalrezidivrisikos eingesetzt (z.B. adjuvante Radiochemotherapie nach Pankreasresektion). Bei lymphogener Metastasierung kommt dagegen in der Regel eine systemische Chemotherapie zur Verminderung des Fernmetastasierungsrisikos zum Einsatz (z.B. adjuvante Chemotherapie beim Dukes C-Kolonkarzinom).

Trotz einer eindeutig schlechteren Prognose stellen der Nachweis freier Tumorzellen in der Peritoneallavage und/oder der Nachweis von Tumorzellen im Knochenmark derzeit noch keine gesicherte Indikation für eine adjuvante Therapie dar.

Wirkungsmechanismus adjuvanter Therapieverfahren

Unmittelbar nach einer Tumorresektion sind tumorbiologische Veränderungen beschrieben, die eine adjuvante Therapie theoretisch begründen. Innerhalb von 24 Stunden findet sich ein rascher Anstieg der DNA-Synthese nach Primärtumorresektion sowohl bei lokal verbliebenen Tumorzellen als auch in Metastasen. Dieses führt zu einer Zunahme der Wachstumsfraktion in den verbliebenen Zellen. Dieser Prozeß ist eng an die Tumordurchblutung gekoppelt. Je schlechter die Durchblutung des Tumors ist, desto geringer ist seine Wachstumsfraktion. Faktoren, welche die Tumordurchblutung und die Gefäßpermeabilität beeinflussen, üben einen starken Einfluß auf die Wachstumsfraktion der verbliebenen Zellen aus. Werden im Zeitraum der gesteigerten Wachstumsfraktion adjuvante Therapieverfahren angewandt, ist zumindest tierexperimentell ein verbessertes Ansprechen zu erkennen. Ein Problem dabei ist, daß diese Phänomene für nur ca. 7 Tage faßbar sind.

Trotz der beschriebenen Vorteile stellen sich in der klinischen Umsetzung einer adjuvanten Therapie mehrere Probleme. Zum einen sind die anatomischen Verhältnisse nach Resektion erheblich verändert. Es kommt zum Einschluß von Tumorzellen in neu gebildetes Binde- und Narbengewebe („tumor cell entrapment"). Zudem ist die Blutversorgung des operierten Bereiches verändert. Es ist nicht mehr sichergestellt, daß das Chemotherapeutikum in einer genügend hohen Dosis das ehemalige Operationsgebiet erreicht. Die unmittelbar postoperative Therapie ist zudem für den Patienten belastend. Die durch ausgedehnte Resektion bedingte Morbidität erlaubt es nicht, die Therapie zeitnah zur Operation einzusetzen. Durch den in der postoperativen Phase deutlich reduzierten Allgemeinzustand kann es auch zu einer erhöhten Toxizität der adjuvanten Therapie kommen. Dies resultiert häufig in einer Dosisreduktion oder gar einem Therapieabbruch.

Ergebnisse der adjuvanten Therapie

Betrachtet man die bis heute publizierte Literatur zur adjuvanten Therapie im Gastrointestinaltrakt, finden sich immer wieder die gleichen methodischen und systematischen Fehler, welche die Bewertung der einzelnen Studienergebnisse sehr erschweren. Die Patientenrekrutierung erfolgte nicht einheitlich nach strengem Ausschluß von R1,2-Resektion und peritonealem Befall, so daß auch immer Patienten mit rein palliativer Ausgangssituation bewertet wurden. Unterschiedliche chirurgische Resektionstechniken und das Qualitätsmerkmal ‚Chirurgie' finden keine Berücksichtigung als relevante Stratifikationsfaktoren. Die pathohistologische Aufarbeitung der Resektate erfolgte häufig nicht nach standardisierten prospektiv festgelegten Richtlinien. Eine weitere Erklärung für die unbefriedigenden Behandlungsergebnisse ist der Einsatz von aus heutiger Sicht nur marginal wirksamen oder unwirksamen Zytostatikakombinationen.

Dennoch gilt bei folgenden Entitäten die Indikation zur adjuvanten Therapie heute als gesichert:

- Kolonkarzinome im UICC-Stadium III (Dukes C): Chemotherapie
- Rektumkarzinome der Stadien II und III (Dukes B und C): Strahlentherapie und Chemotherapie

In naher Zukunft ergibt sich unter Umständen eine weitere Indikation zur adjuvanten Radio/-Chemotherapie beim R0-resezierten Pankreaskarzinom. Dagegen ist die Indikation für postoperative adjuvante Therapieverfahren beim Ösophagus- und Magenkarzinom derzeit nicht gesichert.

Postoperative, intraperitoneale Chemotherapie

Zahlreiche experimentelle Beobachtungen sprechen für einen früh postoperativen Beginn adjuvanter Therapiemaßnahmen. So wurde z. B. in Tierversuchen ein erhöhtes Risiko für eine intraperitoneale Implantation und abdominelle Tumorzelldissemination nach Laparotomie beschrieben. In Japan wird deswegen unmittelbar postoperativ eine intraperitoneale Chemotherapie beim Magenkarzinom eingesetzt. Die Ergebnisse sind schwer interpretierbar, da auch in diesen Untersuchungen Patienten mit bereits klinisch manifester Peritonealkarzinose eingeschlossen waren. Darüber hinaus konnten die in japanischen Studien aufgezeigten Vorteile der intraperitonealen Chemotherapie in europäischen Studien bislang nicht reproduziert werden. Vielmehr führte die intraperitoneale Therapie hier zu einer signifikant erhöhten Morbidität durch intraabdominale Abszesse. Außerhalb klinischer Studien besteht damit derzeit keine Indikation für den Einsatz der intraperitonealen Chemotherapie.

Präoperative, neoadjuvante Chemotherapie

Eine Reihe von Argumenten sprechen für den präoperativen Einsatz der Chemotherapie:

- Die noch intakten Blutwege ermöglichen die Zufuhr von Zytostatika in zytotoxischen Konzentrationen
- Verglichen mit der postoperativen Phase erlaubt ein besserer Allgemeinzustand die Anwendung aggressiverer Kombinationen
- Durch eine Verkleinerung des Primärtumors kann der Anteil an R0-Resektionen erhöht werden.
- Die Verschleppung vitaler Tumorzellen in der Bauchhöhle während der Operation kann reduziert oder verhindert werden.
- Klinisch okkulte Metastasen werden frühzeitig therapiert.

Seit ca. 20 Jahren wird versucht, diese theoretischen Vorteile im Rahmen von Phase II-Studien und Phase III-Studien zu überprüfen. Dennoch ist auch heute noch keine sichere Beurteilung des Stellenwertes der neoadjuvanten Therapie möglich. Verantwortlich hierfür sind der Einschluß heterogener Patientenkollektive (von lokal begrenzten Stadien bis primär irresektablen Stadien), unterschiedlicher Studienpläne, unterschiedlicher Zytostatikakombinationen, Resektionsverfahren mit unterschiedlicher Radikalität insbesondere in Hinblick auf das Ausmaß der Lymphadenektomie und eine uneinheitliche pathohistologische Aufarbeitung.

Eine zusammenfassende Beurteilung der vorliegenden Daten zeigt, daß die Patienten durch eine neoadjuvante Therapie nicht potentiell gefährdet sind. Die alleinige präoperative Chemotherapie führte zu keiner Zunahme an postoperativen Komplikationen und Todesfällen. Im Gegensatz dazu kann es bei der kombinierten neoadjuvanten Radio-/Chemotherapie zu einer Zunahme der postoperativen Morbidität und Letalität kommen.

Indikation zur neoadjuvanten Therapie

Bisher hat die neoadjuvante Therapie keinen Stellenwert bei primär R0-resektablen Tumoren (Kategorie cT1 und cT2). Eine mögliche Indikation stellt sich bei folgenden lokal fortgeschrittenen, fraglich R0-resektablen und nicht systemisch metastasierten Primärtumoren:

- **Plattenepithelkarzinom des Ösophagus mit Bezug zum Tracheobronchialsystem (Primärtumorkategorie uT3):**
  Standard: Kombinierte neoadjuvante Radio-/Chemotherapie (Konsensuskonferenz ISDE 1995)
- **Adenokarzinom des distalen Ösophagus, ösophagogastralen Übergangs und Magens (Primärtumorkategorie uT3/T4):**
  Phase II-Studien zeigen einen deutlichen Trend der Wirksamkeit der neoadjuvanten Chemotherapie nach laparoskopischem Ausschluß einer klinisch okkulten Peritonealkarzinose. Abschließende Aussagen sind erst nach Abschluß der derzeitigen Phase III-Studie der EORTC zu treffen.

- **Adenokarzinom des Rektums (Primärtumorkategorie uT3/T4):**
  In einer schwedischen Multicenterstudie mit präoperativer Strahlentherapie (25 Gy) wurde bei lokal fortgeschrittenen Adenokarzinomen des Rektums sowohl eine Verlängerung des rezidivfreien Intervalls als auch des Überlebens beschrieben.

Offene Fragen

Die Wirkung der präoperativen Chemotherapie ist im Randbereich des Primärtumors und im Lymphabflußgebiet begrenzt. Auch bei Patienten, die endoluminal gut auf die Chemotherapie ansprechen, finden sich in den äußeren Wandschichten des Tumors weiterhin vitale Tumorzellen. Daraus ergibt sich das Problem einer relativ hohen lokoregionären Rezidivrate nach neoadjuvanter Chemotherapie. Demgegenüber verbessert die Radio-/Chemotherapie deutlich die lokoregionäre Kontrolle. Der Anteil von pathologisch kompletten Remissionen beträgt 25–30%. Andererseits wirkt die Strahlentherapie jedoch nicht auf eine außerhalb des Strahlenfeldes vorhandene systemische (Mikro-) Metastasierung. Zudem kann die präoperative Strahlentherapie zu einer erhöhten postoperativen Morbidität und Mortalität führen.

Das Ziel der chirurgischen Forschung in den nächsten Jahren wird es sein, Patienten, die auf die neoadjuvante Therapie ansprechen (Responder), bereits prätherapeutisch oder in der frühen Phase der Therapie zu erfassen. Während diese Patientengruppe signifikant von der neoadjuvanten Therapie profitiert, ist nicht auszuschließen, daß die Prognose nicht-ansprechender Patienten (Non-Responder) durch die neoadjuvante Therapie und die damit zeitlich verzögerte Resektion verschlechtert wird. Als mögliche Verfahren zur Response-Prädiktion oder frühzeitigen Response-Evaluation werden derzeit molekularbiologische Marker in der prätherapeutischen Biopsie (p53 wild type, Thymidilatsynthaseexpression) sowie die Positronenemissionstomographie evaluiert.

Additive (palliative) Therapie

Wird nach einer Operation mikroskopisch oder makroskopisch Tumorrest zurückgelassen (R1- oder R2-Resektion), handelt es sich nur um einen palliativen Eingriff. Werden im Rahmen dieser Ausgangssituation multimodale Verfahren angewandt, spricht man von *additiver Therapie*. Sie dient in erster Linie dazu, die Lebensqualität des Patienten durch Vermeidung lokoregionärer Komplikationen zu verbessern. Eine generelle Prognoseverbesserung oder Heilung ist jedoch nicht zu erreichen.

Klare Indikationen zum Einsatz additiver Maßnahmen sind nicht definiert. Der Zeitpunkt des Therapiebeginns ist umstritten. Deshalb wird eine engmaschige Kontrolle der Patienten empfohlen, um bei einer erkennbaren Progression der Erkrankung therapieren zu können. Es ist bewiesen, daß eine additiv-palliative Therapie der sogenannten „best supportive care" überlegen ist. Die Lebensqualität der Patienten kann durch wenig belastende Therapieregime signifikant gesteigert werden.

Ausblick

Trotz zahlreicher Studien sind die Indikationen zur multimodalen Therapie im Gastrointestinaltrakt bis heute nicht eindeutig definiert. Es wird die Aufgabe der kommenden Jahre sein, durch Analyse großer Patientenkollektive in Multicenterstudien, nach standardisierter Resektion und standardisierter pathohistologischer Befundung diejenigen Patientengruppen zu identifizieren, welche von adjuvanten oder neoadjuvanten Therapiemaßnahmen profitieren. Zudem sind derzeit neue Therapieverfahren in der klinischen Prüfung (neue, wirksamere Zytostatika, monoklonale Antikörper, antiangiogenetische Substanzen).

Die Fortschritte auf dem Gebiet der Molekularbiologie könnten in naher Zukunft den Einsatz rationell begründeter individualisierter Indikationen und daraus resultierend innovativer Therapieverfahren ermöglichen.

Weiterführende Literatur

Fink U, Stein HJ, Siewert, JR (1998) Multimodale Therapie bei Tumoren des oberen Gastrointestinaltrakts. Chirurg 69: 349–359

Fink U, Stein HJ, Schuhmacher C, Wilke HJ (1995) Neoadjuvant therapy for gastric cancer: Update. World J Surg 19: 509–516

Fisher B, Gunduz N, Saffer EA (1983) Influence on the interval between primary tumor removal and chemotherapy on kinetics and growth of metastases. Cancer res 43: 1488–1492

Gunduz N, Fisher B, Saffer EA (1979) Effect on surgical removal on the growth and kinetics of residual tumor. Cancer res 39: 1361–1365

Hamada M, Fujiwara T, Hizuta A, Gochi A, Naomoto Y, Takakura N, Takahashi K, Roth JA, Tanaka N, Orita K (1996) The p53 gene is a potent determinant of chemosensivity and radiosensivity in gastric and colorectal cancers. J Cancer Res Clin Oncol 122: 360–365

Hermans J, Bonenkamp JJ, Boon MC, Bunt AM, Ohyama S, Sasako M, van de Velde CJ (1993) Adjuvant therapy after curative resection for gastric cancer: meta analysis of randomized trials. J Clin Oncol 11: 1441–1447

Johnston PG, Lenz HJ, Leichman CG, Dannenberg KD, Allegra CJ, Dannenberg PV, Leichman L (1995) Thymidilate Synthase Gene and protein expression correlate and are associated with response to 5-fluouracil in human colorectal and gastric tumors. Cancer Res 55: 1407–1412

McNamara DA, Harmey JH, Walsh TN, Redmond HP, Bouchier-Hayes DJ (1998) Significance of angiogenesis in cancer therapy British J Surg 85: 1044–1055

Murphy SM, Goldschmidt RA, Rao LN (1989) The influence of surgical trauma on experimental metastasis. Cancer 64: 2035–2044

Siewert JR, Sendler A, Dittler HJ, Fink U, Höfler H (1995) Staging of gastrointestinal cancer as a precondition for multimodal treatment. World J Surg 19: 168–177

1.9.2 Regionale Therapie (Chemoperfusion, Chemoembolisation, Thermokoagulation)

H. Berger

Unter dem Begriff der lokoregionalen Therapieverfahren werden Behandlungstechniken zusammengefaßt, die über einen perkutanen Zugang oder über die Gefäßversorgung direkt den Tumor erreichen. Zur Anwendung kommen lokale thermokoagulatorische Verfahren, wie die Laser- oder Radiofrequenz-Thermokoagulation, lokale Alkohol- oder Essigsäureinjektionen und die regionale arterielle Chemotherapie.

Die klinische Zielsetzung umfaßt den Einsatz dieser Techniken unter neoadjuvanten, adjuvanten oder palliativen Gesichtspunkten bei lokal begrenzter Tumormanifestation, bei der eine R0-Resektion nicht möglich ist.

Regionäre Chemotherapie

Die pharmakokinetische Zielsetzung der regionären Chemotherapie liegt in der lokalen Steigerung der Zytostatikakonzentration durch direkte arterielle oder in der Leber auch portalvenöse Applikation. Der pharmakokinetische Vorteil ergibt sich aus der lokalen Substanzextraktion während der ersten Passage der antineoplastischen Substanz.

Dieser Effekt kann noch gesteigert werden durch Modulation der arteriellen Hämodynamik im betroffenen Organ oder Perfusionsbezirk. Hierzu werden vasoaktive Pharmaka, temporäre arterielle Okklusionsmittel mit variablen Halbwertzeiten und sog. drug-carrier, z. B. Lipiodol, in der Leber verwendet. Diese Techniken zielen auf eine verzögerte Auswaschphase mit längerer lokaler Expositionszeit des Pharmakons im neoplastischen Gewebe. In der systemischen Zirkulation ist die Zytostatikakonzentration entsprechend erniedrigt. Zudem kann durch diesen sog. first pass-Effekt durch Absorption, Metabolisierung und Inaktivierung oder Ausscheidung die systemische Belastung weiter reduziert werden. In der Leber können z. B. die regionalen pharmakokinetischen Vorteile für bestimmte Chemotherapeutika (FUDR, Anthracycline, Fluorouracil) über den Faktor 10 bis 100 gesteigert werden.

Die Dauer des arteriellen Perfusionsstopps muß mit pharmakokinetischen Eigenschaften der jeweiligen Substanz abgestimmt werden. Grundsätzlich sind nur solche Substanzen für die regionäre Applikation geeignet, die ihre antineoplastische Wirksamkeit direkt, ohne vorherige Aktivierung oder Metabolisierung entfalten. In erster Linie sind dies alkylierende Substanzen (Anthracycline und Antimetaboliten).

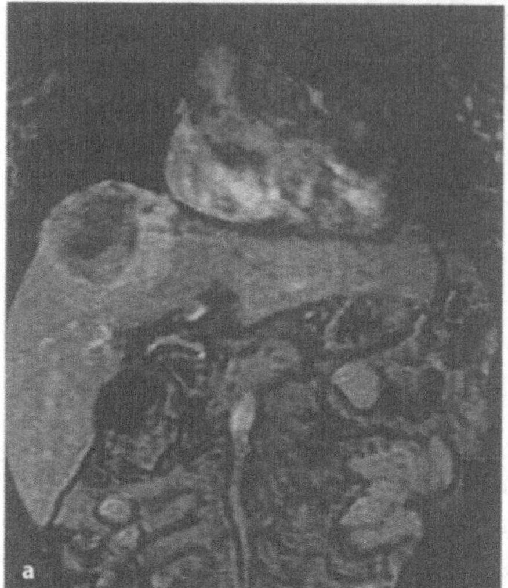

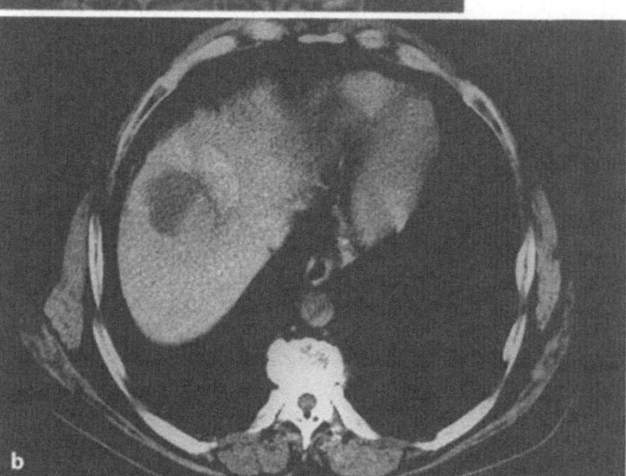

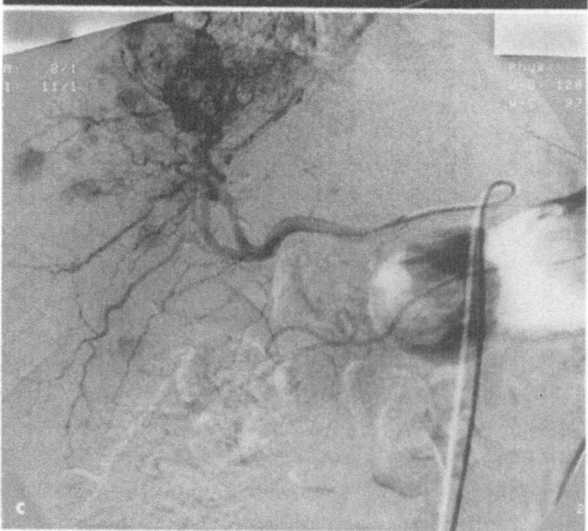

Abb. 1. Patient G.N., 53 Jahre, primäres Leberzellkarzinom, mittelgradig differenziert, Leberzirrhose Child A. Neoadjuvante Chemoembolisation zur Vorbereitung auf eine Lebertransplantation. Es wurden insgesamt 6 Zyklen Chemoembolisation 80 mg Epirubicin in Lipiodolgemisch mit temporärer arterieller Stase durchgeführt. 9 Monate nach Diagnosestellung erfolgreiche Lebertransplantation

a MRT der Leber, Sagittalschnitt: Primäres Leberzellkarzinom im re. Leberlappen, Segment 8

b CT: in axialer Schichtführung Darstellung des teilnekrotischen, lokal gut begrenzten Tumors

c Im transfemoralen Angiogramm wird eine gut vaskularisierte große Raumforderung im Segment 8 sowie multiple kleinere Satelliten im Bereich der re. Restleber erkennbar. Aufgrund des multifokalen Befalles wird eine Chemoembolisation beschränkt auf den re. Leberlappen durchgeführt

d Anhand der Lipiodolspeicherung im großen Tumorbezirk sowie in kleineren Herden im re. Leberlappen sind die Tumoren im unmittelbar postinterventionellen Computertomogramm gut zu identifizieren. Das fettlösliche Kontrastmittel (Lipiodol) im Parenchym des re. Leberlappens wird nach einigen Tagen abgebaut. Im li. Leberlappen liegt bei selektiver Applikation in die re. Leberarterie keine Kontrastierung vor

e Rückbildung der Tumorgröße nach 6 Zyklen Chemoembolisation. Homogene, permanente Lipiodolspeicherung als Hinweis auf die weitgehende Tumornekrotisierung. Die histologische Aufarbeitung des Leberresektionspräparates nach Lebertransplantation zeigt eine vollständige Tumornekrose

Die Abbildungen 1 a–e zeigen exemplarisch die Modulation der peripher-venösen Zytostatikakonzentration durch verschiedene Embolisationstechniken bei der Chemoembolisationsbehandlung des primären Leberzellkarzinoms. Die Daten wurden in intra- und interindividuellen Vergleichsstudien gewonnen.

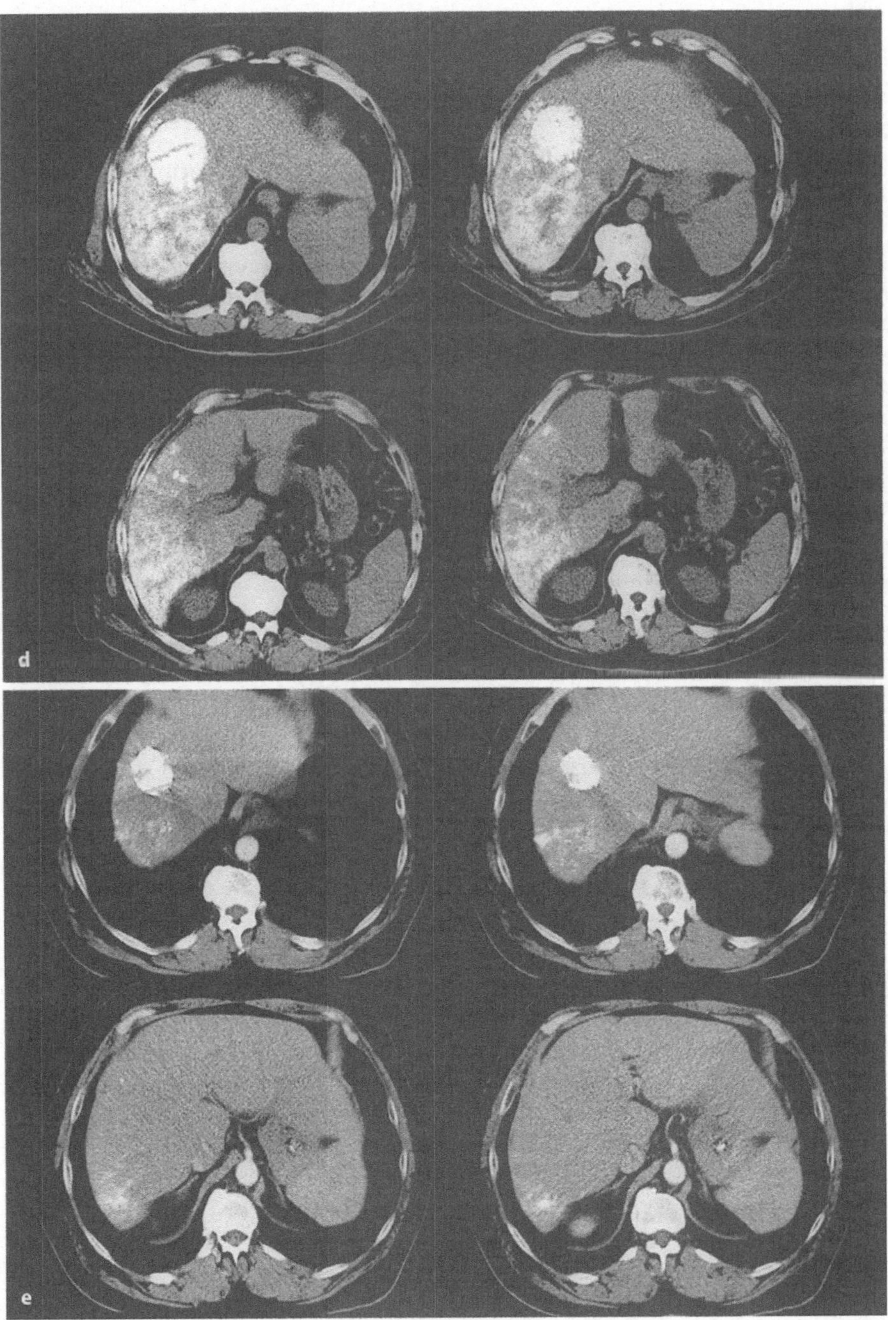

Abb. 1. d, e

Neben der potentiell erhöhten lokalen Wirksamkeit und der reduzierten systemischen Nebenwirkungen ist bei diesen Verfahren das Risiko der lokalen Komplikationen und der technische Aufwand zu berücksichtigen. Zudem ist wegen der verringerten systemischen Wirkspiegel im Vergleich zur intravenösen Chemotherapie das häufigere Auftreten einer systemische Tumormanifestation in Betracht zu ziehen.

Chemoperfusion, -embolisation der Leber

Klinisch etablierte Verfahren sind die Chemoembolisation des primären Leberzellkarzinoms und der Lebermetastasen neuroendokriner Tumoren, sowie die regionale Chemotherapie von Lebermetastasen über Katheter oder implantierte arterielle Ports. Für cholangioläre Karzinome liegen bezüglich lokoregionärer Verfahren keine verläßlichen Daten vor. In Einzelfällen, bei denen der intrahepatische Befall das klinische Hauptproblem darstellt, kann dieses Verfahren angewandt werden.

Das primäre Leberzellkarzinom ist zum Zeitpunkt der Diagnosestellung zu etwa 80 % nicht mehr operabel, zum einen aufgrund des lokal fortgeschrittenen Stadiums und zum anderen aufgrund der meist begleitenden Leberzirrhose. Die systemische Chemotherapie besitzt sowohl als Mono- wie auch als Polychemotherapie nur eine begrenzte Wirksamkeit. Die regionäre Chemoperfusion bzw. die sogen. Chemoembolisation dagegen weist deutlich bessere Ansprechraten auf.

Die am häufigsten verwendeten zytotoxischen Substanzen sind Doxo- oder Epirubicin, die sich sehr gut mit Lipiodol als drug-carrier mischen lassen, und Cisplatin. In vielen klinischen Studien der Chemoembolisationsbehandlung ist eine Verlängerung der Überlebenszeit angedeutet, letztlich liegen aber keine gesicherten Daten in prospektiv randomisierten Studien vor.

Bei Metastasen ergibt sich eine Indikation zur lokoregionären Chemotherapie bei Tumoren, die überwiegend in die Leber metastasieren, und bei denen das Risiko einer extrahepatischen Metastasierung klinisch von geringerer Relevanz ist. Hauptindikation ist die adjuvante Behandlung nach primär kurativer Metastasenresektion und die Progredienz der Lebermetastasierung unter systemischer Chemotherapie bei gutem Allgemeinzustand der Patienten. Bei kolorektalen Karzinomen bleibt nach klinischer Erfahrung die Metastasierung längere Zeit auf die Leber beschränkt, so daß hier der Hauptindikationsbereich zu sehen ist.

Unter pharmakokinetischen Gesichtspunkten weist die Chemotherapie mit FUDR die günstigsten Aspekte auf. Vergleichsweise hohe Ansprechraten wurden in großen randomisierten Studien gesichert, allerdings mit dem Nachteil einer relativ hohen Rate schwerwiegender intrahepatischer Komplikationen (sklerosierende Cholangitis). Neuere Studien mit regionärer 5-FU-Therapie zeigen ebenfalls vergleichsweise höhere Ansprechraten mit geringerem hepatischen Komplikationsrisiko. Es ist allerdings nicht eindeutig statistisch belegt, daß eine Überlebenszeitverlängerung aus der verbesserten Wirksamkeit resultiert. Statistisch gesichert ist auf alle Fälle die bessere Lebensqualität der lokoregionär behandelten Patienten.

Regionäre Chemotherapie außerhalb der Leber

Außerhalb der Leber liegen Erfahrungen mit der regionären Chemotherapie bei Pankreaskarzinomen und beim Lokalrezidiv des Rektumkarzinoms vor. Im Gegensatz zur Leber schließt bei diesen Indikationsgebieten die oft erhebliche Variabilität der arteriellen Gefäßanatomie gelegentlich eine regionale Therapie aus. Zusätzliche Maßnahmen zur lokalen Konzentrationssteigerung der Zytostatika, z. B. eine temporäre Ischämie oder die Verwendung vasoaktiver Substanzen, sind wegen des Risikos ischämieinduzierter Komplikationen meist nicht möglich. Der Spielraum, der durch die duale Gefäßversorgung in der Leber gegeben ist, steht bei der Behandlung in diesem Organsystem nicht zur Verfügung. Das Prinzip der arteriellen Stagnation wird jedoch z. B. bei der aortalen Stop-Flow-Therapie genützt.

Unter Studienbedingungen wurde die regionäre Chemotherapie beim Pankreaskarzinom in neo-/adjuvanten und palliativen Indikationen eingesetzt. Ansprechraten bis zu 50 % bei lokal fortgeschrittenen Tumoren beim nahezu chemotherapieresistenten Pankreaskarzinom belegen wie beim primären Leberzellkarzinom die letztlich vorhandenen Reserven durch die lokale Konzentrationssteigerung. In einer nicht randomisierten Vergleichsstudie regionäre versus konventionelle Therapie im adjuvanten Therapieansatz konnte eine Verdoppelung der Überlebenszeit erreicht werden. Eine definitive Beurteilung dieser sehr aufwendigen Therapie ist nach aktueller Datenlage nicht möglich und muß prospektiv randomisierten Studien überlassen werden.

Die lokoregionäre Chemoperfusion des Lokalrezidivs eines Rektumkarzinoms wird nur unter der Indikation einer Schmerzpalliation oder bei neurogenen Kompressionsproblemen für vertretbar gehalten. Ein temporärer Benefit von ca. 50 % kann unter günstigen Bedingungen erzielt werden.

Lokale Tumorablation

Direkt tumorablative Verfahren werden in der Leber angewandt und beruhen auf der bildgebungsgesteuerten perkutanen Einführung von Thermo- oder kryokoagulatorischen Instrumenten bzw. der Injektion von Alkohol, Essigsäure, Phenol etc. Prinzipiell können primäre und sekundäre Lebermalignome behandelt werden, wobei jedoch nur enkapsulierte Tumoren oder der zirrhotische Umbau des umgebenden Lebergewebes die weitgehend selektive Infiltration mit flüssigen Substanzen gewährleisten. Dies schränkt den Indikationsumfang entsprechend ein.

Thermokoagulationsverfahren (Laser, Radiofrenquenztechnik) sind limitiert durch den eingeschränkten Radius der Wirkungsentfaltung, so daß eine maximale Tumorgröße von 3 cm therapeutisch sinnvoll ist. Modifikationen der Radiofrequenztechnik zeigen neue Ansätze auf, um das Wirkungsfeld auch auf größere Läsionen ausweiten zu können.

Gute Erfahrungen mit lokaler Tumorablation liegen in der Alkoholinjektion von bis zu 3 cm großen primären Leberzellkarzinomen vor. Von Vorteil ist hier insbesondere, daß eine begleitende Leberzirrhose mit Leberfunktionseinschränkung das Verfahren nicht einschränkt. Zudem ist es in Kombination mit einer regionären Chemotherapie oder Chemoembolisation durchführbar. Eine Maximalgröße von 3 cm und eine Maximalanzahl von 3 Herden wird als Indikationslimit angesehen. Unter Berücksichtigung dieser Kriterien werden mit dieser Behandlung Langzeitergebnisse entsprechend den Daten der chirurgischen Resektion berichtet.

Regionale Gentherapie

Gentherapeutische Ansätze in der Behandlung maligner Tumoren zielen auf die direkte Zerstörung der Tumorzellen oder in der Auslösung immunologischer Reaktion. Um einen möglichst selektiven Gentransfer in die maligne Zelle zu gewährleisten, wird die direkte Applikation oder die intraarterielle Injektion der Vektoren propagiert, da bisher die Selektivität der Vektoren für eine systemische Applikation nicht ausreicht.

Zusammenfassung

Grundprinzip der lokoregionären Therapie ist die Behandlung von Tumoren, die noch keine systemische Manifestation aufweisen. Die lokoregionäre Therapie basiert auf zwei Methoden:

1) Direkter bildgebungsgesteuerter Zugang durch perkutane Punktion.
2) Direkte transarterielle Exposition eines Tumors mit zytotoxischen Substanzen.

Beide Verfahren müssen im Kontext mit onkologischen Therapiekonzepten eingesetzt werden und können unter neoadjuvanten, adjuvanten und palliativen Gesichtspunkten indiziert sein. Als minimal invasive Verfahren sind sie wenig komplikationsbelastet und beeinträchtigen die Mobilisation und die Lebensqualität der Patienten entsprechend gering.

Die regionale Chemotherapie nutzt die pharmakokinetischen Vorteile der hochkonzentrierten Tumorperfusion. Unter dem Postulat einer Dosis-Wirkungsbeziehung ist eine höhere Response-Rate bei gleichzeitig geringeren systemischen Nebenwirkungen zu erwarten. Unter den bildgebungsgesteuerten lokalen Therapieverfahren ist die Alkoholinjektion beim primären Leberzellkarzinom klinisch etabliert, Verfahren der interstitiellen Thermokoagulation sind z. Zt. in der klinischen Evaluation.

Wichtigste Indikationsgebiete

Am Klinikum rechts der Isar wird entsprechend eines interdisziplinären Therapieprotokolls die Chemoembolisation des primären Leberzellkarzinoms unter neoadjuvanter und palliativer Indikationsstellung durchgeführt. Weitere Indikationsgebiete sind: Lebermetastasen neuroendokriner Tumoren und des Aderhautmelanoms sowie regionäre Chemoperfusionen bei uro-gynäkologischen Tumoren und beim Rektumrezidivtumor unter rein palliativen Aspekten. In Vorbereitung ist ein Protokoll zur regionalen Behandlung des cholangiolären Karzinoms. Im Rahmen eines klinikgeförderten Projektes wird die interstitielle Laserthermokoagulation durchgeführt.

Weiterführende Literatur

Allen-Mersch TG, Earlam S, Fordy C, Abrams K, Houghton T (1994) Quality of life and survival with continous hepatic-artery floxurdine infusion for colorectal liver metastases. Lancet 344: 1255–1260

Asahara T, Kikkawa M, Okajiama M, Ojima Y, Toyota K, Nakahara H, Katayama K, Itamoto T, Marubayashi S, One E, Yahata H, Dohi K, Azuma K, Ito K (1998) Studies of postoperative transarterial infusion chemotherapy for liver metastasis of colorectal carcinoma after hepatectomy. Hepato-Gastroenterology 45: 805–11

Berger H, Baethge I, Rudolphi A, Boos KS, Stäbler A, Reiser M, Seidel D (1998) Transcatheter chemoembolisation of hepatocellular carcinoma: a study of the pharmacokinetics of epirubicin with lipiodol or starch microspheres as embolizing agent. Reg Cancer Treatment 9: 181–185

Bronowicki JP, Vetter D, Dumas F, Boudjema K, Bader R, Weiss AM, Wenger JJ, Boisel P, Bigard MA, Doffoel M (1994) Transcatheter oily chemoembolization for hepatocellular carcinoma. Cancer 74: 16–24

Gansauge F, Link KH, Rillinger N, Kunz R, Berger HG (1996) Adjuvante regionale Chemotherapie beim resezierten fortgeschrittenen Pankreaskarzinom. Chirurg 67: 362–365

Goldberg SN, Solbiati L, Hahn R F, Cosman E, Conrad JE, Fogle R, Gazelle GS (1998) Large-volume tissue ablation with radio-frequency by using a clustered, internally cooled electrode technique: Laboratory and clinical experience in liver metastases. Radiology 209: 371–379

Group d'étude et de traitment du carcinom hépatocellulaire (1995) A comparison of lipiodol chemoembolization and conservative traetment for unresectable hepatocellular carcinoma. N Engl J Med 332: 1256–1261

Livraghi T, Giorgio A, Marin G, Solmi A, de Sio I, Bolondi L, Pompili M, Brunello F, Lazzaroni S, Torzilli G, Zucchi A (1995) Hepatocellular carcinoma and cirrhosis in 746 patients: Long term results of percutaneous ethanol injection. Radioloy 197: 101–108

Meta-Analysis Group in Cancer (1996) Reappraisal of hepatic arterial infusion in the treatment of nonresectable liver metastases from colorectal cancer. J Natl Cancer Inst 88,5: 252–258

Muchmore JH, Preslau JE, George WJ (1996) Regional chemotherapy for inoperable pancreatic carcinoma. Cancer 78: 664–673

Vogl T , Mack MG, Roggau A, Straub R, Eichler KC, Müller PK, Knappe V, Felix R (1998) Internally cooled power laser for MR-guided interstitial laser-induced thermotherapy of liver lesions: initial clinical results. Radiology 209: 381–385

1.9.3 Grundlagen der radiologischen Onkologie

M. Molls

Allgemeine Prinzipien

Die Chirurgie, Radioonkologie und internistische Onkologie sind die drei tragenden Säulen der Tumortherapie. In der interdisziplinären Kooperation und in der Tumorbehandlung ist der Strahlentherapeut mit nahezu allen malignen Erkrankungen des Erwachsenen- und Kindesalters befaßt. Dieses gilt sowohl für die relativ seltenen Systemerkrankungen wie die sehr viel häufigeren soliden Tumoren. Ca. 60 % aller Tumorkranken erhalten eine kurative oder palliative Strahlentherapie.

Eine Strahlenbehandlung umfaßt mehrere Teilabschnitte. Deren jeweilige Gestaltung ergibt sich aus der individuellen Krankheitssituation des Patienten und systematisch gewonnenen Erkenntnissen der klinischen und experimentellen Radioonkologie. Die gesamte Therapie mit den täglichen Strahlenapplikationen dauert im allgemeinen mehrere Wochen. Die Behandlung muß in *einer* Institution erfolgen. Sie ist in der Verantwortlichkeit für den Erfolg oder Mißerfolg und eventuelle unerwünschte Folgen unteilbar.

Die Art und das Stadium der Tumorerkrankung bestimmen das Therapiekonzept, die Bestrahlungstechnik, die Größe des zu bestrahlenden Zielvolumens und die Höhe der Strahlendosis. Die Systematik der Radioonkologie basiert hierbei auf Ergebnissen klinischer Studien und experimenteller Forschungsarbeiten. Gegenstand der biologisch orientierten Forschung sind vor allem die geweblichen, zellulären und molekularen Mechanismen der Strahlenempfindlichkeit von Normalgeweben und Tumoren sowie Ansätze, die Strahlenempfindlichkeit zu modulieren (Protektion des Normalgewebes und Verstärkung der Zellvernichtung im Tumor). Die modernen Untersuchungen zur Milderung oder Steigerung des Strahleneffektes inkludieren in vivo- und in vitro-Experimente zur Kombination von Strahlen mit chemischen, biologischen und molekularen Therapieverfahren.

Die physikalisch-technischen Entwicklungsarbeiten in der Radioonkologie dienen der Optimierung der Applikation von Strahlen, speziell mit dem Ziel der weiteren Verbesserung der Schonung gesunder Gewebe. Eine der jüngsten und klinisch höchst wichtigen Entwicklungen ist die konformierte und stereotaktisch geführte Strahlentherapie am Linearbeschleuniger. Die millimetergenaue stereotaktische Strahlentherapie ist in der palliativen Behandlung von Hirnmetastasen an einigen Zentren mit guten Erfolgen etabliert. Bei der Therapie von nicht sinnvoll resektablen Tumoren/Metastasen der Leber oder der Lunge wird sie künftig eine wichtige Rolle spielen.

Im allgemeinen ist bei einer Strahlenbehandlung das Risiko einer schwergradigen und dauerhaften Verletzung gesunder Gewebe gering. Die Schwellendosen, die am

Normalgewebe nicht überschritten werden dürfen, sind bekannt. Die moderne Radioonkologie wählt die Strahlendosen und Applikationsverfahren so, daß das Risiko von irreversiblen und stärkeren Beeinträchtigungen in einer akzeptablen Größenordnung bleibt. Grundsätzlich differiert die Strahlentherapie im Maß ihrer Risikobereitschaft nicht von anderen Disziplinen und Therapieverfahren in der Medizin, die u. U. auch ein Letalitätsrisiko in Kauf nehmen müssen. Die Unterdosierung einer Strahlentherapie ist gefährlich. Sie gefährdet das Ziel, alle oder eine möglichst hohe Zahl von Tumorzellen zu vernichten.

Kurative Strahlentherapie

Zelltod und die Bedeutung der lokalen Tumorkontrolle

45–50% aller Krebspatienten werden geheilt, ca. 30–40% hiervon durch Strahlentherapie alleine oder in Kombination mit Chirurgie oder Chemotherapie. Dieses unterstreicht das hohe Potential der Strahlentherapie bei der Vernichtung von Tumoren. Abbildung 1 verdeutlicht modellhaft, daß durch eine Behandlung mit ionisierenden Strahlen im Unterschied zur Chemotherapie auch solide Tumoren einer makroskopischen Größenordnung (mehr als 1 g Tumorgewebe; mehr als ca. 10 Mio. Tumorzellen) definitiv inaktiviert werden können.

Der Umfang der Zelltötung nach Anwendung ionisierender Strahlen oder Zytostatika gehorcht mathematischen Regeln, auf die hier nicht detailliert eingegangen wird. Wesentlich ist, daß bei fraktionierter Strahlentherapie mit jeder Dosisapplikation bzw. bei einer Chemotherapie mit jedem Zyklus jeweils ein gleichgroßer Prozentsatz von Zellen vernichtet wird (Beispiel: Reduktion der Zellzahl von 100 Mio. auf 10 Mio. (1. Dosis), von 10 Mio. auf 1 Mio. (2. Dosis), von 1 Mio. auf 100 000 (3. Dosis), usw.; im Beispiel reduziert sich mit jeder gleichgroßen Fraktionsdosis die Zahl lebender Zellen auf jeweils 10% des Ausgangswertes).

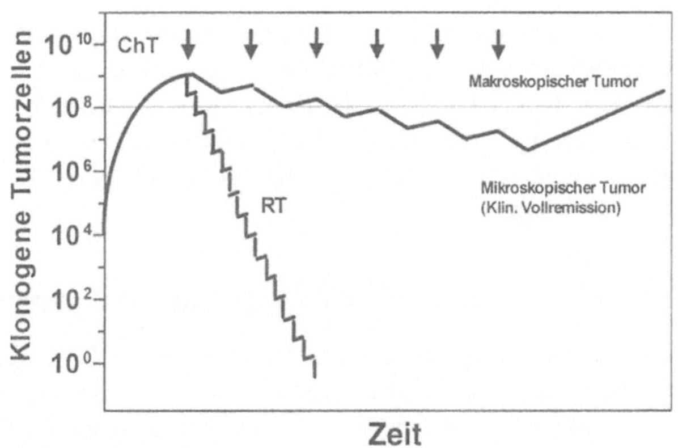

Abb. 1. Vergleich der Vernichtung von Tumorzellen durch Strahlentherapie (RT) oder Chemotherapie (ChT) bei Behandlung von *makroskopischen und soliden Tumoren des Erwachsenen*. Im Modell beginnt die jeweilige Behandlung bei einer Tumorgröße von ca. 10^9 Tumorzellen. Die Chemotherapie erreicht eine Vollremission und reduziert die Zellzahl auf eine mikroskopische Größenordnung (weniger als ca. $< 10^8$ Zellen). Die Vollremission ist nicht von Dauer auf Grund unüberwindbarer Resistenzmechanismen (Ausnahme: die hochsensiblen Hodentumoren) und des Überlebens einer Anzahl teilungsfähiger Tumorzellen. Die Strahlentherapie hat das Potential, alle Tumorzellen definitiv zu vernichten und eine dauerhafte Remission zu erzielen (z.B. Plattenepithelkarzinome der Cervix uteri, des Kopf-/Halsbereiches, der Haut, etc. oder Adenokarzinome der Prostata, des Enddarms, etc.).

Die vielen Einzelfraktionen einer fraktionierten, mehrwöchigen Strahlentherapie mit hoher Gesamtdosis können zu einer Tötung aller Zellen eines *soliden makroskopischen* Tumors und damit zur dauerhaften lokalen Kontrolle führen. Gleiches gelingt mit alleiniger Chemotherapie bei makroskopischen soliden Tumoren des Erwachsenen (Ausnahme: Hodentumoren) nicht. Die Zahl der Tumorzellen wird allenfalls von einer makroskopischen- auf eine mikroskopische Größenordnung reduziert. In der Kombination von Radio- und Chemotherapie erhöht jedoch die *zusätzliche* und von Chemotherapie bewirkte Tötung von Tumorzellen die Chance, *alle* teilungsfähigen Zellen des Tumors zu vernichten. Über die lokale Wirkung hinaus hat die systemische Chemotherapie den Vorteil, eventuell vorhandene Mikrometastasen zu inaktivieren.

Vergleichbar der Chirurgie ist die Strahlentherapie eine lokale oder lokoregionale Behandlung. Sie zielt darauf, die Tumorzellen im Primärtumor und gegebenenfalls in den zugehörigen Lymphbahnen zu vernichten. Für die Heilung ist die Kontrolle des lokalen bzw. lokoregionalen Tumors, d.h. die Verhinderung des Lokalrezidivs eine wesentliche Voraussetzung und von entscheidender Bedeutung. Dieses gilt in der Strahlentherapie genauso wie in der Chirurgie.

Primäre Strahlentherapie

Unter primärer Strahlentherapie versteht man die alleinige radioonkologische Therapie mit kurativer Zielsetzung. Mit einer primären radioonkologischen Therapie (Strahlentherapie alleine oder Strahlentherapie in Kombination mit Zytostatika oder anderen den Strahleneffekt verstärkenden Substanzen) werden beim Analkarzinom, Zervixkarzinom, Plattenepithelkarzinomen des Kopf-Hals-Bereiches inklusive Larynxkarzinom, Bronchialkarzinom, Prostatakarzinom, Karzinomen der Haut, und anderen Entitäten unterschiedlich hohe Raten an lokalen Kontrollen und Heilung erreicht.

Adjuvante Strahlentherapie

Wird im Rahmen eines kurativen Therapiekonzeptes die Strahlentherapie additiv zur Chirurgie eingesetzt, so spricht man von adjuvanter Strahlentherapie. Neuere Publikationen belegen, daß bei der Behandlung des lokal fortgeschrittenen Rektum- oder auch Mammakarzinoms die der Operation vor- oder nachgeschaltete Strahlentherapie zu einer Verbesserung der lokalen Tumorkontrolle und des Überlebens der Patienten beitragen kann.

Präoperative versus postoperative adjuvante Strahlentherapie

Bei den lokal fortgeschrittenen Karzinomen des Gastrointestinaltraktes zeigt sich ein zunehmender Trend zur präoperativen Strahlentherapie. Der Vorteil der präoperativen Strahlenbehandlung liegt in der Verkleinerung des Tumors. Hieraus resultiert die höhere Wahrscheinlichkeit der R0-Resektion und unter bestimmten Voraussetzungen die Chance der nicht mutilierenden Operation bzw. der Kontinenzerhaltung beim Rektumkarzinom. Ein weiterer Vorteil kann in der Inaktivierung von Tumorzellen an den Rändern des Tumors gesehen werden. Theoretisch könnten sich beim eventuellen operativen „Manipulieren" im Bereich der Tumorperipherie Tumorzellen lösen und metastatisch verbreiten. Diese Gefahr wäre nach Tötung der Tumorzellen nicht mehr gegeben.

Bei ca. 10 % der Patienten mit Ösophagus- oder Rektumkarzinom führt die zumeist relativ niedrig dosierte präoperative Strahlentherapie oder Radiochemotherapie zu einer histopathologisch vollständigen Tumorrückbildung. Auf die Operation darf dennoch nicht verzichtet werden, da die Wahrscheinlichkeit des Rezidivs ohne Operation vergleichsweise hoch einzustufen ist. Kombiniert man die präoperative Strahlenbehandlung mit einer Chemotherapie kann davon ausgegangen werden, daß die zusätzliche Chemotherapie die Zelltötung im Tumor erhöht.

Intraoperative Strahlentherapie

In der Behandlung von gastrointestinalen Tumoren wird die intraoperative Strahlentherapie vor allem beim Magen-, Pankreas- und Rektumkarzinom unter zumeist kurativer Zielsetzung eingesetzt. Sie erfolgt vornehmlich mit Elektronen am Linearbeschleuniger, seltener mit niederenergetischen Röntgenstrahlen am Röntgenbestrahlungsgerät oder im Rahmen eines Afterloading-Verfahrens. Der Vorteil der intraoperativen Strahlentherapie besteht darin, daß durch entsprechende Maßnahmen gesunde Organe aus dem Bestrahlungsfeld gehalten werden und somit ohne großes Risiko eine einmalige, relativ hohe Dosis (Dosen bis in den Bereich von ca. 20 Gy) appliziert werden darf. Im kurativen Konzept wird unmittelbar nach Resektion des makroskopischen Tumors ein mikroskopischer Rest bestrahlt. Die hohe Strahlendosis hat das Potential eine relativ hohe Zahl von Tumorzellen zu vernichten. In der eigenen Praxis wird bei lokal fortgeschrittenen oder rezidivierten Rektumkarzinomen die intraoperative Strahlentherapie durch eine prä- oder postoperative Strahlentherapie ergänzt.

Bei intraoperativen Dosen über ca. 20 Gy scheint das Risiko von Anastomosenkomplikationen, Blutungen, Nervenläsionen, etc. zuzunehmen. Ob solche u. U. bedrohliche Effekte auch aus der Kombination von chirurgischem Eingriff und Bestrahlung mit relativ hoher Dosis resultieren, läßt sich im Einzelfall nur schwer beurteilen. Möglichkeiten protektiver chirurgischer Maßnahmen im Zusammenhang mit der intraoperativen Strahlentherapie sind bislang so gut wie nicht erforscht. Intraoperative Dosen von nicht mehr als 15 Gy kombiniert mit einer moderat dosierten prä- oder postoperativen Strahlenbehandlung scheinen mit einem relativ geringen Risiko verbunden zu sein.

Die intraoperative Strahlentherapie stellt eine interessante, ergänzende Möglichkeit im Spektrum der onkologischen Therapiemöglichkeiten dar, jedoch läßt sich ihr Stellenwert bislang nicht präzisieren. Es fehlen eindeutige Daten, die beweisen, daß eine intraoperative Strahlentherapie einen zusätzlichen prognostischen Gewinn bewirken kann. Entsprechende Studien sind dringend erforderlich. Als Vorteil ist zu werten, daß von verschiedenen internationalen Gruppen verbesserte lokale Tumorkontrollen beobachtet wurden.

Kombination von Strahlentherapie und Chemotherapie

Grundsätzlich wird in der Kombination von Strahlentherapie und Chemotherapie eine simultane von einer sequentiellen Behandlung unterschieden. In der Mehrzahl der Therapiekonzepte für solide Tumoren soll die Chemotherapie die Zelltötung im Zielvolumen der Strahlentherapie (Primärtumor mit oder ohne Lymphbahnen) erhöhen. Das kombinierte Vorgehen kann auch darauf zielen, nicht nur die Region des primären Tumors zu behandeln, sondern mit der Chemotherapie außerhalb des Bestrahlungsfeldes liegende Mikrometastasen zu vernichten. In seltenen Therapiekonzepten behandelt die Strahlentherapie Regionen, die der Chemotherapie nicht zugänglich sind (z. B. prophylaktische Hirnschädelbestrahlung nach Chemotherapie von Patienten mit Bronchialkarzinom oder mit Leukämie). Das simultane oder sequentielle Interagieren im selben Zielvolumen läßt sich als *Idiotopie*, das Agieren in unterschiedlichen Zielvolumina als *Heterotopie* bezeichnen.

Die Mechanismen der Interaktion zwischen Radiotherapie und Chemotherapie im *selben* Zielvolumen unterscheiden sich je nach Typ des Zytostatikums. Prinzipiell soll die Chemotherapie einen zusätzlichen Betrag an Tötung von Tumorzellen erzielen. Aufgrund experimenteller Untersuchungen kann angenommen werden, daß sich das Maß der Zelltötung in der Kombination von Strahlentherapie und Chemotherapie eher selten potenziert, d. h. selten höher ist als die Summe der durch Strahlentherapie und Chemotherapie jeweils alleine vernichteten Zellen. Eine überadditive Zelltötung ist unter klinischen Bedingungen sehr wahrscheinlich so gut wie nie gegeben. Pragmatisch ist es, von einer *Verstärkung* des Strahleneffektes bei zusätzlicher Applikation von einem oder mehreren Zytostatika zu sprechen.

Bestimmte Zytostatika (z. B. Mitomycin C) und neue bioreduktive Substanzen (z. B. Tirapazamin) wirken vor allem unter Hypoxie bzw. bei Sauerstoffmangel des Tumors. Strahlenbiologisch bedeutet die Hypoxie eine ausgeprägte Minderung der Empfindlichkeit von Zellen gegenüber ionisierenden Strahlen. Die zusätzliche Vernichtung der hypoxischen und strahlenunempfindlichen Zellen durch eine entsprechend wirkende Substanz führt in der Bilanz zu einer Vermehrung getöteter Tumorzellen und damit zu einer verbesserten Chance der Tumorkontrolle.

Die Verstärkung des Strahleneffektes durch zytostatische Substanzen ergibt sich nicht alleine aus der direkten chemotherapeutischen Vernichtung von Tumorzellen. Auch indirekte Mechanismen können beteiligt sein. Bestimmte Zytostatika inhibieren die Erholung vom sogenannten subletalen und/oder potentiell letalen Strahlenschaden und/oder die Reparatur der DNS bestrahlter Zellen. Nicht reparierte strahlenbedingte DNS-Verletzungen (z. B. Doppelstrangbrüche der DNS) führen zu Chromosomenveränderungen, aus denen der Tod der Zelle resultiert.

Zytostatika können die Progression der Zellen durch den Zellzyklus beeinflussen und Zellen in strahlenempfindlichen Zellzyklusphasen akkumulieren. Die Bestrahlung in einer empfindlichen Phase würde eine Zunahme an Zellvernichtung bedeuten. Bislang läßt sich jedoch keine länger dauernde Akkumulation von Zellen in besonders strahlenempfindlichen Abschnitten des Zellzyklus erreichen.

Die Hemmung der Repopulierung bzw. gegenregulatorischen Zellvermehrung unter Strahlentherapie durch Zytostatika gilt als weiterer effizienter Mechanismus, den Betrag der Zellvernichtung zu erhöhen. Es muß jedoch darauf hingewiesen werden, daß in der sequentiellen Applikation zunächst von Chemotherapie und späterer

Strahlenbehandlung die Chemotherapie theoretisch auch eine vermehrte Repopulierung im Tumor induzieren kann. Dieser vermehrten Zellneubildung schon bei Beginn der Strahlentherapie läßt sich nur durch eine Erhöhung der Strahlendosis entgegenwirken. Ein zusätzlicher Betrag an Strahlendosis würde die zusätzlich entstehenden Zellen vernichten. In der Gesamtbilanz ergäbe sich jedoch für die sequentielle Chemo- und Radiotherapie keine höhere Rate der Zellvernichtung und bessere Chance der Tumorkontrolle. Der therapeutische Quotient (Verhältnis von Wahrscheinlichkeit der Tumorkontrolle zur Wahrscheinlichkeit von Komplikationen) der aggressiveren und riskanteren Kombinationsbehandlung (zusätzliche Chemotherapie und vergleichsweise höhere Strahlendosis) wäre im Vergleich zur alleinigen Strahlentherapie kleiner.

Vor diesem hypothetischen Hintergrund scheint zumindest theoretisch die *simultane* Kombination von Chemotherapie und Strahlentherapie günstiger als der sequentielle Modus.

Palliative Strahlentherapie

Zielsetzung und Wirkmechanismen der palliativen Strahlentherapie

Auch in der palliativen Tumortherapie spielt die Strahlenbehandlung eine wesentliche Rolle. Die palliative Strahlentherapie ist ein kostengünstiges Verfahren.

In der palliativen Strahlentherapie steht die Linderung von Beschwerden (z. B. Schmerzen) und die Wiederherstellung oder Verbesserung von Körperfunktionen (z. B. Schluckakt, Atemfunktion, Lymphabfluß, Beseitigung von Lähmungen oder sensorischen Ausfällen, etc.) im Vordergrund. Die Nebenwirkungen der palliativen Therapie sollten gut zu tolerieren und von vorübergehendem Charakter sein. Die Palliation muß eindeutig der Verbesserung der Lebensqualität des Patienten dienen. Selbstverständlich kann das Therapieziel der palliativen Strahlenbehandlung auch in der Lebensverlängerung bestehen.

Auch die palliative Strahlentherapie zielt auf die Vernichtung von Tumorzellen im lokal rezidivierten Tumor oder in der Metastase. Durch Reduktion der Zellzahl und gebremstes Wachsen des Tumors mindern sich die Beschwerden des Patienten. Bei der analgetischen Wirkung einer palliativen Strahlentherapie (z. B. bei der Strahlenbehandlung von Knochenmetastasen) kommen neben der Tötung der Tumorzellen, Metastasenverkleinerung und Druckentlastung weitere Effekte ins Spiel. Die Freisetzung und Aktivität von Schmerzmediatoren scheint durch Strahlen beeinflußbar zu sein, woraus eine Schmerzlinderung resultiert.

Toxizität der Strahlentherapie

Die Radioonkologie unterscheidet zwischen akuten Nebenwirkungen einerseits und dauerhaften Veränderungen bzw. Spätschäden andererseits. Akute Nebenwirkungen treten unter Strahlenbehandlung auf und klingen in den Wochen nach Beendigung der Strahlentherapie ab. Spätwirkungen entwickeln sich erst Monate oder Jahre nach Abschluß der Strahlentherapie. Sie bedeuten zumeist geringe Beeinträchtigungen, können die Lebensqualität aber auch deutlich reduzieren. Das Risiko von persistierenden und ausgeprägten Schäden muß gering gehalten werden.

Die Dosisschwellen, bei deren Überschreiten die Rate an unerwünschten Effekten auf über 5 % steigt sind bekannt. Im allgemeinen steigt das Risiko von Spätfolgen oberhalb der Dosisschwelle schon mit einem relativ kleinen weiteren Dosiszuwachs steil an. Von größter Bedeutung ist, daß kleine Einzeldosen (Dosen < 1,8 Gy) bei gleichbleibender Gesamtdosis das Risiko von Spätveränderungen reduzieren. Ferner muß darauf hingewiesen werden, daß ein morphologisch (z. B. durch Röntgendiagnostik) faßbarer Schaden im allgemeinen nur dann funktionelle und nachteilige Konsequenzen hat, wenn ein größeres Organvolumen betroffen ist. Eine relativ kleine Fibrose an einem Nervenstrang kann zu Schmerzproblemen führen. Ein kleineres fibrosiertes Volumen der Lunge oder anderer Organe wird aber zumeist ohne stärkere Beeinträchtigungen toleriert.

Konformale Strahlentherapie, Planung und Durchführung der Strahlentherapie

Nach interdisziplinärer Absprache des Behandlungskonzeptes erfolgt der Schritt der Bestrahlungsplanung und Bestrahlungssimulation. Hierbei wird am Patienten die beste Bestrahlungstechnik erarbeitet.

Die konformale Strahlentherapie zielt auf eine optimale Dosisverteilung. Im Tumor gilt es die notwendige Dosis (100 % der Dosis: im allgemeinen eine tägliche Einzeldosis von 1,8 oder 2 Gy) zu applizieren, während im umgebenden gesunden Gewebe ein möglichst steiler Dosisabfall vorhanden sein soll. Um dieses zu erreichen, ist eine detaillierte Planung der Strahlenbehandlung erforderlich.

Die konformale Strahlentherapie im engeren Sinne setzt eine 3-dimensionale Bestrahlungsplanung voraus. Diese muß und kann aus bestimmten Gründen nicht in allen Situationen zur Anwendung kommen. Sie empfiehlt sich beim Pankreas-, Ösophagus- und Rektumkarzinom nur unter bestimmten Voraussetzungen. Die Entscheidung für die hochkomplexe 3D-Planung hängt vor allem vom Behandlungsziel, von der Anatomie und Konfiguration des zu bestrahlenden Zielvolumens und vom Komplikationsrisiko ab.

Die Konformationsstrahlentherapie konzentriert die Dosis auf den Tumor und schont in hohem Maße das umliegende Normalgewebe, indem die Bestrahlung über mehrere, individuell geformte Felder aus unterschiedlichen Richtungen durchgeführt wird. Die im jeweiligen „Strahlenkorridor" liegenden gesunden Strukturen erhalten eine relativ geringe und untoxische Dosis. Im Zielvolumen (Tumor) addieren sich die Dosen, die über die verschiedenen Strahlenfelder appliziert werden, zur vollen tumorwirksamen Dosis.

Die individuelle Anpassung der Strahlenfelder an den Tumor bzw. das Zielvolumen setzt das Erfassen und Festlegen der Ausdehnung des Tumors und der zu schonenden Organe in einer entsprechenden Serie von Schnittbildern (Computertomographie oder Kernspintomographie) voraus. Der Strahlentherapeut zeichnet nach Eingabe der Bilddaten in den Rechner am Bildschirm des Computers die Kontur des Tumors und der „kritischen" gesunden Strukturen in die einzelnen Schnittbilder ein. Die Software des Planungssystems erstellt in einem weiteren Schritt ein dreidimensionales Volumenmodell. Am 3D-Modell, das aus allen Richtungen am Monitor betrachtet werden kann, ist eine erste orientierende Wahl der Bestrahlungsfelder und Strahlrichtungen möglich.

Um den Prozeß der 3D-Planung einer Strahlentherapie praktikabel zu gestalten, sind Planungshilfsmittel unabdingbar. Dazu gehören verschiedene Arten von 3D-Darstellungen, die der Visualisierung und Beurteilung der jeweiligen Topographie von Tumor und gesunden Strukturen sowie der Verteilung der Strahlendosis dienen. Die Dosisverteilung wird farbkodiert am Monitor präsentiert oder als „Hardcopy" ausgedruckt, so daß der planende Arzt eine räumliche Vorstellung davon erhält, wie die Dosisverteilung im Körper des Patienten aussehen wird. Das Ziel ist eine hohe Dosis im Tumorvolumen und ein steiler Dosisabfall in den angrenzenden gesunden Organen.

In der Planungsphase führt der Medizinphysiker die Dosisberechnung durch. Die Algorithmen benutzen die Elektronendichte (Hounsfield-Units) des CTs für die präzise Kalkulation der Dosisverteilung. Die schnelle und flexible Berechnung von 3D-Plänen erleichtert die enge Zusammenarbeit des Physikers und Arztes am Computer und den Vergleich unterschiedlicher Behandlungspläne. Dosis-Volumen-Histogramme stellen den Vergleich auf eine numerische Basis.

Bei der Durchführung der Strahlenbehandlung am Beschleuniger wird die Konformation des Strahls bzw. die Anpassung des Strahlenbündels an das Zielvolumen dadurch erreicht, daß in den Strahlengang Abschirmungen eingebracht werden, die individuell an die Kontur des Zielvolumens angepaßt sind. Die zu schonenden und dem Tumor benachbarten gesunden Strukturen befinden sich im Schatten dieser Abschirmungen und bleiben unbestrahlt. Multileaf-Kollimatoren sind modernste Zusatzausrüstungen des Linearbeschleunigers und eine in mehrerer Hinsicht vorteilhafte Technologie, die die individuelle Konfiguration des jeweiligen Strahls bzw. der Strahlenfelder sicherstellt. Bei der höchstentwickelten Spezialform der 3D-Bestrahlung bzw. konformalen Therapie, der stereotaktischen Strahlentherapie bzw. Radiochirurgie, werden Mikro-Multileaf-Kollimatoren eingesetzt. Die konformale Bestrahlung über mehrere Strahlenfelder (Mehrfeldertechnik) ist eine wesentliche Voraussetzung, um die Strahlenbehandlung möglichst schonend durchzuführen.

Während der mehrwöchigen Strahlenbehandlung wird der Patient kontinuierlich vom Strahlentherapeuten ambulant oder stationär betreut. Es ist Aufgabe des Strahlentherapeuten bei nicht resezierten Tumoren (z.B. Analkarzinom, Ösophaguskarzinom) deren Reaktion ggf. in Kooperation mit den entsprechenden Fachdisziplinen zu überprüfen. Ebenso muß sich der Strahlentherapeut durch regelmäßige Untersuchungen vergewissern, daß die akuten Nebenwirkungen unter der Behandlung einen bestimmten Schweregrad nicht überschreiten. Beim Auftreten schwererer Nebenwirkungen ggf. auch im Vorfeld hat der Strahlentherapeut (ggf. prophylaktische) Behandlungsmaßnahmen einzuleiten und durchzuführen. Vor allem bei stationären Patienten gehören zur strahlentherapeutischen Betreuung die Mitbehandlung internistischer Erkrankungen (z.B. Diabetes, Hypertonus, Herzinsuffizienz, etc.).

Die radioonkologische Therapie schließt auch medikamentöse und andere Maßnahmen ein, die den Strahleneffekt am Tumor verstärken oder im gesunden Gewebe reduzieren. In diesem Sinne muß der Strahlentherapeut zumindest entsprechend der kodifizierten Facharztweiterbildung in der Lage sein, chemotherapeutische und/oder radioprotektive Behandlungen kompetent durchführen zu können. Von wesentlicher Bedeutung ist, daß den Tumorpatienten die ärztlich-solidarische Haltung des Strahlentherapeuten kontinuierlich begleitet. Die längere, über Wochen dauernde Betreuung vertieft im allgemeinen den engen und vertrauensvollen Kontakt zwischen Patient und Strahlentherapeut.

Teletherapie versus Brachytherapie

Grundsätzlich wird zwischen der Teletherapie und Brachytherapie unterschieden. Bei der Teletherapie oder perkutanen Strahlenbehandlung reichen die ionisierenden Strahlen über größere Distanzen und dringen von außen in den Körper des Patienten ein. Die *Röntgenstrahlen* des Beschleunigers und *Gammastrahlen* des Kobalt-Gerätes entsprechen *hochenergetischen Photonen*. Der Linearbeschleuniger produziert Photonen mit vergleichsweise höheren Energien und bietet damit die homogenere Durchstrahlung tiefer liegender Zielvolumina. Die Hautbelastung ist am Linearbeschleuniger geringer. Zusätzlich kann am Linearbeschleuniger auch mit Elektronen behandelt werden. Diese eignen sich aufgrund ihrer geringen Eindringtiefe für die Therapie von Tumoren der Körperoberfläche.

In der Brachytherapie wird die Strahlenquelle unmittelbar am oder im Tumor selber plaziert. Im Unterschied zur Teletherapie, strahlen die in der Brachytherapie verwendeten Quellen bzw. Gamma-Strahler nur über kurze Distanzen. Auch die Brachytherapie bedarf einer Therapieplanung. Sie wird heute vornehmlich in der sogenannten Afterloading-Technik durchgeführt. Hierbei wird der Strahler vom Computer gesteuert aus einem Tresor über Verbindungen an oder in den Tumor gebracht. In festgelegten Positionen verbleibt der Strahler jeweils über eine kurze, vorausberechnete Zeit. Die Haltepositionen gehorchen einem bestimmten räumlichen Raster. Hieraus resultiert eine optimierte Dosisverteilung mit geringer Belastung der dem Tumor benachbarten gesunden Strukturen.

Strahlentherapeutische Nachsorge

Symptome und Beeinträchtigungen, die sich in den Jahren nach kurativer Tumortherapie entwickeln, können von der Strahlenbehandlung verursacht worden sein. Deshalb ist es notwendig und wird vom Gesetzgeber empfohlen, den Strahlentherapeuten in die Nachsorge einzubeziehen. Der Strahlentherapeut verfügt über Spezialkenntnisse in Strahlenbiologie (Abhängigkeit bestimmter Veränderungen von Gesamtdosis, Einzeldosis, Fraktionierungsrhythmus, von der Kombination von Strahlen mit Zytostatika, etc.) und das Wissen, aktuelle Krankheitserscheinungen in eine richtige Beziehung zur früheren Bestrahlungstechnik (Zahl der Felder, Feldgrößen, Dosisverteilung, etc.) zu setzen.

Weiterführende Literatur

Calvo FA, Santos M, Brady LW (Eds) (1992) Intraoperative Radiotherapy, Clinical Experiences and Results, Springer, Berlin
Feldmann HJ, Zimmermann FB, Stepan R, Nekarda H, Kneschaurek P, Molls M (1998) Locally advanced rectal cancer: intraoperative radiotherapy using the flab method combined with pre- and postoperative radiochemotherapy. In: Kogelnik HD, Sedlmayer F (Eds) Progress in Radio-Oncology VI Monduzzi Editore S.p.A., Bologna/Italy, S 417–422
Grosu L, Stärk S, Feldmann HJ, Kneschaurek P, Leonardi M, Lumenta Ch, Molls M (1998) Stereotaktische Konvergenzbestrahlung am Linearbeschleuniger: Bildgebung, Technik und klinische Indikationen. Röntgenpraxis 51: 9–15
Huber FT, Stepan R, Zimmermann F, Fink U, Molls M, Siewert JR (1996) Locally advanced rectal cancer:

resection and intraoperative radiotherapy using the flab method combined with preoperative or postoperative radiochemotherapy. Dis Col Rect 39: 774–779

Kneschaurek P, Wehrmann R, Hugo Ch, Stepan R, Lukas P, Molls M (1995) Die Flab-Methode zur intraoperativen Bestrahlung. Strahlenther Onkol 171: 61–70

Molls M, Vaupel P (Eds) (1998) Blood Perfusion and Microenvironment of Human Tumors. Implications for Clinical Radiooncology. Springer, Berlin

Molls M (1998) Prinzipien der Kombination von Radiotherapie und Chemotherapie. In: Scherer E, Sack H (Hrsg.) Strahlentherapie, Radiologische Onkologie. 4. Aufl. Springer S 189–205

Pahlman L, Glimelius B (Swedish Cancer Trial) (1997) Improved survival with preoperative radiotherapy in resectable rectal cancer. N Eng J Med 336: 980–987

Scherer E, Sack H (Hrsg) (1996) Strahlentherapie, Radiologische Onkologie, Springer, Berlin

Streffer C, Müller WU (1984) Radiation risk from combined exposures to ionizing radiations and chemicals. Adv Radiat Biol 11: 173–210

Tannock F (1992) Potential for therapeutic gain from combined-modality treatment. In: Meyer JL, Vaeth JM (Eds) Radiotherapy/Chemotherapy Interactions in Cancer Treatment. Front Radiat Ther Oncol 26, Karger, Basel p 1–15

Withers HR, McBride WH (1997) Biologic Basis of Radiation Therapy. In: Perez CA, Brady LW (Eds) Principles and Practice of Radiation Oncology. Lippincott-Raven, Philadelphia 79: 118

Zimmermann FB, Molls M (1998) Three-dimensional treatment planning: principles and practice. Onkologie 21: 474–484

1.9.4 Gentherapie: Stand der Forschung

G.J. Zimmermann und B. Gänsbacher

Einführung

Weltweit sind bisher über 4 000 Patienten mit gentechnologischen Methoden behandelt worden. Der gentherapeutische Ansatz ergab sich ursprünglich aus der Erkenntnis, daß bestimmte angeborene Krankheiten durch monogenetische Defekte verursacht sind, und aus der Überlegung, daß ein Ersatz des defekten Gens durch eine normale Kopie das Grundproblem beseitigen könnte. In den letzten 10 Jahren hat sich jedoch herausgestellt, daß ein Großteil solcher Erkrankungen durch die Interaktion mehrerer genetischer Veränderungen verursacht wird, so daß der einfache Ersatz eines defekten Gens nicht immer zum Ziel führen wird.

Genmutationen und -deletionen sind als eine der Hauptursachen der Krebsentstehung beschrieben. Es überrascht daher nicht, daß zur Zeit überwiegend Tumorpatienten mit gentechnischen Verfahren behandelt werden. Die meisten Therapieansätze beruhen auf ex vivo-Verfahren, wobei eine Vielfalt verschiedener sog. Vektoren zum Transfer genetischen Materials eingesetzt werden. Neben einer Direktinjektion von DNS in Zellen sind Retroviren, Adenoviren und Liposomen die am häufigsten verwendeten Vektoren.

In den Vereinigten Staaten hat man 1990 begonnen, diese neuen Methoden am Krankenbett einzusetzen. Zur Zeit gibt es über 270 klinische Protokolle, welche Methoden der Gentechnologie experimentell verwenden. Einsatz und Entwicklung dieser neuen Verfahren werden vom National Institute of Health (NIH), der Federal Drug Administration (FDA) und von lokalen Ethikkommissionen überwacht.

Vektoren für den Gentransfer

Bis heute sind vier Vektorsysteme für klinische Protokolle zugelassen: Retroviren, Adenoviren, adenoassoziierte Viren und Liposomen. Keines erfüllt bisher alle Anforderungen an ein ideales Vektorsystem und jedes hat ganz spezielle Vor- und Nachteile (Tabelle 1).

Zum gegenwärtigen Zeitpunkt verwenden die meisten klinischen Protokolle für die zelluläre Expression von Transgenen retrovirale Vektoren. Diese stammen überwiegend vom Moloney-Leukämie-Virus der Oncovirinae-Familie ab. Wichtiger Vorteil ist die stabile Integration in die Zielzelle und die Langzeitexpression des Transgens. Nachteile der zur Zeit verwendeten retroviralen Vektoren sind die niedrige Transduktionseffizienz, die eingeschränkte Größe der Transgene, die in diese Vektoren kloniert werden können, und die Notwendigkeit, daß die Zielzellen replizieren,

Tabelle 1. Vor- und Nachteile gegenwärtig verwendeter Vektorsysteme

Vektoren	Vorteile	Nachteile
Retroviren	1. Integrieren in DNS der Zielzelle Langzeitexpression möglich 2. Nicht toxisch 3. Vielfalt von Zellen kann infiziert werden	1. Nur replizierende Zellen können transduziert werden 2. Niedrige Transduktionseffizienz 3. Das Transgen darf 8 kb nicht überschreiten 4. Die Integrationszeit in der DNS kann nicht vorausgesagt werden
Adenovirus	1. Maximale Größe des Transgens ist ca. 15 kb 2. Große Breite von Zielzellen kann infiziert werden 3. Hohe Titer können erreicht werden 4. Transgenexpression erfolgt ohne Integration in die DNS	1. Transiente Expression des Transgens 2. Immunogenität des Vektors 3. Wildtyp Virus kann eine produktive Infektion mit dem rekombinanten adenoviralen Vektor verursachen
Adeno-assoziierter Virus	1. Apathogen 2. Integriert in die DNS 3. Eine Vielfalt von Zielzellen kann transduziert werden	1. Niedrige Integrationsfrequenz Eine große Anzahl von Partikeln ist notwendig, um eine produktive Transduktion zu erreichen 2. Helfervirus notwendig, um eine effiziente Transduktion zu erreichen. 3. Limitierte Größe des Transgens. 4. Es gibt immer noch Probleme mit Präparationen von hohen Titern
Liposomen	1. Nicht toxisch 2. Nicht infektiös	1. Niedrige Transduktionseffizienz 2. Instabil 3. Transiente Expression

damit das Provirus sich in die zelluläre DNS integrieren kann. Die Integration erfolgt zufällig, und es besteht daher theoretisch die Möglichkeit einer Insertionsmutagenese oder einer Inaktivierung von normalen zellulären Genen. Die Durchsicht der bisher vorhandenen Daten hat allerdings gezeigt, daß es in keinem Fall zu derartigen Komplikationen bei klinischen Gentherapieprotokollen gekommen ist.

Neue experimentelle Arbeiten zeigen, daß es virale Vektorsysteme gibt, die eine höhere Transduktionseffizienz und eine bessere Langzeitexpression haben als die bisher überwiegend verwendeten. Dabei handelt es sich um Vektorkonstrukte, die vom Immunodeficiency Virus (HIV), dem Herpes-Virus, dem Baculo Virus und dem Papillomavirus ausgehen.

HIV ist ein Lenti-Virus, das als Wildtyp AIDS erzeugt. Dieses komplexe Retrovirus enthält zusätzlich zum gag, pol und env-Gen der einfachen Retroviren noch die 6 Zusatzgene tat, rev, vpu, vpr, vif und nef. HIV hat die Fähigkeit, sich in ruhende Zellen zu integrieren. Durch Deletionen und Modifikationen am Wildtyp versucht man, die Pathogenität dieses Virus aufzuheben und die Vektorkomponenten auf die für die Infektion notwendigen Gene zu beschränken. Es ist allerdings möglich, daß dieses Vektorsystem nach Deletion von weiteren genetischen Elementen viele seiner Vorteile verliert. Gegenwärtig befinden sich diese Vektoren noch im experimentellen Stadium und dürfen beim Menschen nicht verwendet werden.

Die Herpes-Viren sind DNS-Viren, die unterteilt werden in HSV1, HSV2, Varizella Zoster, Zytomegalovirus und Epstein-Barr-Virus. HSV1 ist ein 152 kD großes Virus, das für eine in vivo-Gentherapie viele Vorteile besitzt: Das Virus infiziert replizierende und nicht-replizierende Zellen, kann in hohen Titern produziert werden und hat die Fähigkeit, ein Transgen in der Größe von mehr als 35 kb zu transferieren. Ungelöst sind jedoch noch Probleme, die die Zytotoxizität und Immunogenität dieses Virus sowie die unkontrollierte Expression der Transgene betreffen. Diese viralen Vektoren dürfen aufgrund ihrer Toxizität beim Menschen ebenfalls noch nicht eingesetzt werden.

Gentherapieansätze für solide Tumore

Im wesentlichen werden derzeit fünf Gentherapieansätze für solide Tumore verfolgt. Die verwendeten Strategien lassen sich in 3 Kategorien einteilen:

- Tumorsuppressorgen-Ersatztherapien,
- Immuntherapie mit Zytokinen oder mit tumorantigenmodifizierten Zellen,
- Drug-Konversionstherapien mit HSV-TK / Ganciclovir und Cytosindeaminase / 5-Fluorocytosin.

Tumorsuppressorgen-Ersatztherapie und Antisensestrategien

Die Inaktivierung bestimmter Gene kann zur Krebsentstehung beitragen. So hat man z. B. Mutationen des p53 Gens in einem Großteil von Tumoren gefunden. Man glaubt, daß das Wildtyp-p53-Protein die Expression bestimmter Gene supprimiert, welche sonst unkontrolliertes Zellwachstum verursachen würden. Es wird deshalb in verschiedenen klinischen Protokollen versucht, ein defektes p53-Gen durch ein Wildtyp-p53-Gen zu ersetzen, um in Tumoren Zellwachstum zu inhibieren oder Apoptose zu induzieren. In den bisherigen Protokollen wurde Wildtyp-p53 mit Hilfe retroviraler und adenoviraler Vektoren transduziert. Diese klinischen Phase I-Studien zeigen eine geringe Toxizität, unter den bisherigen experimentellen Modalitäten jedoch noch keinen klinischen, therapeutisch wirksamen Effekt.

Unkontrolliertes Zellwachstum wird auch durch das ras-Onkogen verursacht, welches durch eine Punktmutation aktiviert wird. Hier gibt es präklinische Daten, die zeigen, daß man Tumorzellen, welche ein mutiertes ras-Onkogen tragen, durch Antisense-Ansätze im Wachstum blockieren kann. Bei dieser Methode werden Tumorzellen mit einem Genkonstrukt transduziert, das eine zu dem mutierten und zu inhibierenden ras-Onkogen komplementäre Sequenz trägt. Die Proliferation menschlicher Lungenkrebszellen in Nacktmäusen konnte mit diesem Verfahren inhibiert werden. Weitere Ansätze, die gezielt auf mutierte Onkogene gerichtet sind, verwenden Ribozyme und Einzelketten von Antikörpern.

Immuntherapie mit Zytokinen oder mit tumorantigenmodifizierten Zellen

Lymphozyten des peripheren Blutes von Krebspatienten haben die Fähigkeit, Tumorzellen in vitro zu eliminieren. Ungeklärt ist, warum ein solcher Effekt nicht auch in vivo erreicht wird. Es ist bekannt, daß zur Population der peripheren Lymphozyten T-Zellen gehören, welche Peptide erkennen können, die von den MHC-Molekülen an der Zelloberfläche von Tumorzellen präsentiert werden. Man hat deshalb die fehlende zytotoxische Wirkung der Lymphozyten in vivo u.a. zurückgeführt auf eine verminderte Präsentation von MHC Antigenen an der Oberfläche von Tumorzellen, eine Sekretion von inhibierenden Zytokinen, die Entwicklung einer Toleranz der peripheren Lymphozyten und Defekte in der Signaltransduktion der Effektorzellen des Patienten. Ziel verschiedener gentherapeutischer Ansätze ist es deshalb, die T-Zellen optimal zu stimulieren. Die gegenwärtigen Protokolle verwenden einen ex vivo-Ansatz, bei dem Tumorzellen genetisch so verändert werden, daß sie Gene für Zytokine (z.B. IL2), teilweise zusammen mit Genen für kostimulierende Moleküle wie B7.1, B7.2 und dem CD40-Liganden, exprimieren. Zytokingene wurden auch direkt in Tumorzellen in vivo eingeschleust, um bereits vorhandene zytotoxische T-Zellen optimal zu expandieren. Analysen der T-Zellen der in dieser Weise vakzinierten Patienten zeigten, daß tatsächlich eine Vermehrung tumorspezifischer Effektorzellen in vivo stattgefunden hatte. Trotz dieser klonalen Expansion von Killerzellen findet man nur in wenigen Fällen eine signifikante Tumorregression. Man hat bisher mehr als 11 verschiedene menschliche Krebsarten mit dieser Methode behandelt.

Die Erfolgsrate der bisherigen klinischen Studien zur Verstärkung der Immunantwort gegen Tumorzellen durch Gentransfer für die Expression von Zytokinen und kostimulierenden Molekülen ist gering. Bei lediglich 15 von insgesamt 237 auswertbaren Patienten konnte eine signifikante Tumorregression dokumentiert werden.

Drug-Konversionsstrategien

Eine neue Variante, um Krebszellen zu zerstören, besteht darin, daß man das Thymidinkinase(TK)-Gen, das vom Herpes simplex-Virus stammt, in Tumorzellen einführt. Man hat in Tierexperimenten gezeigt, daß durch Gabe von Ganciclovir solche genmodifizierten Tumorzellen absterben. Ganciclovir wird durch die Thymidinkinase in einen toxischen Metaboliten umgewandelt, der dann den Tod der transduzierten Krebszellen herbeiführt. Es ist ferner beobachtet worden, daß toxische Bausteine aus den absterbenden Zellen herausdiffundieren und auch benachbarte Tumorzellen abtöten, die von den Vektoren nicht erreicht worden sind. Für die Anwendung beim Menschen wurde das HSV-TK-Gen in replikationsdefiziente Adenoviren transferiert, und die so veränderten Viren wurden in verschiedene solide Tumoren injiziert. Mit dieser Methode sind bisher die meisten Patienten behandelt worden. Eine klinisch relevante Tumorregression konnte damit noch nicht erreicht werden.

In einem vom Prinzip her ähnlichen Ansatz werden virale Vektoren erzeugt, die das Cytosindeaminase-Gen enthalten, um Tumorzellen des Gastrointestinaltraktes genetisch zu verändern. Cytosindeaminase (CD) konvertiert das nicht-toxische 5-Fluorocytosin zu dem zytotoxisch aktiven Metaboliten 5-Fluorouracil. 5-Fluorouracil besitzt bei gastrointestinalen Tumoren eine hohe zytotoxische Aktivität. Auch dieser Ansatz hat bisher noch zu keinen relevanten klinischen Tumorregressionen geführt.

Drug-Konversionsstrategien dieser Art wurden bisher in 21 zugelassenen klinischen Protokollen eingesetzt. Eine deutliche Tumorregression konnte nur bei 8 von 62 Patienten, für die ausreichende Daten zur Verfügung standen, nachgewiesen werden.

Dendritische Zellvakzinierung

Besonders effektiv in der Präsentation antigener Peptide für die T-Zellen sind Dendritische Zellen (DC). DCs lassen sich inzwischen gentechnisch in der Weise verändern, daß sie auch tumorassoziierte Antigene dem Immunsystem präsentieren. Mit einer dadurch ausgelösten Induktion tumorspezifischer, zytotoxischer Lymphozyten (CTL) kann eine Tumorregression erreicht werden. Mehrere menschliche Tumoren, die tumorassoziierte Antigene exprimieren, sind ideale Kandidaten für diesen Ansatz. In menschlichen Melanomen hat man verschiedene tumorassoziierte Antigene, wie MAGE, RAGE und GAGE, identifiziert und sequenziert. Man kann diese melanomspezifischen Peptide in vitro erzeugen und mit diesen Peptiden autologe dendritische Zellen beladen. In den Vereinigten Staaten gibt es mehrere klinische Phase I-Studien mit dendritischen Zellen bei Melanompatienten und Prostatakarzinompatienten. Beim Prostatakarzinom sind 2 tumorassoziierte Antigene bekannt: das prostataspezifische Antigen (PSA) und das prostatamembranspezifische Antigen (PSMA). Es ist gezeigt worden, daß autologe dendritische Zellen nach Beladung mit antigenen Peptidsequenzen vom PSA autologe zytotoxische T-Zellen stimuliert haben. Erfahrungsgemäß war zu erwarten, daß zusätzlich kostimulierende Moleküle wie z.B. CD40-Liganden oder IL2 erforderlich sind, um die Induktion der CTLs zu verstärken. Letzteres ist bislang nur im Tiermodell untersucht worden, die Ergebnisse erscheinen jedoch vielversprechend.

Chemoprotektion von Knochenmarkzellen

Die Sensitivität der normalen Knochenmarkzellen gegenüber der Chemotherapie ist einer der wichtigsten Gründe für deren begrenzten klinischen Erfolg. Es ist deshalb versucht worden, das Multidrugresistancegen (MDR) in normale Knochenmarkzellen einzuführen, um diese gegen Effekte der Chemotherapie resistent zu machen. Man hat gehofft, auf diese Weise Chemotherapeutika in höherer Dosierung und über längere Zeitperioden geben zu können, um die Chancen für eine Heilung zu erhöhen. Diesbezügliche Studien haben jedoch gezeigt, daß die nicht-hämatologischen Nebenwirkungen dosislimitierend sind. Überdies ist es noch nicht überzeugend gelungen, menschliche hämatopoetische Stammzellen durch virale Vektoren zu transduzieren. Ein potentielles Problem besteht zudem darin, daß das MDR-Gen unabsichtlich auch in Tumorzellen transduziert werden kann mit der Folge eines chemotherapieresistenten Relapses.

Schlußfolgerungen und Ausblick

Bei den bisherigen klinischen Phase I-Studien zur Gentherapie von Tumoren sind signifikante Tumorregressionen nur bei einer sehr kleinen Zahl der Patienten gefunden und dokumentiert worden. Hierfür können mehrere Gründe angeführt werden. U.a. war es zunächst wegen der Unsicherheit über die Nebenwirkungen der gentechnischen Verfahren nicht möglich, Tumoren von Patienten mit einer nur geringgradigen Tumorlast zu behandeln. Bei den inzwischen ausgewerteten Studien waren deshalb lediglich Patienten mit einer fortgeschrittenen Tumorerkrankung einbezogen, die mit konventionellen Therapieverfahren nicht mehr geheilt werden konnten. In einer solchen Situation ist jedoch die Funktion des Immunsystems bereits so eingeschränkt, daß eine Reaktion auf stimulierende Signale nicht mehr zu erwarten ist. Zweitens sind viele der Konzepte und gentherapeutischen Methoden aufgrund von Tiermodellen entwickelt worden. Solche Tiermodelle sind unverzichtbar, da es meist erst mit ihrer Hilfe möglich ist, Laborbeobachtungen in neue in vivo Strategien umzusetzen und diese zu überprüfen. Zwischen menschlichen und tierexperimentellen Tumoren bestehen jedoch deutliche Unterschiede: So werden z.B. Mäusetumore häufig mit chemischen Methoden oder durch Viren induziert, was i.a. für menschliche Tumoren nicht zutrifft. Es kann deshalb nicht generell erwartet werden, daß ein im Tiermodell erfolgreicher Ansatz beim Menschen in gleicher Weise wirksam ist. Es ist ferner darauf hingewiesen worden, daß die bisherigen Ansprechraten in den klinischen Protokollen vergleichbar scheinen mit vielen monotherapeutischen Protokollen, die Chemotherapeutika in vergleichbaren Studien mit Patienten im fortgeschrittenen Stadium einer Tumorerkrankung einsetzen. Zudem wird in verschiedenen Gentherapiestudien versucht, existierende Ansätze der Chemotherapie zu verbessern, und es ist schwer zu beurteilen, wie weit die mit einem gentherapeutischen Verfahren gefundenen Ergebnisse nicht auch eine Problematik des chemotherapeutischen Grundansatzes widerspiegeln.

Man beginnt inzwischen für klinische Studien, bei Patienten mit einem früheren Stadium der Erkrankung als bisher, gentechnisch erzeugte Agenzien und gentechnische Verfahren adjuvant, z.B. nach dem chirurgischen Eingriff, zur Verhütung lokaler Rezidive, in die therapeutischen Betrachtungen mit einzubeziehen, sofern die fehlende Toxizität und die Wirksamkeit der Agenzien erwiesen ist. Injektionen in solide Tumoren werden dabei ebenso erwogen, wie die lokale Anwendung bei Arealen begrenzter metastatischer Erkrankungen.

Der ursprüngliche Ansatz der Tumorgentherapie ist jedoch sehr viel ehrgeiziger, wenn versucht wird, aufgrund der – heute noch unvollständigen – Kenntnis der Mechanismen der Tumorgenese, mit speziellen gentechnischen Strategien eine Rekonstitution der fundamentalen, in einer Tumorzelle entgleisten Funktionsabläufe zu erreichen. Die hier zu überwindenden Hürden sind nicht nur die noch unzureichende Transduktionseffizienz bei den derzeit verwendeten Methoden des Gentransfers, sondern auch die fehlenden Möglichkeiten, genetisches Material in bestimmte Zielzellen zu überführen, und darüber hinaus ein in eine Zelle transferiertes Gen den zellulären Kontrollmechanismen in der Weise zu unterwerfen, daß das Genprodukt in erforderlicher Menge und zum richtigen Zeitpunkt zur Verfügung steht.

Obwohl die Grundlagen für dieses weitergehende Ziel noch nicht hinreichend geklärt sind, ist der gegenwärtige Einsatz gentherapeutischer Verfahren bei Patienten von großem Nutzen. Denn die verschiedenen jetzt schon am Menschen getesteten Verfahren können optimiert dann eingesetzt werden, wenn die notwendigen Fortschritte in der Technologie des Gentransfers vorhanden sind.

In den letzten Monaten haben zwei unterschiedliche Ergebnisse sehr ähnlicher, gentherapeutischer Studien größere Beachtung gefunden. Zum einen konnte, anscheinend zum ersten Mal, über größere Ansprechraten in einer gentherapeutischen, klinischen Phase I-Studie berichtet werden, wenn auch nicht in Zusammenhang mit einem tumortherapeutischen Ansatz. In dieser Studie fanden die Autoren bei allen 5 bisher untersuchten Patienten mit schwerer refraktärer Angina pectoris eine ausgeprägte Verbesserung der Symptomatik und/oder eine objektive Verbesserung der myokardialen Perfusion nach Injektion eines gentechnisch erzeugten Agens in das ischämische Myokard. Verwendet wurde nackte DNS, die für den vaskulären endothelialen Wachstumsfaktor VEGF kodiert. Die gleiche Forschungsgruppe hatte bereits vorher über deutliche Erfolge nach intramuskulärer Injektion der gleichen Plasmid-DNS bei nicht-heilenden ischämischen Ulzera der unteren Extremitäten berichtet. Unter anderem konnten neue kollaterale Blutgefäße mit Hilfe der Kontrastangiographie bei 7 von 10 Extremitäten nachgewiesen werden (insgesamt 9 Patienten).

Etwa zur gleichen Zeit wurde über Experimente an Mäusen berichtet, bei denen sich, nach intramuskulären Injektionen von adenoassoziierten viralen Vektoren (AAV), welche ebenfalls das VEGF-Gen enthalten, Hämangiome bildeten.

Diese Studien zeigen einerseits, daß gentherapeutische Ansätze auch beim Menschen – nicht nur, wie bisher, im Tiermodell – deutliche, biologische Effekte erzielen können, zum anderen aber, daß die Überexpression transduzierter Gene grundsätzlich entweder einer vorhandenen Regulation unterworfen sein muß oder durch vektor-induzierte Regulationsstrategien zu kontrollieren ist.

Die Erforschung gentherapeutischer Strategien für Tumorerkrankungen konzentriert sich daher gegenwärtig sowohl auf die Verbesserung und Neuentwicklung von Vektorsystemen für den Gentransfer, als auch auf die Vertiefung unseres Verständnisses der genetischen Veränderungen, welche eine unkontrollierte Zellproliferation und das Wachstum von Tumoren induzieren können.

Weiterführende Literatur

Baumgartner I, Pieczk A, Manor O, Blair R, Kearney M, Walsh K, Isner JM (1998) Constitutive expression of phVEGF165 after intramuscular gene transfer promotes collateral vessel development in patients with critical limb ischemia. Circulation 97: 1114–1123

Cristiano RJ, Xu B, Nguyen D, Schumacher G, Kataoka M, Spitz FR, Roth JA (1998) Viral and nonviral delivery vectors for cancer gene therapy. Cancer Detect Prev 22: 445–454

Dranoff G (1998) Cancer gene therapy: Connecting basic science with clinical inquiry. J Clin Oncol 16: 2548–2556

Hantzopoulos P, Gänsbacher B (1996) Gentherapie: Stand und Ausblick. Chirurg 67: 980–983

Hodi F, Dranoff G (1998) Genetically modified tumor cell vaccines. Surg Oncol Clin N Am 7: 471–485

Lashford L (1997) Possibilities of gene therapies for cancer. Ann Med 29: 1–4

Losordo DW, Vale PR, Symes JF, Dunnington ChH, Esakof DD, Maysky M, Ashare AB, Lathi K, Isner JM (1998) Gene therapy for myocardial angiogenesis. Initial clinical results with direct myocardial injection of phVEGF165 as sole therapy for myocardial ischemia. Circulation 98: 2800–2804

Medin J, Karlsson S (1997) Viral vectors for gene therapy of haematopoetic cells. Immunotechnology 3: 19

Naldini L (1998) Lentiviruses as gene transfer agents for delivery to non-dividing cells. Curr Opin Biotechnol 9: 480–485

Robbins PD, Ghivizzani SC (1998) Viral vectors for gene therapy. Pharmacol Ther 80: 35–47

Rosenfild M, Curiel D (1996) Gene therapy strategies for novel cancer therapeutics. Curr Opin Oncol 8: 72–77

Roth JA, Cristiano RJ (1997) Gene therapy for cancer: What have we done and where are we going? J Natl Cancer Inst 89: 21–39

Springer ML, Chen AS, Kraft PE, Bednarski M, Blau HM (1998) VEGF gene delivery to muscle; Potential role for vasculogenesis in adults. Molecular Cell 2: 549–558

1.10 Qualitätsmanagement

1.10.1 Onkologische Konferenz – Tumorboard

A. Sendler

Ziel der modernen, interdisziplinär angelegten onkologischen Therapie ist es, den Patienten individuell und stadiengerecht zu behandeln. Dabei kommt es in zunehmendem Maße zu einer Verflechtung von Chirurgie, medizinischer Onkologie und Strahlentherapie im Rahmen multimodaler Therapiekonzepte. Derzeit erfolgt die Zuweisung der Patienten – auch an ausgewiesene onkologische Zentren – in Deutschland allein fachspezifisch. Es ist deshalb die Aufgabe eines interdisziplinär zusammengesetzten „Tumor-Boards" nach adäquater Diagnostik, d.h. der möglichst genauen Evaluation der individuellen Tumorsituation, das am besten geeignete Therapiekonzept für den einzelnen Patienten festzulegen (Abbildung 1). Bei der heute zu Verfügung stehenden großen Bandbreite der verschiedenen Therapieformen und auch des unterschiedlichen zeitlichen Ablaufes – neoadjuvant, intra- oder perioperativ, adjuvant – ist kein Fach in der Lage, alleine und ohne Konsens diese Entscheidungen zu treffen.

Bei den soliden Tumoren fällt der Chirurgie oft die Funktion des „gate keepers" in dieser Situation zu, da die Mehrzahl der Patienten mit soliden Tumoren zuerst einer operativen Abteilung vorgestellt werden. Oft wird man jedoch mit dem Blick auf die Operation als alleiniger Therapieoption der Komplexität der Erkrankung nicht gerecht. Dem Patienten wird dadurch unter Umständen eine signifikante Verbesserung der Überlebenswahrscheinlichkeit vorenthalten. Um so erstaunlicher ist es, daß sich in einer Umfrage unter Chirurgen nur 15 % zu einem solchen Tumorboard bekennen, 75 % der Chirurgen treffen schwierige onkologische Entscheidungen ohne jegliche interdisziplinäre Diskussion.

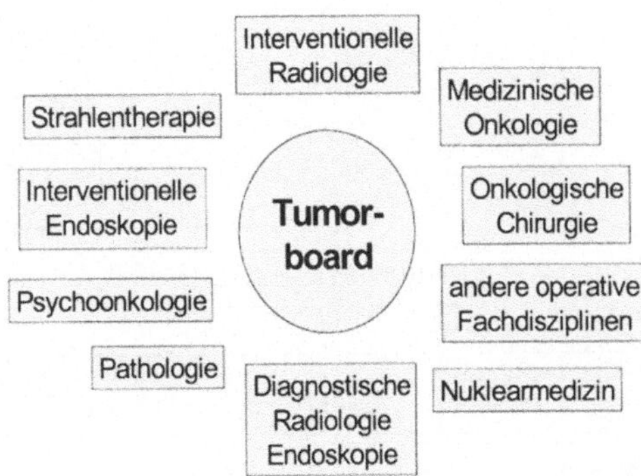

Abb. 1. Interdisziplinäres Tumorboard

Im folgenden soll die Struktur des Tumorboards des Klinikums rechts der Isar und die Entscheidungswege dargestellt werden. Einzelheiten der angesprochenen multimodalen Konzepte finden sich bei den entsprechenden Organkapiteln.

Teilnehmer

Folgende onkologisch erfahrene ärztliche Mitarbeiter gehören (in alphabetischer Reihenfolge) einem Tumorboard, welches sich mit soliden Tumoren des Gastrointestinaltraktes beschäftigt, an: Chirurg, Gastroenterologe, Nuklearmediziner, medizinischer Onkologe, Pathologe, Psychoonkologe, diagnostischer und interventioneller Radiologe und Strahlentherapeut. Die Rolle des Vorsitzes im Tumorboard sollte kollegial geregelt werden, bei den soliden Tumoren des Erwachsenen bietet es sich an, daß der Chirurg als „primus inter pares" den Vorsitz übernimmt.

Die Sitzungen des Tumorboards, welche regelmäßig und wöchentlich an einem festen Termin stattfinden müssen, sind grundsätzlich für alle ärztlichen Mitarbeiter öffentlich. Auch niedergelassenen Kollegen sollte angeboten werden, dort Patienten vorzustellen und die weitere Therapie zu diskutieren. Damit wird unter anderem der Zweck verfolgt, die stationäre mit der ambulanten Therapie noch mehr zu verzahnen und sicherzustellen, daß postoperative Behandlungsvorschläge auch im hausärztlichen Bereich umgesetzt werden können. Die niedergelassenen Kollegen haben ferner die Möglichkeit, ihre direkten klinischen Ansprechpartner besser kennen zu lernen, um eventuelle Probleme schnell und unbürokratisch zu besprechen. Die Arbeit des Tumorboards gliedert sich grundsätzlich in drei Problembereiche (Abb. 2):

- prätherapeutische Phase
- postoperative Phase
- Palliation

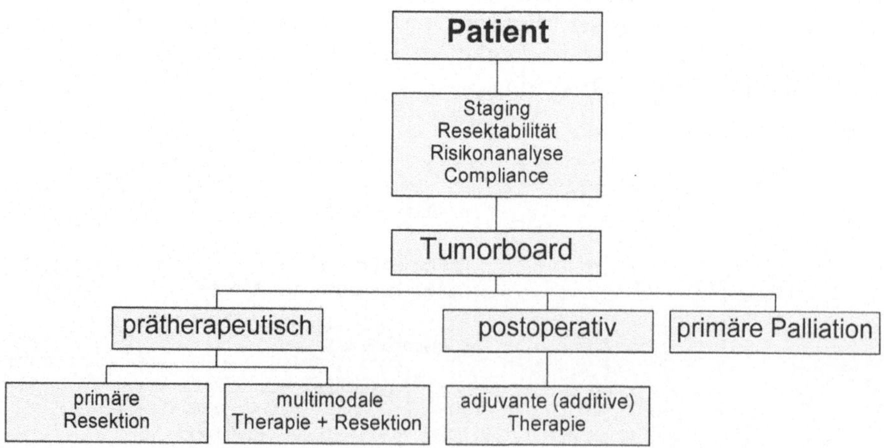

Abb. 2. Organisation des Tumorboards

Prätherapeutische Phase

Die entscheidende Voraussetzung der erfolgreichen Therapie solider Tumore – und damit der Prognoseverbesserung – ist die Möglichkeit einer makroskopisch und mikroskopisch kompletten Tumorentfernung einschließlich der Lymphabflußsysteme (R0 Resektion). Damit kommt dem prätherapeutischen Staging besonderes Gewicht zu. Falls multimodale Therapieoptionen in Betracht gezogen werden, muß zum Zeitpunkt der Vorstellung des Patienten vor dem Tumorboard die Ausbreitung der Erkrankung möglichst genau bekannt sein. Dieses schließt auch eine invasive Diagnostik, wie die chirurgische Laparoskopie mit ein. Dadurch wird eine individuelle Therapieplanung erst ermöglicht. Die technischen Voraussetzungen, um alle relevanten Befunde darstellen zu können, müssen gegeben sein.

Auch sollte prätherapeutisch das für den Patienten individuelle Risikoprofil ermittelt werden, da die prä- und intraoperative Therapie mit einer erhöhten Morbidität (bspw. neoadjuvante Radio/Chemotherapie des Ösophagus oder Rektums, intraoperative Strahlentherapie) einhergehen kann. Auch stellt sich für manche Therapieformen die Frage nach der Compliance des Patienten, die bei ambulant durchzuführenden Therapien möglichst hoch sein sollte. Die Pathologie muß zu strittigen Fragen bei der Beurteilung der Biopsien Stellung beziehen. Der Differenzierungsgrad von Tumoren oder auch die häufig schwierige Unterscheidung zwischen Dysplasie/Carcinoma in situ haben erhebliche therapeutische Relevanz. In Zukunft sollte es möglich sein, aufgrund tumorbiologischer Parameter, die in der Biopsie mit Hilfe molekularbiologischer Verfahren erfaßt werden, die Indikationen zu präoperativen multimodalen Therapien auf eine völlig neue, tumorbiologische Grundlage zu stellen.

Nach Vorstellung aller diagnostischen Befunde und der Risikostratifizierung muß das Therapieziel – kurativ oder palliativ – verbindlich festgelegt werden. Danach werden die verschiedenen Therapieoptionen und deren zeitliche Abfolge – neoadjuvant, intra- oder perioperativ, diskutiert und festgelegt. Es wird besprochen, welcher Klinik (Abteilung) in welcher Phase der Therapie die Führung des Patienten zufällt. Über die Ergebnisse wird ein Kurzprotokoll angefertigt (Sekretär des Tumorboards). Die Beschlüsse des Boards sind für alle Teilnehmer verbindlich, Änderungen können nur in einer erneuten Sitzung beschlossen werden.

Postoperative Phase

Nach erfolgter Operation muß ein Patient unter umständen erneut im Tumorboard vorgestellt werden. Bei der postoperativen Demonstration kommt der Pathologie eine besondere Rolle zu: die manchmal strittige Frage zwischen R0-, relativ R0- oder R1/2-Resektion, die entscheidend für den weiteren Weg des Patienten ist, sollte hier mit dem verantwortlichen Chirurgen besprochen werden. Nur nach einer exakten Aufarbeitung des Resektates kann die Indikation zur adjuvanten (R0) oder additiven (R1/2) Therapie gestellt werden. Ferner dienen die pathologisch anatomischen Daten der internen Qualitätskontrolle (Anzahl der Lymphknoten, Anzahl der R1-Resektionen, histopathologischer Response auf die Vorbehandlung). Außerdem müssen spezielle Fragen der klinischen Kollegen beantwortet werden, zu denen in den pathologischen Befunden evtl. keine ausreichende Stellungnahme erfolgt ist, oder auf die dort nicht eingegangen wurde. Der Pathologe muß aktiv an der Fallbesprechung teilnehmen und eigene Befunde betonen, die entscheidend für die Prognose eines Patienten bzw. Auswahl einer speziellen Therapie sind.

Die meisten adjuvanten Therapiemaßnahmen (v. a. bei Kolon- und Rektumkarzinomen) werden ambulant bei niedergelassenen Onkologen durchgeführt; es ist daher wichtig, diese in die Therapieentscheidungen mit einzubinden.

Palliation

In dieser Situation ist es das therapeutische Ziel, dem Patienten mit einem Minimum an Intervention oder Therapie ein Maximum an Lebensqualität zu ermöglichen. Hierbei bewährt sich ein Tumorboard ganz besonders. Nur durch den zielgerichteten, individuellen Einsatz des gesamten Armamentariums der modernen Onkologie, inklusive der Psychoonkologie, ist es möglich, einem Patienten, auch durch unkonventionelle Maßnahmen, suffizient zu helfen. Hier ist die interdisziplinäre Arbeit entscheidend, damit die verschiedenen Optionen zeit- und zielgerecht eingesetzt werden können.

Zusammenfassung

Um einen Patienten mit seiner individuellen Tumorerkrankung auch individuell und adäquat therapieren zu können, ist ein Tumorboard unerläßlich. Die moderne Onkologie ist zu komplex, als daß der Vertreter eines Faches die gesamte Bandbreite der Möglichkeiten und auch der Neuerungen kompetent überblicken kann. In der onkologischen Therapie ist das Ganze mehr als die Summe seiner Einzelteile.

Weiterführende Literatur

Bumm R, Siewert JR (1999) Die Situation der onkologischen Chirurgie in Deutschland 1998: Aktuelle Umfrageergebnisse. Chirurg 70: 400–406
Hempel K, Siewert JR (1996) Second Opinion Versuch einer Begriffsbestimmung. Chirurg 67: 293
Kelsey JV, Beck JR (1990) The effect of decision analysis on clinical uncertainity at tumor board. J Cancer Educ 5: 125
Siewert JR (1998) Onkologie im Spannungsfeld zwischen Realität und Vision. Rede des Kongreßpräsidenten des 23. Deutschen Krebskongresses, Berlin
Vetto FT, Richard Boe K, Desler M, DuFrain L, Hagen H (1996) Tumor boards formats: „fascinating case" versus „working conference". J Cancer Educ 11: 84

1.10.2 ‚Second Opinion' und Telekonsultation in der Onkologie

H. Feussner und M. Etter

Zweitmeinung (‚second opinion')

Die aktuelle Entwicklung in der Onkologie ist durch eine zunehmende Differenzierung der Behandlungsmöglichkeiten gekennzeichnet. Zur Frage steht heute nicht nur, ob ein operatives oder ein konservatives Vorgehen gewählt werden sollte, sondern ebenso die allfällige Kombination des chirurgischen Eingriffs mit neoadjuvanten oder adjuvanten Therapiekonzepten. Darüber hinaus wird auch die chirurgische Verfahrenswahl immer differenzierter, nicht zuletzt dadurch begünstigt, daß heute auch zunehmend mehr minimal-invasive Behandlungsalternativen zur Verfügung stehen. Zwangsläufig führt dies zu einem steigenden Bedarf an gegenseitiger Konsultation in der Abstimmung der diagnostischen und therapeutischen Strategie.

Hinzu kommt, daß im Sozialgesetzbuch V vorgeschrieben ist, dem Patienten vor allen erheblichen Eingriffen eine Zweitmeinung zugänglich zu machen. In der Praxis wird diese Forderung bisher noch eher zögerlich umgesetzt, doch steht zu erwarten, daß diesem Anspruch bereits in nächster Zeit vermehrt nachgekommen werden muß. Diesem rasch zunehmenden Bedarf an Kommunikations- und Konsultationsleistungen wird auf die bisher übliche Weise nicht mehr entsprochen werden können (Telefonkonsil, Übersenden von Akten und Röntgenbefunden per Post, ambulante oder gar stationäre konsiliarische Vorstellung), wenn man nicht den damit verbundenen Zeitverlust, einen regelrechten Patiententourismus und exzessive Kostensteigerungen in Kauf nehmen will.

In der täglichen Praxis müssen durchaus nicht selten Entscheidungen gefällt werden, bei denen sich der behandelnde Arzt für sich und gegenüber dem Patienten gerne auf die fachliche Unterstützung eines ausgewiesenen Experten stützen würde. In Anbetracht der zunehmend abwägenden und gut informierten Patientenklientel wäre die Hinzuziehung eines beiderseits respektierten dritten Partners in die endgültige Therapieentscheidung aus der Sicht des Patienten vertrauensbildend und könnte die Position des behandlungsführenden Arztes stärken.

Telekommunikation

Eine sinnvolle Möglichkeit stellt hier nur die prätherapeutische Telekonsultation dar, die sich bei onkologischen Fragestellungen am besten an ein Tumorboard richtet. Sie bietet die Möglichkeit, alle Informationen einschließlich der bildgebenden Verfahren gemeinsam zu bewerten und das weitere Procedere festzulegen – ohne daß die physische Anwesenheit des Patienten erforderlich ist.

Ein objektiver Bedarf steht somit außer Frage. Inwieweit seitens der behandelnden Ärzte auch subjektiv die Notwendigkeit gesehen wird, die Telekonsultation in Anspruch zu nehmen, ist bisher schwer abzuschätzen, da auch hier verwertbare Daten fehlen und statt dessen persönliche Erfahrungen herangezogen werden müssen.

Einerseits besteht immer noch ein hoher Grad an Reserviertheit gegenüber allen Versuchen, die individuellen therapeutischen Entscheidungen des behandlungsführenden Arztes erklären zu müssen oder gar zu rechtfertigen, warum eine unter mehreren Therapieoptionen gewählt wurde. Inhaltlich ist dies jedoch keine Frage der Telekommunikation, sondern des Prinzips der Einholung einer zweiten Meinung überhaupt. Die Telekonsultation ist in diesem Punkt allerdings insofern berührt, als daß sie es überhaupt erst praktisch möglich machen wird, eine Zweitmeinung in allen erforderlichen Fällen auch einzuholen.

Praktikabilität der ‚second opinion' via Telekonsultation

Die modernen Möglichkeiten der Telekonsultation werden um so leichter in breiter Weise genutzt werden, wenn sie auf eine ausreichende Akzeptanz der behandelnden Ärzte und der Patienten stoßen. Eine wesentliche Voraussetzung dafür ist die einfache Bedienbarkeit, wobei die Systeme jederzeit ohne Zeitverzug einsetzbar sein sollten. Die Bedieneroberfläche muß entsprechend anwenderfreundlich sein, wobei spezielle Kenntnisse der Anwender in der Nutzung von Computernetzen nicht vorausgesetzt werden können.

Eine weitere Voraussetzung für ein breite Akzeptanz ist die praktische Verfügbarkeit. Telekonsultationssysteme sollten daher ohne größeren investiven oder baulichen Aufwand überall installierbar sein, auch gerade außerhalb von Ballungsgebieten. Insofern ist die Nutzung einer nationalen Gesundheitsplattform, wie sie verschiedentlich vorgeschlagen wurde, zwar langfristig sinnvoll aber als Medium für die nächsten Jahre noch nicht in erforderlichem Umfang verfügbar.

Dagegen ist eine technische Vernetzung auf der Basis von ISDN-Punkt-zu-Punkt-Verbindungen auch heute schon zu verwirklichen und wird zunehmend mehr praktiziert. Die dafür erforderliche Ausrüstung umfaßt auf beiden Seiten (Anfragende bzw. Konsiliarius) ein Bildtelefon bzw. Codec, sowie auf seiten des Anfragenden zusätzlich einen sog. Videopräsenter, der im Durchlicht oder Auflicht die zu demonstrierenden Befunde für die digitale Übertragung bereitstellt. Das Bindeglied zwischen beiden Partnern ist zumindest eine ISDN-Telefonleitung (128 kBit/Sek.). Für höhere Übertragungsanforderungen können mehrere Telefonleitungen gebündelt und somit die Übertragungsleistung gesteigert werden. Selbstverständlich steigen damit die Kosten für die Übertragung linear an, ebenso wie leistungsfähigere und damit teurere Codecs erforderlich werden.

Die praktische Erfahrung hat jedoch gezeigt, daß im Regelfall die Konsultation zwischen einem niedergelassenen Arzt und dem Krankenhaus problemlos möglich ist, da in erster Linie statisches Bildmaterial (z.B. Röntgenbilder, Endoskopiephotos usw.) gezeigt werden. Die Übertragung von bewegten Bildern – die mindestens eine Übertragungsrate von 384 kBit/Sek. erforderlich macht – stellt ohnehin die Ausnahme dar.

Während nur etwa ein Drittel aller Arztpraxen in Deutschland derzeit über einen Internet-Anschluß verfügen, verfügen derzeit schon ca. 50 % aller Praxen und Krankenhäuser über mindestens einen ISDN-Anschluß. Infolge der konsequenten Strukturmaßnahmen der Telekom wird diese Verfügbarkeit innerhalb der nächsten Jahre noch rasch ansteigen. Von besonderer Bedeutung ist hier, daß diese ISDN-Verbindungen auch in eher strukturschwächeren Gebieten zur Verfügung gestellt werden, während dem gegenüber leistungsfähigere Übertragungseinrichtungen auch in Zukunft noch deutlich grobmaschiger angelegt werden.

Hinzu kommen nicht zu unterschätzende strukturelle, organisatorische und rechtliche Fragen, die in der Vorbereitung eines nationalen oder internationalen Gesundheitsnetzes noch bearbeitet werden müssen (Datenschutz, Zugriffsberechtigung usw.). Abgesehen davon verlangt die Nutzung eines medizinischen Intranets nicht unerhebliche Kenntnisse auf dem Gebiet von Computernetzwerken, die mit Ausnahme von einigen „Computerfreaks" nicht ohne weiteres bei der Mehrzahl der praktizierenden Ärzte oder klinisch tätigen Chirurgen vorausgesetzt werden können.

Wenn auch außer Zweifel steht, daß ein derartiges umfangreiches Netzwerk für das Gesundheitssystem langfristig eingerichtet werden sollte, und sicherlich auch zu Beginn des nächsten Jahrtausends realisiert werden wird, gilt es, für die unmittelbare Zukunft eine Zwischenlösung zu finden. Es wird in der Praxis zunehmend mehr realisiert, daß ISDN-gestützte audiovisuelle Telekommunikationsmöglichkeiten die Mehrzahl der praktischen Anforderungen an ein funktionierendes Telekonsultationssystem erfüllen. Regional und überregional entstehen derzeit mehr oder weniger ausgedehnte Konsultationsverbünde, die bereits eine praktische Umsetzung der Telekonsultationsmöglichkeiten erlauben. Diese Entwicklung dürfte auch eine wichtige Vorläuferfunktion für die in Zukunft zu erwartende Einrichtung einer nationalen Gesundheitsplattform bilden.

Kosten der Telekonsultation

Die für den praktischen Einsatz erforderliche apparative Ausrüstung wird zunehmend preisgünstiger und bedienungsfreundlicher. Während Telekommunikationssysteme noch im Jahre 1995 nicht unterhalb von DM 15 000,– angeboten wurden, stehen heute bereits anschlußfertige Bildtelefone zu einem Preis von ca. DM 1 000,– zur Verfügung. Es wundert daher nicht, daß auch international ISDN-gestützte Systeme bevorzugt werden. In Ländern wie Norwegen, Finnland oder Kanada, in denen die großen räumlichen Entfernungen den Bedarf an Telekonsultationseinrichtungen noch stärker begünstigen als in Deutschland, wurden bereits wertvolle Erkenntnisse zur praktischen Nutzung erarbeitet. Die Akzeptanz sowohl seitens der behandelnden Ärzte, wie auch der Patienten ist außerordentlich hoch.

Rechtliche Aspekte der Telekonsultation

In zahlreichen Diskussionen um die praktische Anwendung der Telekonsultation wird immer wieder das Problem der Rechtsunsicherheit aufgeführt. Erfreulicherweise ist die Situation jedoch – zumindest was ISDN-gestützte audiovisuelle Punkt-zu-Punkt-Verbindungen anbetrifft – einfacher und eindeutiger als sie in gewissen Szenarien skizziert wird.

Eine wertvolle Hilfe stellten in diesem Zusammenhang die Klarstellung der „Rahmenbedingungen für die Telekonsultation in der Chirurgie" dar, die von einer Expertenrunde des Berufsverbandes der Deutschen Chirurgen erarbeitet wurde. Demzufolge ist die rechtliche Grundlage eines Telekonsils in der Regel ein Dienstvertrag zwischen Konsiliarius und Patient, den der behandelnde Arzt mit Einwilligung des Patienten und in dessen Vertretung (formlos) abschließt. Es wird darauf hingewiesen, daß der Konsiliarius die berufsspezifische Sorgfalt zu wahren hat. Dies gilt insbesondere bzgl. der Prüfung der übermittelten Befunde auf ihre Qualität und die Qualität ihrer Wiedergabe, so daß er festlegen kann, ob diese für die konsularische Beratung ausreichen. Für schuldhafte Fehlleistungen, die zu Gesundheitsschäden beim Patienten führen, haftet der Konsiliarius sowohl zivil- wie auch strafrechtlich, wobei sich der Konsiliarius jedoch im Rahmen des Vetrauensgrundsatzes darauf verlassen kann, daß ihm der behandelnde Arzt alle relevanten Befunde mitteilt, über die er verfügt.

Die Praxis hat gezeigt, daß bei der bequemen Nutzung der modernen Telekonsultationsmöglichkeiten immer wieder die kollegiale Beratung von behandelnden Kollegen auf der Basis der Gefälligkeit und, ohne den Willen eine Vetragsbeziehung einzugehen, angestrebt wird. Auch hier kann eine zivilrechtliche Haftung wegen unerlaubter Handlung (823 ff. BGB) und eine strafrechtliche Verantwortung wegen fahrlässiger Körperverletzung oder fahrlässiger Tötung in Betracht kommen.

Vor der Durchführung einer Telekonsultation sollte daher aus rechtlichen Gründen eindeutig festgelegt werden, ob es sich wirklich um eine unentgeltliche Beratung aus Gefälligkeit handelt, oder um ein echtes Telekonsil. Im letzteren Fall ist aus formellen Gründen zu vereinbaren, daß der Erfüllungsort/Gerichtsstand der Arbeitsort des Konsiliarius ist und daß im Falle einer Telekonsultation aus dem Ausland die Anwendung deutschen Rechts gilt. Prinzipiell kann man sich bei der rechtlichen Bewertung des Telekonsils an der bestehenden Praxis (telefonisches Konsil bzw. Stellungnahme zu übersandten Unterlagen) orientieren.

Finanzielle Abgeltung der Telekonsultation

Bei der Durchführung einer Telekonsultation handelt es sich um eine eigenständige ärztliche Leistung (einschließlich der damit verbundenen rechtlichen Verpflichtung), die selbstverständlich eine finanzielle Abgeltung erforderlich macht. Um die hohen Investitions- und Betriebskosten für die Telekonsultation zu decken und eine angemessenen Honorierung der persönlichen ärztlichen Leistung zu ermöglichen, müssen GOÄ und EBM um Gebührennummern für das Telekonseil ergänzt werden. Bisher kann man sich durch die analoge Anwendung der GOÄ-Nr. 60 sowie der EBM-Nr. 42 behelfen. Damit werden in der Regel noch nicht einmal annähernd die tatsächlich anfallenden Kosten gedeckt, die sich nach einer groben Schätzung, selbst unter Annahme sehr optimistischer Rahmenbedingungen bei ca. DM 52,– liegen. Die Kosten werden noch deutlich höher, wenn leistungsstärkere Anlagen eingesetzt werden.

Niedergelassene Ärzte und Krankenhausträger müssen die telemedizinische Leistungserbringung unter betriebswirtschaftlichen Aspekten bewerten, d.h. beurteilen ob durch Telemedizin der Aufwand reduziert wird, und ob ihnen die Aufwendungen erstattet werden. Damit wird die Erstattungsfähigkeit wesentlich die Bereitschaft beeinflussen die Möglichkeiten der Telemedizin anzuwenden. Ein sinnvolles Vergütungssystem sollte einerseits eine unkontrollierte Leistungsausweitung verhindern, andererseits aber die verfügbaren Dienste zur Verbesserung der Patientenversorgung bereitstellen, wenn dies im Interesse des Patienten, bzw. aus medizinischen Gründen sinnvoll und zweckmäßig ist.

Fazit

Infolge zunehmend komplexer Behandlungsstrategien in der Onkologie und auch aufgrund rechtlicher Vorgaben des SGB-V („second opinion") wird in Zukunft der Bedarf an Telekonsultationsmöglichkeiten erheblich zunehmen. Die Anwendung in der klinischen Praxis ist heute bereits in Form von audiovisuellen Punkt-zu-Punkt-Verbindungen unter Nutzung des ISDN-Telefonnetzes möglich, während langfristig ein medizinisches Intranet im Sinne einer nationalen Gesundheitsplattform zu Verfügung stehen wird. Es steht zu erwarten, daß mit der umfangreichen Nutzung der modernen Telematik in der Onkologie sowohl eine Qualitätsverbessserung der flächendeckenden medizinischen Versorgung wie auch Reduzierung von Kosten erreicht werden kann.

Weiterführende Literatur

Allen A, Hayes J, Sadasivan R, Williamson SK, Wittman C (1995) A pilot study of the physicians acceptance of tele-oncology. Journal of Telemedicine and Telecare 1: 34–37
Bashshur RI (1995) Telemedicine effects: cost, quality, and access. J Med Syst 19: 281
Doolittle GC, Allen A, Wittman C, Carlson E, Cox B, Whitten P(1996) Oncology care for rural Kansas via telemedicine: establishment of a teleoncology clinic. Proceedings of the American Society of Clinical Oncology 15: 326
Feussner H, Siewert, JR (1996) Telemedizin technische Möglichkeiten und sinnvolle Anwendungen. Chirurg 67: 984
Feussner H, Hempel K, Siewert JR (1997) Rahmenbedingungen für die Telekonsultation in der Chirurgie. Der Chirurg 12: 363–365
Feussner H, Etter M, Siewert JR (1998) Telekonsultation. Chirurg 69: 1129–1133
Perednia DA, Allen A (1995) Telemedicine technology and clinical application. Journal of the American Medical Association 273: 483–488
Wickenhöfer R, Frößler H, Schell Th (1997) Telemedizin in der Deutschen Bundeswehr – Erste Ergebnisse eines Pilotprojekts. Electromedics 2: 43–49

1.10.3 Onkologische Dokumentation

H. Vogelsang und S. Thorban

Die Dokumentation onkologischer Daten dient der Erfassung epidemiologischer Basisdaten sowie der Erfassung des klinisch-therapeutischen Verlaufes einer Tumorerkrankung. Im Rahmen des Krebsregistergesetzes besteht für eine derartige Datenerfassung ein gesetzlicher Auftrag.

Der Verlauf einer Tumorerkrankung umfaßt speziell

- die therapiebedingte Morbidität und Letalität,
- behandlungsbedürftige Folgeerkrankungen im weiteren Krankheitsverlauf,
- Rezidive (Lokalrezidive und Fernmetastasen) der Tumorerkrankung sowie
- die Überlebenszeit des Patienten.

Strukturierung der onkologischen Dokumentation

Onkologische Dokumentation findet jenseits der Klinikebene in einem größeren Zusammenhang statt und muß sich daher diesen übergeordneten Gesichtspunkten (Terminologie, nationale und internationale Klassifikationen, Datenbankstruktur) anpassen. Gleichermaßen muß sie die klinikinterne Interessenlage hinsichtlich diagnostischer, therapeutischer und wissenschaftlicher Aspekte berücksichtigen, um mit Hilfe der dokumentierten Daten auch eigene Fragestellungen ausreichend beantworten zu können. Neben der Dokumentation von standardisierten Basisdaten ergeben sich besondere Datensätze im Rahmen klinisch-wissenschaftlicher Studien.

Die Anbindung an ein Tumorzentrum ist für größere Kliniken unerläßlich und auch für kleinere Kliniken erstrebenswert. Das Tumorzentrum dient als Sammelstelle für die Informationsströme zu einem Patienten im weiteren Krankheitsverlauf. Die Erstdokumentation einer Tumorerkrankung stammt häufig aus einer Klinik der Maximal- oder Regelversorgung, die Folgeinformationen werden über Rehabilitationskliniken, niedergelassene Onkologen, spezialisierte Fachpraxen oder Hausärzte erhoben. Die erstdokumentierende Klinik kann auf diese Folgedokumentationen durch das Tumorzentrum zurückgreifen und den eigenen Datenbestand aktualisieren. Die Möglichkeiten der bevölkerungsbasierten Dokumentation (Auswertung von Todesbescheinigungen, Anfragen an Einwohnermeldeämter etc.) können über das Tumorzentrum den patientenbetreuenden Institutionen zugänglich gemacht werden.

Inhalt der Tumordokumentation

Der onkologische Datensatz muß das klinische (cTNM) und ggf. das postoperative histopathologische Staging (pTNM) umfassen. Die jeweiligen Daten entstammen der endoskopischen, bildgebenden und pathohistologischen Diagnostik sowie dem intraoperativen Situs. Somit ist eine exakte Aussage zum Staging nur unter Zusammenschau der verschiedenen diagnostischen und therapeutischen Disziplinen entsprechend der schriftlichen Befundung oder besser im Tumorboard möglich. Zusätzlich sind synchrone und metachrone Tumorerkrankungen sowie operative und nicht-operative Therapien zu dokumentieren. Auch in der eigenen Klinik erhobene Daten zum Tumorverlauf (unauffällige Tumornachsorge, Rezidive und Metastasen mit konservativer oder operativer Therapie) müssen fester Bestandteil der Tumordokumentation sein. Diese Daten können Bestandteil einer standardisierten onkologischen Arztbrieferstellung werden. Sie sollen jederzeit in der computergestützten Dokumentation der Klinik zugänglich sein, um bei Wiederaufnahme des Patienten oder externen Anfragen eingesehen werden zu können. Eine ausreichend große Datenbank mit einer Tumorverlaufsdokumentation kann zur Grundlage einer prognoseorientierten Aussage zu jedem einzelnen Patienten werden, wenn dieser mit einer alters- und stadienkorrelierten Patientenpopulation der eigenen Klinik verglichen wird.

Datenaustausch, Datenschutz

Der Datenaustausch zwischen den diagnostischen und therapeutischen Einheiten einerseits und dem Tumorzentrum andererseits sollte zukünftig ausschließlich auf elektronischer Basis erfolgen. Hierbei können Datensätze via Diskette, E-Mail oder Extranet (Internet) ausgetauscht werden. Sicherheitsprotokolle, die den Datenschutz in besonderer Weise berücksichtigen, stehen bereits in einem erprobten Umfang zur Verfügung. Ein derartiger Datenaustausch setzt definierte Datensätze mit entsprechender Kodierung der Inhalte voraus. Entweder werden vorgefertigte Datenbankprogramme den beteiligten Institutionen zur Verfügung gestellt, spezielle Schnittstellen zwischen den eingesetzten Datenbankprogrammen etabliert oder Online-Eingabemöglichkeiten via Extranet eingerichtet. Von besonderer Bedeutung ist dabei die Möglichkeit der an das Tumorzentrum dokumentierenden Institutionen, auf dort vorgehaltene Verlaufsdaten der eigenen Patienten zurückgreifen zu können. Ein derartiger Zugriff kann gleichermaßen über einen geschützten Zugang zu den Daten der Patienten aus der anfragenden Klinik direkt oder über einen selektierten Datenexport mit Re-Import in die klinikeigene Datenbank erfolgen. Gleichermaßen sollten Datenaustauschmöglichkeiten zwischen Abteilungen einer Klinik vorgehalten werden, die im Rahmen neoadjuvanter, adjuvanter oder palliativer Therapien identische Patienten behandeln. Darüber hinaus dienen die Tumorbasis- und Tumorverlaufsdaten als Grundlage der Datenbanken, die innerhalb der onkologisch-wissenschaftlichen Labors und im Bereich der klinischen Forschung weitergehende Datensätze mit biochemischen und auch detaillierteren klinischen Parametern umfassen.

Praktische Durchführung, Qualitätskontrolle

Die Datendokumentation als administrativer Akt wird überwiegend von jüngeren ärztlichen Mitarbeitern durchgeführt. Sie sollte dezentral vor Erstellung des Arztbriefes direkt in das Rechnersystem erfolgen. Hierdurch ist eine zeitnahe Datensatzerhebung möglich, die in Kenntnis aller vorliegenden Untersuchungsbefunde vorgenommen wird. Sie kann dann unmittelbar für die Erstellung eines standardisierten onkologischen Arztbriefes sowie die Ausstellung eines Tumorpasses eingesetzt werden. Diese Daten müssen einer Qualitäts- und Plausibilitätskontrolle unterzogen werden. Insgesamt bedarf es einer Vollständigkeitskontrolle hinsichtlich der Gesamtpatientenzahl einer Klinik. So sollten alle für die jeweilige Tumorentität relevanten Variablen dokumentiert sein. Ein Maximum der Information muß über kodierte Variablen eingegeben sein, Freitextfelder sollten die Ausnahme darstellen. Kodierte Variablen müssen sich an international anerkannte Klassifikationen anlehnen (z.B. WHO-Nomenklatur für histologische Tumortypen, TNM-Klassifikation der UICC). Änderungen von Klassifikationen sollten durch die dokumentierten Variableninhalte nachvollzogen werden können.

Die TNM-Angaben müssen schlüssig und zur Angabe der Residualtumorkategorie stimmig sein. Tumorlokalisation und Therapieverfahren unterliegen auch einer gegenseitigen Abhängigkeit. Metachrone Tumorerkrankungen können fraglich Metastasen vorausgegeangener Primärtumorerkrankungen sein und auch umgekehrt. Eine derartige Qualitäts- und Plausibilitätskontrolle sollte zunächst von einer erfahrenen Dokumentationskraft durchgeführt und von ärztlichen Mitarbeitern mit speziellem Interesse und Expertise überprüft bzw. ergänzt werden. Die dafür notwendigen Unterlagen (histopathologischer und endoskopischer Befund, Operationsbericht, Arztbrief) werden im klinikinternen Dokumentationssystem vorgehalten oder über Intranet zwischen den Abteilungen zur Verfügung gestellt und sind damit ‚online' zugängig. Nach Abschluß der Datensatzüberprüfung muß dieser für nachträgliche unauthorisierte Änderungen gesperrt und an das Tumorzentrum übermittelt werden.

Der Datensatz muß an die Bedingungen einer Datenauswertung im Sinne einer deskriptiven Statistik und Überlebensanalyse angepaßt sein. Hierzu bedarf es eines Diagnose- oder Therapiedatums sowie eines Nachsorge- oder Todesdatums. Ein Zensor beschreibt den Überlebensstatus. Die Planung der Anlage einer Datenbank sollte in enger Anlehnung an Statistiker und Informatiker erfolgen, um eine langfristige Sicherheit hinsichtlich Datenqualität und Schnittstelle zu erzielen.

Auswertung

Die klinikeigenen Behandlungs- und Prognosedaten sollten in regelmäßigen Abständen mit den kumulativen und anonymisierten Daten des Tumorzentrums und der Literatur verglichen werden. Hierbei müssen Aspekte der Patientenselektion und besonderer Therapieprinzipien berücksichtigt werden. Nur in diesem Kontext gelingt eine selbstkritische Analyse eigener Behandlungsdaten, die im Sinne einer Qualitätssicherung innerhalb der Onkologie und onkologischen Chirurgie für die Lebensqualität und Prognose der Patienten von grundlegender Bedeutung ist.

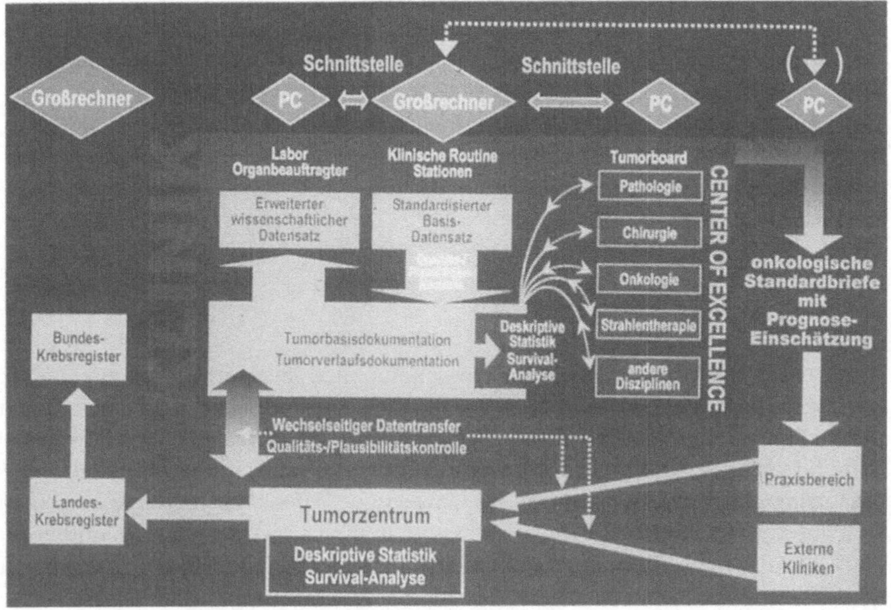

Abb. 1. Onkologische Dokumentation im Spannungsfeld klinischer, epidemiologischer und wissenschaftlicher Erfordernisse

Ausblick

Eine Datendokumentation und Datenkommunikation in der hier beschriebenen Weise wird zukünftig die Grundlage der Bewertung onkologischer Zentren im Sinne von ‚Centers of excellence' sein (Abb. 1). Nur der transparente Vergleich der Behandlungseffektivität vor dem Hintergrund spezieller Diagnostik- und Behandlungsverfahren läßt eine ‚Cost-benefit-Rechnung' zu und erlaubt eine Beurteilung sinnvoller wissenschaftlicher Weiterentwicklung in der onkologischen Forschung.

Weiterführende Literatur

Dudeck J, Wagner G, Grundmann E, Hermanek P, Altmann U, Wächter W (1994) Basisdokumentation für Tumorkranke. Prinzipien und Verschlüsselungsanweisungen für Klinik und Praxis. Springer, Berlin Heidelberg New York 4. Auflage
Hjelm N, Tong M, Tong FF (1998) Patients records on the Internet: a boost for evidence-based medicine (comment). Lancet 351 (9118): 1751–1752
Lichtner F, Sembritzki J, Funken O, Müller A, Altmann U, Wächter W, Gehlen E (1998) Tumordokumentation mittels BDT Version 1.0. Zentralinstitut für Kassenärztliche Versorgung, Abteilung Informatik, Köln
Niland JC (1998) NCCN Internet-Based data system for the conduct of outcomes research. Oncology 12/11a: 142–146
Sobin LH, Wittekind Ch (eds) (1997) UICC International Union Against Cancer. TNM Classification of malignant tumours. Fifth Edition. Wiley & Cons, New York Chichester Weinheim Brisbane Singapore Toronto
Watanabe H, Jass JR, Sobin LH (1990) Histological typing of oesophageal and gastric tumours. 2nd edn. WHO International Histological Classification of Tumours. Springer, Berlin Heidelberg New York

1.10.4 Komplikationserfassung

L. Lehr und M. Lange

Die fortlaufende Erfassung postoperativer Komplikationen gemeinsam mit einer regelmäßig stattfindenden ‚Morbiditäts- und Mortalitätskonferenz' stellt einen wesentlichen Beitrag zur Qualitätssicherung chirurgischer Eingriffe dar. Dies gilt insbesondere für onkologische Eingriffe, da postoperative Komplikationen hier auch einen unabhängigen Prognosefaktor für das Langzeitüberleben darstellen. Ein Modell zur computergestützten Komplikationserfassung und -auswertung soll hier am Beispiel der Chirurgischen Klinik und Poliklinik der Technischen Universität München dargestellt werden.

Organisatorische Vorbemerkungen

Die Chirurgische Klinik verfügt über ein computergestütztes medizinisches Dokumentationssystem, das vor 10 Jahren eingeführt wurde. Das System erlaubt eine vollständige Erfassung aller Stationen, Sekretariate, Operations- und Funktionsbereiche. Die medizinische Dokumentation innerhalb der Klinik wird ausschließlich mit diesem Datenbankprogramm durchgeführt und steht an allen Arbeitsplätzen zur Verfügung. Zunehmend stellen auch andere Einrichtungen (Nuklearmedizin, Klinische Chemie, Pathologie, Radiologie) ihre Befunde in Form von Intranet Web-Pages zur Verfügung, so daß sich schrittweise eine ‚elektronische Patientenakte' formiert. Solange jedoch nicht alle Kliniken und Institute über vergleichbare Ausstattungen verfügen, kann vorläufig auf eine herkömmliche Krankenakte nicht verzichtet werden.

Durch die datenbankbasierte Dokumentation in der Klinik stehen alle Informationen, die zu einem Patienten während seines Aufenthalts gewonnen werden, auch qualitätssichernden Auswertungen zur Verfügung. Das System befriedigt folgende Grundbedürfnisse:

- Erfüllung der Dokumentationspflicht nach § 301 Sozialgesetzbuch V, der die Verschlüsselung der Behandlungsdiagnosen nach ICD9, die Verschlüsselung der ärztlichen Leistung nach dem Prozedurenkatalog IKPM und die Festlegung der Erlöse nach Sonderentgelten und Fallpauschalen verbindlich vorschreibt.
- Klassifikation des Krankengutes nach wissenschaftlichen Fragestellungen.
- Qualitätssicherung in Form von Komplikationsdokumentation und -analyse.

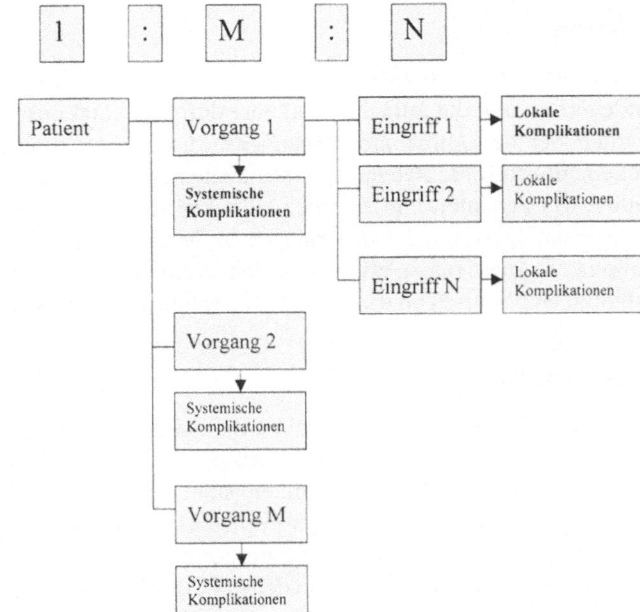

Abb. 1. Datenmodell

Das medizinische Dokumentationssystem MEDOS läuft auf dem Betriebssystem *Windows NT* und ist ständig und unterbrechungsfrei verfügbar. Insgesamt sind etwa 40 Terminals (DEC VT510), 80 PCs unterschiedlichsten Typs und 80 Drucker angeschlossen.

Es können derzeit gleichzeitig 64 Benutzer mit dem System arbeiten. Jeder Computer und jeder Benutzer muß dem System bekannt sein. Die inaktiven Sessions werden nach einer einstellbaren Zeit automatisch ausgeloggt. Damit wird sowohl dem Datenschutz als auch dem wirtschaftlichen Einsatz von Benutzerlizenzen Rechnung getragen.

Der Dokumentation liegt ein relationales Datenmodell zugrunde, das eine 1 : M : N Beziehung zwischen Patienten, Behandlungsfällen (Vorgängen) und Eingriffen abbildet. Unterschieden werden allgemeine (systemische) Komplikationen, die dem stationären Aufenthalt zugeordnet sind, und lokale (operative) Komplikationen, die zu einem bestimmten Eingriff gehören. Die Dokumentation des Krankheitsverlaufs und der Komplikationen geschieht *kontinuierlich* während des gesamten Aufenthalts des Patienten (Abb. 1).

Dokumentarischer Ablauf eines stationären Aufenthalts

Im Sinne eines Workflows begleitet den Patienten seine elektronische Patientenakte während seiner gesamten ambulanten und stationären Behandlung. Alle Informationen sollen zeit- und ortsnah im EDV-System dokumentiert werden.

Aufnahme

Zum Zeitpunkt der stationären Aufnahme wird die Einweisungsdiagnose des Hausarztes erfaßt und die Aufnahmediagnose durch den Stationsarzt festgestellt. Ebenfalls werden bei der Aufnahme vorhandene Zusatzerkrankungen als Nebendiagnosen dokumentiert. Diese Nebendiagnosen dienen dem Nachweis vorhandener Multimorbidität des Patienten und zu einem späteren Zeitpunkt der Begründung der damit gegebenenfalls verbundenen verlängerten Behandlungsdauer oder erhöhten Komplikationsrate. Diese Informationen werden zu einem Aufnahmedatensatz zusammengefaßt und elektronisch an das Patientenverwaltungssystem SAP IS-H übermittelt.

Behandlung/Operation

Die medizinische OP-Dokumentation, die Leistungsdokumentation nach den Anforderungen des Gesundheitsstrukturgesetzes und die wissenschaftliche Dokumentation sind zu einem OP-Datensatz zusammengefaßt. Grund war hier sowohl die Vermeidung von doppelter Dokumentation als auch die Sicherung konsistenter Informationen. Basis der OP-Dokumentation ist ein im Computer hinterlegter Hauskatalog in Baumstruktur, der mit etwa 6000 verschiedenen Eingriffen das Spektrum der Klinik abbildet. Die von der Klinik generierten und im System hinterlegten Baumstrukturen werden in Abbildung 2 am Beispiel der Operation *Totale transmediastinale Ösophagektomie mit Rekonstruktion durch Schlauchmagen im hinteren Mediastinum* erläutert.

Mit jedem Eingriff sind die entsprechenden Prozedurenschlüssel IKPM und Abrechnungsmöglichkeiten als Fallpauschalen und Sonderentgelte verknüpft. Die Dokumentationspflicht nach § 301 SGV kann durch den Arzt somit ohne zusätzlichen Aufwand erfüllt werden.

Die Sichtweise des Arztes ist ausschließlich medizinisch ausgerichtet. Abrechnungsrelevante Überlegungen oder Kompromisse bei der Dokumentation kommen nicht vor. Dadurch ist sichergestellt, daß die Dokumentation medizinisch richtig und daher für weitere, auch wissenschaftliche Fragestellungen brauchbar ist. Die Dokumentation erfolgt unmittelbar im Anschluß an die Operation am Computer im OP-Bereich. Der Operationsbericht wird aus der OP-Dokumentation und dem Diktat generiert.

Entlassung

Zur Entlassung des Patienten wird die Dokumentation des Patienten vervollständigt und abgeschlossen. Dazu zählen der Entlassungsgrund nach § 301 SGB V als auch die abschließende Dokumentation von allgemeinen und lokalen Komplikationen.

Die Arztbrieferstellung der Klinik (ca. 30 000 Briefe pro Jahr) erfolgt ebenfalls mit dem Dokumentationssystem.

Einsatz von gesetzlichen Verschlüsselungssystemen

Soweit sinnvoll und möglich erfolgt die medizinische Dokumentation strukturiert und kodiert. Die weitgehende Kodierung der medizinischen Informationen

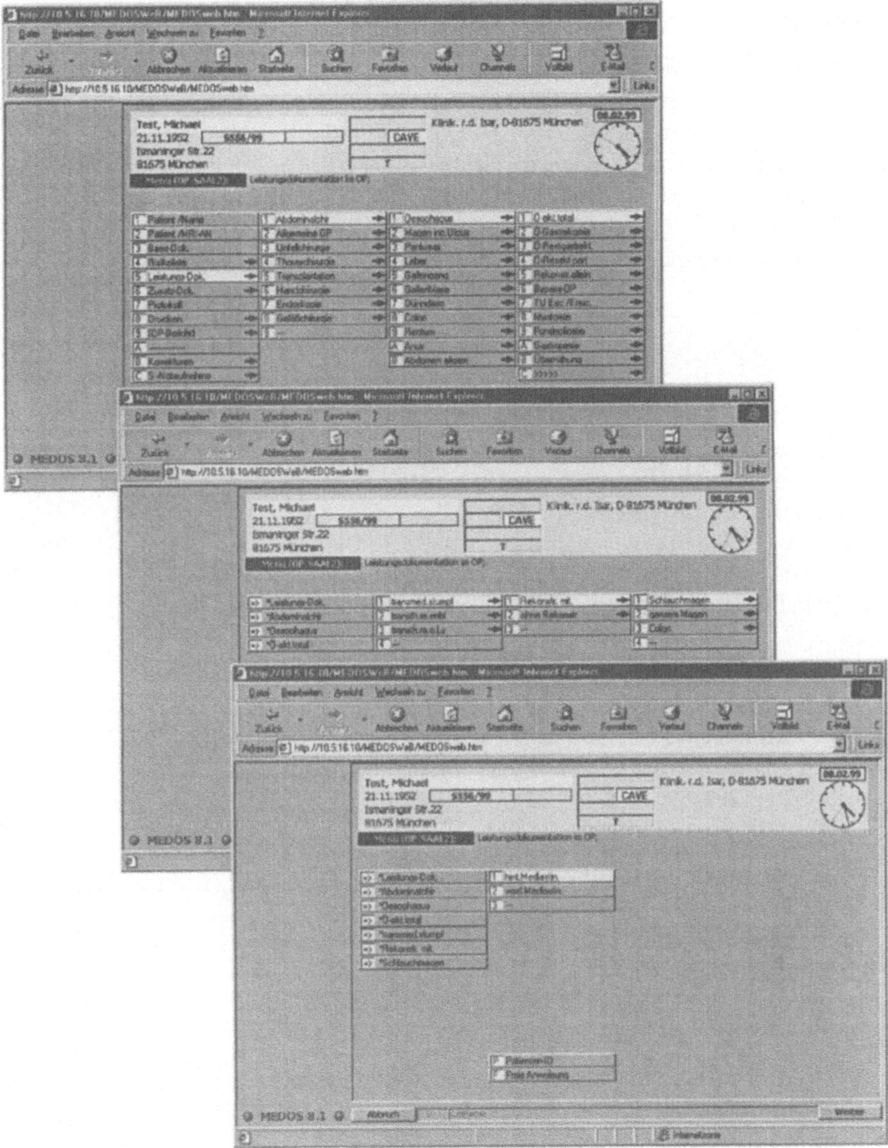

Abb. 2. Auswahl eines Eingriffs aus dem OP-Katalog

ist die unabdingbare Voraussetzung für alle weiteren Auswertungen. Die alternativ mögliche Klartextdokumentation würde dagegen, unter anderem wegen der Vielzahl möglicher Schreibweisen, zu einer unübersehbaren Vielfalt von Klassen führen.

Diagnosen

Die *Internationale Klassifikation der Krankheiten, 9. Revision* ICD9 entspricht, schon wegen ihrer Herkunft als Klassifikationssystem von Todesursachen, in vielen Abschnitten nicht den Bedürfnissen der Dokumentation von Komplikationen chirurgischer Eingriffe. Deshalb wurde der Schlüssel der ICD9 in den hier interessierenden Abschnitten *996–999: Komplikationen nach chirurgischen Eingriffen und ärztlichen Maßnahmen* über die vierte Stelle hinaus derart erweitert, daß eine differenzierte Erfassung der Komplikationen möglich wurde.

Beispiel:

996.–   Komplikationen durch Implantate o.n.A.
   996.1   Mechanische Komplikationen bei sonstigen Gefäßapparaten
   996.12   Port-/Shunt-/Katheterokklusion
   996.13   Port-/Shunt-/Katheterdislokation
   996.19   Port-/Shunt-/Katheter, sonstige Komplikation

Fehlermöglichkeiten entstehen dadurch, daß eine Diagnose sowohl eine Erkrankung als auch Folge ärztlichen Handelns beschreiben kann, also in unserem Sinne eine Komplikation, und daher ganz unterschiedlich zu verschlüsseln ist.

Beispiel:

Pankreasfistel als Erkrankung:
577.–   Krankheiten der Bauchspeicheldrüse
577.9   N.n. bez. Krankheit der Bauchspeicheldrüse
997.43   Pankreasfistel

Pankreasfistel als Komplikation:
997.–   Komplikation bestimmter Körpersysteme, anderweitig nicht klassifiziert.
997.4   Gastrointestinale Komplikation
997.43   Pankreasfistel

Um den Ärzten diese Schwierigkeiten bei der Dokumentation zu erleichtern, können aus unterschiedlichen Befundbäumen die entsprechenden ICD-Diagnosen gewonnen werden (Abb. 3).

Prozeduren

Die erbrachten ärztlichen Leistungen werden nach der *Internationalen Klassifikation der Prozeduren in der Medizin* IKPM verschlüsselt und der Patientenverwaltung zur Abrechnung übermittelt. Während in der Diagnosenverschlüsselung eine weitere Differenzierung der ICD notwendig war, bestand in der OP-Dokumentation das umgekehrte Problem: Die IKPM-Klassifikation summiert Eingriffe unter einem Schlüssel, die in unserem Hause beispielsweise zur Bearbeitung wissenschaftlicher Fragestellungen zu unterscheiden sein müssen (Tab. 1).

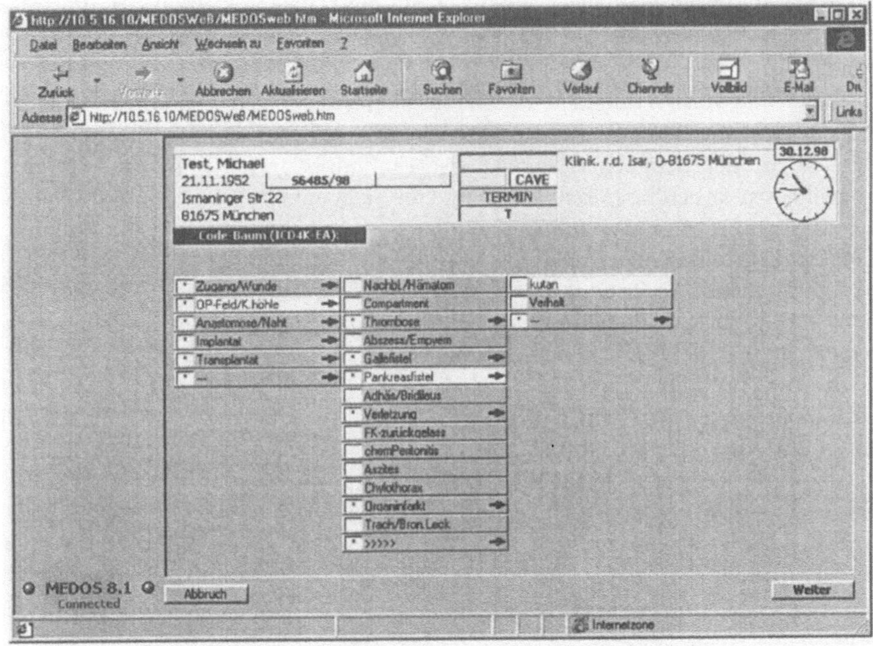

Abb. 3. Verschlüsselung einer Komplikationsdiagnose

Tabelle 1. Transmediastinalen Ösophagektomie mit Rekonstruktion durch Schlauchmagen. Vergleich IKPM und hauseigene Dokumentation

IKPM		
5-426	(Totale) Ösophagektomie mit Wiederherstellung der Kontinuität	
5-426.0	Transmediastinale, stumpfe Dissektion	
5.426.01	Mit Magenhochzug (Schlauchmagen)	
Hauskatalog		
OESOP11111	Rekonstruktion mit Schlauchmagen im hinteren Mediastinum	5-426.01
OESOP11112	Rekonstruktion mit Schlauchmagen im vorderen Mediastinum	5-426.01

Als *Datenbankmanagementsystem* (DBMS) wird die post-relationale Datenbank *CACHE* eingesetzt. Post-relational heißt, daß neben der tabellenförmigen (relationalen) auch eine nicht-relationale Sicht in Form von mehrdimensionalen *Parse Arrays* implementiert ist. Die relationale Sicht ist für Auswertungen besonders geeignet, weil sich der Benutzer intuitiv zurecht findet, während der normale Anwender durch die auf dem mehrdimensionalen Modell aufsetzende Oberfläche performant auf die Patientendaten zugreifen kann.

Die *Datenbankanwendung*, das medizinische Dokumentationssystem MEDOS, arbeitet am Einzelfall orientiert. Eine direkte Auswertung von Patientengruppen ist dem Anwender nur eingeschränkt möglich und ist auch nicht gewünscht. Die zur Auswertung benötigten Informationen werden mit der standardisierten Abfragesprache SQL (Structured Query Language) aus der Datenbank extrahiert und unterschiedlichen Programmen als Tabellen (*Relationen*) zur Auswertung zur Verfügung gestellt.

Für ad hoc-Auswertungen und zur Plausibilitätskontrolle wird *MS-Excel* eingesetzt, dessen eingebaute Filtermechanismen einen sehr schnellen Zugriff auf einzelne Datensätze oder Gruppen erlauben. Beschränkungen treten durch die begrenzte Anzahl der verarbeitbaren Datensätze und die Sicht auf nur jeweils eine Tabelle auf. *Für die Auswertung von mehreren verknüpften Tabellen* und die bessere Visualisierung der Ergebnisse wird *QuickView* eingesetzt. Jedes Datenfeld der MEDOS Datenbank ist in diesem Tool sofort als Selektionsfeld für Einzelwerte oder Wertegruppen nutzbar: Ein Click auf das Feld Organ liefert eine Übersicht über alle Eingriffe an diesem *Organ* in Teilklassen (Abb. 4 und 5).

Die Filterfunktionen von MS-Excel als auch QuickView sind auf logische UND Verknüpfungen ausgerichtet, das heißt, daß für den ausgewählten Datensatz alle Kriterien zutreffen müssen. Abfragen mit logischen ODER Verknüpfungen sind nur umständlich oder gar nicht möglich. Diese Einschränkungen und der Wunsch nach Vergleichszeiträumen führten zur Entwicklung einer in *MS-Access* geschriebenen Software. Dieses Programm stellt neben der Leistungsbilanz der Klinik eine *Vielzahl standardisierter Abfrageroutinen* zur Verfügung.

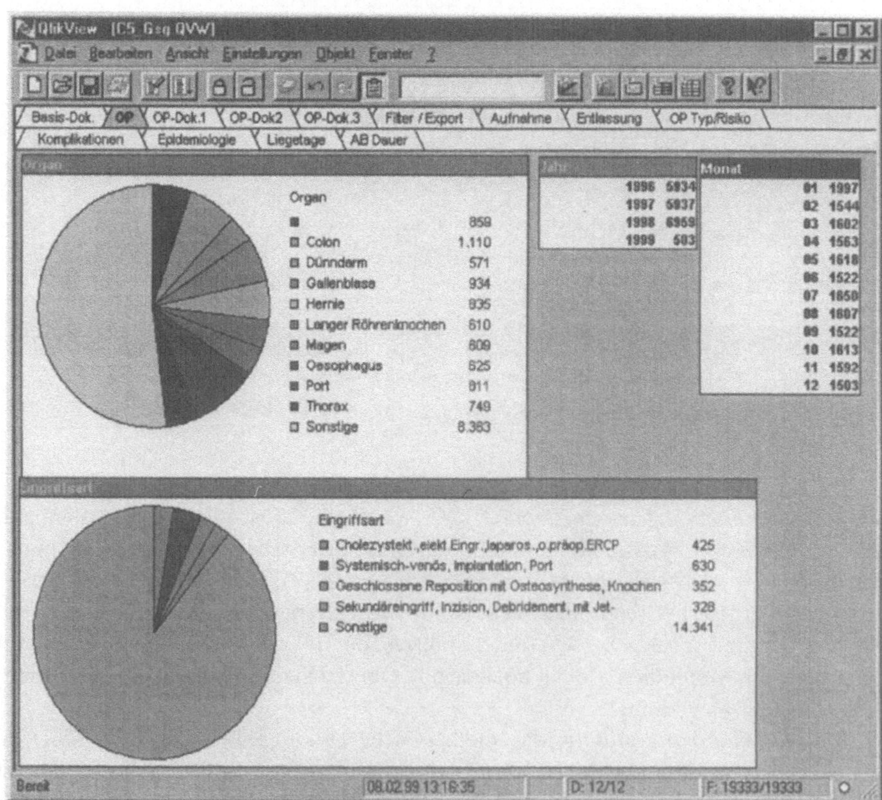

Abb. 4. Ad hoc-Auswertung mit QuickView: Gesamtübersicht der Eingriffe

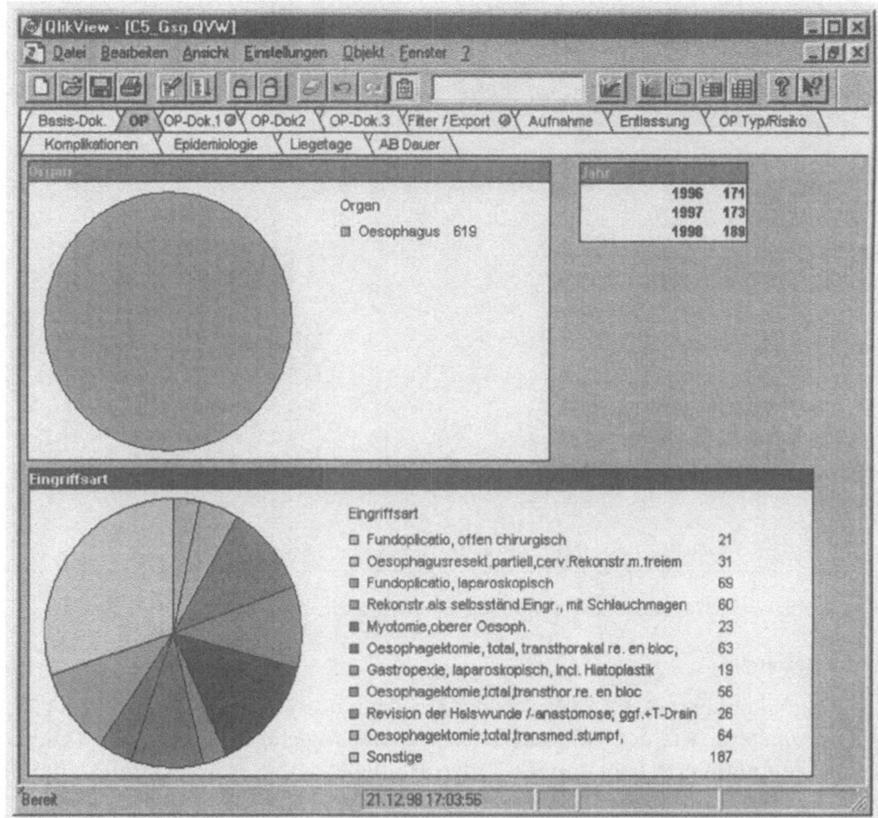

Abb. 5. Ad hoc-Auswertung mit QuickView: Ösophaguseingriffe von 1996–1998

Morbiditäts- und Mortalitätskonferenz

Vierteljährlich wird das Patientengut der Klinik nach verschiedenen Kriterien ausgewertet und die Ergebnisse diskutiert. Wichtig hierbei war, Kriterien und Fragestellungen so zu wählen, daß – auch mit anderen Institutionen – vergleichbare Informationen gewonnen werden, die darüber hinaus eine Tracerfunktion für das Klinikmanagement haben. Folgende Fragestellungen werden untersucht:

Stationsmanagement

Ausgewertet werden hier allgemeine Parameter wie Fallzahlen, Patientenzahlen, Alter, Liegetage, prä- und postoperative Verweildauer und Letalität jeweils im Stationsvergleich und zu frei wählbaren Zeiträumen. Die Stationen sind zur besseren Vergleichbarkeit der Ergebnisse miteinander nach ihren Schwerpunkten (Abdominal-, Unfall-, Transplantations-, Thoraxchirurgie) gruppiert (Abb. 6).

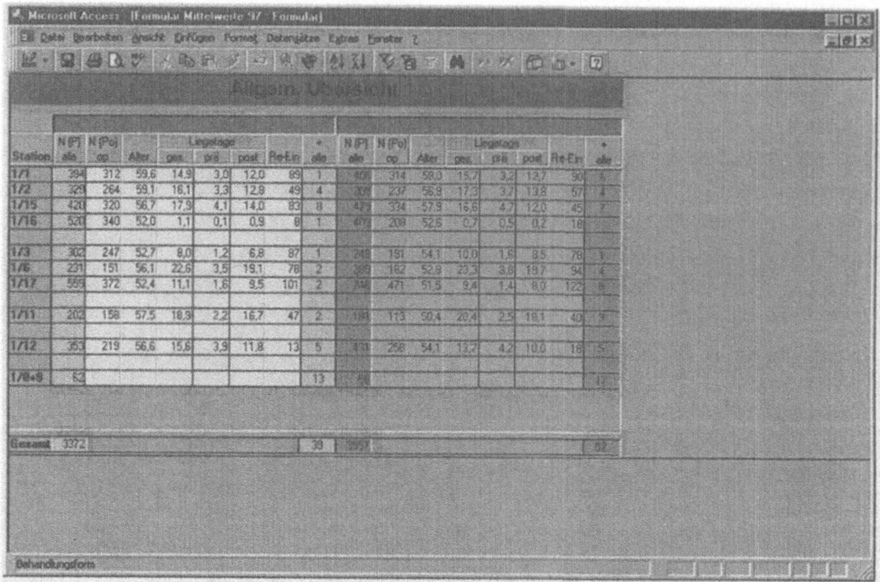

Abb. 6. Allgemeine Stationsparameter für Zwei-Jahresvergleich

Komplikationen

Die Komplikationsstatistik analysiert das Krankengut zunächst nach *allgemein gültigen Parametern*, wie der Wundinfektionsrate abhängig vom Eingriffstyp (sauber; sauber/kontaminiert; kontaminiert), der Häufigkeit von Harnwegsinfekten und

Station	Gesamt N (O)	Wundinfekt 998.52 N	%	Abszess 998.5 N	%	Platzbauch 998.31 N	%
1/1	156	3	1,9	8	5,1	1	0,6
1/2	104	10	9,6	3	2,9	1	1,0
1/15	142	7	4,9	1	0,7	1	0,7
1/16	101	2	2,0			1	1,0
1/3	8						
1/6	48	3	6,3				
1/17	43						
1/11	133	7	5,3	7	5,3	1	0,8
1/12	103			1	1,0		
1/8+9	22	1	4,5			1	4,5
Summen	860	33	3,8	20	2,3	6	0,7

Station	Gesamt N (O)	Wundinfekt 998.52 N	%	Abszess 998.5 N	%	Platzbauch 998.31 N	%
1/1	161	3	1,9	4	2,5		
1/2	96	3	3,1	2	2,1		
1/15	141	2	1,4	5	3,5		
1/16	75						
1/3	10						
1/6	58	1	1,7				
1/17	61	1	1,6				
1/11	77	2	2,6				
1/12	160			2	1,3		
1/8+9	18						
Summen	857	12	1,4	13	1,5		

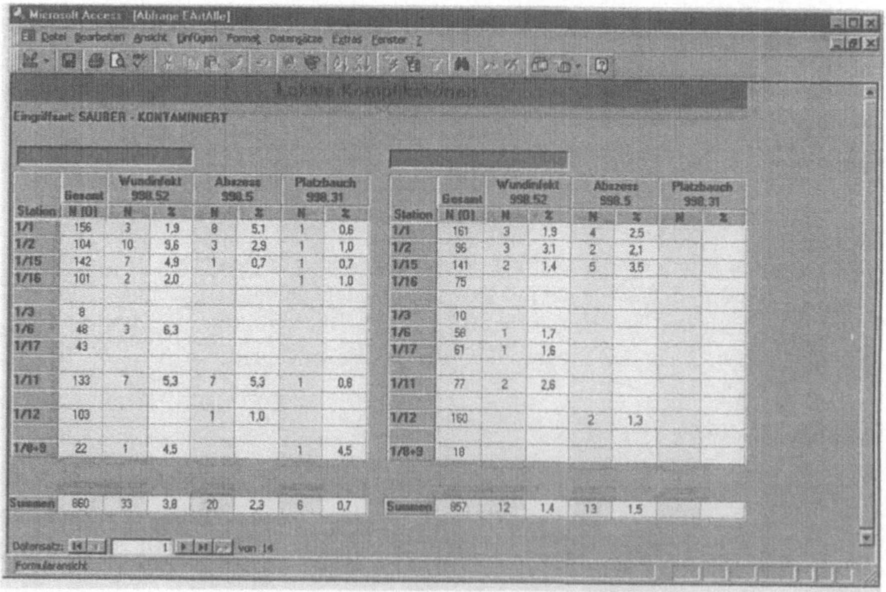

Abb. 7. Häufigkeit typischer lokaler Komplikationen bei sauber-kontaminierten Eingriffen im Jahresvergleich

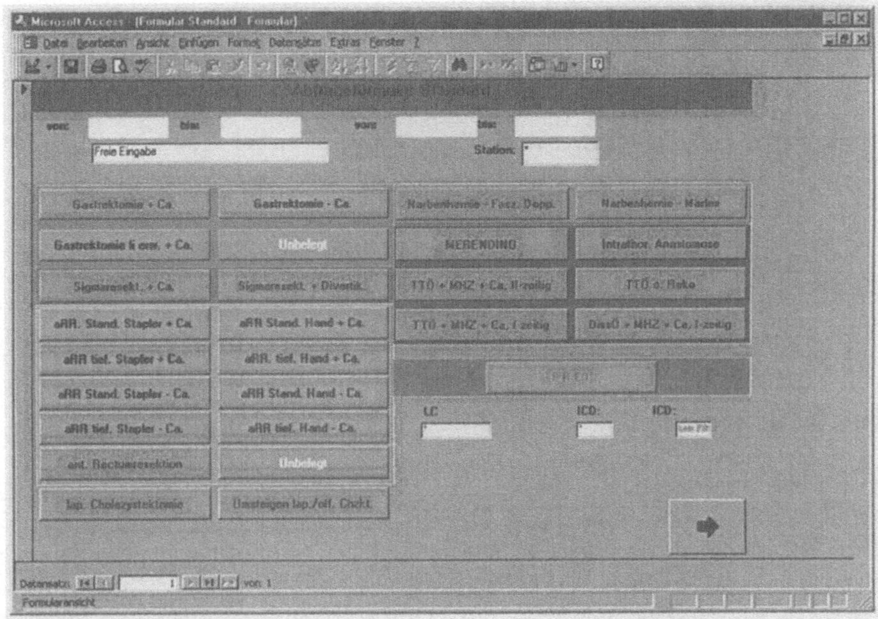

Abb. 8. Auswahlmenü standardisierter Auswertungen für Komplikationen bei häufigen Eingriffen

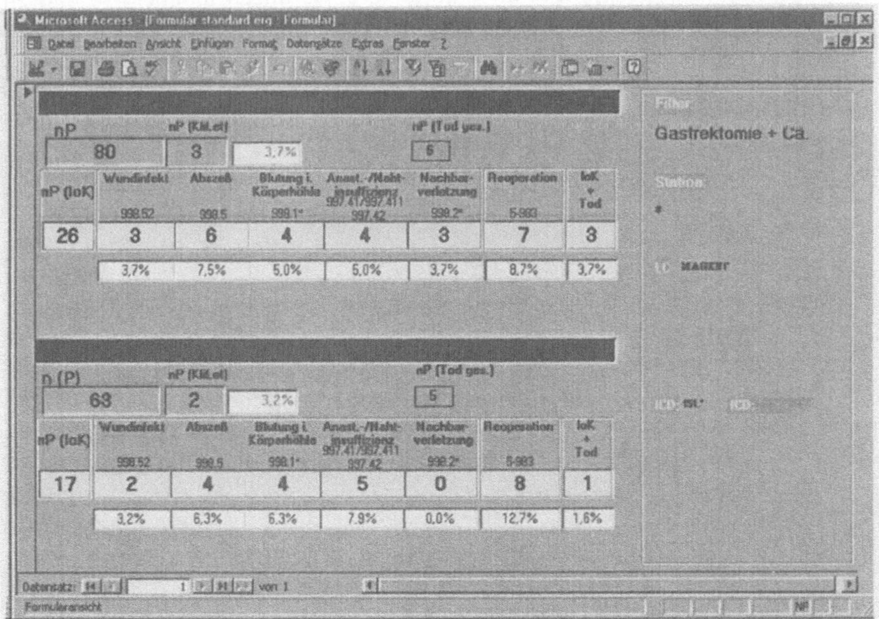

Abb. 9. Komplikationen nach Gastrektomie bei Karzinom im Jahresvergleich

Lungenembolien. Diese Parameter dienen sowohl dem Qualitätsmanagement innerhalb der Klinik als auch zum Vergleich mit anderen Einrichtungen (Abb. 7). *Für ausgewählte Eingriffe sind standardisierte Auswertungen typischer Komplikationen* in einem Menü hinterlegt, die zu jeweils frei wählbaren Vergleichszeiträumen vergleichbare und reproduzierbare Analysen erlauben. Neben diesen vordefinierten Auswertungen können auch Abfragen nach beliebigen Diagnose/Verfahrenskombinationen durchgeführt werden (Abb. 8). Die Auswertung operativer Komplikationen erfolgt eingriffsbezogen (Abb. 9).

Alle Ergebnisfelder sind „aktive" Felder, über die Patienten direkt ausgewählt werden können. Durch diese sog. *Drill-Down* Technik hat man nach der Selektion sofort unmittelbaren Zugang zu den ausgewählten Patientendaten.

Zusammenfassung und Ausblick

Neben der guten Reproduzierbarkeit und Vergleichbarkeit der Ergebnisse ist der geringe Zeitbedarf durch die standardisierten Abfragen ein großer Vorteil des Auswertungsprogramms. Der aktuelle Datenbestand beträgt 145 000 Patienten. Jährlich kommen etwa 4 000 Patienten mit 6 000 stationären und 13 000 ambulanten Vorgängen hinzu. Jede einzelne Abfrage wird in etwa 2 – 3 Minuten bearbeitet, so daß nach etwa 1 bis 1,5 Stunden eine umfassende Analyse der Patientendaten für die interne Qualitätssicherung vorliegt. Durch leistungsfähigeres Equipment und Optimierung der Programmabläufe sind hier aber noch Verbesserungen möglich, so daß eine Realtime-Analyse der Patientendaten langfristig realisierbar erscheint.

1.11 Psychoonkologische Aspekte und Lebensqualität

P. Herschbach, A. Sellschopp und J.D. Roder

Einleitung

Die Psychoonkologie kann heute als ein etabliertes Fachgebiet der Onkologie angesehen werden. Sie befaßt sich mit den Zusammenhängen zwischen psychischen Faktoren und dem Krankheitsverlauf bei Tumorpatienten. Zentrale Forschungsgebiete sind gegenwärtig die Untersuchung psychosozialer Belastungen bei Patienten, Familienangehörigen und Behandlern, die Krankheitsbewältigung (Coping), psychobiologische Studien (insbesondere die Psychoneuroimmunologie), die Entwicklung und Evaluation psychotherapeutischer Interventionen und die Lebensqualitätsforschung. In jüngerer Zeit gewinnen auch psychologische Aspekte bei Personen mit erhöhtem hereditären Krebsrisiko an Bedeutung.

In der klinischen Praxis findet Psychoonkologie in unterschiedlichen Behandlungssettings mit unterschiedlichen Aufgaben und Schwerpunkten statt. Im ambulanten Bereich gibt es spezialisierte niedergelassene Psychotherapeuten und Beratungsstellen. Im stationären Bereich spielen die Rehabilitationskliniken und Hospize eine wichtige Rolle. Im akutmedizinischen Bereich, insbesondere in den Tumorzentren und Universitätskliniken, besteht häufig eine Kooperation mit psychiatrischen oder psychosomatischen Kliniken, die einen Konsiliar- oder Liaisondienst durchführen.

Psychische Belastung von Krebskranken

Für den Arzt wird es darauf ankommen in jedem Einzelfall abzuschätzen, wie stark die seelische Belastung seines Patienten (in einer bestimmten Krankheits- oder Behandlungsphase) ist und ob zusätzlicher psychologischer Handlungsbedarf besteht. Als allgemeiner Richtwert gilt heute, daß ca. 40–50 % aller Krebspatienten psychische Befindlichkeitsstörungen haben, die über ein bis zwei Jahre nach Erstbehandlung andauern können.

Nach Greer et al. weisen ca. 23 % (von 1260 vier bis 12 Wochen nach Erstdiagnose untersuchten) Krebspatienten klinisch relevante Maße von Angst oder Depression auf. Die am häufigsten zitierte Studie in diesem Zusammenhang stammt von Derogatis et al. Danach hatten 47 % der untersuchten ambulanten und stationären Krebspatienten eine psychische Störung, die meisten eine Anpassungsstörung (vgl. Abb. 1). Eine Depression hatten 6 % der Patienten.

Skandinavische Patienten mit verschiedenen gastrointestinalen Tumoren zeigten, gemessen mit dem selben Meßinstrument (Hospital Anxiety and Depression Scale)

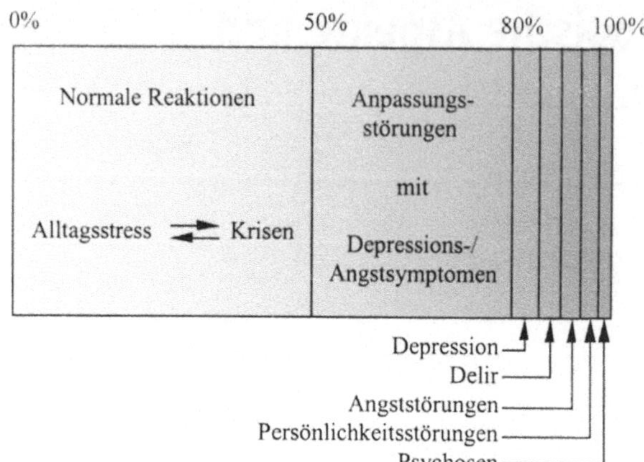

Abb. 1. Spektrum psychischer Störungen bei Krebs nach Massie & Holland

zu 12 % eine Depression und zu ca. 20 % eine Angststörung. Nach der jüngst erschienenen Übersichtsarbeit von Newport & Nemeroff variieren die Angaben zur Prävalenz von Depression bei gastrointestinalen Tumoren zwischen 11 % (Magen), 13–32 % (Kolon) und 50 % (Pankreas).

Es wird international davon ausgegangen, daß die Suizidgefahr von Tumorpatienten insgesamt etwa doppelt so groß ist wie in der Durchschnittsbevölkerung; Männer haben dabei ein deutlich höheres Risiko als Frauen. Eine Differenzierung nach Diagnosen weist aus, daß gastrointestinale Tumoren auch zu den Hochrisikogruppen gehören.

Zusammengefaßt ist die Befundlage zur Prävalenz psychischer Störungen bei Krebskranken nach wie vor unbefriedigend, was u.a. an den großen Schwankungen der Angaben abzulesen ist (z.B. 1–53 % bei Depression). Die Gründe sind vielfältig. Ein grundsätzliches Problem ist die Tatsache, daß die psychiatrische Klassifikation psychischer Störungen (etwa nach ICD oder DSM) als Grundlage für die Beurteilung psychischer Belastung und damit auch psychologischer Behandlungsbedürftigkeit von Krebskranken große Mängel aufweist. Die Kategorien sind teilweise irrelevant, wenig begründet, für Krebskranke zu undifferenziert und unvollständig. Außerdem erhöht die Verwendung einer psychiatrischen Nomenklatur die Gefahr, Krebskranke zu „psychiatrisieren", ein immer wieder zu beobachtender Effekt, der den psychotherapeutischen Zugang zum einzelnen Patienten erschwert. Es besteht ein dringender Forschungsbedarf in bezug auf die Entwicklung eines eigenen psychoonkologischen Klassifikationssystems.

Krankheitsbewältigung

Hier sind alle emotionalen, kognitiven und Verhaltensreaktionen eines Patienten zusammengefaßt, die den Zweck verfolgen, mit den Belastungen einer Krebserkrankung und -behandlung zurechtzukommen. Es gibt eine Reihe von Fragebogen und Fremdratings zu Erfassung von Coping-Strategien. Heute geht man im allgemeinen davon aus, daß ein aktives, kämpferisches Verhalten, die Nutzung der eigenen sozialen und emotionalen Ressourcen aber auch zeitweiliges Sich-Ablenken und Verleugnen zu einer guten Lebensqualität beiträgt. Als ungünstig gilt Passiviät, Resignation, Selbstanklage, Grübeln und sozialer Rückzug. Diese Befunde werden prinzipiell auch für Patienten mit (neu diagnostizierten) gastrointestinalen Tumoren bestätigt. Kordin & Glimelius fanden bei 139 Patienten einen engen Zusammenhang zwischen einer aktiven kämpferischen Konfrontation mit der Diagnose und emotionalem Wohlbefinden. Im Gegensatz dazu haben Patienten, die vermeiden oder sich zurückziehen ein schlechteres Befinden. Diese Tendenzen bleiben über die Zeit hinweg erstaunlich stabil.

Lebensqualität

In der Medizin hat sich in den letzten beiden Jahrzehnten eine Hinwendung zu den psychischen und sozialen Dimensionen von Gesundheit und Krankheit vollzogen, die zusätzlich zu körperlichen Parametern beachtet werden. Innerhalb des medizinischen Versorgungssystems kann die Lebensqualität von Tumorpatienten heute als wichtiges Zielkriterium bei der Evaluation von medizinischen Maßnahmen gelten. Das Thema Lebensqualität vermittelt die patientenorientierte, subjektive, psychosoziale Dimension der Krebserkrankung und ist somit Kerndisziplin der Psychoonkologie.

Definition der „Lebensqualität"

Die Definition von Lebensqualität oder hier besser Gesundheitsbezogener Lebensqualität enthält zwei Kernelemente, die *Multidimensionalität* und die *Subjektivität*. Mit Multidimensionalität ist die Forderung gemeint, verschiedene relevante Dimensionen des Befindens zu berücksichtigen, mindestens die physische, die somatische und die psychosoziale Dimension.

Mit Subjektivität wird die Beurteilung der verschiedenen Dimensionen in der Wahrnehmung des Patienten gemeint, die bekanntermaßen durch vielfältige psychische Faktoren beeinflußt ist. Damit wird der Erfahrung Rechnung getragen, daß es keine gültige Möglichkeit gibt, objektive Kriterien für Lebensqualität zu definieren.

Die Erfassung von „Lebensqualität"

Auch wenn nach wie vor die Auffassung „Wir haben uns schon immer für die Lebensqualität unserer Patienten interessiert und danach gefragt („Wie geht es ihnen?")" zu hören ist, hat sich doch inzwischen eine systematische und standardisierte Erfassung der Lebensqualität durchgesetzt. Hierzu liegen inzwischen eine große Vielzahl von Patientenfragebogen und Fremdratings (Arzteinschätzungsskalen) vor. Es handelt sich konzeptuell um psychologische Tests, deren Qualität wesentlich von einigen psychometrischen Kriterien abhängt (u.a. Reliabilität, Validität und Änderungssensitivität), die bei der Entwicklung eines solchen Tests, die kaum unter zwei Jahren Dauer möglich ist, umgesetzt und geprüft werden müssen.

Die existierenden Lebensqualitätsfragebogen können in *unspezifische* und *spezifische* Tests unterschieden werden. Beide haben Vor- und auch Nachteile. Unspezifische Tests der Lebensqualität beziehen sich nicht auf bestimmte Krankheitsgruppen, sondern können von jeder Person beantwortet werden. Dies hat den Vorteil, daß

Quervergleiche möglich sind, etwa mit der Durchschnittsbevölkerung. Spezifische Tests sind an den Belangen einzelner Krankheitsgruppen orientiert, etwa Krebserkrankungen im allgemeinen oder auch gastrointestinale Krebserkrankungen im besonderen. Diese Tests sind genauer, liefern relevantere und differenzierte Informationen und sind in der Regel auch veränderungssensitiver.

Im folgenden werden einige wichtige Lebensqualitätsfragebogen beschrieben. Unter den international entwickelten bzw. für unterschiedliche Sprachen validierten Bogen sind die folgenden unspezifischen Patientenfragebogen besonders verbreitet, auch innerhalb der Onkologie:

- EuroQol – Health Related Quality of Life,
- WHOQOL – World Health Organisation Quality of Life,
- MOS SF-36 – Medical Outcomes Short-Form,
- NHP Nottingham Health Profile,
- SIP – Sickness Impact Profile.

Es handelt sich um psychometrisch geprüfte Fragebogen, die für die Belange von Kranken im allgemeinen konzipiert sind. Die wichtigsten krebsspezifischen bzw. gastrointestinalen Fragebogen sind:

- **Lebensqualitätsfragebogen der European Organization for Research and Treatment of Cancer (EORTC)**

Der von der „Arbeitsgruppe Lebensqualität" der EORTC entwickelte und in 11 Sprachen übersetzte Fragebogen für Krebspatienten erfaßt in einem Kerninstrument mit 30 krankheitsübergreifenden Fragen die Komponenten („Module"): psychisches Befinden, körperliche Beschwerden, funktionale Kompetenz und soziale Unterstützung. In einer Zusatzskala werden krankheits- und therapiespezifische Aspekte verschiedener Krebserkrankungen erfragt (z.B. Mammakarzinom, Lungenkarzinom, Kolorektalkarzinome etc.).

- **Gastrointestinaler Lebensqualitätsindex (GLQI)**

Einen Lebensqualitätsindex speziell für die gastrointestinale Chirurgie hat die Arbeitsgruppe um Eypasch in Köln entwickelt. Der Fragebogen besteht aus 36 Items mit einer fünfstufigen Antwortskala, die 5 Dimensionen der Lebensqualität (Symptome, Emotionen, physische Funktionen, soziale Funktionen und medizinische Behandlung) abdecken. Die Ausfüllzeit durch die Patienten beträgt 10 Minuten. Die Berechnung erfolgt durch Addition der Antworten. Der höchste Index-Wert von 144 Punkten entspricht theoretisch einer unbeeinträchtigten Lebensqualität. Der in 2 Sprachen (Deutsch, Englisch) vorliegende Fragebogen eignet sich sowohl für klinische Studien als auch für den klinischen Alltag.

- **Fragen zur Lebenszufriedenheit-Module (FLZ^M)**

Die Fragen zur Lebenszufriedenheit (FLZ^M) basieren konzeptuell auf der Grundannahme, daß die globale Bewertung der Lebensqualität sich aus relevanten Dimensionen zusammensetzt, die jeweils individuell *gewichtet* sein müssen. Die FLZ^M bestehen aus mehreren Modulen. Das allgemeine Modul setzt sich aus acht allgemeinen Lebensbereichen zusammen, die von den Probanden jeweils nach Wichtigkeit und nach Zufriedenheit bewertet werden. Beide Scores werden nach einer Formel multipliziert und zum Summenwert der allgemeinen Lebenszufriedenheit addiert. Das zweite Modul „Gesundheit" gibt acht relevante Aspekte der Gesundheit vor und wird gleichermaßen ausgewertet. Beide Module sind normiert. Das gastrointestinale Modul liegt gegenwärtig in der letzten Entwicklungsversion vor. Es besteht aus 19 Items, die sich auf das Befinden im Gastrointestinalbereich beziehen (von der Schluckfunktion über Appetit, bis hin zum Gewicht). In der letzten Entwicklungsstufe wird eine Itemreduktion vorgenommen werden.

Als ebenfalls verbreitetes krebsspezifisches *Fremdeinschätzungsverfahren* sei schließlich der Spitzer Quality of Life Index (QLI) erwähnt. Er erfaßt mit fünf Fragen und jeweils drei Anwortkategorien die Lebensqualität des Patienten aus ärztlicher Sicht (eine Selbstbeurteilungsversion für Patienten ist ebenfalls vorhanden). 5 Komponenten der Lebensqualität (Aktivität, Alltagsleben, Gesundheit, soziale Unterstützung und Zukunftsperspektive) werden in einem Summenscore zusammengefaßt. Die Stärke des Instruments liegt in der ökonomischen Erfassung (Ausfüllzeit 3 Min.), die Schwäche in dem Interpretationsspielraum und den vergröberten Kategorien.

Lebensqualität bei gastrointestinalen Tumoren

Eine Gemeinsamkeit der gastrointestinalen Tumoren ist, auch im Hinblick auf die Lebensqualität, daß sie mit sehr unspezifischen Symptomen beginnen und oft erst relativ spät, in einem fortgeschrittenen Stadium, diagnostiziert und behandelt werden. Chirurgische Maßnahmen sind die wichtigsten Behandlungen sowohl mit kurativer als auch mit palliativer Intention. Patienten sowie Angehörige sind im Krankheitsverlauf mit Belastungen konfrontiert, die sich auf die Nahrungsaufnahme, das Gewicht und die Verdauung beziehen (Eßstörungen, Gewichtsverlust, Übelkeit/Erbrechen, Durchfall/Verstopfung.) Dies ist ein Lebensaspekt, der auch bei gesunden Personen eine große Bedeutung für das psychische Befinden hat. Vielleicht ist dies eine der Ursachen dafür, daß die Gastroenterologie eine historische Vorreiterfunktion in der Entwicklung der Psychoonkologie insgesamt hatte. Die Arbeiten von Sutherland und Kollegen aus den frühen 50er Jahren beschäftigten sich schon damals mit den psychischen Folgen von kolorektalen Tumoren.

Ösophaguskarzinom

Die systematische Untersuchung der Lebensqualität hat hier in der Regel den Zweck, Behandlungsverfahren auf ihre psychische Verträglichkeit hin zu prüfen, sie mit alternativen Verfahren zu vergleichen (insbesondere wenn gleiche Überlebensraten zu erwarten sind) und schließlich Hinweise für eine intensivierte psychoonkologische Betreuung der Patienten zu finden. Diejenigen Lebensqualitätsstudien, die den Vergleich verschiedener Therapiemaßnahmen, etwa Strahlentherapie vs. Operation, bezwecken, haben einen zentralen Mangel, es sind keine randomisierten Studien. Unter den nicht-randomisierten Studien soll die Arbeit von Walker et al. erwähnt werden. Verglichen wurde die Ösophagektomie mit Bestrahlung bei 92 Patienten. Während die medianen Überlebenszeiten gleich waren (12 Monate), hatten die operierten mehr akute Komplikationen, die bestrahlten Patienten häufiger verspätete

Komplikationen in Form von Strikturen. Keine bedeutsamen Unterschiede fanden sich bzgl. Aktivität, Schluckstörungen und Schmerzen. Neuere Studien zu kombinierten Therapieverfahren geben Anlaß zu Optimismus.

Die primäre Behandlungsoption ist nach wie vor die chirurgische Resektion. Ein Beispiel für die systematische Untersuchung der Lebensqualität ist in diesem Zusammenhang die Studie von Roder et al. Untersucht wurden 80 Patienten (64 Männer und 16 Frauen) im Durchschnittsalter von 54,6 Jahren. Bei 45 Patienten war eine transthorakale Ösophagektomie durchgeführt worden, bei 35 Patienten eine transmediastinale Ösophagektomie. Die mittlere Nachbeobachtungszeit war 19,5 Monate. Zur Erfassung der Lebensqualität wurde ein kombiniertes Fragebogenpaket eingesetzt, das körperliche Beschwerden, krebsspezifische psychosoziale Belastungssituationen und die allgemeine und gesundheitsbezogene Lebenszufriedenheit (FLZ^M, s.o.) umfaßte. Es stellte sich heraus, daß die Patienten überdurchschnittlich (verglichen mit der Durchschnittsbevölkerung) starke Beschwerden aufwiesen, vor allem Globusgefühle, Schluckbeschwerden, Völlegefühl, Übelkeit und allgemeine Schwäche. Unter den psychosozialen Belastungen dominierten Einschränkungen der Leistungsfähigkeit, Fortbewegung und der sozialen Aktivität. Die allgemeine Lebenszufriedenheit war trotzdem nicht eingeschränkt, d.h. unterschied sich kaum von der deutschen Normalbevölkerung (vgl. Abb.2). Auf diesen scheinbar paradoxen Befund wird unten eingegangen.

Die zentralen Bedingungen für die Einschränkung der Lebensqualität bei den Patienten waren neben dem Residualtumor (R-Status) die Veränderung der Ernährung und das postoperative Hungergefühl. In dem Maße, in dem hier postoperativ Verschlechterungen eingetreten waren, sank die Lebensqualität.

Es gibt einige Studien, die auf die positive Wirkung von Maßnahmen hinweisen, die auf die Linderung des Hauptsymptoms, die Dysphagie, ausgerichtet sind (Laser-Therapie, Intubation, Stents).

Magenkarzinom

Die kurative Behandlung des Magenkarzinoms ist bis heute nur durch operative Maßnahmen möglich. Die teilweise oder vollständige Entfernung des Magens ist ein massiver Eingriff und muß auch in bezug auf die postoperative Lebensqualität der Patienten systematisch untersucht werden, vor allem auch deswegen, weil keine wesentlichen prognostischen Unterschiede zwischen den verschiedenen Operationsverfahren bestehen und die Lebensqualität hier auch als Kriterium für Indikationsstellung in Frage kommt.

Gegenüberzustellen sind im wesentlichen die totale Gastrektomie (inkl. verschiedener Rekonstruktionsverfahren) und die subtotale Resektion.

Jentschura et al. untersuchten die Lebensqualität von 195 Magenkrebspatienten mit dem oben zitierten GLQI. Es handelte sich um 122 Männer und 73 Frauen im mittleren Alter von 61 Jahren, die zwischen 1972 und 1993 behandelt worden waren. 105 Patienten waren total gastrektomiert worden, 90 mittels einer subtotalen Resektion. Als Ergebnis stellte sich eine Überlegenheit der subtotalen Gastrektomie heraus. Außer dem Summenwert der Lebensqualität waren die Werte für die Bereiche krankheits-/behandlungsbezogene Symptome und die physische Funktionsfähigkeit günstiger. Kein Unterschied bestand im emotionalen Status und in der sozialen Aktivität.

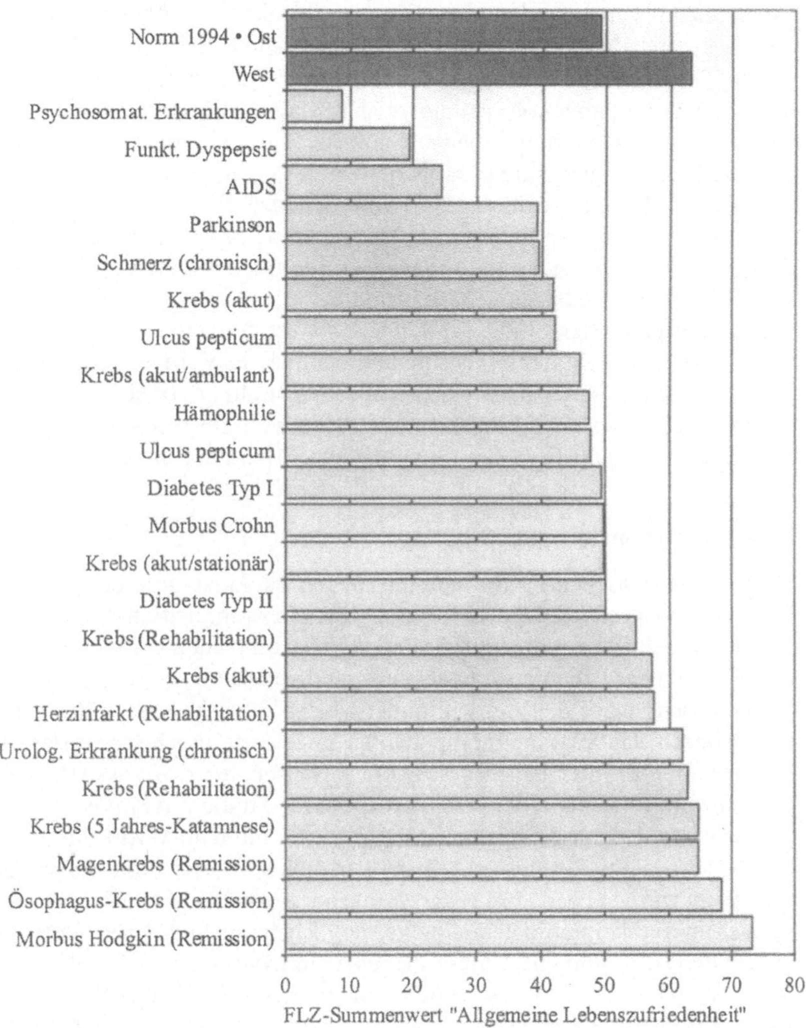

Abb. 2. Allgemeine Lebenszufriedenheit (FLZ^M) – Summenwerte für verschiedene Vergleichsgruppen

Der relative Gewichtsverlust, der ein zentraler Indikator für die Lebensqualität ist, war in der Gruppe der subtotal gastrektomierten Patienten geringer.

Roder et al. differenzierten und bezogen in ihren Behandlungsvergleich Rekonstruktionsverfahren mit ein. Untersucht wurde die Lebensqualität von Patienten nach einer subtotalen Gastrektomie (n = 36), einer totalen Gastrektomie mit Ösophagojejunoplicatio (Pouch-Bildung) (n = 29) und einer Ösophagojejunostomie (n = 29). Die Nachbeobachtungszeit variierte zwischen 16,2 und 41 Monaten. Die Lebensqualität wurde durch ein Fragebogenpaket erfaßt, das sich auf allgemeines körperliches Befinden, krebsspezifische psychosoziale Belastungssituationen und die Lebenszufriedenheit (FLZ^M, s. o.) bezog. Insgesamt hatten die Patienten eine hohe Lebensqualität (vgl. Abb. 2). Was das körperliche Befinden betrifft, so stellten sich signifikante

Unterschiede zwischen den drei Gruppen heraus: Die stärksten unspezifischen Beschwerden hatten die Patienten mit Ösophagojejunostomie, die geringsten diejenigen mit Ösophagojejunoplicatio; die subtotal gastrektomierten Patienten lagen im Mittelbereich. Der Summenwert psychosozialer Belastungssituationen und die Lebenszufriedenheit verteilte sich nach einem ähnlichen Muster: Patienten mit Ösophagojejunoplicatio hatten signifikant günstigere Werte als die übrigen beiden Gruppen.

Insgesamt kann der Schluß gezogen werden, daß die subtotale Gastrektomie keinen Gewinn gegenüber einer totalen Gastrektomie mit Ersatzmagenbildung bringt, dies gilt für den Gewichtsverlauf ebenso wie für unspezifische Beschwerden, psychosoziale Belastung und auch Lebensqualität.

Diese ausgewählten Studien machen den Wert der systematischen und differenzierten der Erfassung der Lebensqualität deutlich. Es werden nicht nur zusätzliche Kriterien für die Bewertung verschiedener Behandlungsverfahren bereitgestellt, es eröffnen sich auch vertiefte Erfahrungen über das Gesamtbefinden der Patienten und damit gegebenenfalls Hinweise für zusätzlichen Handlungsbedarf.

Pankreaskarzinom

Da es keine typischen Frühsymptome für das Pankreaskarzinom gibt, werden die Patienten nicht selten zu einem fortgeschrittenen Krankheitsstadium diagnostiziert. Eine radikale kurative chirurgische Resektion ist oft nicht mehr möglich. Die Überlebenschancen der Patienten sind entsprechend schlecht.

Schon seit langer Zeit werden immer wieder klinische Beobachtungen beschrieben, wonach Pankreaskarzinompatienten ungeklärte psychische Belastungen und Depressionen in ihrer Lebensgeschichte aufweisen, die den physischen Krebssymptomen vorausgehen. In der ersten prospektiven Studie von Fras et al. wurden Patienten mit Verdacht auf gastrointestinalen Tumor mit dem MMPI (Minnesota Multiphasic Personality Inventory), einem Persönlichkeitstest, untersucht. Depression und Angst wurden bei den 76 % der Kranken festgestellt, deren Erkrankung sich später als Pankreaskarzinom herausstellte, verglichen mit 20 % der Patienten, bei denen eine anderer abdomineller Tumor diagnostiziert wurde.

Im Rahmen der größten kontrollierten Studie von Holland et al. wurden 107 Patienten mit einem ausgedehnten Pankreaskarzinom mit 111 Magenkrebspatienten, auch in einem fortgeschritten Stadium, verglichen. Die Gruppen waren nach medizinischen und soziodemographischen Merkmalen stratifiziert worden. Erhebungsinstrument war das Profile of Mood States (POMS); Erhebungszeitpunkt war vor Beginn der Chemotherapie. Als Ergebnis stellten sich signifikant höhere Werte für die Skalen Depression, Anspannung/Angst, Fatique, Konfusion und psychische Gesamtbeeinträchtigung heraus.

Depression ist oft mit Schmerzen konfundiert. Schmerzen wiederum gehören zu den Hauptbeeinträchtigungen von Pankreaskrebspatienten. Nach der Übersichtsarbeit von Saltzburg & Foley sind bei Diagnosestellung mindestens 80 % der Patienten durch Schmerzen belastet. Im Krankheitsverlauf steigt diese Zahl bis auf 97 % an. Letztlich ist die Frage der Kausalzusammenhänge zwischen psychiatrischer Morbidität, Schmerzen und der Krankheitsdiagnose bis heute nicht hinreichend geklärt.

Studien, die differenziert den Einfluß verschiedenen Behandlungsstrategien auf die Lebensqualität untersuchen, liegen bisher kaum vor, bzw. lassen noch keine endgültigen Empfehlungen zu. Ausgehend von den schlechten Überlebenschancen, hoher psychischer Belastung und Schmerzen, muß deshalb hier zunächst generell von einer hohen Bedürftigkeit nach Fürsorge und psychoonkologischer Unterstützung ausgegangen werden. Diese sollten den Patienten aktiv angeboten werden.

Kolorektale Tumoren

Es wird heute davon ausgegangen, daß ca. 10 % der gastrointestinalen Tumoren, vor allem das Kolon- und Rektumkarzinom betreffend, aufgrund einer genetischen Prädisposition familiär gehäuft auftreten. Im Zusammenhang mit entsprechenden Untersuchungen und Beratungen und den möglichen psychischen Folgen gewinnt die Psychoonkologie hier eine wachsende Bedeutung. Die systematische Untersuchung der psychischen Bewältigung dieser individuellen Risikosituation sowie die Bereitstellung von Untersützungangeboten für die gesamte Familie gehört zu den wichtigen Aufgaben für die nähere Zukunft.

Die psychischen Reaktionen auf Erkrankung und Behandlung beziehen sich auf die Krebserkrankung selbst und die Behandlungsfolgen für die Verdauung und bezogen auf soziale und sexuelle Aktivitäten. Die meisten Studien zur Lebensqualität beziehen sich auf die Differenzierung nach sphinkter-erhaltenden Operationen, die möglich sind bei Tumoren, die im oberen oder mittleren Teils des Rektums lokalisiert sind und Resektionen, die einen künstlichen Darmausgang zur Folge haben. In einer Literaturübersicht (17 Arbeiten 1969–1992) tragen Sprangers et al. die vorliegenden Befunde zusammen:

- Sowohl bei Stoma-Patienten als auch bei Patienten mit intaktem Sphinkter finden sich Einschränkungen in allen Bereichen der Lebensqualität (physische, psychologische, soziale und sexuelle);
- beide Gruppen schätzen ihre Gesundheit relativ positiv ein, sind aber trotzdem durch häufige, unregelmäßige Stühle und Durchfälle belastet. Stoma-Patienten leiden stärker unter Meteorismus und Probleme beim Wasserlassen, sind hingegen weniger durch Verstopfung belastet.
- Stoma-Patienten berichten mehr allgemeine psychische Belastungen und ein schlechteres Körperbild als Non-Stoma-Patienten. Diese Probleme sind stärker bei jüngeren Patienten und Frauen.
- Kolorektale Tumoren und deren Behandlung können negative Einflüsse auf das soziale Leben haben (inkl. Beruf und Freunde); dies gilt insbesondere für Stoma-Patienten. Möglicherweise sind diese Effekte altersabhängig.
- Die sexuelle Funktionsfähigkeit von Stoma-Patienten beiderlei Geschlechts ist durchgängig stärker beeinträchtigt als die der Vergleichsgruppe. Diese Beeinträchtigung steigt bei Männern mit dem Alter an.

Zwei weitere Übersichtsarbeiten von Camilleri-Brennann & Steele sowie Koller & Lorenz vermitteln ein sehr differenziertes Bild der Lebensqualität in Abhängigkeit verschiedener operativer und nicht-operativer Behandlungen, Komplikationen und demographischer Merkmale.

Die bisherigen klinischen Erfahrungen zeigen, daß die Bewältigung dieser Belastungen die Einbeziehung der Familie, insbesondere den Partner bzw. die Partnerin, erfordert. Weiter Fortschritte für die Lebensqualität der Patienten kann vom modernen Chemotherapeutika und Kombinationsbehandlungen erwartet werden.

Nachwort zur Lebensqualität

Die Erkenntnisse über die Lebensqualität bei gastrointestinalen Tumoren liefern Hinweise zur Bewertung unterschiedlicher Therapieverfahren, können zu Indikationsentscheidungen beitragen und decken psychische Vulnerabilität bei bestimmten Patientengruppen auf.

Die Befunde widersprechen immer wieder den Erwartungen der Behandler. So zeigt sich zum Beispiel, daß radikalere, verstümmelnde Operationsverfahren (etwa beim Mammakarzinom, bei Sarkomen der Extremitäten oder Anus praeter) nicht notwendigerweise mit einer schlechteren Lebensqualität einhergehen müssen als schonende Verfahren. Oder es erweist sich, daß bestimmte Gruppen von Krebskranken eine bessere Lebensqualität als die Normalbevölkerung haben (vgl. Abb. 2). Solcherart Befunde sind allerdings keineswegs paradox sondern hängen mit dem Konzept „Lebensqualität" zusammen. „Lebensqualität" ist ein subjektives Konzept. In die individuelle subjektive Wahrnehmung, die der Lebensqualitätseinschätzung zugrunde liegt, gehen vielfältige Einflüsse ein. Diese sind zu einem großen Teil psychische Mechanismen, die mit der Krankheitsbewältigung und der Persönlichkeit des Patienten zusammenhängen. Objektive Faktoren, wie die Behandlungsradikalität oder die Krebsdiagnose, sind dem gegenüber oft von untergeordneter Bedeutung. Henrich & Herschbach haben beispielsweise bei 1383 Krebspatienten gezeigt, daß nicht einmal 10% der Varianz der Lebensqualität, gemessen mit den FLZ^M, durch die untersuchten objektiven Personen- und Krankheitsbedingungen aufzuklären war. Es sind also andere (uns nur teilweise bekannte) Faktoren, die hier größeren Einfluß nehmen. Die Konsequenz aus diesen Erfahrungen für die klinischen Praxis ist, sich in der Interaktion mit jedem einzelnen Patienten immer wieder einen Eindruck über dessen Lebensqualität zu bilden. Die Lebensqualitätsforschung ersetzt somit nicht die Arzt-Patient-Beziehung, sondern belegt deren Bedeutung.

Lebensqualität im klinischen Alltag

Aus klinischer Sicht hängt die Lebensqualität des Krebskranken von vulnerablen Zeitpunkten im Krankheitsverlauf ab. Die frühe Phase der Diagnostik bzw. Aufklärung gehört zu den besonders belastenden Zeitpunkten. In der Regel wird ein Krebskranker von dem Befund überrascht. Es entsteht das, was als „Krebsschock" beschrieben wird. Ein Gefühl der Lähmung, mit Assoziationen von Verstümmelung und möglichem Sterben, das vorübergehend kognitive und emotionale Verarbeitungsmöglichkeiten eines Kranken außer Kraft setzen kann. Deswegen ist es die Aufklärung, die zentrale Weichen für die weitere Krankheitsverarbeitung stellt. Neben umfassender – nicht nur aus rechtlicher Sicht – angemessener Information sollte im Umgang mit Betroffenen die Aufklärung kein einmaliges Ereignis sein. Aufklärung ist immer ein Prozeß, in dem der Kranke je nach neuem Befund und notwendiger, oft wechselnder Behandlungsstrategie, angemessen einbezogen wird. Aufklärung ist im stationären Bereich, der meistens die initiale Aufklärungssituation enthält, auch ein atmosphärisches Moment eines aufgeklärten Klimas, in dem alle an der Behandlung eines Kranken Beteiligten zur Bewußtseinseinstellung beitragen.

Gerade bei gastrointestinalen Tumoren, je nach Sitz und Ausmaß des Tumorbefalls, ist durch die besonderen operativen Eingriffe und Möglichkeiten, aber auch deren Versorgungsfolgen (ggf. Diät, Stomaversorgung, Begleiterkrankungen) die sorgfältige Mitarbeit des Kranken und der Angehörigen unverzichtbar. Daher ist neben der Information vor allem auch die strenge Beachtung einer kooperativen Motivation zum Einhalten notwendiger Maßnahmen (Compliance) wichtig; dazu gehört auch die Bedeutungserfassung, die Eingriffe und ihre Folgen für den weiteren Lebensverlauf haben können. Zur Erreichung dieses Ziels ist das Konzept der Gesamtbehandlung entwickelt worden (comprehensive care).

Während der postoperativen Behandlungsphase sind im Bereich der gastrointestinalen Tumoren oft schwerwiegende Appetit- und Eßstörungen, Gewichtsveränderungen, Übelkeit und Erbrechen zu berücksichtigen sowie Unpäßlichkeiten des Befindens im Magen-Darm-Bereich. Deshalb ist es hier wichtig, alle zusätzlich verfügbaren Ressourcen zur Erreichung des angestrebten Therapieerfolgs einzubeziehen und aufeinander abzustimmen. Dazu zählen Ernährungsberatung, Stomabetreuung, Physiotherapie und ggf. psychosoziale Betreuung. Ebenso sollte frühzeitig erwogen werden, Kontakte zu Selbsthilfegruppen (z. B. ILCO e.V.), mit dem Angebot von Krankenhausbesuchsdiensten, zu vermitteln. Bei Stoma-Patienten sollte darauf geachtet werden, daß diese sich zum Zeitpunkt der Entlassung eigenständig versorgen können. Dabei sollte die Mithilfe nahestehener Angehöriger gewährleistet sein. Für beide sollte jederzeit ärztliche Beratung im Hintergrund gewährleistet sein. Eine detaillierte Kommunikation, die besonders den Hausarzt einschließt, ist dafür die wichtigste Voraussetzung.

Der Entlassungszeitpunkt mit den verschiedenen nachfolgenden Maßnahmen kann für den Kranken ein Ereignis mit zusätzlicher Belastung sein. Spätestens jetzt werden auch die Angehörigen mit einbezogen. Krankheitsbedingte Veränderungen des Sexuallebens sollten aktiv und gemeinsam mit dem Partner besprochen und, z. B. bei erektiler Dysfunktion, weitere Maßnahmen angeboten werden. Auch sind oft unbemerkt Kinder von krebskranken Eltern diejenigen, die eines zusätzlichen Augenmerks wegen entstehender psychosozialer Belastungen bedürfen. Wegen der sehr unterschiedlichen psychosozialen Rollensituationen gibt es darüber hinaus auch für Frauen zwischen 40 und 60 Jahren durch die Reintegration in den Alltag Belastungssituationen, die sie als Risikogruppe ausweisen. Die oft veränderte berufliche Situation (Arbeitsplatzversetzung, Kündigung), die zusätzlichen finanziellen Belastungen durch das eventuelle Wegfallen eines zusätzlichen Verdienstes des erkrankten Mitgliedes, sowie die Notwendigkeit eines Behindertenausweises und anderer sozialrechtlicher Veränderungen, die stigmatisierend erlebt werden können, können der Entlassungssituation den Charakter einer fortgesetzten Krankheitsbelastung geben. Hinzu kommen in der Regel Rezidivängste. Insgesamt kann es zu charakteristischen Veränderungen des Lebensgefühls kommen, die die Lebensqualität der Gesamtfamilie beeinträchtigen.

Psychotherapie bei Tumorkranken

Es gibt inzwischen eine umfangreiche Psychotherapieforschung aus dem Bereich der Psychoonkologie. Die Interventionen sind in der Regel nicht diagnosespezifisch; dies gilt auch für gastrointestinale Tumoren. Es kommen daher im Folgenden überwiegend unspezifische Ergebnisse zur Darstellung. Die untersuchten Psychotherapien (berücksichtigt werden nur solche, die auf die Verbesserung der Lebensqualität abzielen) lassen sich in drei Kategorien unterteilen: Allgemeine „Breitbandprogramme" zur Krankheitsbewältigung, Einzeltherapien Hochbelasteter und die Behandlung von spezifischen Therapiefolgen und Funktionsstörungen.

Allgemeine Programme zur Krebsbewältigung

Ein großer Teil dieser Behandlungen sind unspezifische „Breitbandprogramme". Die Inhalte orientieren sich an häufigen Problemen und Belastungen infolge Krankheit und Behandlung und bestehen in der Regel aus den folgenden Programmelementen:

- Der *informative* Teil vermittelt relevante medizinische Informationen und Kenntnisse zur Tumorerkrankung, zu Auswirkungen der verschiedenen Behandlungsformen und rehabilitative Möglichkeiten.
- Methoden der *Streßbewältigung* fördern die Erkennung belastender Situationen, die Wahrnehmung individueller Streßsymptome und ihre Bewältigung – zum einen durch geeignete Problemlösestrategien, zum anderen durch Erlernen von Entspannungsverfahren.
- Die Vermittlung hilfreicher *Bewältigungs-Strategien* (coping) soll dazu beitragen, daß Patienten sich aktiv mit der Krankheit auseinandersetzen, eine realistisch-optimistische Einstellung entwickeln, weniger zu Verleugnung oder Vermeidung tendieren und nach angemessener sozialer Unterstützung suchen.
- Ohne Zweifel stellen der angstfreie gegenseitige *Austausch von Erfahrungen* und Gefühlen, die gemeinsame Gruppenerfahrung, die Bedeutung von sozialen Beziehungen wichtige Komponenten jedes Gruppenprogramms dar.

Insgesamt sind die vorliegenden wissenschaftlichen Befunde zur Wirksamkeit dieser Maßnahmen als ausgezeichnet zu bewerten.

Eine systematische Untersuchung zum Einfluß psychosozialer Betreuung bei gastrointestinalen Tumoren legte Küchler et al. vor. Es handelt sich um eine prospektive randomisierte Studie mit 272 Patienten, die unterschiedliche gastrointestinale Tumoren hatten. Diese wurden nach informed consent in eine Behandlungsgruppe (n = 136) und eine Kontrollgruppe randomisiert. Die Behandlungsgruppe erhielt (im Gegensatz zur Kontrollgruppe) zusätzlich zur somatischen Therapie psychosoziale Unterstützung, die supportiven Charakter hatte (insgesamt 968 Gespräche). Die Lebensqualität wurde mit dem EORTC-Fragebogen zu 5 Zeitpunkten erhoben (10. postoperativer Tag, 3, 6, 12, 24 Monate). Zusätzlich wurde die Krankheitsbewältigung erfaßt. Als Ergebnis stellte sich insgesamt heraus, das die Lebensqualität postoperativ zunächst absinkt, um drei Monate später das präoperative Niveau wieder zu erreichen. Im weiteren Verlauf zeigt sich eine Stabilisierung. Es fand sich kein Unterschied zwischen Kontroll- und Behandlungsgruppe. Ein weiteres Ergebnis war ein signifikanter Überlebenszeitunterschied zwischen beiden Gruppen. Zum Ein-Jahres-Follow-Up waren 50% der Kontrollgruppe aber nur 35% der Behandlungsgruppe verstorben (mittlerer Überlebenszeitunterschied nach zwei Jahren: 101 Tage). Dieser frappierende Befund wirft methodische Fragen auf, die sich zum Teil auf die Randomisierung (besseres R-Stadium in der Behandlungsgruppe, „kränkere" Patienten in der Kontrollgruppe) beziehen.

Einzeltherapien „Hochbelasteter"

Ein gut geprüfter Psychotherapieansatz, der sich auf die gezielte Behandlung einzelner hochbelasteter Patienten konzentriert ist die sog. adjuvante Psychotherapie (APT). Es handelt sich um eine strukturierte kognitive Verhaltenstherapie, bei der es darum geht, festgefahrenen Einstellungen und die sog. „automatic thoughts" positiv zu beeinflussen. Die auf 6–12 Sitzungen limitierte Intervention zielt auf Reduktion affektiv-emotionaler Störungen und auf einen optimistisch-kämpferischen Bewältigungsstil ab.

Psychotherapie bei Behandlungsfolgen und Funktionsstörungen

Die umfangreichsten Erfahrungen liegen hier bei umschriebenen, krankheits- oder therapiebedingten Symptomen vor, vor allem der antizipatorischen Übelkeit und Erbrechen, der Angst vor medizinischen Maßnahmen und der Schmerzzustände.

An der Entstehung antizipatorischer, d. h. vor Chemo- oder Strahlentherapie auftretender Übelkeit und Erbrechen sind Konditionierungs- und Lernvorgänge beteiligt, modifiziert durch individuell unterschiedliche Erwartungen und Situationsangst. Auslösende Stimuli sind sensorische (z. B. Farbe der Infusion, Klinik-Geruch, Signalton des Infusomaten) oder kognitive Reize (Gedanken oder Erinnerungen an Chemotherapie), zusätzlich scheint die Wahrnehmungsschwelle für diese Reize erniedrigt. Da antizipatorische Symptome nicht durch die üblichen Antiemetika beeinflußbar sind, stellen sie eine klare Indikation für psychotherapeutische Maßnahmen dar. In ihrer Wirksamkeit bewiesen sind die verschiedenen verhaltenstherapeutischen Verfahren: die systematische Desensibilisierung, die Aufmerksamkeitsablenkung und Entspannung mit geleiteter Imagination. Unter den Entspannungsverfahren erwiesen sich progressive Muskelrelaxation, Hypnose und Biofeedback als besonders wirksam.

Schmerzhafte medizinische Prozeduren, z. B. Punktion von Knochenmark, oder Angstattacken vor einer Strahlenbehandlung können effektiv mit verhaltenstherapeutischen Verfahren behandelt werden. Seltener werden psychologische Interventionen bei chronischen Schmerzzuständen Tumorkranker untersucht, und dies obwohl das subjektive Schmerzerleben in hohem Maß von kognitiven und emotionalen Faktoren beeinflußt ist und durch Unsicherheit, Angst und Attributionen von Aussichtslosigkeit verstärkt wird. Anwendbar sind allgemeine Prinzipien der psychologischen Schmerzbehandlung: genaue situative Schmerzanalyse, Erfassung und Modifizierung subjektiver Attributionen, Information über psychobiologische Zusammenhänge und Exploration möglicher Bewältigungsstrategien. Aufmerksamkeitsablenkung scheint neben Entspannung am besten zur Schmerzkontrolle geeignet. Günstige Auswirkungen werden auch mit Hypnotherapie (n. Milton H. Erickson) beobachtet.

Zusammenfassung

Die Psychoonkologie kann heute als integraler Bestandteil der Onkologie gelten. Zu den wichtigsten Augaben gehört die systematische Untersuchung der psychischen Belastung von Krebspatienten, Angehörigen und Behandlern sowie die klinische Anwendung der psychotherapeutischen Erfahrungen. Es wird heute von einer Prävalenz von ca. 20 % psychischer Störungen (Depression und Angst) bzw. 40–50 % Befindlichkeitsstörungen in den ersten ein bis zwei Jahren nach Erstbehandlung ausgegangen. Die Erforschung der Krankheitsbewältigung deutet darauf hin, daß ein aktives, kämpferische Herangehen an die Erkrankung mit Nutzung persönlicher Ressourcen, aber auch zeitweiliges Verleugnen, mit einem besseren Befinden einhergehen als Vermeiden und sozialer Rückzug. Die Untersuchung der Lebensqualität gehört zu den wichtigsten Disziplinen der Psychoonkologie. Es handelt sich dabei um die subjektive Beuteilung des körperlichen, seelischen und sozialen Befindens durch den Patienten. Zur Erfassung der Lebensqualität, etwa im Rahmen von Therapievergleichen, stehen heute eine Vielzahl von diagnosespezifischen und -unspezifischen Fragebogen zur Verfügung. Untersuchungen zeigen immer wieder, daß die Ergebnisse sehr schlecht vorherzusagen sind, u. a. weil sie nicht nur von objektiven Faktoren, wie etwa Behandlungsradikalität, abhängen, sondern auch von anderen psychischen Parametern. Im Einzelfall ist daher die individuelle Einschätzung durch den Arzt im Rahmen der Arzt-Patient-Beziehung nicht zu ersetzen. Die bisher vorliegende umfangreiche Forschung zur Psychotherapie bei Krebskranken hat hohe Erfolgsquoten bei der Verbesserung der Lebensqualität zweifelsfrei nachgewiesen. Einflüsse auf die Überlebensdauer sind noch strittig.

Weiterführende Literatur

Aaronson NK and the EORTC QoL-study-group (1991) The EORTC Core Quality of life questionnaire. In: Osoba D (Ed.) Effect of Cancer on QoL. CRC Press, Vancouver, p 185–203
Baider L, Cooper CL, Kaplan De-Nour A (1996) Cancer and the Family. Wiley, Chichester New York Brisbane Toronto Singapore
Bernhard J, Hürny C (1998) Gastrointestinal Cancer. In: Holland JC (Ed) Psycho-oncology. Oxford University Press, New York Oxford, S. 324–339
Breitbart W, Krivo S (1998) Suicide. In: Holland JC (Ed) Psycho-oncology. Oxford University Press, New York Oxford, p 541–547
Camilleri-Brennan J, Steele RJC (1998) Quality of life after treatment for rectal cancer. Br J Surg 85: 1036–1043
Cella D (1998) Quality of Life. In: Holland JC (Ed) Psycho-oncology. Oxford University Press, New York Oxford, p 1135–1146
Eypasch E (1993): Der Gastrointestinale Lebensqualitätsindex (GLQI). Chirurg 64: 264–274
Greer S, Moorey S, Baruch JDW, Robertson B, Mason A et al. (1992) Adjuvant psychological therapy for patients with cancer: a prospective randomized trial, British Medical Journal 304: 675–680
Heim E (1998) Coping – Erkenntnisstand der 90er Jahre. Psychotherapie Psychosomatische Medizin medizinische Psychologie 48: 321–337
Henrich G, Herschbach P (1998) Objektive Bedingungen subjektiver Lebensqualität. In: Koch U, Weis, J. (Hrsg) Krankheitsbewältigung nach Krebs. Schattauer, Stuttgart, S 77–88

Henrich G, Herschbach P (1999) Questions on Life Satisfaction (FLZM) – A short questionnaire for assessing subjective quality of life. European Journal of Psychological Assessment, 1999 submitted

Herschbach P (1991) Psychische Belastung von Ärzten/Ärztinnen und Krankenpflegekräften. VCH Weinheim, Edition Medizin

Herschbach P, Keller M (1995) Onkologische Erkrankungen. In: Petermann (Hrsg.) Verhaltensmedizin in der Rehabilitation. Hogrefe, Göttingen, S 217–244

Holland JC (Ed) (1998) Psycho-oncology. Oxford University Press, New York Oxford

Jentschura D, Winkler M, Strohmeier N, Rumstadt B, Hagmüller E (1997) Quality-of-Life after Curative Surgery for Gastric Canmcer: A Comparison Between Total Gastrectomy and Subtotal Gastric Resection. Hepato-Gatroentereology 44: 1137–1142

Koch V, Weis Y (1998) (Hrsg) Krankheitsbewältigung nach Krebs. Schattauer, Stuttgart

Koller M, Lorenz W (1998) Quality of life research in patients with rectal cancer: traditional approaches versus a problem-solving oriented perspective. Langenbeck's Arch Surg 383: 427–436

Kordin K, Glimelius B (1997) Psychological Reaktions in Newly Diagnosed Gastrointestinal Cancer. Acta Oncologica 36: 803–810

Kordin K, Glimelius B (1998) Reactions to Gastrointestinal Cancer – Variation in Mental Adjustment and Emotional Well-Being over Time in Patients with Different Prognoses. Psycho-Oncology 7: 413–423

Küchler T, Rappat S, Holst K, Graul J, Wood-Dauphinee S, Henne-Bruns D, Schreiber H (1998) Zum Einfluß psychosozialer Betreuung auf Lebensqualität und Überlebenszeit von Patienten mit gastrointestinalen Tumoren – eine prospektive randomisierte Studie. In: Koch U, Weis, J (Hrsg) Krankheitsbewältigung nach Krebs. Schattauer, Stuttgart, S 417–436

Lazarus RS (1993) Coping theory and research: past, present, and future. Psychosomatic Medicine 55: 234–247

Newport DJ, Nemeroff CB (1998) Assessment and Treatment of Depression in the Cancer Patient. Journal of Psychosomatic Research 54: 215–237

Roder JD, Herschbach P, Henrich G, Nagel M, Böttcher K, Siewert, JR (1992) Lebensqualität nach totaler Gastrektomie wegen Margenkarzinom. Deutsche Medizinische Wochenschrift 117: 241–247

Roder JD, Herschbach P, Ritter M, Kohn M, Sellschopp A, Siewert JR (1990) Lebensqualität nach Ösophagektomie. Deutsche Medizinische Wochenschrift 115: 570–574

Saltzburg D, Foley KM (1989) Management of pain in pancreatic cancer. Surg Clin North Am 69: 629–649

Sellschopp A (1992) Immer einen Schritt voraus. Zeitschrift des DKFZ, S. 6–8

Shapiro CL (1993) Relevance of Quality of Life Assessment to the Evaluation of Combined-Modality Therapy. Seminars in Surgical Oncology 9: 65–69

Spitzer WO, Dobson AJ, Hall J, Chesterman E, Levi J, Shepherd R, Battista RN, Catchlove BR (1981) Measuring the Quality of life of cancer patients. A concise QL-Index for use by physicians. J Chronic Dis 40: 523–528

Sprangers MAG, Taal BG, Aaronson NK, te Velde A (1995) Quality of Life in Colorectal Cancer. Dis Colon Rectum 38: 361–369

Sutherland AM, Orbach CE, Dyk RB, Bard M (1952) The psychological impact of cancer and cancer surgery: I. Adaptation to dry colostomy: preliminary report and summary of findings. Cancer 5: 857–872

Trijsburg RW, Van Knippenberg FC, Rijpma SE (1992) Effects of psychological treatment on cancer patients: a critical review. Psychosomatic Medicine 54: 489–517

Walker QJ, Salkeld G, Hall J et al. (1989) The management of oesophageal carcinoma: Radiotherapy or surgery? J Clin Oncl 25: 1657–1662

Waters JS, Ross PJ, Popescu RA, Cunningham D (1997) New Approaches to the Treatment of Gastro-Intestinal Cancer. Digestion 58: 508–519

2 Spezieller Teil

2.1 Ösophaguskarzinom

H.J. Stein, B.L.D.M. Brücher, M. Feith, M. Werner, M. Molls, U. Fink und J.D. Roder

Epidemiologie und Ätiologie

Das Ösophaguskarzinom rangiert in Deutschland derzeit an 11. Stelle der Krebstodesfälle mit einer Inzidenz von 4–5 Neuerkrankungen pro Jahr und 100 000 Einwohner. Histologisch handelt es sich überwiegend um Plattenepithelkarzinome und Adenokarzinome. Epidemiologie, Ätiologie, bevorzugte Lokalisation und Tumorbiologie zeigen deutliche Unterschiede zwischen dem Plattenepithel- und dem Adenokarzinom des Ösophagus, so daß sie als separate Entitäten zu betrachten sind. In der westlichen Welt nimmt die Inzidenz des Adenokarzinoms im distalen Ösophagus zu. Die Ursache für diese Entwicklung ist unklar. Die Zunahme übertrifft die aller anderen epithelialer Tumorentitäten. Die Inzidenz des Plattenepithelkarzinoms zeigt keine wesentliche Zunahme oder Abnahmetendenz.

Im eigenen Patientengut von insgesamt 942 zwischen 1982 und 1998 resezierten malignen Ösophagustumoren handelte es sich bei 60 % um Plattenepithelkarzinome, bei 36 % um Adenokarzinome und bei 4 % um andere Entitäten (Abb. 1). Während der Anteil der Adenokarzinome zwischen 1982 und 1987 weniger als 25 % betrug, liegt die Rate der Adenokarzinome seit 1996 über 50 %.

Im eigenen Patientengut liegt das mediane Alter zum Diagnosezeitpunkt beim Plattenepithelkarzinom bei 53 Jahren, beim Adenokarzinom bei 63 Jahren. Ein manifester Alkoholabusus, Nikotinabusus und eine Malnutrition finden sich signifikant häufiger bei Patienten mit Plattenepithelkarzinom. Dementsprechend besteht bei Patienten mit Plattenepithelkarzinom häufiger eine eingeschränkte Lungen- und Leberfunktion. Kardiovaskuläre Risikofaktoren stehen dagegen häufiger bei Patienten mit Adenokarzinom im Vordergrund. Sowohl beim Plattenepi-

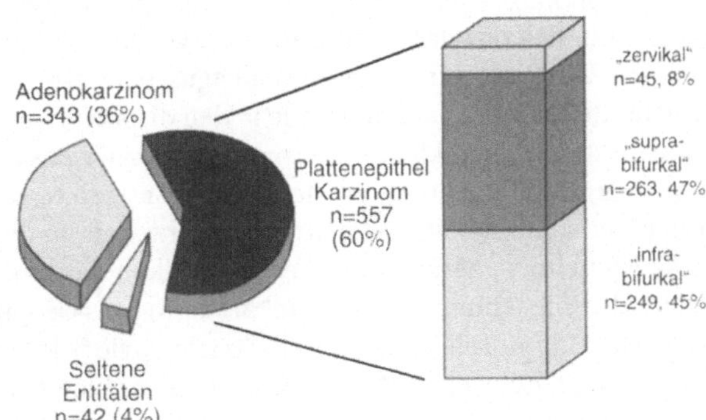

Abb. 1. Patientengut der Chirurgischen Klinik und Poliklinik, Klinikum rechts der Isar der TU München, mit Ösophagustumoren

Tabelle 1. Demographische und physiologische Charakteristika bei Patienten mit Ösophaguskarzinom. Vergleich Plattenepithelkarzinom mit Adenokarzinom (Patientengut der Chirurgischen Klinik und Poliklinik, Klinikum rechts der Isar der TU München, 1982–1998)

	Plattenepithelkarzinom des Ösophagus	Adenokarzinom des Ösophagus	
Medianes Alter	53,4 Jahre	62,6 Jahre	p < 0,001
Männlich : Weiblich	7 : 1	8 : 1	n.s.
Beruf (Prävalenz)			
• Akademiker	20,8 %	52,9 %	
• „White collar“	27,2 %	27,7 %	p < 0,001
• „Blue collar“	52,2 %	20,2 %	
Alkohol-Abusus (Prävalenz)	69,7 %	42,3 %	p < 0,001
Nikotin-Abusus (Prävalenz)	69,3 %	51,9 %	p < 0,05
Malnutrition (Prävalenz)	24,1 %	1,9 %	p < 0,001
Lungenfunktion (mittlerer FEV1 in % des Normalwertes)	82,5 %	93,7 %	p < 0,05
Kardiovaskuläre Risikofaktoren (Prävalenz)	19,5 %	34,8 %	p < 0,01
Eingeschränkte Leberfunktion (Prävalenz)	35,3 %	24,9 %	p < 0,05

thelkarzinom als auch beim Adenokarzinom sind Männer deutlich häufiger betroffen als Frauen (Tab. 1).

Für die Ätiologie des Plattenepithelkarzinoms werden exogene Noxen verantwortlich gemacht. Als gesichert gilt ein dosisabhängiger Zusammenhang von Alkoholkonsum, Rauchen sowie dem Verzehr von nitrosaminhaltigen Nahrungsmitteln. Als Präkanzerosen gelten Verätzungsstrikturen und die Achalasie. Bei bis zu 50 % der Patienten mit einer autosomal-dominant vererbten Tylose entwickelt sich vor dem 50. Lebensjahr ein Plattenepithelkarzinom des Ösophagus. Bei etwa 10 % der Patienten mit einem Plattenepithelkarzinom der oberen Luftwege wird synchron oder metachron ein Plattenepithelkarzinom des Ösophagus diagnostiziert.

Im Gegensatz zum Plattenepithelkarzinom ist das Adenokarzinom des Ösophagus eine Erkrankung der westlichen Welt. Der Barrett-Ösophagus, d. h. die intestinale Metaplasie im distalen Ösophagus, stellt den wesentlichen Risikofaktor für das Entstehen eines Adenokarzinoms im distalen Ösophagus dar. Bei Patienten mit bekanntem Barrett-Ösophagus besteht im Vergleich zur Normalbevölkerung ein ca. 100mal höheres Risiko für die Entwicklung eines Adenokarzinoms des Ösophagus. Eine intestinale Metaplasie läßt sich bei mehr als 80 % der Patienten mit Adenokarzinom im Ösophagus nachweisen, der Tumor wird deshalb auch häufig als Barrett-Karzinom bezeichnet. Der Barrett-Ösophagus selbst ist Folge eines langjährigen Refluxes von Säure und Duodenalinhalt in den distalen Ösophagus. In eigenen Untersuchungen konnte bei mehr als 85 % der Patienten mit Barrett-Ösophagus oder frühem Barrett-Karzinom ein vermehrter Reflux von Säure und Galle in den distalen Ösophagus nachgewiesen werden. Damit besteht ein direkter und vermutlich kausaler Zusammenhang zwischen der häufigsten gutartigen Erkrankung des oberen Gastrointestinaltrakts, der gastro-ösophagealen Refluxkrankheit, und dem Adenokarzinom im distalen Ösophagus.

Rauchen und Übergewicht, aber nicht Alkoholabusus, stellen weitere Risikofaktoren für die Entstehung eines Adenokarzinoms des Ösophagus dar. Im Gegensatz zum Magenkarzinom, scheint eine Helicobacter pylori-Infektion einen gewissen Schutz vor der Entstehung eines Barrett-Karzinoms zu bieten. Der Mechanismus dieses protektiven Effekts ist bislang unklar.

Pathologie, Klassifikation und Prognosefaktoren

Pathologie

Die pathologische Einteilung der malignen Tumore des Ösophagus erfolgt nach WHO in epitheliale Tumore (Plattenepithelkarzinome, Adenokarzinome), mesenchymale Tumore (Leiomyosarkome) und seltene Entitäten. Entsprechend der normalen Wandauskleidung treten Plattenepithelkarzinome entlang der gesamten Speiseröhre auf. Adenokarzinome finden sich nahezu ausschließlich im distalen Ösophagus.

Tumorbiologische Untersuchungen zeigen, daß die maligne Transformation beim Adenokarzinom des Ösophagus schrittweise über verschiedene Stufen von der intestinalen Metaplasie über eine geringgradige Dysplasie zur hochgradigen Dysplasie hin zum invasiven Karzinom verläuft (Abb. 2). Im Verlauf dieser Metaplasie-Dysplasie-Karzinom-Sequenz konnte eine zunehmende genomische Instabilität mit Abnormalitäten im Zellzyklus, ein Auftreten von aneuploiden Zellfraktionen, Mutationen in einer Reihe von Onkogenen und Tumorsuppressorgenen und eine verminderte Expression von Zelladhäsionsmolekülen aufgezeigt werden. Die klinische Bedeutung dieser Einzelbeobachtungen ist derzeit noch unklar. Gesicherte molekularbiologische Daten zum Prozeß der malignen Entartung beim Plattenepithelkarzinom des Ösophagus liegen nicht vor.

Ösophaguskarzinome metastasieren rasch lymphogen. Die Richtung der Lymphknotenmetastasierung erfolgt entsprechend der embryologischen Entwicklung des Ösophagus bei Tumoren oberhalb der Trachealbifurkation überwiegend kranialwärts, bei Tumoren unterhalb der Trachealbifurkation überwiegend kaudalwärts. Bei Tumoren auf Höhe der Trachealbifurkation erfolgt der Lymphabfluß bidirektional nach kranial und kaudal. Typisch für das Karzinom des Ösophagus ist weiterhin eine lymphogene Schleimhautmetastasierung und eine intramurale, submuköse Ausdehnung vor allem nach proximal. Darüber hinaus findet sich sowohl beim Plattenepi-

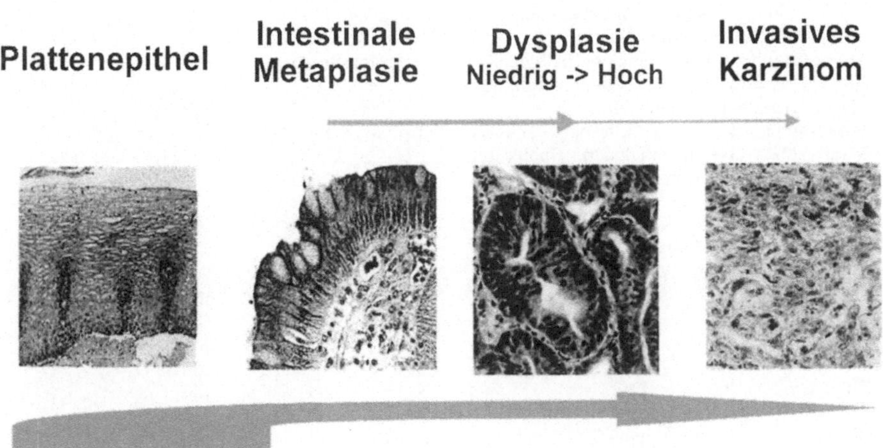

Abb. 2. Metaplasie-Dysplasie-Karzinomsequenz beim Adenokarzinom des distalen Ösophagus

thelkarzinom als auch beim Adenokarzinom des Ösophagus bei bis zu 10% der Patienten ein multizentrisches Tumorwachstum.

Fernmetastasen treten entsprechend dem venösen Abfluß der Speiseröhre bei Tumoren des proximalen Ösophagus vor allem in der Lunge, bei Tumoren der unteren Ösophagushälfte und des ösophagogastralen Überganges vor allem in der Leber auf. Erst in fortgeschrittenen Stadien werden Skelettmetastasen und Metastasen in anderen Organe beobachtet.

Die Klassifikation der Eindringtiefe des Primärtumors, der Lymphknotenmetastasierung und Fernmetastasierung sowie die Stadiengruppierung erfolgt anhand der Richtlinen der UICC (Tab. 2).

Tabelle 2. TNM/pTNM-Klassifikation der Ösophaguskarzinome und Stadiengruppierung (UICC 1997)

T	Primärtumor	
	Tx	Primärtumor nicht beurteilbar
	T0	kein Anhalt für Primärtumor
	Tis	Carcinoma in situ
	T1	Infiltration Lamina propria oder Submucosa
	T2	Infiltration Muscularis propria
	T3	Infiltration in die Adventitia
	T4	Infiltration benachbarter Strukturen
N*	Regionäre Lymphknoten	
	Nx	Regionäre Lymphknoten nicht beurteilbar
	N0	Keine regionären Lymphknotenmetastasen
	N1	Regionäre Lymphknotenmetastasen

* Gefordert ist, daß die Klassifizierung des pN-Status auf mindestens sechs entfernten regionären Lymphknoten beruht. Regionäre Lymphknoten des zervikalen Ösophagus sind die zervikalen Lymphknoten, einschließlich der supraklavikulären Knoten. Solche des intrathorakalen Ösophagus sind die mediastinalen und perigastrischen Lymphknoten mit Ausnahme der zöliakalen Lymphknoten.

M**	Fernmetastasen	
	Mx	Fernmetastasen nicht beurteilbar
	M0	keine Fernmetastasen
	M1	Fernmetastasen

** Für Ösophaguskarzinome oberhalb der Trachealbifurkation gilt:
M1a: Metastasen in zervikalen Lymphknoten
M1b: Andere Fernmetastasen
Für Ösophaguskarzinome unterhalb der Trachealbifurkation gilt:
M1a: Metastasen in zöliakalen Lymphknoten
M1b: Andere Fernmetastasen

Stadiengruppierung nach UICC (1997)

UICC-Stadium	T-Stadium	N-Stadium	M-Stadium
0	Tis	N0	M0
I	T1	N0	M0
II A	T2/3	N0	M0
II B	T1/2	N1	M0
III	T3/4	N1	M0
IV	Jedes T	Jedes N	M1

Topographisch-anatomische Klassifikation

Neben der histopathologischen Klassifikation ist eine topographisch-anatomische Einteilung der Ösophaguskarzinome von wesentlicher therapeutischer Relevanz. International akzeptiert ist die Einteilung anhand des Bezuges zum Tracheobronchialsystem. Es werden Tumore unterhalb der Trachealbifurkation („infrabifurkale Karzinome"), Karzinome mit Bezug zum Tracheobronchialsystem („suprabifurkale Karzinome") und rein auf den zervikalen Ösophagus beschränkte Karzinome unterschieden.

Prognostische Faktoren

Eine komplette makroskopische und mikroskopische Tumorresektion (R0-Resektion) stellt den wesentlichen unabhängigen prognostischen Faktor dar. In der Subgruppe der Patienten mit R0-Resektion sind der Lymphknotenstatus und die T-Kategorie unabhängige Prädiktoren für ein Langzeitüberleben. Tumorlokalisation, Tumorlänge, histologischer Tumortyp, Ausmaß der Lymphadenektomie, Alter, Geschlecht, Ernährungszustand und tumorbiologische Faktoren konnten in multivariaten Analysen bislang nicht als unabhängige Prognosefaktoren gesichert werden. Mehrere Studien zeigten jedoch auch einen unabhängigen prognostischen Effekt der postoperativen Komplikationsrate, der Anzahl der peri- und postoperativ erforderlichen Bluttransfusionen und der Erfahrung des Behandlungszentrums. Patienten mit Ösophaguskarzinom sollten deshalb an spezialisierten Zentren mit hohem Patientenvolumen therapiert werden.

Eigenes Patientengut

Das eigene zwischen 1982 und 1998 behandelten Patientengutes mit Ösophaguskarzinom ist in Tabelle 3 dargestellt. Die Resektionsrate war bei Patienten mit Plattenepithelkarzinom niedrigerer (63,3 %) als bei Patienten mit Adenokarzinom des Ösopha-

Tabelle 3. Charakteristika beim Plattenepithel- und Adenokarzinom des Ösophagus (Daten der chirurgischen Klinik und Poliklinik, Klinikum rechts der Isar der TU München 1982–1998)

	Plattenepithelkarzinom des Ösophagus	Adenokarzinom des distalen Ösophagus
Gesamtzahl behandelter Patienten	n = 879	n = 487
Resezierte Patienten	n = 557	n = 343
Primäre Resektion	n = 348	n = 285
Resektion nach neoadjuvanter Therapie	n = 209	n = 58
pT-, pN- und R-Kategorie bei primär resezierten Tumoren		
pT-Kategorie		
pT1	22,5 %	26,3 %
pT2	19,1 %	25,6 %
pT3	47,7 %	34,7 %
pT4	10,7 %	13,3 %
pN-Kategorie		
pN0	41,8 %	39,3 %
pN1	58,2 %	60,7 %
R-Kategorie		
R0	66,1 %	77,5 %
R1/2	33,9 %	22,5 %

Tabelle 4. R0-Resektionsraten beim Ösophaguskarzinom in Abhängigkeit von der pT-Kategorie (Daten der chirurgischen Klinik und Poliklinik, Klinikum rechts der Isar der TU München 1982–1998)

	Plattenepithelkarzinom des Ösophagus	Adenokarzinom des distalen Ösophagus
pT 1	91 %	100 %
pT 2	87 %	81 %
pT 3	54 %	71 %
pT 4	19 %	54 %

gus (70,4 %). Darüber hinaus erfolgte bei einem signifikant höheren Anteil der Patienten mit Plattenepithelkarzinom die Resektion erst nach neoadjuvanter Vorbehandlung. Dies ist auf die hohe Rate lokal fortgeschrittener Tumoren mit ‚suprabifurkaler' Lokalisation bei Patienten mit Plattenepithelkarzinom zurückzuführen (Abb. 1). In der Analyse der primär resezierten Tumoren überwiegen beim Adenokarzinom im Gegensatz zum Plattenepithelkarzinom frühe Tumorstadien (pT1/2-Kategorie). Sowohl beim Plattenepithelkarzinom als auch beim Adenokarzinom fanden sich in etwa 60 % der resezierten Patienten in der Routineanalyse Lymphknotenmetastasen. Die Häufigkeit von Lymphknotenmetastasen korrelierte dabei mit der pT-Kategorie. Die immunhistochemische Nachuntersuchung der resezierten Lymphknoten der in der Routinehistologie als pN0 eingestuften Patienten zeigte bei Patienten mit Plattenepithelkarzinom deutlich häufiger ein sogenanntes Lymphknotenmikroinvolvement als beim Adenokarzinom (31 % versus 9 %). Im Gegensatz zum Plattenepithelkarzinom fand sich bei keinem der als pT1 klassifizierten Adenokarzinome ein Lymphknotenmikroinvolvement.

Eine R0-Resektion konnte mit 77,5 % beim Adenokarzinom signifikant häufiger erzielt werden als beim Plattenepithelkarzinom (R0-Resektionsrate 66,1 %). Die R0-Resektionsrate korrelierte mit der pT-Kategorie (Tab. 4).

Diagnostik

Ösophaguskarzinome bleiben lange symptomlos und machen sich erst bei Obstruktion von mehr als 2/3 des Ösophaguslumens durch eine Dysphagie bemerkbar. Schmerzen, Heiserkeit und Gewichtsverlust zeigen in der Regel ein fortgeschrittenes Tumorstadium an. Der Nutzen eines engmaschigen endoskopischen Überwachungs-

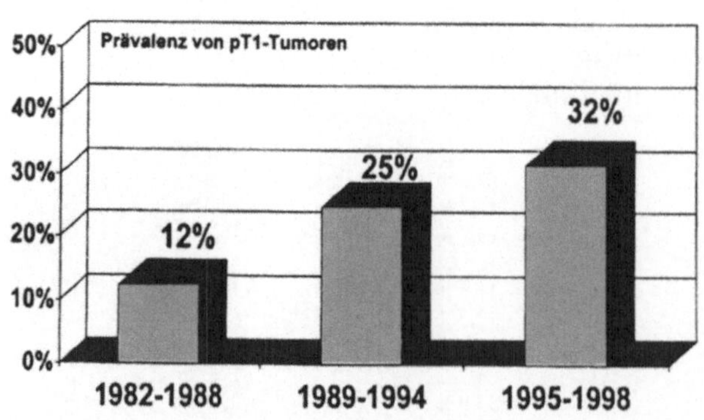

Abb. 3. Zunahme der Prävalenz früher Tumorstadien beim Adenokarzinom des distalen Ösophagus im eigenen Patientengut

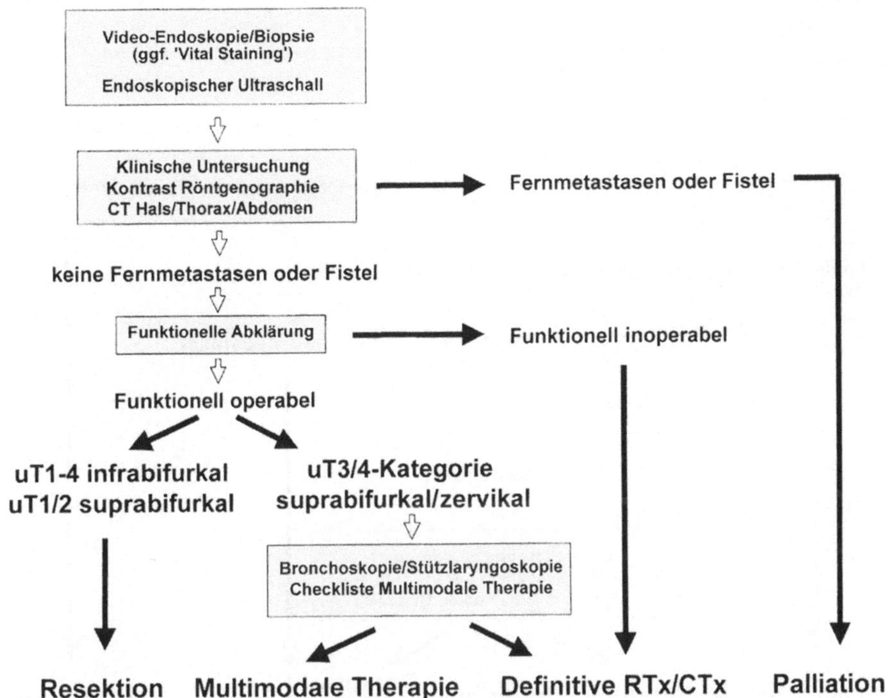

Abb. 4. Algorithmus zum diagnostisch/therapeutischen Vorgehen beim Plattenepithelkarzinom des Ösophagus

programms ist nur für Patienten mit bekanntem Barrett-Ösophagus gesichert. Im eigenen Patientengut führte die endoskopische Überwachung in den letzten Jahren zu einer deutlichen Zunahme der Prävalenz früher Tumorstadien beim Adenokarzinom des Ösophagus (Abb. 3).

Algorithmen zum eigenen diagnostischen Vorgehen bei Patienten mit Plattenepithel- und Adenokarzinom des distalen Ösophagus bzw ösophagogastralen Übergangs sind in Abbildungen 4 und 5 dargestellt.

Die erste Maßnahme zur Abklärung eines Patienten mit Dysphagie ist die Endoskopie und Biopsie. Durch endoskopische Färbemethoden (z.B. mit Lugolscher Lösung) lassen sich makroskopisch nicht sichtbare Frühbefunde und eine häufig bestehende Multizentrizität nachweisen. Mittels endoskopischem Ultraschall kann die Tumorinfiltrationstiefe mit einer Genauigkeit von ca. 85 % vorhergesagt werden. Kann die Tumorstenose mit dem Ultraschallendoskop nicht passiert werden, muß von einem lokal fortgeschrittenen Tumorstadium ausgegangen werden.

Die Röntgenkontrastdarstellung erlaubt die topographisch-anatomische Klassifizierung und den Nachweis oder Ausschluß einer Fistel.

Die Abklärung von Fernmetastasen beinhaltet eine gründliche körperliche Untersuchung sowie eine Computertomographie des Halses, Thorax und Abdomens. Eine hochauflösende Computertomographie in mediastinaler Zoom-Technik erlaubt die Abklärung von Nachbarschaftsbeziehungen. Lymphknotenmetastasen lassen sich derzeit mit keinem der bildgebenden Verfahren zuverlässig erfassen. Die diagnosti-

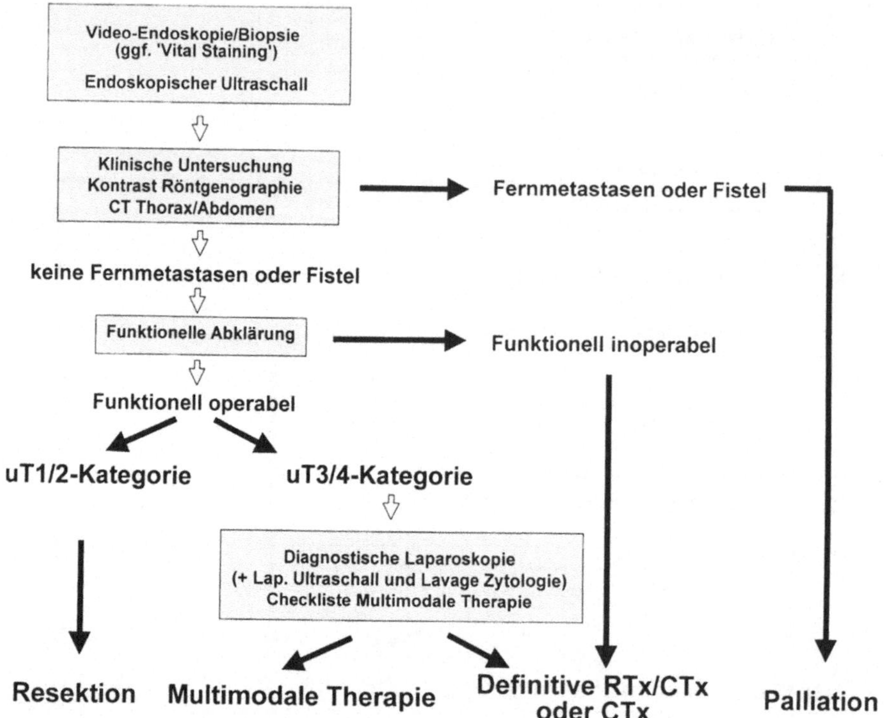

Abb. 5. Algorithmus zum diagnostisch/therapeutischen Vorgehen beim Adenokarzinom des distalen Ösophagus und ösophagogastralen Übergangs

sche Laparoskopie mit laparoskopischem Ultraschall hat derzeit einen festen Stellenwert nur im Rahmen von multimodalen Therapiestudien bei Patienten mit lokal fortgeschrittenem Adenokarzinom des distalen Ösophagus und ösophagogastralen Übergangs.

Bei Tumoren mit Bezug zum Tracheobronchialsystem erfolgt vor einer geplanten Resektion oder multimodalen Therapie der Ausschluß einer Infiltration der Trachea bzw. des Hauptbronchus mittels Tracheobronchoskopie. Bei zervikalen Karzinomen ist zusätzlich eine Stützlaryngoskopie erforderlich.

Die systematische Abklärung der funktionellen Operabilität des Patienten ist von wesentlicher Bedeutung für die Selektion des Therapieverfahrens. So stellen pulmonale Funktion, kardiale Funktion, Leberfunktion, und der Allgemeinzustand des Patienten sowie seine Kooperationsfähigkeit wesentliche Prognoseparameter für den postoperativen Verlauf nach Ösophagektomie dar. Für eine geplante transthorakale Ösophagektomie ist als Mindestwert ein FEV1 von über 70% der altersentsprechenden Norm und eine Normoxämie und Normokapnie unter Raumluftbedingungen zu fordern. Eine deutlich eingeschränkte kardiale Funktion, eine Leberzirrhose, ein Karnofsky-Index von unter 80% und ein während der präoperativen Abklärung weiter manifester Alkoholmißbrauch stellen Kontraindikationen gegen eine Ösophagektomie dar.

Therapie

Selektion des Therapieprinzips

Grundsätzlich stehen chirurgische Resektion, Strahlentherapie, Chemotherapie, die Kombination dieser Verfahren und rein palliative Maßnahmen zur Verfügung. Die Selektion der Therapiemodalität erfolgt in Abhängigkeit von der Resektabilität des Tumors und dem Allgemeinzustand des Patienten (Tab. 5, Abb. 4 und 5). Eine primäre chirurgische Resektion ist Therapie der Wahl, wenn aufgrund der präoperativen Abklärung eine komplette Tumorentfernung mit hoher Wahrscheinlichkeit möglich erscheint, und der Allgemeinzustand des Patienten einen ausgedehnten chirurgischen Eingriff erlaubt. Technisch ist eine komplette Tumorresektion bei Tumoren ohne Wandüberschreitung praktisch immer möglich. Bei lokal fortgeschrittenen, infrabifurkalen Tumoren kann durch primäre Resektion bei 50–70 % der Patienten eine R0-Situation erzielt werden. Aufgrund der engen Lagebeziehung zwischen Ösophagus und Tracheobronchialsystem sind wandüberschreitende Ösophaguskarzinome in Höhe oder oberhalb der Trachealbifurkation und im Bereich des zervikalen Ösophagus selten radikal resezierbar. Hier sollten multimodale Therapiekonzepte zum Tragen kommen. Bei Patienten, deren Allgemeinzustand eine chirurgische Therapie verbietet, erfolgt eine definitive Radio-/Chemotherapie (Plattenepithelkarzinom), bei Adenokarzinomen ggf. auch Chemotherapie. Liegen Fernmetastasen oder ein Tumoreinbruch in das Tracheobronchialsystem vor, sind palliative Maßnahmen indiziert.

Tabelle 5. Selektion des Therapieprinzips beim Ösophaguskarzinom basierend auf prätherapeutischer Einschätzung der Resektabilität des Tumors und funktioneller Operabilität

	R0-Resektion möglich (loco-regionaler Tumor)	R0-Resektabilität fraglich (lokal fortgeschrittener Tumor)	Tracheobronchiale Fistel, Fernmetastasen
Guter Allgemeinzustand	primäre Resektion	Multimodale Therapie	Palliation
Eingeschränkter Allgemeinzustand	primäre Resektion	Multimodale Therapie oder definitive Radiochemotherapie	Palliation
Schlechter Allgemeinzustand	Definitive Radiochemotherapie, ggf. lokale Maßnahmen	Definitive Radiochemotherapie, lokale Maßnahmen	Palliation

Chirurgische Resektion: Allgemeine Prinzipien

Eine komplette Tumorresektion mit ausreichendem Sicherheitsabstand (R0-Resektion) ist das Hauptziel jedes chirurgischen Therapieansatzes.

Der Stellenwert und das optimale Ausmaß der Lymphadenektomie beim Ösophaguskarzinom ist umstritten. Der Begriff ‚Zweifeld-Lymphadenektomie' beschreibt die Entfernung der Lymphknoten im Bereich des Truncus coeliacus und im Mediastinum; der Begriff ‚Dreifeld-Lymphadenektomie' umfaßt zusätzlich die Lymphadenektomie im Halsbereich. Die Lymphadenektomie im hinteren unteren Mediastinum wird als ‚Standard-Mediastinektomie' bezeichnet. Die Begriffe ‚erweiterte mediastinale Lymphadenektomie' und ‚totale mediastinale Lymphadenektomie' beschreiben eine Ausweitung der Lymphknotendissektion nach links und rechts paratracheal (Abb. 6 a – c).

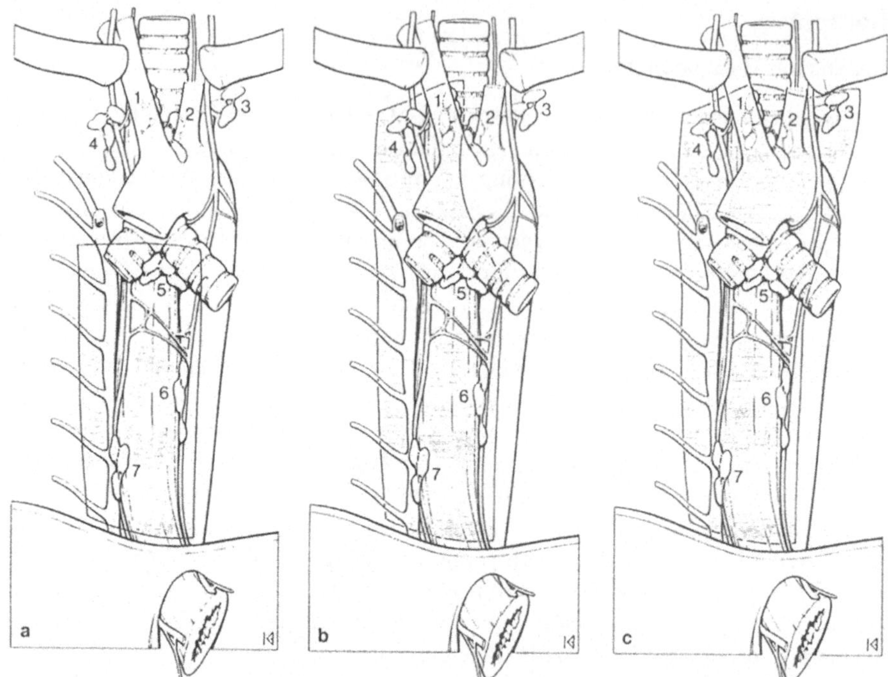

Abb. 6. Nomenklatur der mediastinalen Lymphadenektomie beim Ösophaguskarzinom. Standard Lymphadenektomie (**a**); erweiterte Lymphadenektomie (**b**), totale mediastinale Lymphadenektomie (**c**) (nach Siewert et al., Chirurg 1996)

Der Nachweis einer Prognoseverbesserung durch ausgedehnte Lymphadenektomie steht aus. Lediglich der indirekte Vergleich von Ergebnissen verschiedener Zentren weist darauf hin, daß, wie beim Magenkarzinom, bei Patienten mit gerade beginnender Lymphknotenmetastasierung ein Prognosegewinn erreichbar sein könnte. Somit ist die Lymphadenektomie beim Ösophaguskarzinom derzeit nur durch theoretische Argumente und Erfahrungen einzelner Zentren untermauert.

Im eigenen Vorgehen erfolgt bei distalen („infrabifurkalen") Tumoren die Standard-Lymphadenektomie des hinteren unteren Mediastinums und im Bereich des Truncus coeliacus. Bei ‚suprabifurkalen' Tumoren wird die Lymphadenektomie auf die paratrachealen Lymphknoten ausgeweitet.

Kontrovers diskutiert wird das Vorgehen beim Nachweis von hochgradigen Dysplasien oder eines auf die Mukosa begrenzten Karzinoms. Die Mehrzahl der Experten einer Konsensus-Konferenz der International Society for Diseases of the Esophagus empfiehlt bei Bestätigung einer hochgradigen Dysplasie im Barrett-Ösophagus durch zwei unabhängige Pathologen, auch bei fehlendem makroskopischem Tumorkorrelat, die Resektion, da bei bis zu 50 % dieser Patienten im Resektat ein invasives Karzinom nachgewiesen werden kann.

Chirurgische Therapie beim Plattenepithelkarzinom des Ösophagus

Beim infra- und suprabifurkalen Plattenepithelkarzinom des Ösophagus stellt entsprechend der Empfehlungen der International Society for Diseases of the Esophagus die transthorakale en bloc-Ösophagektomie das operative Verfahren der Wahl. Die Ösophagektomie erfolgt gemeinsam mit der mediastinalen Lymphknotendissektion en bloc über einen rechtsthorakalen und abdominellen Zugang. Bei Patienten mit einem Tumor unterhalb der Trachealbifurkation und deutlich erhöhtem pulmonalem Risiko, welches einen 2-Höhlen Eingriff verbietet, wird die Resektion transmediastinal, d.h. von transabdominal und transzervikal, ohne Thorakotomie durchgeführt (transmediastinale Ösophagektomie).

Die Speisepassage wird nach transthorakaler oder transmediastinaler Ösophagektomie durch Hochzug eines Magenschlauches rekonstruiert. Die Anastomosierung zwischen Ösophagusstumpf und Magenschlauch erfolgt extrathorakal im Bereich des Halses. Alternativ kann bei infrabifurkalem Sitz des Tumors auch eine intrathorakale Anastomosierung in der Pleurakuppel erfolgen. Steht der Magen aufgrund von Voroperationen oder anderen Begleiterkrankungen nicht zur Verfügung, ist das Kolon das Ersatzorgan der Wahl. Bei fortgeschrittenen Tumoren erfolgt die Rekonstruktion im vorderen Mediastinum (Lokalrezidivgefahr).

Bei Patienten mit einem auf die zervikale Speiseröhre beschränkten Karzinom wird in multimodalen Konzepten (neoadjuvante Radiochemotherapie) eine limitierte zervikale ‚Sleeve'-Resektion der Speiseröhre mit alleiniger zervikaler Lymphadenektomie durchgeführt. Die Rekonstruktion erfolgt durch Interposition eines Dünndarmsegments mit mikrovaskulärem Gefäßanschluß.

Chirurgische Therapie beim Adenokarzinom des distalen Ösophagus

Die Frage nach Resektionsausmaß und Zugangsweg beim invasiven Adenokarzinom des distalen Ösophagus wird international kontrovers diskutiert. In der eigenen Erfahrung sind beim Adenokarzinom des distalen Ösophagus die Überlebensraten nach transthorakaler und transmediastinaler Ösophagektomie identisch (Abb. 7). Die transthorakale Resektion ist mit einer deutlich höheren Morbidität belastet. Als Standard gilt beim Adenokarzinom des distalen Ösophagus im eigenen Vorge-

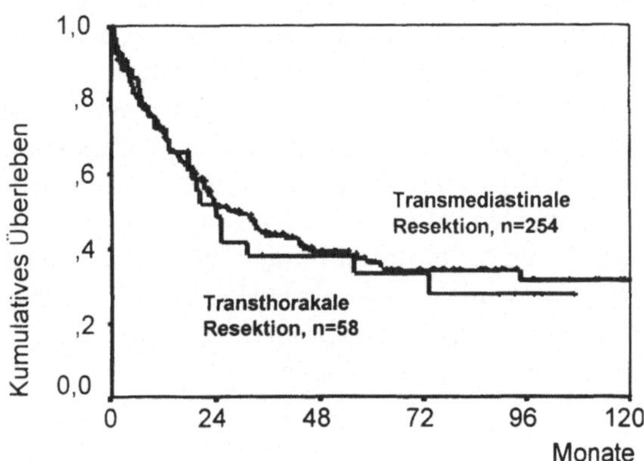

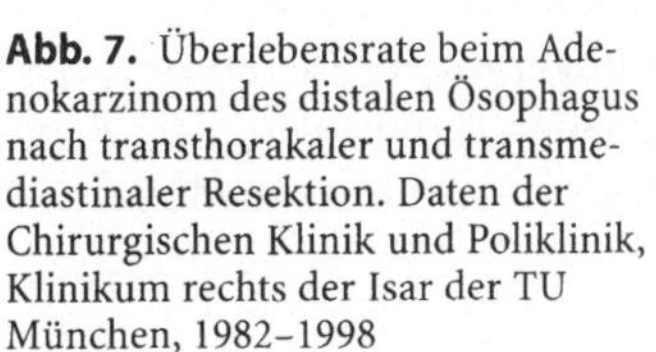

Abb. 7. Überlebensrate beim Adenokarzinom des distalen Ösophagus nach transthorakaler und transmediastinaler Resektion. Daten der Chirurgischen Klinik und Poliklinik, Klinikum rechts der Isar der TU München, 1982–1998

hen deshalb eine transmediastinale subtotale Ösophagektomie mit Resektion des proximalen Magens und en bloc-Lymphadenektomie des hinteren unteren Mediastinums sowie entlang des Truncus coeliacus. Die Rekonstruktion erfolgt wie nach transthorakaler Ösophagektomie durch Magenhochzug und zervikale Ösophagogastrostomie.

Bei Patienten mit hochgradiger Dysplasie oder einem auf die Mukosa begrenzten Karzinom erfolgt im eigenen Vorgehen eine limitierte Resektion des ösophagogastralen Übergangs und distalen Ösophagus, einschließlich des gesamten Areals mit intestinaler Metaplasie. Zur Vermeidung eines postoperativen Refluxes wird die Rekonstruktion durch Interposition eines gestielten isoperistaltischen Jejunumsegments durchgeführt.

Endoskopische Therapieverfahren beim Plattenepithel- oder Adenokarzinom

Der Einsatz endoskopischer Therapieverfahren (endoskopische Mukosaresektion, endoskopische ‚Strip-Biopsie‘ oder lokale Tumorvaporisation mittels thermischer Techniken, Laser, Argon-Plasmakoagulation oder photodynamische Therapie) bei Patienten mit hochgradiger Dysplasie oder einem auf die Mukosa beschränkten Tumor kann aufgrund der häufigen Multizentrizität derzeit nicht als Standardtherapie empfohlen werden. Nur bei funktionell inoperablen Patienten stellen diese Methoden eine Alternative dar.

Mortalität und Morbidität der chirurgischen Resektion

Durch Standardisierung der Resektions- und Rekonstruktionstechniken, Fortschritte im postoperativen Management und sorgfältige Patientenselektion läßt sich eine Ösophagusresektion mit systematischer Lymphknotendissektion und Rekonstruktion der Speisepassage an erfahrenen Zentren mit einer Mortalität von weniger als 5 % durchführen. Im eigenen Patientengut liegt die postoperative Mortalität durch konsequenten Einsatz einer eingriffsspezifischen Risikoabschätzung und entsprechende Patientenselektion seit 1995 unter 2 %. Das Alter des Patienten, der chirurgische Zugangsweg (transthorakal versus transmediastinal), und das Tumorstadium haben dabei keinen Einfluß auf die Mortalität.

Bei zervikaler Anastomosierung treten in bis zu 40 % Anastomoseninsuffizienzen auf, welche zwar in der Regel spontan abheilen, jedoch im weitern Verlauf aufgrund einer Strikturierung wiederholte endoskopische Bougierungen erfordern. Bei intrathorakaler Anastomosierung ist die Rate der Anastomoseninsuffizienzen deutlich geringer, die unmittelbare Konsequenz jedoch umso gravierender. Die radikale zervikale und obere mediastinale Lymphadenektomie ist in japanischen Serien mit Rekurrenspareseraten von bis zu 70 % behaftet. Im eigenen Vorgehen liegt die Rate an permanenten Rekurrensparesen bei eingeschränkter Lymphadenektomie im Bereich des oberen Mediastinums unter 10 %. Pulmonale Komplikationen (Pneumonie, Atelektase) treten postoperativ bei bis zu 40 % der Patienten auf, lassen sich in der Regel aber durch aggressive bronchoskopische Intervention und intensivmedizinische Maßnahmen gut therapieren.

Primäre Radiotherapie und kombinierte Radio-/Chemotherapie

Etwa 80 % der Patienten mit Plattenepithelkarzinom des Ösophagus sprechen auf eine alleinige Bestrahlung an. Bei 60–85 % dieser Patienten kommt es innerhalb weniger Monate zu einer erneuten Progression mit 5 Jahresüberlebensraten zwischen 5 % und 10 %. In randomisierten Untersuchungen führte die Kombination von Strahlentherapie mit einer Chemotherapie zu einer signifikanten Verbesserung der Prognose. Die kombinierte Radio-/Chemotherapie hat deshalb die alleinige Bestrahlung heute weitgehend verdrängt. Das trifft insbesondere für Patienten mit potentiell kurativ behandelbaren Tumorstadien zu, die aus funktionellen Gründen nicht operiert werden können. In der Literatur wird jedoch auch beim Einsatz einer kombinierten Radio-/Chemotherapie über lokale Progressionen bzw. Lokalrezidive bei bis zu 72% der Patienten berichtet.

Adjuvante/additive Therapiemaßnahmen

Postoperative Therapiemaßnahmen

Beim Plattenepithelkarzinom des Ösophagus konnte in zwei prospektiv randomisierten Studien kein Prognosegewinn durch eine postoperative Radiatio aufgezeigt werden. Dies gilt sowohl für die adjuvante Situation nach kompletter Tumorresektion als auch für die additive Situation. Der einzige Vorteil der postoperativen Bestrahlung liegt in einer Verbesserung der lokalen Tumorkontrolle im Mediastinum nach inkompletter Tumorresektion. In zwei randomisierten Studien der Japanese Oncology Group erbrachte die postoperative Chemotherapie weder in der adjuvanten noch in der additiven Situation einen signifikanten Überlebensvorteil.

Beim Adenokarzinom des distalen Ösophagus konnte in Phase II-Studien bislang lediglich die klinische Durchführbarkeit und Sicherheit einer postoperativen Chemotherapie gezeigt werden. Randomisierte Studien liegen derzeit weder zur adjuvanten noch zur additiven Chemotherapie, Radiatio oder kombinierten Radio/Chemotherapie vor.

Somit besteht derzeit weder beim Plattenepithel- noch beim Adenokarzinom des Ösophagus außerhalb kontrollierter prospektiver Studien eine gesicherte Indikation zur adjuvanten postoperativen Radiatio oder Chemotherapie.

Neoadjuvante, präoperative Therapiekonzepte

Aufgrund der frühen lymphatischen Metastasierung und der zum Diagnosezeitpunkt häufig bereits lokal fortgeschrittenen Tumorsituation wurden in den letzten Jahren vermehrt neoadjuvante präoperative Therapiekonzepte eingesetzt. Grundsätzlich kamen dabei Strahlentherapie, Chemotherapie und kombinierte Radio-/Chemotherapie zum Einsatz.

Präoperative Strahlentherapie

Dem präoperativen Einsatz der Strahlentherapie liegt die Vorstellung zugrunde, den Tumor schon vor der Operation zu devitalisieren und zu verkleinern. In einer Reihe prospektiv randomisierter Studien führte die präoperative Strahlentherapie jedoch nicht zu einer Steigerung der Resektions- und Überlebensraten.

Präoperative Chemotherapie bei potentiell resektablen Tumoren

Der Stellenwert einer alleinigen präoperativen Chemotherapie wurde im Rahmen von Phase III-Studien bisher vorwiegend bei Patienten mit potentiell resektablen Plattenepithelkarzinomen evaluiert (Tab. 6). Eine zusammenfassende Betrachtung der Behandlungsergebnisse ergibt keine wesentliche Gefährdung der Patienten während der Vorbehandlung und, außer in einer der Studien, keine gesteigerte postoperative Mortalität. Der Anteil an histopathologisch gesicherten kompletten Tumorregressionen lag in allen Studien deutlich unter 10 %. Nur in einer der verfügbaren Studien zeigte sich im Vergleich zur primären chirurgischen Resektion eine Verbesserung der Langzeitprognose. Von einer präoperativen Chemotherapie profitierten nur Patienten, die auf die Vorbehandlung klinisch angesprochen hatten, insbesondere, wenn danach eine komplette Resektion möglich wurde. Demgegenüber hatten Patienten ohne Ansprechen auf die Vorbehandlung trotz einer anschließenden kompletten Resektion nur eine kurze Lebenserwartung.

Präoperative Radio/Chemotherapie bei potentiell resektablen Tumoren

Der Stellenwert einer kombinierten präoperativen Radio/Chemotherapie ist ebenfalls in mehreren Phase III-Studien überwiegend bei Patienten mit potentiell resektablem Plattenepithelkarzinom evaluiert (Tab. 7). Die größten Erfahrungen liegen mit der Kombination von Cisplatin/5-Fluorouracil mit einer simultanen Radiotherapie (Herddosen 20 – 45 Gy) vor. Die zusätzliche Anwendung einer Strahlentherapie zur Chemotherapie führt im Vergleich zur alleinigen Chemotherapie zu einer eindeutigen Zunahme an histopathologisch kompletten Remissionen. Der gesteigerten lokalen Kontrolle steht zumindest in zwei der Studien eine Zunahme der Morbidität und postoperativen Mortalität gegenüber. Die bisher vorliegenden Ergebnisse zeigen nur in einer der Studien, welche ausschließlich bei Patienten mit Adenokarzinom durchgeführt wurde, einen eindeutigen Prognosegewinn durch neoadjuvante Radio-/Chemotherapie. Die in dieser Studie mit multimodaler Therapie erzielten Überlebensraten liegen jedoch im Rahmen der Ergebnisse, die an Expertenzentren mit alleiniger Resektion erzielt werden können (siehe Prognose). Somit besteht derzeit bei Patienten mit potentiell resektablen Tumorstadien keine gesicherte Indikation zur präoperativen Radio-/Chemotherapie.

Präoperative Chemotherapie oder Radio-/Chemotherapie bei lokal fortgeschrittenen Tumoren

Im Gegensatz zu Patienten mit potentiell resektablen Tumorstadien sind die Erfahrungen mit neoadjuvanter Chemotherapie oder Radio-/Chemotherapie bei Patienten mit lokal fortgeschrittenen Tumorstadien begrenzt. Es liegen keine Phase III-Studien vor. Die zur Verfügung stehenden Behandlungsergebnisse zeigen, daß eine neoadjuvante Therapie auch bei lokal fortgeschrittenen Karzinomen zu einer Verkleinerung des Primärtumors und histopathologisch kompletten Remission führen kann. In

Tabelle 6. Prospektiv randomisierte Studien: Präoperative Chemotherapie (CTx) gegen primäre Resektion bei Patienten mit potentiell resektablem Ösophaguskarzinom

Autor	Behandlungs-Modalität	Patienten Zahl	Histopathologisch komplette Remission	Postoperative Mortalität	Mediane Überlebenszeit	Langzeit Überlebensrate	Signifikanz
Roth	Primäre Resektion	19	–	0%	9 Monate	5% (3 Jahre)	n.s.
	CDDP/BL/VDS+Resektion	17	6%	12%	9 Monate	25% (3 Jahre)	
Schlag	Primäre Resektion	41	–	10%	9 Monate	–	n.s.
	CDDP/5FU+Resektion	34	6%	19%	8 Monate	–	
Nygaard	Primäre Resektion	41	–	13%	–	3% (5 Jahre)	n.s.
	CDDP/BL+Resektion	50	n.a.	15%	–	9% (5 Jahre)	
Law	Primäre Resektion	73	–	8,7%	13 Monate	31% (2 Jahre)	n.s.
	CDDP/5FU+Resektion	74	6,7%	8,3%	16,8 Monate	44% (2 Jahre)	
Kok	Primäre Resektion	74	–	4%	11 Monate	21% (3 Jahre)	p = 0,002
	CDDP/Etoposid+Resektion	74	8,7%	3%	18,5 Monate	41% (3 Jahre)	
Kelsen*	Primäre Resektion	227	n.a.	6%	16,1 Monate	26% (3 Jahre)	n.s.
	CDDP/5–FU+Resektion	213	n.a.	6%	14,9 Monate	23% (3 Jahre)	

n.s.: nicht signifikant; CDDP: Cisplatin; BL: Bleomycin; VDS: Vindesin; 5-FU: 5-Fluorouracil
* 54% Adenokarzinome, 46% Plattenepithelkarzinome; alle anderen Studien ausschließlich bei Patienten mit Plattenepithelkarzinom

Tabelle 7. Prospektiv randomisierte Studien: Präoperative kombinierte Radio-Chemotherapie (RTx/CTx) gegen primäre Resektion bei Patienten mit potentiell resektablem Ösophaguskarzinom

Autor	Behandlungs-Modalität	Patienten Zahl	Histopathologisch komplette Remission	Postoperative Mortalität	Mediane Überlebenszeit	Langzeit Überlebensrate	Signifikanz
LePrise	Primäre Resektisn	45	–	8,5%	11 Monate	13,8% (3 Jahre)	n.s.
	CDDP/5-FU/20Gy+Resektion	41	10,2%	7,0%	11 Monate	19,2% (3 Jahre)	
Urba*	Primäre Resektion	50	–	n.a.	17,5 Monate	15% (3 Jahre)	p = 0,04
	CDDP/5-FU/45Gy+Resektion	50	28%	n.a.	16,9 Monate	32% (3 Jahre)	
Bosset	Primäre Resektion	139	–	3,6%	18,6 Monate	24% (5 Jahre)	n.s.
	CDDP/37Gy+Resektion	143	26%	12,8%	18,6 Monate	24% (5 Jahre)	
Walsh**	Primäre Resektion	55	–	3,6%	11 Monate	6% (3 Jahre)	p < 0,01
	CDDP/5-FU/40Gy+Resektion	58	25%	9,1%	16 Monate	32% (3 Jahre)	

n.s.: nicht signifikant; n.a.: nicht angegeben; CDDP: Cisplatin; 5-FU: 5-Fluorouracil
* 75% Adenokarzinome; ** nur Adenokarzinome; alle anderen Studien überwiegend oder ausschließlich bei Patienten mit Plattenepithelkarzinom

eigenen Phase II-Studien konnte durch neoadjuvante Radio-/Chemotherapie bzw. neoadjuvante alleinige Chemotherapie sowohl beim lokal fortgeschrittenen Plattenepithelkarzinom mit Bezug zur Trachealbifurkation als auch beim lokal fortgeschrittenen Adenokarzinom des distalen Ösophagus im Vergleich zu historischen Kontrollgruppen eine deutliche Verbesserung der R0-Resektionsrate und Prognose erzielt werden.

Wegen einer möglichen Erhöhung der postoperativen Morbidität und Mortalität sollte ein multimodales Vorgehen bei Patienten mit lokal fortgeschrittenen Tumoren derzeit nur innerhalb klinischer Studien an Zentren erfolgen.

Palliative Maßnahmen

Bei Vorliegen von Fernmetastasen oder Einbruch des Tumors ins Tracheobronchialsystem ist eine kurative Therapie nicht mehr möglich. Die Überlebenszeit dieser Patienten beträgt in der Regel weniger als 6 Monate. Im Vordergrund steht bei diesen Patienten die Palliation von Tumorstenosen oder Fisteln ins Tracheobronchialsystem.

Die möglichen palliativen Therapiemaßnahmen beinhalten die endoskopische Bougierung der Tumorstenose, die Tumorvaporisierung, die perkutane oder intraluminale palliative Bestrahlung, die palliative kombinierte Radiochemotherapie, die palliative Chemotherapie und die Tubusimplantation.

Die rascheste palliative Maßnahme ist die endoskopische Bougierung einer Tumorstenose. Die Bougierung dient im eigenen Therapiekonzept nur als Vorbereitung für eine endoskopische palliative Lasertherapie. Engmaschige endoskopische Kontrollen sind bei diesem Vorgehen erforderlich, da es bereits nach 4 Wochen zu einer Restenosierung kommen kann. Durch die Kombination mit endokavitärer Bestrahlung nach dem Afterloading-Verfahren kann die Tumorneubildung verlangsamt und damit das behandlungsfreie Intervall verlängert werden.

Die mit alleiniger Radiotherapie, Chemotherapie oder kombinierter Radiochemotherapie erzielten Remissionen sind häufig nur von kurzer Dauer, jedoch wurde in neueren Studien auch ein Langzeitüberleben bei bis zu 20 % der Patienten beobachtet.

Bestehende oder drohende ösophago-bronchiale oder ösophago-tracheale Fisteln stellen eine Kontraindikation für eine palliative Lasertherapie, Bestrahlung oder kombinierte Radiochemotherapie dar. Hier ist die Einlage eines Tubus die Therapie der Wahl. Eine Tubuseinlage ist auch bei Patienten mit Tumorstenose und Patienten mit nur noch kurzer Lebenserwartung indiziert, falls keine enge Anbindung an ein endoskopisches oder strahlentherapeutisches Zentrum besteht. Selbstexpandierende Maschendrahttuben sind Plastiktuben überlegen. Nebeneffekte sind Bolusimpaktation, Prothesenperforation und Reflux. Bei Tumoren im Bereich des ösophago-gastralen Übergangs und im proximalen Ösophagus ist die Verankerung eines Tubus häufig nicht möglich. Für diese Patienten bleibt als Alternative die endoskopische oder laparoskopische Anlage einer Ernährungsfistel.

Als operative Maßnahmen stehen die palliative Resektion und der palliative Magen- und Kolonbypass zur Verfügung. Aufgrund der exorbitanten Morbidität und Mortalität dieser Eingriffe und der Verfügbarkeit endoskopischer Maßnahmen bleiben diese Eingriffe heute jedoch Ausnahmesituationen vorbehalten.

Die Selektion der palliativen Therapiemethode bleibt den verfügbaren therapeutischen Möglichkeiten der behandelnden Institution unter Einbeziehung der persönlichen Lebensumstände des Patienten vorbehalten. Ziel ist es, dem Patienten möglichst lange ein sozial verträgliches Leben in seiner häuslichen Umgebung zu ermöglichen.

Nachsorge, Vorgehen beim Rezidiv

Bei meist fehlenden Konsequenzen im Rezidivfall konzentriert sich die Nachsorge unter Reduktion technischer Maßnahmen auf die Bewältigung von Therapiefolgen, berufliche Rehabilitation und psychosoziale Betreuung. Nach kompletter Tumorresektion wird außerhalb von Studien bis 12 Monate postoperativ alle 3 Monate, bis zum 3. postoperativen Jahr halbjährlich, dann bis zum 5. Jahr jährlich die Erhebung der Anamnese, klinische Untersuchung, Bestimmung von Blutbild und Serumwerten sowie eine Oberbauchsonographie empfohlen.

Bei Auftreten eines Rezidivs bestehen in der Regel keine kurativen Therapieansätze, so daß symptomorientiert auf die oben angeführten palliativen Maßnahmen zurückgegriffen werden muß.

Prognose

Die Gesamtprognose aller Patienten mit Plattenepithelkarzinom des Ösophagus hat sich in den letzten Jahren trotz radikaler Resektion, systematischer Lymphadenektomie und dem Einsatz multimodaler Therapiekonzepte nicht entscheidend verbessert. Dies ist auf die nach wie vor hohe Prävalenz fortgeschrittener Tumorstadien zum Zeitpunkt der Diagnosestellung zurückzuführen.

Residualtumor nach Resektion ist der dominierende prognostische Faktor für das Langzeitüberleben (Abb. 8 a und b). Die bessere Gesamtprognose des Adenokarzinoms beruht auf einer höheren Prävalenz früherer Tumorstadien in diesem Krankengut.

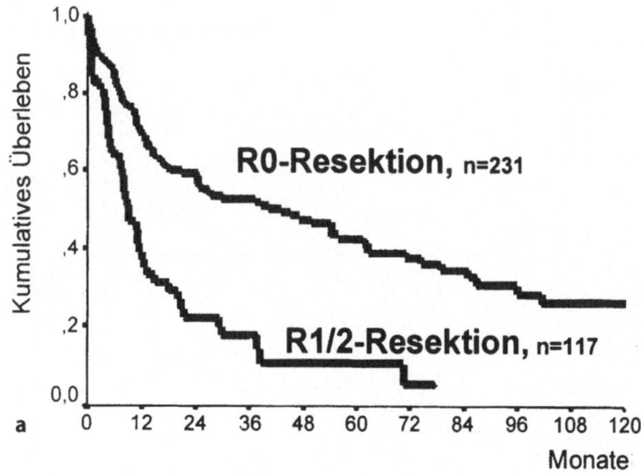

Abb. 8. Überlebensrate beim Plattenepithel- (**a**) und Adenokarzinom (**b**) des Ösophagus nach Resektion. Einfluß des Resektionsstatus (R0 versus R1/2). Daten der Chirurgischen Klinik und Poliklinik, Klinikum rechts der Isar der TU München, 1982–1998

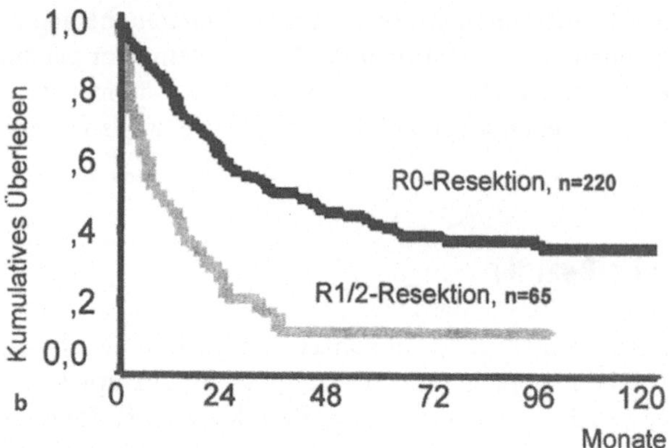

Abb. 8 b. Überlebensrate beim Adenokarzinom des Ösophagus nach Resektion. Einfluß des Resektionsstatus (R0 versus R1/2)

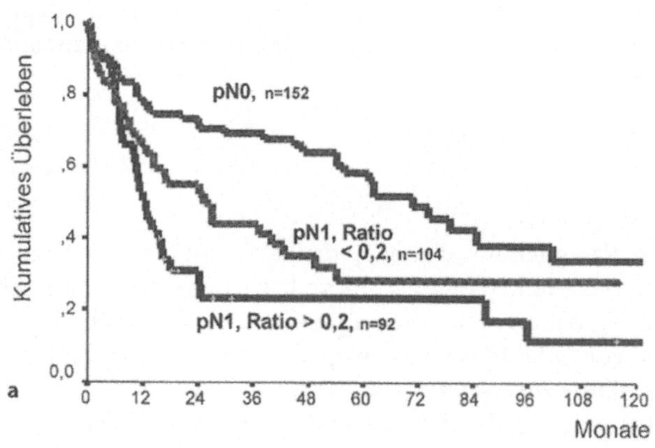

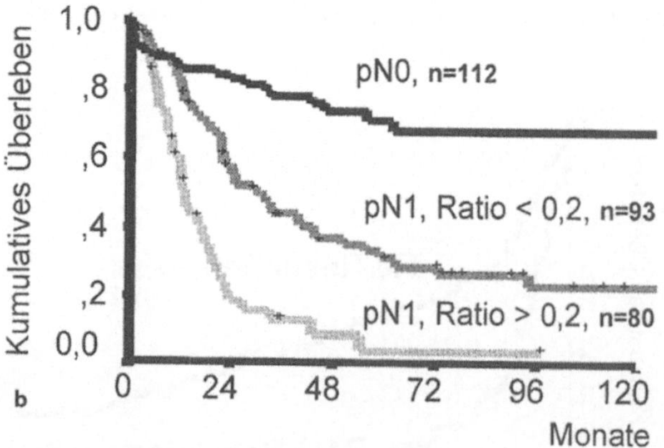

Abb. 9. Überlebensrate beim Plattenepithel-(**a**) und Adenokarzinom (**b**) des Ösophagus. Einfluß des Lymphknotenstatus und des Quotienten (Ratio aus positiven und entfernten Lymphknoten). Daten der Chirurgischen Klinik und Poliklinik, Klinikum rechts der Isar der TU München, 1982–1998

In der Subgruppe der Patienten mit R0-Resektion stellen in der multivariaten Analyse der Lymphknotenstatus (N-Kategorie) und die Tumorpenetrationstiefe (T-Kategorie) die wesentlichen prognostischen Faktoren dar. Von Bedeutung ist, daß auch bei Patienten mit wenigen befallenen lokoregionalen Lymphknoten ein Langzeitüberleben möglich ist, vorausgesetzt es wurde eine genügend große Anzahl von Lymphknoten entfernt, d. h. der Lymphknotenquotient aus Anzahl befallener und entfernter Lymphknoten liegt unter 0,2 (Abb. 9 a und b). Der immunhistochemische Nachweis von Mikrometastasen in Lymphknoten, die in der Routineuntersuchung als tumorfrei bewertet wurden, ist dabei zumindest beim Plattenepithelkarzinom des Ösophagus aus prognostischer Sicht einer manifesten Lymphknotenmetastasierung gleichzusetzen.

Die Prognose von Patienten mit einem pT1-Plattenepithelkarzinom des Ösophagus ist schlechter als bei Patienten mit einem pT1-Adenokarzinom des Ösophagus (Abb. 10 a und b). Dieser Unterschied ist auf die höhere Prävalenz von Patienten mit Lymphknotenmetastasen und Mikrometastasen beim pT1-Plattenepithelkarzinom zurückzuführen.

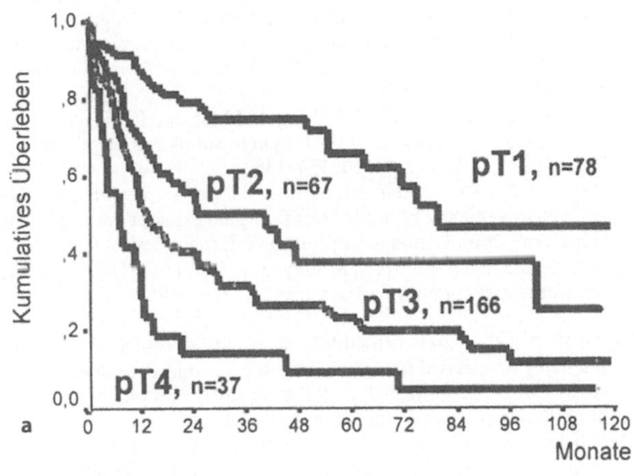

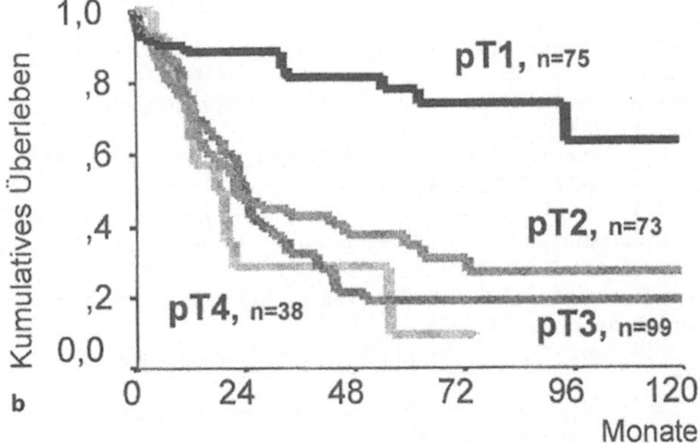

Abb. 10. Überlebensrate beim Plattenepithel- (**a**) und Adenokarzinom (**b**) des Ösophagus. Einfluß der pT-Kategorie. Daten der Chirurgischen Klinik und Poliklinik, Klinikum rechts der Isar der TU München, 1982–1998

Weiterführende Literatur

Bartels H, Stein HJ, Siewert JR (1998) Preoperative risk-analysis and postoperative mortality of osophagectomy for resectable oesophageal cancer. Br J Surg 85: 840–44

Dittler HJ, Siewert JR (1993) Role of endoscopic ultrasonography in esophageal cancer. Endoscopy 25: 156–161

Feldmann HJ, Grosu AL, Molls M (1996) Palliation of esophageal cancer: Endoluminal brachytherapy. Dis Esoph 9: 90–97

Feith M, Stein HJ, Mueller J, Werner M, Siewert JR (1999) Expression von E-Cadherin und p53, sowie Ki-67 Zellproliferation in der Metaplasie-Dysplasie-Carcinom Sequenz des Barrett Ösophagus. Langenbecks Arch Chir Suppl I, 93–98

Fink U, Stein HJ, Bochtler H, Wilke HJ, Siewert JR (1994) Neoadjuvant therapy for squamous cell esophageal carcinoma. Ann Oncol 5: 17–26

Fink U, Stein HJ, Wilke HJ, Roder JD, Siewert JR (1995) Multimodal treatment for squamous cell esophageal cancer. World J Surg 19: 198–204

Fink U, Stein HJ, Siewert JR (1998) Multimodale Therapie bei Tumoren des oberen Gastrointestinaltrakts. Chirurg 69: 349–359

Fink U, Stein HJ (1999) Treatment of esophageal cancer. N Engl J Med 27: 1685

Fumagalli U and Panel of Experts (1996) Resective surgery for cancer of the thoracic esophagus. Results of a consensus conference. Dis Esoph 9: 3–19

Hölscher AH, Bollschweiler E, Bumm R, Bartels H, Siewert JR (1995) Prognostic factors of resected adenocarcinoma of the esophagus. Surgery 118: 845–55

Hölscher AH, Bollschweiler E, Schneider PM, Siewert JR (1995) Prognosis of early esophageal cancer. Cancer 76: 178–86

Hölscher AH, Becker K, Höfler H, Fink U, Siewert JR (1996) Plattenepithel-Frühcarcinom des Ösophagus. Multizentrizität, Metastasierungsmuster und Prognose. Chirurg 67: 357–361

Lehnert T (1999) Multimodal therapy for squamous carcinoma of the oesophagus. Br J Surg 86: 727–739

Miwa K, Hattori T, Miyazaki I (1995) Duodenogastric reflux and foregut carcinogenesis. Cancer 75: 1426–32

Natsugoe S, Uchino Y, Kijima F, Shimada M, Shirao K, Kusano C, Baba M, Yoshinaka H, Fukumoto T, Mueller J, Stein HJ, Aikou T (1997) Synchronous and metachronous carcinomas of the esophagus and head and neck. Dis Esoph 10: 134–138

Natsugoe S, Mueller J, Stein HJ, Feith M, Höfler H, Siewert JR (1998) Micrometastasis and tumor cell microinvolvement of lymph nodes esophageal squamous cell cancer: Frequency, associated tumor charcteristics and impact on prognosis. Cancer 83: 858–66

Riedel M, Hauck RW, Stein HJ, Mounyam L, Schulz C, Schömig A, Siewert JR (1998) Preoperative bronchoscopic assessment of airway invasion by esophageal cancer: a prospective study. Chest 113: 687–95

Roder JD, Busch R, Stein HJ, Fink U, Siewert JR (1994) Ratio of invaded and removed lymph nodes as a predictor of survival in squamous cell carcinoma of the oesophagus. Br J Surg 81: 410–413

Roder JD, Stein HJ, Siewert JR (1994) Prognostic markers in patients with carcinoma of the oesophagus. Europ J Gastroenterol Hepatol 6: 663–669

Ruol A and Panel of Experts (1996) Multimodality treatment for non-metastatic cancer of the thoracic esophagus. Results of a consensus conference. Dis Esoph 9: 39–54

Siewert JR, Bartels H, Bollschweiler E, Dittler HJ, Fink U, Hölscher AH, Roder JD (1992) Plattenepithelcarcinom des Ösophagus: Behandlungskonzepte der Chirurgischen Klinik der Technischen Universität München. Chirurg 63: 693–699

Siewert JR, Hölscher AH, Bollschweiler E, Stein HJ, Fink U (1994) Chirurgie des Barrett Carcinoms. Chirurg 66: 102–109

Siewert JR, Stein HJ, Liebermann D, Bartels H (1995) The gastric tube as esophageal substitute. Dis Esophagus 8: 11–19

Siewert JR, Stein HJ, Böttcher K (1996) Lymphadenektomie bei Tumoren des oberen Gastrointestinaltrakts. Chirurg 67: 977–988

Siewert JR, Stein HJ, Sendler A (1997) Chirurgische Relevanz bildgebender Diagnostik bei Tumoren des Gastrointestinaltrakts – Entscheidungswege beim Oesophagus-, Magen, Colon- und Rektumcarcinom. Chirurg 68: 317–324

Siewert JR, Stein HJ (1997) Barrett's cancer: Indications, extent and results of surgical resection. Sem Surg Oncology 13: 245–252

Siewert JR, Stein HJ (1999) Lymphadenectomy for esophageal cancer. Langenbeck's Arch Surg 384: 141–148

Spechler SJ, Goyal RK (1996) The columnar-lined esophagus, intestinal metaplasia, and Norman Barrett. Gastroenterology 110: 614–621

Stein HJ, Siewert JR (1993) Endobrachyösophagus: Pathogenese, Epidemiologie und maligne Degeneration. Deutsche Med Wschr 118: 511–519

Stein HJ, Siewert JR (1994) Klinische Bedeutung der Präkanzerosen des Ösophagus. In: Häring R (editor) Krebsrisikoerkrankungen des Verdauungstrakts, Blackwell Wissenschafts-Verlag, Berlin, p 31–40

Stein HJ and Panel of Experts (1996) Esophageal cancer: screening and surveillance. Results of a consensus conference. Dis Esoph 9, Suppl 1: 3–19

Stein HJ, Kraemer SJM, Feussner H, Siewert JR (1997) Clinical value of diagnostic laparoscopy with laparoscopic ultrasound in patients with cancer of the esophagus or cardia. J Gastrointest Surg 1:167–173

Stein HJ, Kauer WKH, Feussner H, Siewert JR (1998) Bile reflux in benign and malignant Barrett's esophagus. Effect of medical acid suppression and fundoplication. J Gastrointest Surg 2: 333–341

Stein HJ, Kauer WKH, Feussner H, Siewert JR (1999) Bile acids as components of the duodenogastric refluate: detection, relationship to bilirubin, mechanism of injury and clinical relevance. Hepatogastroenterology 46: 66–73

UICC: TNM-Klassifikation maligner Tumoren, 5. Auflage. Hrsg. Ch. Wittekind, G. Wagner, Springer, Berlin, Heidelberg, New York 1997

Werner M, Mueller J, Walch A, Höfler H (1999) The molecular pathology of Barrett's esophagus. Histol Histopathol 14: 553–559

Wilke HJ, Fink U (1996) Multimodal therapy for adenocarcinoma of the esophagus and esophagogastric junction. New Engl J Med 335: 509–10

2.2 Adenokarzinom des ösophagogastralen Überganges (AEG)

H.J. Stein, M. Feith, U. Fink, M. Werner und J.D. Roder

Definition, Epidemiologie, Ätiologie

Im Gegensatz zum Plattenepithelkarzinom des Ösophagus und Adenokarzinom des Magenkorpus und -antrums nimmt die Inzidenz und Prävalenz des Adenokarzinoms des ösophagogastralen Übergangs in den letzten Jahren in der westlichen Welt geradezu epidemisch zu. Diese Entwicklung verläuft parallel mit einer Zunahme der Prävalenz der gastroösophagealen Refluxkrankheit und einer Abnahme der Prävalenz der Ulkuskrankheit (Abb. 1). Die Ursache für die zunehmende Inzidenz des Adenokarzinoms am ösophagogastralen Übergang ist unklar. Die intestinale Epithelmetaplasie im distalen Ösophagus (Barrett-Ösophagus) ist als Präkanzerose des Adeno-

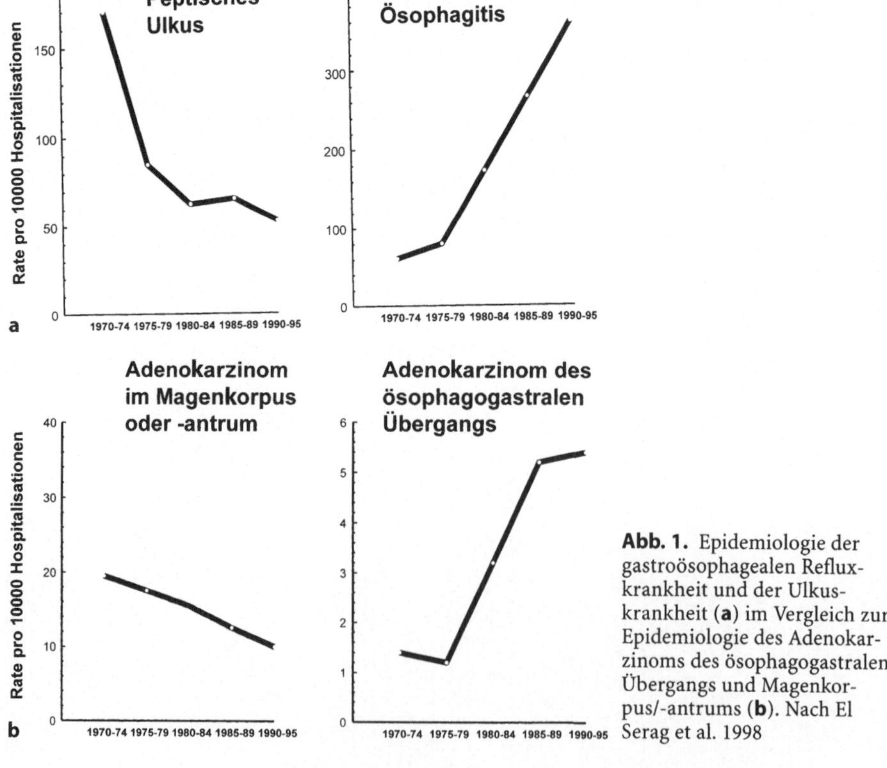

Abb. 1. Epidemiologie der gastroösophagealen Refluxkrankheit und der Ulkuskrankheit (**a**) im Vergleich zur Epidemiologie des Adenokarzinoms des ösophagogastralen Übergangs und Magenkorpus/-antrums (**b**). Nach El Serag et al. 1998

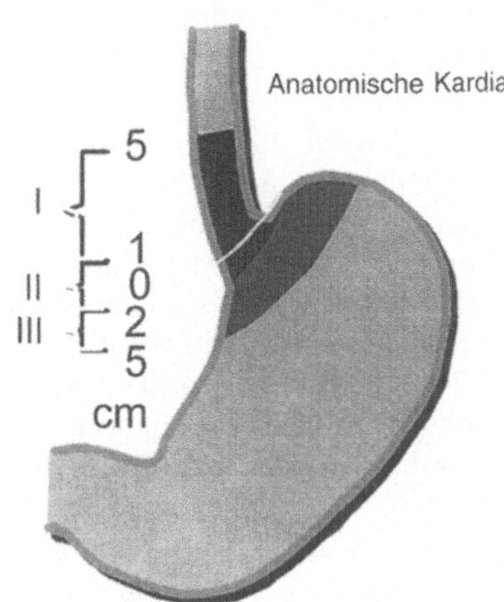

Abb. 2. Definition und Klassifikation der Adenokarzinome des ösophagogastralen Übergangs

karzinoms im distalen Ösophagus unumstritten (siehe Kapitel Ösophaguskarzinom). Ob eine intestinale Metaplasie am ösophagogastralen Übergang oder unmittelbar subkardial (sogenannter ‚Short‘ oder ‚Ultrashort‘ Barrett-Ösophagus) als Vorläufer aller Adenokarzinome des ösophagogastralen Übergangs zu betrachten ist, ist derzeit Gegenstand prospektiver Studien.

Trotz der zunehmenden klinischen Relevanz bestehen aufgrund der anatomischen Lage am Übergang zwischen Speiseröhre und Magen in der Literatur große Diskrepanzen bezüglich der Klassifikation und optimalen Therapiestrategie beim Adenokarzinom des ösophagogastralen Übergangs. Umstritten ist vor allem die Abgrenzung des eigentlichen Kardiakarzinoms gegen das Adenokarzinom des distalen Ösophagus und das von unten in die Kardia einwachsende proximale Magenkarzinom.

Entsprechend der Klassifikation von Siewert werden alle Adenokarzinome, deren Tumorzentrum im Bereich von 5 cm oral und aboral des anatomischen ösophagogastralen Übergangs liegt, als ‚Adenokarzinom des ösophagogastralen Übergangs‘ oder ‚AEG‘ bezeichnet. Innerhalb dieses Bereichs werden anhand topographisch-morphologischer Aspekte folgende drei Tumorentitäten differenziert (Abb. 2).

Typ I-Tumoren:

Adenokarzinom des distalen Ösophagus, welches sich in der Regel auf dem Boden einer intestinalen Metaplasie des Ösophagus (sogenannter Barrett-Ösophagus) entwickelt und den ösophagogastralen Übergang von oral infiltrieren kann;

Typ II-Tumoren:

Eigentliches Kardiakarzinom, welches sich häufig aus dem Epithel der Kardia oder kurzen Segmenten mit intestinaler Metaplasia des ösophagogastralen Übergangs entwickelt;

Typ III-Tumoren:

Subkardiales Magenkarzinom, welches den ösophagogastralen Übergang und distalen Ösophagus von aboral infiltriert.

Die Zuordnung zu den einzelnen Tumortypen erfolgt anhand morphologischer Kriterien und basiert nur auf der anatomischen Lokalisation des Tumorzentrums oder, bei Patienten mit ausgedehnten Tumoren, der Lokalisation der Tumormasse. Dementsprechend erfolgt die Klassifikation durch eine Kombination von Röntgenkontrastdarstellung, Endoskopie mit orthograder und retrograder Inspektion des ösophagogastralen Übergangs, Computertomographie und dem intraoperativen Aspekt.

In einer retrospektiven Analyse von 815 resezierten und entsprechend dieser Kriterien klassifizierter Adenokarzinome des ösophagogastralen Übergangs im eigenen Krankengut zeigte sich bei Patienten mit Typ I-Tumoren im Vergleich zu Patienten mit Typ III-Tumoren eine deutliche Bevorzugung des männlichen Geschlechts, sowie eine hohe Prävalenz von Hiatushernien, Refluxsymptomen und intestinaler Metaplasie im distalen Ösophagus. Während bei Patienten mit Typ I-Tumoren im Vergleich zu Typ III-Tumoren ein intestinaler Tumorwachstumstyp prädominierte, fanden sich bei Patienten mit Typ III-Tumoren signifikant häufiger niedrig differenzierte (G3/G4) Karzinome. Typ II-Tumoren nahmen in all diesen Parametern eine Mittelstellung zwischen Typ I- und Typ III-Tumoren ein (Tab. 1).

Auf zellulärer und subzellullärer Ebene bestehen wesentliche Unterschiede zwischen den Tumortypen in der Expression von Zytokeratinen und Zelladhäsionsmolekülen, sowie in der Prävalenz und dem Muster von chromosomalen Abnormalititäten. Des weiteren zeigen lymphographische Untersuchungen und klinische Studien ein unterschiedliches Lymphabflußgebiet.

Basierend auf diesen Daten wurde im Rahmen einer Konsensus-Konferenz der International Society for Diseases of the Esophagus (ISDE) und International Gastric Cancer Association (IGCA) die Sub-Klassifizierung der Adenokarzinome im Bereich des ösophagogastralen Übergangs in Typ I-, Typ II- und Typ III-Tumoren als Stratifizierungsbasis für weiterführende Untersuchungen zur Pathogenese und Optimierung von Therapiestrategien empfohlen.

Tabelle 1. Vergleich demographischer, klinischer und histopathologischer Charakteristika beim Adenokarzinom des distalen Ösophagus (AEG Typ I), eigentlichem Adenokarzinom der Kardia (AEG Typ II) und beim subkardialen Magenkarzinom (AEG Typ III). Daten der Chirurgischen Klinik und Poliklinik, Klinikum rechts der Isar der TU München, 1982–1998

	Typ I-Tumor (Adenokarzinom des distalen Ösophagus)	Typ II-Tumor (eigentliches Kardiakarzinom)	Typ III-Tumor (subcardiales Magenkarzinom)	p-Wert
Alter (Median)	63 Jahre	60 Jahre	62 Jahre	n.s.
Männer/Frauen	8,2/1	5,1/1	2,4/1	< 0,001
Hiatushernie (Prävalenz)	72%	28%	21%	< 0,001
Refluxsymptome (Prävalenz)	84%	42%	29%	< 0,001
Barrett-Ösophagus (Prävalenz)	81%	11%	2%	< 0,001
Grading G3/G4 (Prävalenz)	51%	56%	71%	< 0,01
Lauren ‚Intestinaler Typ' (Prävalenz)	76%	66%	54%	< 0,01

Pathologie

Die Richtlinien der UICC 1997 sehen keine eigene Klassifikation für Tumoren des ösophagogastralen Übergangs vor. Das Adenokarzinom des distalen Ösophagus (AEG Typ I) wird daher in der Regel gemäß der Richtlinien für Ösophaguskarzinome klassifiziert (siehe hierzu das Kapitel Ösophaguskarzinom), während für die Klassifikation des eigentlichen Kardiakarzinoms und subkardialen Magenkarzinoms (AEG Typ II und III) die UICC Richtlinien für Magenkarzinome Verwendung finden (siehe hierzu das Kapitel Magenkarzinom). Im eigenen Patientengut zeigt sich bei Aufschlüsselung der pT-, pN- und R-Kategorien entsprechend dieser Richtlinien eine Abnahme der Prävalenz von pT1-Tumoren, eine Abnahme der R0-Resektionsrate und eine Zunahme der pN+-Kategorie von den AEG Typ I-Tumoren zu den AEG Typ III-Tumoren (Tab. 2).

Da der ösophagogastrale Übergang, die Hinterwand des proximalen Magenfundus und große Teile der großen und kleinen Kurvatur des proximalen Magens nicht durch viszerales Peritoneum, d.h. Serosa, bedeckt werden, ist eine Zuordnung der pT3-Kategorie bei AEG Typ II- und III-Tumoren häufig nicht möglich. Im eigenen Vorgehen wird die pT2-Kategorie deswegen entsprechend der wahren Infiltrationstiefe in eine Kategorie pT2a (keine Penetration der Magenwand) und pT2b-Katgorie (komplette Penetration der Magenwand) unterteilt. Die Verwendung dieser Einteilung zeigt beim AEG Typ I im Vergleich zum AEG Typ II und III ein deutliches Überwiegen früher pT-Kategorien (pT1/2a) (Tab. 3).

Aufgrund seiner Entwicklung aus der primitiven Nabelschleife erfolgt der Lymphabfluß des ösophagogastralen Übergangs primär zum Lymphsystem im Bereich des Truncus coeliacus. Eine Analyse der Lymphknotenmetastasierungswege im eigenen

Tabelle 2. Vergleich der pT-, pN- und R-Kategorien beim primär resezierten Adenokarzinom des distalen Ösophagus (AEG Typ I), eigentlichen Adenokarzinom der Kardia (AEG Typ II) und subkardialen Magenkarzinom (AEG Typ III). Daten der Chirurgischen Klinik und Poliklinik, Klinikum rechts der Isar der TU München, 1982–1998

Tumor Typ	AEG Typ I	AEG Typ II	AEG Typ III	Gesamt
Gesamtzahl resezierter Patienten	343	249	314	906
Resektion nach neoadjuvanter				
Therapie	58 (16,9%)	51 (20,5%)	34 (10,8%)	143 (15,8%)
Primäre Resektion	285 (83,1%)	198 (79,5%)	280 (89,2%)	763 (84,2%)
pT-, pN- und R-Kategorie bei primär resezierten Tumoren(*)				
pT-Kategorie				
pT1	26,3%	12,1%	6,7%	15,9%
pT2	25,6%	52,0%	35,9%	35,8%
pT3	34,7%	25,2%	43,3%	35,7%
pT4	13,3%	10,7%	14,1%	12,6%
pN-Kategorie				
pN0	39,3%	29,2%	22,4%	31,5%
pN+	60,7%	70,8%	77,6%	68,5%
R-Kategorie				
R0	77,5%	75,2%	69,6%	74,7%
R1/2	22,5%	24,8%	30,4%	25,3%

(*) entsprechend den Richtlinien ‚Ösophaguskarzinom' beim AEG Typ I und den Richtlinien 'Magenkarzinom' beim AEG Typ II und III

Tumortyp	pT1/2a	pT2b/3/4
Typ I	51,9%	48,1%
Typ II	35,5%	64,5%
Typ III	24,4%	75,6%

Tabelle 3. Prävalenz der pT1/2a und pT2b/3/4-Kategorien beim primär resezierten Adenokarzinom des distalen Ösophagus (AEG Typ I), eigentlichen Adenokarzinom der Kardia (AEG Typ II) und subkardialen Magenkarzinom (AEG Typ III). Daten der Chirurgischen Klinik und Poliklinik, Klinikum rechts der Isar der TU München, 1982–1998

	Tumor Typ I	II	III
Paratracheal Subkarinal	2%	0	0
Paraösophageal	5%	3%	0
Paraösophageal	38%	17%	9%
Parakardial	55%	70%	73%
Compartment II	22%	25%	32%
Compartment III	5%	7%	14%

Abb. 3. Lymphknotenmetastasierungsmuster beim Adenokarzinom des ösophago-gastralen Übergangs Typ 1, Typ 2 und Typ 3

Patientengut zeigt für alle Tumortypen eine hohe Prävalenz an Metastasen in den parakardialen Lymphknoten und den Lymphknoten im Bereich des Truncus coeliacus. Unabhängig von der Lokalisation des Primärtumors sind paratracheale oder subkarinale Lymphknotenmetastasen selten. Beim Adenokarzinom des distalen Ösophagus finden sich, im Gegensatz zum eigentlichen Kardiakarzinom oder subkardialen Magenkarzinom, auch periösophageal und im hinteren unteren Mediastinum häufig Lymphknotenmetastasen. Beim subkardialen Magenkarzinom und eigentlichen Kardiakarzinom treten dagegen häufiger Lymphknotenmetastasen im Bereich des Milzhilus und retropankreatisch bis hin zum linken Nierenstiel (Compartment III) auf (Abb. 3).

Die Prognosefaktoren des AEG Typ I sind im Kapitel Ösophaguskarzinom angeführt, die Prognosefaktoren des AEG Typ II und III entsprechen den Prognosefaktoren des Magenkarzinoms.

Diagnostik

Das diagnostische Vorgehen beim Typ I, Typ II und Typ III des Adenokarzinoms des ösophagogastralen Übergangs ist identisch und in Abbildung 5 des Kapitels Ösophaguskarzinom dargestellt.

Therapie

Allgemeine Therapieprinzipien

Zur kurativen Behandlung des Adenokarzinoms des ösophagogastralen Übergangs stehen grundsätzlich chirurgische und multimodale Verfahren zur Verfügung. Chirurgische Maßnahmen in kurativer Intention sind dann sinnvoll, wenn am Ende der Operation eine R0-Resektion resultiert. *Tumoren der Kategorie T1 und T2* ohne Fernmetastasen stellen somit eine primäre Operationsindikation dar. *Tumoren der Kategorie T4* sind in der Regel primär nicht radikal (R0) resezierbar und werden bei gutem Allgemeinzustand des Patienten und nach Ausschluß von Fernmetastasen in multimodale Therapieprotokolle eingebracht. Bei Ansprechen auf die neoadjuvante Therapie, ist die Operationsindikation gegeben. Bei Fortschreiten des Lokalbefundes, Vorliegen von Fernmetastasen oder schlechtem Allgemeinzustand des Patienten erfolgt die Therapie unter palliativer Zielsetzung. Bei Tumoren der *Kategorie T3* ohne Fernmetastasen beträgt die R0-Resektionsrate bei primär chirurgischem Vorgehen etwa 60 % – 70 %. In derzeit laufenden klinischen Studien wird überprüft, ob sich die R0-Resektionsrate und Prognose bei diesen Patienten durch ein multimodales Vorgehen verbessern läßt.

Resektionsausmaß beim Adenokarzinom des distalen Ösophagus (AEG Typ I)

Das chirurgische Vorgehen beim Adenokarzinom des distalen Ösophagus (AEG Typ I) ist im Kapitel Ösophaguskarzinom dargestellt.

Resektionsausmaß beim eigentlichen Kardiakarzinom (AEG Typ II)

Das Resektionsausmaß beim eigentlichen Kardiakarzinom (AEG Typ II) wird kontrovers diskutiert. Im eigenen Patientengut zeigte sich kein signifikanter prognostischer Unterschied zwischen transhiatal erweiterter totaler Gastrektomie (wie beim subkardialen Magenkarzinom) und transmediastinaler Ösophagektomie (wie beim Adenokarzinom des distalen Ösophagus) bei R0-resezierten AEG Typ II-Tumoren. (Abb. 4). Allerdings lag die postoperative Morbidität und Mortalität nach transme-

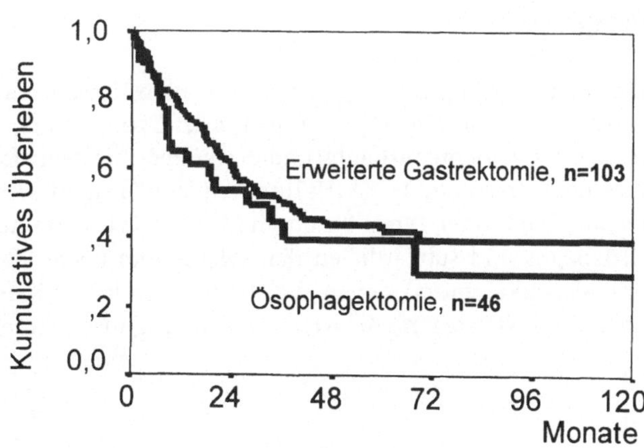

Abb. 4. Überlebensrate beim eigentlichen Kardiakarzinom (Adenokarzinom des ösophagogastralen Übergangs. AEG Typ II) nach R0-Resektion: Transhiatal erweiterte Gastrektomie versus transmediastinale Ösophagektomie (p = 0,07). Daten der Chirurgischen Klinik und Poliklinik, Klinikum rechts der Isar der TU München, 1982 – 1998

diastinaler Ösophagektomie deutlich höher als bei der transhiatal erweiterten Gastrektomie. Die transhiatal erweiterte Gastrektomie stellt deshalb beim AEG Typ II im eigenen Vorgehen, das operative Verfahren der Wahl dar, vorausgesetzt es kann ein tumorfreier oraler Absetzungsrand (intraoperative Schnellschnittuntersuchung) erzielt werden.

Die Lymphadenektomie erfolgt wie beim subkardialen Magenkarzinom mit radikaler Lymphknotendissektion im unteren hinteren Mediastinum. Eine pankreaserhaltende Splenektomie erfolgt nur bei lokal fortgeschrittenen und makroskopisch malignitätsverdächtigen Lymphknoten im Milzhilus oder direkter Tumorinfiltration.

Resektionsausmaß beim subkardialen Magenkarzinom (AEG Typ III)

Das chirurgische Vorgehen beim subkardialen Magenkarzinom (AEG Typ III) entspricht dem beim proximalen Magenkarzinom (siehe Kapitel Magenkarzinom).

Adjuvante, additive und multimodale Therapie

Adjuvante, additive und multimodale Therapiemodalitäten für AEG Typ I-Tumoren sind im Kapitel Ösophaguskarzinom dargestellt. Für AEG Typ II- und III-Tumoren gelten die Vorgaben entspechend des Magenkarzinoms (siehe dort).

Palliative Maßnahmen

Die palliativen Maßnahmen bei Tumoren des ösophagogastralen Übergangs entsprechen denen des Ösophaguskarzinoms (beim AEG Typ I-Tumor) bzw. Magenkarzinoms (beim AEG Typ II- und III-Tumor).

Nachsorge

Die Nachsorge bei Tumoren des ösophagogastralen Übergangs richtet sich nach dem Vorgehen beim Ösophaguskarzinom (beim AEG Typ I-Tumor) bzw. Magenkarzinom (beim AEG Typ II- und III-Tumor).

Prognose

Ein stadienabhängiger Vergleich zeigt keinen Unterschied in der Prognose bei Patienten mit reseziertem Typ I-, Typ II- oder Typ III-Tumor. Die Gesamtprognose der resezierten Patienten ist aufgrund der hohen Prävalenz fortgeschrittener Tumorstadien bei Patienten mit Typ III-Tumoren jedoch signifikant schlechter als bei Patienten mit Typ I- oder Typ II-Tumoren (Abb. 5). Wie beim Adenokarzinom des distalen Ösophagus und subkardialen Magenkarzinom (siehe Kapitel Ösophaguskarzinom und Magenkarzinom) stellen auch beim eigentlichen Kardiakarzinom (AEG Typ II) die R- und N-Kategorie die wesentlichen Prognosefaktoren dar (Abb. 6 und 7).

Abb. 5. Gesamtüberlebensrate
beim resezierten Adenokarzi-
nom des ösophagogastralen
Übergangs. AEG Typ I versus
AEG Typ II versus AEG Typ
III. Daten der Chirurgischen
Klinik und Poliklinik, Klini-
kum rechts der Isar der TU
München, 1982–1998

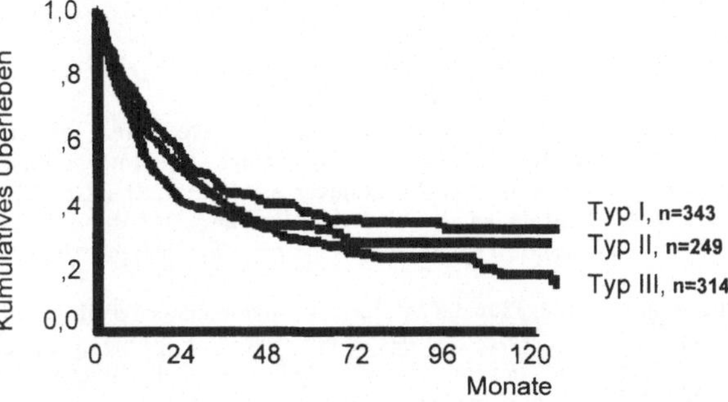

Abb. 6. Überlebensrate beim
primär resezierten Kardiakarzinom (Adenokarzinom des
ösophagogastralen Übergangs.
AEG Typ II): R0-Resektion
versus R1/2-Resektion
(p < 0,01). Daten der Chirurgischen Klinik und Poliklinik,
Klinikum rechts der Isar der
TU München, 1982–1998

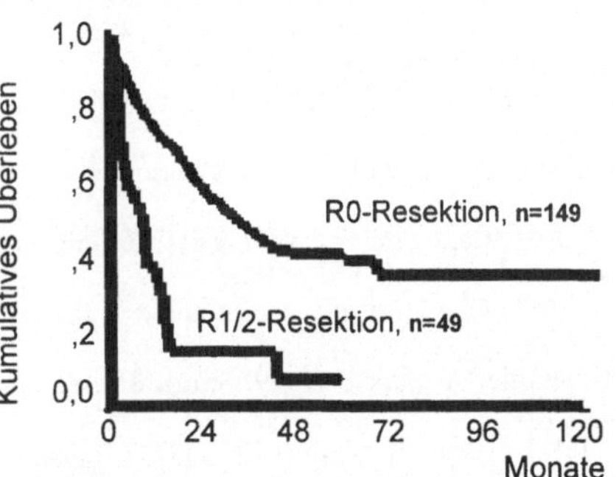

Abb. 7. Überlebensrate beim
primär resezierten Kardiakarzinom (Adenokarzinom des
ösophagogastralen Übergangs.
AEG Typ II): pN0 versus pN+.
Daten der Chirurgischen Klinik und Poliklinik, Klinikum
rechts der Isar der TU
München, 1982–1998

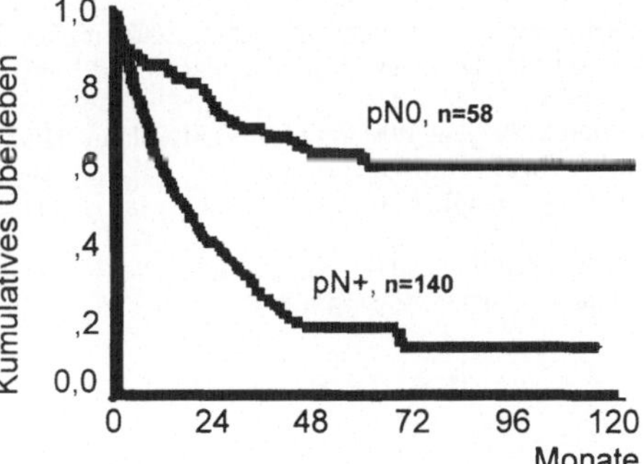

Weiterführende Literatur

Aikou T, Shimazu H (1989) Difference in main lymphatic pathways from the lower esophagus and gast-
ric cardia. Jpn J Surg 19: 290–295
Cameron AJ, Lomboy CT, Pera M, Carpenter HA (1995) Adenocarcinoma of the esophagogastric junction and Barrett's esophagus. Gastroenterology 109: 1541–46
Clark GWB, Smyrk TC, Burdiles P, Hoeft S, Peters JH, Kiyabu M, Hinder RA, Bremner CG, DeMeester
TR (1994) Is Barrett's metaplasia the source of adenocarcinoma of the cardia? Arch Surg 129: 609–614
De Manzoni G, Morgagni P, Roviello F, Di leo A, Saragoni L, Marrelli D, Guglielmi A, Carli A, Folli S, Cor-
diano C (1998) Nodal abdominal spread in adenocarcinoma of the cardia: results of a multicenter
prospective study. Gastric Cancer 1: 146–151
Devesa SS, Blot WJ, Fraumeni JF Jr (1998) Changing patterns in the incidence of esophageal and gastric
carcinoma in the United States. Cancer 83: 2049–53

El-Serag HB, Sonnenberg A (1998) Opposing time trends of peptic ulcer and reflux disease. Gut 48: 327–333

Fink U, Stein HJ, Siewert JR (1998) Multimodale Therapie bei Tumoren des oberen Gastrointestinaltrakts. Chirurg 69: 349–359

Fumagalli U and Panel of Experts (1999) Resective surgery for adenocarcinoma of the esophagogastric junction. Results of a Consensus Conference of the International Society for Diseases of the Esophagus and International Gastric Cancer Association. Dis Esoph 12 (in print)

Furukawa H, Hiratsuka M, Imaoka S, Ishikawa O, Kabuto T, Sasaki Y, Kameyama M, Ohigashi H, Nakano H, Yasuda T (1998) Limited surgery for early gastric cancer in cardia. Ann Surg Oncol 5: 338–41

Husemann B (1989) Kardia carcinoma considered as a distinct clinical entity. Br J Surg 76: 136–139

Ireland AP, Clark GWB, DeMeester TR (1996) Carcinoma of the cardia: role of short-segment Barrett's esophagus and columnar metaplasia. Dis Esoph 9: 159–164

Sarbia M, Borchard F, Hengels KJ (1993) Histogenetical investigations on adenocarcinomas of the esophagogastric junction. An immunohistochemical study. Pathol Res Pract 189: 530–535

Siewert JR, Hölscher AH, Becker K, Gössner W (1987) Kardiacarcinom: Versuch einer therapeutisch relevanten Klassifikation. Chirurg 58: 25–32

Siewert JR, Böttcher K, Stein HJ, Roder JD, Busch R (1995) Problem of proximal third gastric cancer. World J Surg 19: 523–531

Siewert JR, Stein HJ, Böttcher K (1996) Lymphadenektomie bei Tumoren des oberen Gastrointestinaltrakts. Chirurg 67: 977–988

Siewert JR, Stein HJ (1996) Adenocarcinoma of the gastroesophageal junction: Classification, pathology and extent of resection. Dis Esoph 9: 173–182

Siewert JR, Stein HJ (1998) Classification of carcinoma of the esophagogastric junction Br J Surg 85: 1457–59

Siewert JR, Stein HJ, Sendler A, Fink U (1999) Surgical resection for cancer of the cardia. Sem Surg Oncol 17: 125–131

Stein HJ, Kraemer SJM, Feussner H, Siewert JR (1997) Clinical value of diagnostic laparoscopy with laparoscopic ultrasound in patients with cancer of the esophagus or cardia. J Gastrointest Surg 1: 167–173

Stein HJ and Panel of Experts (2000) Epidemiology, classification, pathogenesis, pathology, and surveillance for adenocarcinoma of the esophagogastric junction. Results of a Consensus Conference of the International Society for Diseases of the Esophagus and International Gastric Cancer Association. Dis Esoph (in print)

van Dekken H, Geelen E, Dinjens WN, Wijnhoven BP, Tilanus HW, Tanke HJ, Rosenberg C (1999) Comparative genomic hybridization of cancer of the gastroesophageal junction: deletion of 14Q31-32.1 discriminates between esophageal (Barrett's) and gastric cardia adenocarcinomas. Cancer Res 59: 748–752

Wilke HJ, Fink U (1996) Multimodal therapy for adenocarcinoma of the esophagus and esophagogastric junction. New Engl J Med 335: 509–10

2.3 Magentumoren

2.3.1 Magenkarzinom

K. Böttcher, H.J. Stein, K. Becker, M. Etter, K. Ott, U. Fink, M. Werner und J.D. Roder

Epidemiologie

Die Inzidenz des Magenkarzinoms ist in den letzten Jahren weltweit deutlich rückläufig. Sie beträgt derzeit für Deutschland 29,8/100 000 Einwohner für das männliche Geschlecht und 13,2/100 000 Einwohner für das weibliche Geschlecht. Im Jahre 1992 sind in Deutschland 12 986 Patienten an einem Magenkarzinom verstorben.

In den letzten zwei Jahrzehnten ist es zu einer deutlichen Zunahme der Häufigkeit von proximalen Magenkarzinomen und Kardiakarzinomen gekommen, distale Magenkarzinome werden seltener. Dies ist vor allem in der westlichen Hemisphäre zu beobachten, aber auch in Japan. Die Häufigkeitsabnahme von Adenokarzinomen der unteren Magenabschnitte ist eventuell mit einer verbesserten Lebensmittelkonservierung und/oder einer abnehmenden Inzidenz von H. pylori-Infektionen vergesellschaftet. Kürzlich veröffentlichte epidemiologische Studien weisen darauf hin, daß eine Helicobacter pylori-Infektion mit den Adenokarzinomen des distalen Magens vergesellschaftet ist.

Auch in anderen Gesichtspunkten unterscheiden sich proximale Magenkarzinome erheblich von distalen Magenkarzinomen. So sind Patienten mit proximalen Magenkarzinomen jünger und es sind vor allem Männer betroffen. Im eigenen Patientengut betrug der Altersmedian bei Patienten mit Antrum- und Korpuskarzinomen 64 Jahre, Patienten mit proximalen Magenkarzinomen waren mit duchschnittlich 60 Jahren deutlich jünger. Während das Geschlechtsverhältnis (Mann : Frau) beim Antrum- und Korpuskarzinom etwa bei 2 : 1 beträgt, liegt diese Rate beim Kardiakarzinom deutlich höher. Darüber hinaus zeigen epidemiologische Studien, daß Adenokarzinome des proximalen Magens häufiger bei Weißen und sozial besser gestellten Personen zu beobachten sind, Karzinome des distalen Magens dagegen häufiger bei Schwarzen und Personen der unteren sozialen Klassen.

Weiterhin besteht auch eine enge Korrelation zwischen der Tumorlokalisation und dem Tumortyp nach Laurén. Während 48 % aller Antrum- und Korpuskarzinome dem intestinalen Tumortyp nach Laurén zuzuordnen sind, liegt dieser Anteil beim proximalen Magenkarzinom bei 63 %. Ätiologisch werden exogene Faktoren für den intestinalen Tumortyp nach Laurén verantwortlich gemacht.

Zusammenfassend läßt sich festhalten, daß proximale Magenkarzinome und distale Magenkarzinome epidemiologisch und ätiologisch möglicherweise unterschiedliche Entitäten darstellen.

Pathologie

Makroskopie

Von der Lokalisation her werden Tumoren im oberen Magendrittel (Kardia, Fundus), mittleren (Korpus) und unteren Magendrittel (Antrum, Angulusfalte, Pylorus) unterschieden, wobei die kleine Kurvatur häufiger betroffen ist als die große.

Nach der Borrmann-Klassifikation werden die fortgeschrittenen Magenkarzinome entsprechend ihres makroskopischen Aspekts in vier Subtypen eingeteilt: Die Borrmann-Subtypen I (polypös) und II (polypös-ulzerativ) sind zur Umgebung hin scharf abgegrenzt und entsprechen histologisch überwiegend dem intestinalen Typ nach Laurén. Demgegenüber lassen die Borrmann-Subtypen III (ulzerativ-infiltrativ) und IV (infiltrativ) keine scharfe Grenze zum umgebenden Normalgewebe erkennen und sind histologisch meistens dem diffusen Typ nach Laurén zuzuordnen. Diese prognostisch ungünstigeren Karzinome werden häufig in ihrer Gesamtausbreitung unterschätzt. Für die sogenannten Magenfrühkarzinome (Infiltration von Mukosa bzw. Mukosa und Submukosa) gibt es eine endoskopisch/makroskopische Unterteilung in 3 Haupttypen und weitere Subtypen, die ebenfalls mit der Laurén-Klassifikation korreliert.

Histologie

Histologischer Tumortyp

Zu den häufigsten histologischen Tumortypen werden tubuläre, papilläre oder muzinöse Adenokarzinome (70 %) sowie Siegelringkarzinome (ca. 10 %) gezählt. Selten sind dagegen adenosquamöse, Plattenepithel-, medulläre, kleinzellige und undifferenzierte Karzinome. Wichtig für die Klassifikation der Magentumoren nach den Kriterien der WHO ist das vorherrschende Muster im Tumorzentrum, nicht in den Randabschnitten. Der histologische Subtyp stellt nur für wenige seltenere Gruppen wie etwa kleinzellige oder medulläre Karzinome einen unabhängigen prognostischen Faktor dar.

Graduierung

Die Magenkarzinome werden in vier verschiedene Differenzierungsgrade unterteilt (G1, G2, G3, G4). Die häufigen Adenokarzinome werden dabei in G1, G2 oder G3, Siegelringzellkarzinome allerdings immer in G3 und kleinzellige oder undifferenzierte Karzinome in G4 eingestuft. Mit ca. 65 % sind die prognostisch ungünstigeren G3/G4 Magenkarzinome am häufigsten.

Wachstumstyp (Laurén-, Ming-Klassifikation)

Die Magenkarzinome können entsprechend ihrer histologischen Gewebearchitektur in zwei verschiedene Klassifikationen, nach Laurén oder Ming, eingeteilt werden. Die Laurén-Klassifikation unterscheidet eine diffuse und intestinale Wachstumsform. Diffuse Karzinome sind durch eine Infiltration einzelner, nicht-kohäsiver Tumorzellen gekennzeichnet und zeigen bei Diagnosestellung häufig bereits eine weite Ausdehnung mit schlecht abgrenzbarem Übergang zum Normalgewebe. Histologisch können diffuse (nicht-intestinale) Magenkarzinome noch mehrere Zentimeter vom makroskopisch erkennbaren Tumor entfernt nachweisbar sein. Die intestinalen Karzinome dagegen wachsen in gut zusammenhängenden Zellgruppen, die intestinalen Drüsen ähneln. Dadurch ergibt sich am Tumorrand eine scharfe Grenze zum Normalgewebe. Die Laurén-Klassifikation kann für die Operationsplanung wichtig sein und sollte an den zur präoperativen Diagnostik entnommenen Biopsien vom Pathologen angegeben werden. Während intestinale Tumortypen eher hämatogen streuen, ist bei diffusen Karzinomen eine Peritonealkarzinose häufiger.

Die Ming-Klassifikation (expansiv/infiltrativ) ist nur am Operationspräparat anwendbar, weil hierbei die Wachstumsform des Tumors in der Tiefe, am Übergang zum Normalgewebe, beurteilt wird.

Wege der Tumorausbreitung

Lymphabflußwege

Die Anatomie der Lymphabflußwege wird durch die Embryogenese der Organe geprägt. Für den oberen Gastrointestinaltrakt gilt, daß die Lymphgefäße im Stadium der mittelständigen Nabelschleife angelegt werden und dann der spezifischen Wanderung und Drehung der Organe folgen. Wichtigster Sammelpunkt der Lymphabflußwege des oberen Gastrointestinaltraktes sind die Lymphknoten des Truncus coeliacus. Die Lymphe der Magenwand wird durch ein dichtes Gefäßnetz aufgenommen, das im Bereich der Magenoberfläche unter der Serosa verläuft. Die Lymphspalten reichen am Magen in großer Zahl bis in die Submukosa. Karzinome, die noch auf die Schleimhaut beschränkt sind (Mukosakarzinom) weisen in bis zu 5%, dagegen Tumoren, die die Submukosa infiltriert haben (Submukosakarzinom), in bis zu 20% Lymphknotenmetastasen auf. Damit besteht eine enge Korrelation zwischen Infiltrationstiefe und der Rate von Lymphknotenmetastasen (Abb. 1).

Hervorzuheben ist, daß der Lymphabfluß und damit der Metastasierungsweg auch durch den Sitz des Primärtumors geprägt sind. Jede Tumorlokalisation benötigt somit eine individuelle Lymphadenektomie. Aus operationstechnischen Gründen erscheint es sinnvoll, diese Lymphabflußwege entsprechend der Japanese Research Society for Gastric Cancer (JRSGC) in verschiedene Kompartimente einzuordnen. Das Kompartiment I umfaßt alle direkt an der großen und der kleinen Kurvatur des Magens lokalisierten Lymphknoten (Lymphknotenstationen 1–6) (Abb. 2). Alle Lymphknotenstationen am Oberrand des Pankreas, am Truncus coeliacus und im

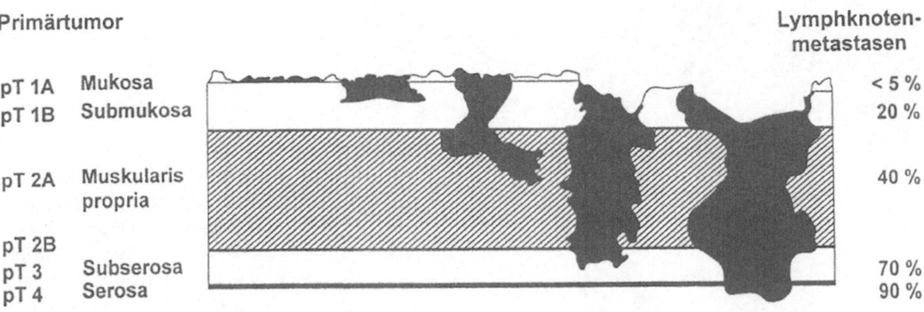

Abb. 1. Häufigkeit von Lymphknotenmetastasen in Abhängigkeit von der Infiltrationstiefe des Primärtumors

Milzhilus, aber auch die hepatoduodenalen Lymphknoten werden im Kompartiment II
(Lymphknotenstationen 7–12) zusammengefaßt (Abb. 3). Das Kompartiment III erfaßt
die retroperitonealen Lymphknotenstationen paraaortal hinter dem Pankreas bis zum
linken Nierenstil reichend und die retroduodenalen und im Bereich der Mesenterialwurzel lokalisierten Lymphknoten (Lymphknotenstationen 13–16) (Abb. 4).

Eine Sonderstellung nehmen die im retroperitonealen Teil des Magenfundus gelegenen proximalen Karzinome ein, die aufgrund ihrer anatomischen Lage frühzeitig

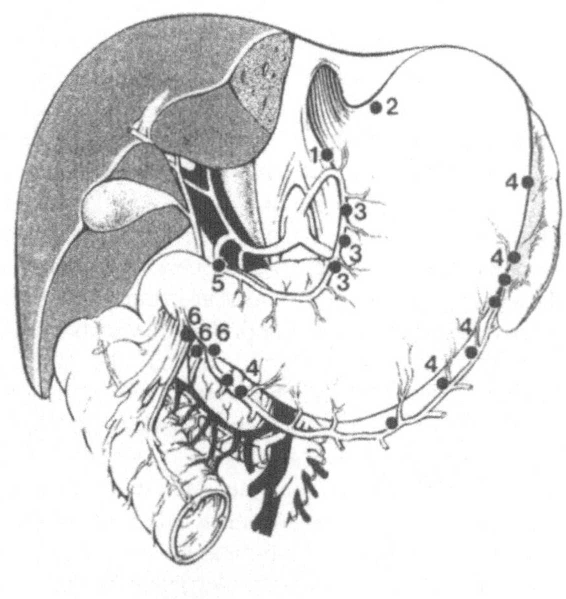

Abb. 2. Lymphabflußwege beim Magenkarzinom (Japanese Society for Gastric Cancer, JRSGC). Kompartiment I: Alle direkt an der großen und kleinen Kurvatur des Magens lokalisierten Lymphknoten. (Lymphabflußstationen 1–6)

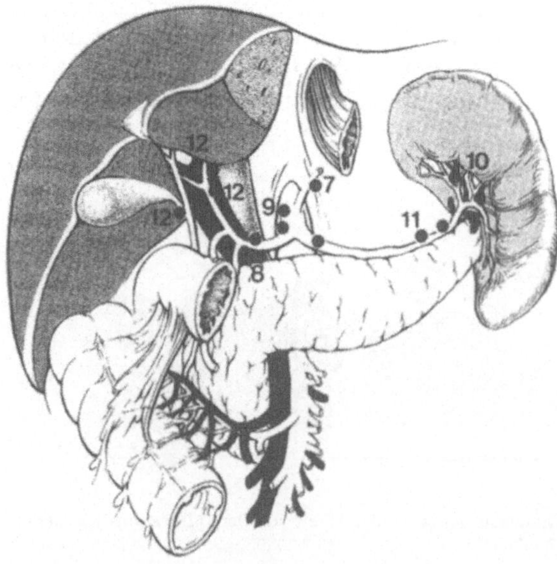

Abb. 3. Lymphabflußwege beim Magenkarzinom (Japanese Society for Gastric Cancer, JRSGC). Kompartiment II: Alle Lymphabflußstationen am Oberrand des Pankreas, am Truncus coeliacus und im Milzhilus. (Lymphabflußstationen 7–12)

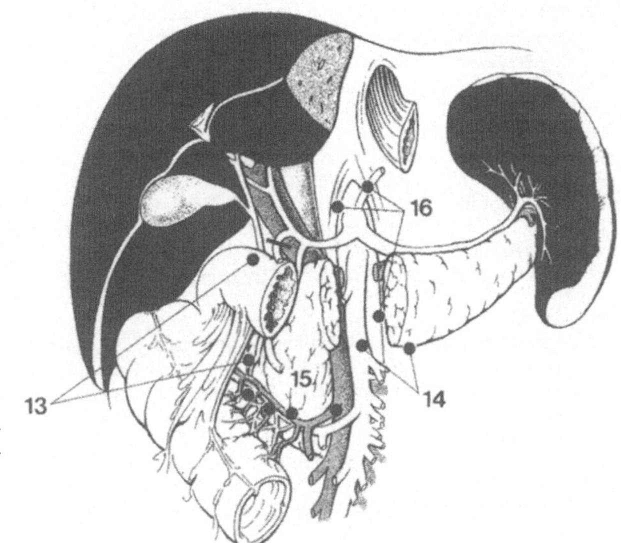

Abb. 4. Lymphabflußwege beim Magenkarzinom (Japanese Society for Gastric Cancer, JRSGC). Kompartiment III: Retroperitoneale Lymphknotenstationen paraaortal hinter dem Pankreas, bis zum linken Nierenstiel reichend, retroduodenal hinter dem Pankreaskopf liegende Lymphknoten. Außerdem Lymphknoten im Bereich der Mesenterialwurzel. (Lymphknotenstationen 13–16)

wie retroperitoneale Tumoren nach links paraaortal in Richtung auf die linke Nebenniere und zum linken Nierenhilus metastasieren.

Bei 65 % aller resezierten Magenkarzinome bestehen bereits Lymphknotenmetastasen. Die Metastasierungshäufigkeit richtet sich auch nach dem Typ des Primärtumors (diffuser Typ: ca. 70 %; intestinaler Typ ca. 60 %). Als regionäre Lymphknotenstationen gelten Lymphknoten der Kompartimente I und II. Ein Befall der retropankreatischen, mesenterialen oder paraaortalen Lymphknoten (Kompartiment III) gilt als Fernmetastasierung (M_{Lymph}).

Fernmetastasierung

Zu Fernmetastasen kommt es bei direktem Einbruch des Tumors oder von Lymphknotenmetastasen in Blutgefäße. Aufgrund der überwiegenden Drainage des Magens über das Pfortadersystem, sind Lebermetastasen am häufigsten. Dies trifft besonders für Tumoren vom intestinalen Typ nach Laurén zu. Schreitet die Tumormetastasierung überwiegend lymphogen fort, wie es beim diffusen Typ der Fall ist, so können über den Ductus thoracicus Tumorzellen in den pulmonalen Kreislauf eingeschwemmt werden und zu Lungenmetastasen führen. Nach peritonealer Aussaat können Abklatschmetastasen z. B. an den Ovarien (Krukenberg-Tumor) entstehen.

Zum Zeitpunkt der Erstdiagnose bestehen bei mehr als 15 % der Patienten makroskopisch erkennbare Lebermetastasen.

TNM-Klassifikation

Seit 1997 gilt für das Magenkarzinom eine neue TNM-Klassifikation. Während die T- und M-Kategorien unverändert blieben, wurde die Klassifikation der N-Kategorie maßgeblich verändert. Die bisherige Vergabe der N-Kategorie nach der anatomi-

Tabelle 1. TNM-Klassifikation und Stadiengruppierung (UICC 1997)

T	Primärtumor
TX	Primärtumor kann nicht beurteilt werden
T0	Kein Anhalt für Primärtumor
Tis	Carcinoma in situ: intraepithelialer Tumor ohne Infiltration der Lamina propria
T1a	Tumor infiltriert Mukosa beschränkt (Infiltration der Lamina propria)
T1b	Tumor infiltriert Submukosa
T2	Tumor infiltriert Muscularis propria (T2a) oder Subserosa (T2b)
T3	Tumor penetriert Serosa (viszerales Peritoneum), infiltriert aber nicht benachbarte Strukturen[1]
T4	Tumor infiltriert benachbarte Strukturen[2,3]

Anmerkungen:

[1] Ein Tumor kann sich über die Muscularis propria in das Ligamentum gastrocolicum oder hepato-gastricum oder in das große oder kleine Netz ausbreiten, ohne das diese Strukturen bedeckende viszerale Peritoneum zu penetrieren. In diesem Fall wird der Tumor als T2 klassifiziert. Findet sich eine Perforation des viszeralen Peritoneums über den gastrischen Ligamenten oder dem großen oder kleinen Netz, ist der Tumor als T3 zu klassifizieren.

[2] benachbarte Strukturen des Magens sind Milz, Colon transversum, Leber, Zwerchfell, Pankreas, Bauchwand, Nebennieren, Niere, Dünndarm und Retroperitoneum.

[3] Intramurale Ausbreitung in Duodenum oder Ösophagus wird nach der tiefsten Infiltration in diesen Organen oder im Magen klassifiziert.

N	Regionäre Lymphknoten
NX	Regionäre Lymphknoten können nicht beurteilt werden
N0	Keine regionären Lymphknotenmetastasen
N1	Metastasen in 1–6 regionären Lymphknoten
N2	Metastasen in 7–15 regionären Lymphknoten
N3	Metastasen in mehr als 15 regionären Lymphknoten

Anmerkungen:

Regionäre Lymphknoten sind die perigastrischen Lymphknoten entlang der kleinen und großen Kurvatur, die Lymphknoten entlang den Aa. gastrica sinistra, hepatica communis, lienalis, coeliaca und die hepatoduodenalen Lymphknoten.

Befall von anderen intraabdominalen Lymphknoten, wie retropankreatischen, mesenterialen oder paraaortalen Lymphknoten, gilt als Fernmetastasierung.

Das regionäre Lymphadenektomiepräparat und die histologische Untersuchung sollten üblicherweise 15 oder mehr Lymphknoten umfassen.

M	Fernmetastasen
MX	Fernmetastasen können nicht beurteilt werden
M0	Keine Fernmetastasen
M1	Fernmetastasen

Stadiengruppierung beim Magenkarzinom (UICC 1997)

Stadium 0	Tis	N0	M0
Stadium IA	T1	N0	M0
Stadium IB	T1	N1	M0
	T2	N0	M0
Stadium II	T1	N2	M0
	T2	N1	M0
	T3	N0	M0
Stadium IIIA	T2	N2	M0
	T3	N1	M0
	T4	N0	M0
Stadium IIIB	T3	N2	M0
Stadium IV	T1, T2, T3	N3	M0
	T4	N1, N2, N3	M0
	jedes T	jedes N	M1

schen Lokalisation der Lymphknotenmetastasen (N1, N2) wurde durch die Zählung der befallenen Lymphknoten (N1, N2, N3) ersetzt. Patienten mit einer pN3-Kategorie werden in das UICC-Stadium IV eingruppiert.

Die derzeit aktuelle TNM/pTNM-Klassifikation der Magenkarzinome und Stadiengruppierung (UICC 1997) und die relative Häufigkeit der einzelenen Kategorien und Stadien im eigenen Krankengut sind in Tabelle 1 und 2 angeführt.

Tabelle 2. Eigenes Patientengut: pTNM-Kategorie und Stadiengruppierung bei 1 413 Patienten, die zwischen dem 1.7.1982 und 31.12.1998 reseziert wurden

a) pTNM-Klassifikation (UICC 1997)

	n	%
pT0*	5	0,4
pT1	265	18,8
pT2	538	38,1
pT3	401	28,4
pT4	204	14,4
pN0	429	30,4
pN1	307	21,7
pN2	214	15,1
pN3	305	21,6
pNx	158	11,2
M0	1025	72,5
M1	388	27,5

b) UICC-Stadiengruppierung (1997) Bei 138 Patienten (9,8 %) war eine Stadienzuordnung nicht möglich

	n	%
0	4	0,3
IA	200	14,2
IB	177	12,5
II	188	13,3
IIIA	136	9,6
IIIB	43	3,0
IV	527	37,3
k.A.	138	9,8

* komplette Tumorregression nach Chemotherapie

Prognosefaktoren

Multivariate Analysen an einer großen Anzahl von Patienten haben gezeigt, daß der Residualtumorklassifikation die größte Bedeutung für die Prognose des Patienten und für weitere therapeutische Überlegungen nach der Operation zukommt. Die Häufigkeit einer R0-Resektion korreliert direkt mit der Erfahrung des Behandlungszentrums und des operierenden Chirurgen. In multivariaten Analysen wurden beide Parameter als unabhängige Einflußfaktoren auf Morbidität und das Langzeitüberleben aufgezeigt. Darüber hinaus stellen auch postoperative Komplikationen einen unabhängigen Prognosefaktor dar.

Bei Patienten mit kompletter (R0-) Resektion stellt die anatomische Ausbreitung des Primärtumors inklusive seiner Metastasen den zweitwichtigste Prognosefaktor dar. Multivariate Analysen belegen die prognostische Bedeutung des Ausmaßes der Magenwandinfiltration, der regionalen Lymphknotenmetastasierung und Fernmetastasierung. Andererseits wird durch die Infiltrationstiefe das Ausmaß der Lymphknotenbeteiligung bereits prädisponiert. So haben bereits 70 % der Patienten der pT3-Kategorie Lymphknotenmetastasen. In zahlreichen multivariaten Analysen zeigte sich, daß beim R0-resezierten Patienten der Lymphknotenstatus der wichtigste unabhängige Prognosefaktor ist. Darüber hinaus läßt sich durch die Bildung eines Lymphknotenquotienten (Verhältnis der Anzahl befallener zu der Anzahl entnommener Lymphknoten) ein „Sicherheitsabstand" für die Lymphadenektomie ermitteln. Die Prognose wird deutlich schlechter, wenn mehr als 20 % der Lymphknoten tumorbefallen sind.

Der Einfluß der systematischen Lymphadenektomie auf das Überleben beim Magenkarzinom ist jedoch nach wie vor umstritten. Nach den Ergebnissen der Deutschen Magenkarzinom-Studie profitieren von einer D2-Lymphadenektomie vor allem Patienten der Kategorie pN0 und pN1, d.h. Patienten mit einer gerade beginnenden Lymphknotenmetastasierung. Zwar ließ sich ein prognostischer Benefit für das Gesamtkollektiv nach D2-Lymphadenektomie nicht nachweisen, allerdings stellt diese in den Stadien II und IIIa einen unabhängigen Prognosefaktor dar.

In neueren Untersuchungen konnte gezeigt werden, daß der immunhistochemische Nachweis einzelner Tumorzellen in als tumorfrei befundeten Lymphknoten, das sogenannte „Mikroinvolvement", ebenfalls ein wichtiger unabhängiger Prognosefaktor ist. Dies gilt auch für den Nachweis freier Tumorzellen in der Bauchhöhle. Die Bedeutung Zytokeratin positiver Zellen im Knochenmark als Prognosefaktor ist dagegen derzeit noch umstritten.

Im proximalen Magendrittel lokalisierte Tumoren scheinen eine schlechtere Prognose aufzuweisen als distal lokalisierte Tumoren. Dieser Prognoseunterschied beruht jedoch vor allem auf einer Fehlklassifikation, welche aus dem gegenwärtigen TNM-System resultiert. Das proximale Magendrittel verfügt über einen besonders großen Anteil nicht serosierter Magenwand. Hier lokalisierte Tumoren können die Magenwand durchbrechen und in das benachbarte Fettgewebe der großen und insbesondere der kleinen Kurvatur vorwachsen, ohne jemals die Serosa zu erreichen. Diese Tumoren werden als pT2-Tumoren klassifiziert, obwohl sie aufgrund ihrer Eindringtiefe prognostisch schon pT3-Tumoren entsprechen. Zur Beseitigung dieser Unzulänglichkeit wird die pT2-Kategorie an der eigenen Klinik daher entsprechend der wahren Infiltrationstiefe in eine pT2a-Kategorie (Infiltration der Muscularis propria, keine Penetration der Magenwand) und pT2b-Kategorie (komplette Penetration der Magenwand mit Einwachsen ins perigastrische Fettgewebe) unterteilt. Eine Analyse der Überlebenswahrscheinlichkeiten entsprechend der wahren Tumorpenetrationstiefe bestätigte die klinische Relevanz dieser Unterteilung und zeigte einen signifikanten Unterschied in den Überlebenskurven zwischen pT2a- und pT2b-Tumoren. Bei entsprechender Einordnung und Korrektur der UICC-Stadien werden Prognoseunterschiede aufgehoben.

Prognoseunterschiede zwischen dem resezierten Magenstumpfkarzinom und dem resezierten Karzinom des nicht operierten Magens bestehen nicht.

Der WHO-Klassifikation sowie der Ming- und Laurén-Klassifikation kommt bei adäquater chirurgischer Therapie keine prognostische Bedeutung zu. Der Prognoseeinfluß des Tumorgradings wird kontrovers beurteilt.

Von den tumorbiologischen Faktoren ist beim Magenkarzinom bislang ein unabhängiger prognostischer Effekt nur für den Urokinasetyp Plasminogenaktivator (uPA) und Plasminogenaktivator-Inhibitor (PAI) gesichert. Bislang nicht gesichert ist ein unabhängiger prognostischer Effekt der C-erbB-2-Expression, p53-Expression, und Expression von Zelladhäsionsmolekülen (E-cadherin, CD-44).

Der Einfluß von Alter und Geschlecht der Patienten auf die Überlebenswahrscheinlichkeit bleibt trotz großer multivariater Analysen ungeklärt. In der Deutschen Magenkarzinom-Studie konnte gezeigt werden, daß die Co-Morbidität und der Allgemeinzustand des Patienten (Karnofsky-Index) die einzigen patientenbezogenen Prognosefaktoren für die Morbidität bzw. für das Überleben nach Gastrektomie sind.

Diagnostik

Das moderne Staging des Magenkarzinoms geht über eine körperliche Untersuchung, eine genaue Anamnese und Basisuntersuchungen, wie Endoskopie, Biopsie oder Oberbauchsonographie hinaus. Vielmehr ist eine genaue Evaluation des Tumorstadiums erforderlich. Dies beinhaltet eine Beurteilung der Eindringtiefe des Tumors in die Magenwand (T-Kategorie), den Lymphknotenstatus (N-Kategorie) und das Vorhandensein von Fernmetastasen (M-Kategorie).

Durch die *Endoskopie* ist eine genaue Lokalisation des Tumors möglich. Bereits der makroskopische Wachstumstyp läßt sowohl beim Frühkarzinom wie auch beim fortgeschrittenen Karzinom erste Rückschlüsse auf das Wachstumsmuster zu. Die aus Randarealen des Tumors entnommenen Biopsien geben Auskunft über Tumortyp, Differenzierungsgrad und insbesondere die Laurén-Klassifikation.

Die *Endosonographie* stellt im eigenen Vorgehen eine zentrale Untersuchung im Rahmen des präoperativen Stagings dar. Die Festlegung der T-Kategorie ist hierdurch mit einer Treffsicherheit von etwa 85 % möglich. Eine Unterscheidung zwischen einem Frühkarzinom vom Mukosa- und Submukosa-Typ ist allerdings in der Regel endosonographisch nicht möglich. Schmale Aszitessäume sind als indirekter Hinweis auf eine Peritonealkarzinose gut darstellbar. Die Treffsicherheit beim endosonographischen Lymphknotenstaging liegt bei etwa 70 % und ist damit für individuelle therapeutische Entscheidungen unzureichend.

Die *Magenbreipassage* hat in der westlichen Welt erheblich an Bedeutung verloren. Ihr kommt jedoch bei klinischem Karzinomverdacht und unauffälliger bzw. uncharakteristischer Endoskopie nach wie vor eine entscheidende Bedeutung zur Diagnose der Linitis plastica oder einer lokalen Motilitätsstörung zu.

Die *Oberbauchsonographie* ist für die Beurteilung von Fernmetastasen (Leber) und zum Ausschluß weiterer Erkrankungen bei geringer Invasivität nach wie vor unerläßlich. Bei fortgeschrittenen Tumoren bietet die *Computertomographie* neben guter topographischer Übersicht eine exakte Tumordarstellung. Frühe Befunde können naturgemäß nicht identifiziert werden. Bezüglich des Lymphknotenstagings ist die CT in etwa der Endosonographie vergleichbar. Wie die Oberbauchsonographie erlaubt die CT auch eine Beurteilung von Zusatzerkrankungen und Fernmetastasen. Die *Kernspintomographie* erbringt in der Regel keine zusätzlichen Erkenntnisse.

Wegen der unbefriedigenden diagnostischen Möglichkeiten der bildgebenden Verfahren zum Nachweis einer Peritonealkarzinose gewinnt die *Laparoskopie einschließlich der zytologischen Untersuchung der Lavageflüssigkeit* (panoptisch und immunzytologisch) im Rahmen des präoperativen Stagings beim lokal fortgeschrittenem Magenkarzinom zunehmend an Bedeutung. So liegt bereits bei etwa 25 % von uT3- und uT4-Tumoren eine klinisch okkulte Peritonealkarzinose vor. Darüber hinaus erlaubt sie genauere Aussagen über den Lymphknotenbefall des Kompartiments II und – nach Eröffnung der Bursa omentalis bei lokal fortgeschrittenen Tumoren – die direkte Überprüfung einer Infiltration des Pankreas. Mittels laparoskopischem Ultraschall lassen sich auch kleine Lebermetastasen nachweisen.

Das eigene diagnostische Vorgehen beim Magenkarzinom ist in Abbildung 5 dargestellt. Da bei Magenfrühkarzinomen und bei T2a-Tumoren mit alleiniger Infiltration der Muscularis propria praktisch immer eine R0-Resektion erzielt werden kann, sind nach funktioneller Abklärung und Oberbauchsonographie zum Ausschluß von Lebermetastasen bei diesen Patienten keine weiteren diagnostischen Maßnahmen notwendig. Ergibt die Endosonographie dagegen eine höhere T-Kategorie, sind weitere diagnostische Schritte notwendig. Die Indikation zur Laparoskopie ist insbesondere innerhalb klinischer Studien mit präoperativer Chemotherapie und bei Verdacht auf eine Peritonealkarzinose gegeben.

Neben der Tumorausdehnung sind der Allgemeinzustand und die kardiopulmonale Leistungsfähigkeit des Patienten für die Indikationsstellung zu beachten. Zum Standard gehören Röntgen-Thorax, EKG und die Lungenfunktionsuntersuchung.

Therapiestrategie

Die komplette Tumorresektion stellt nach wie vor das einzige kurative Therapieprinzip beim Magenkarzinom dar. Durch die o.g. Untersuchungen sollte prätherapeutisch geklärt sein, ob eine R0-Resektion möglich ist. Eine primäre Resektion sollte immer dann durchgeführt werden, wenn Aussicht auf eine R0-Resektion besteht. Bei lokal fortgeschrittenem Tumor, fraglich möglicher R0-Resektion und gleichzeitig

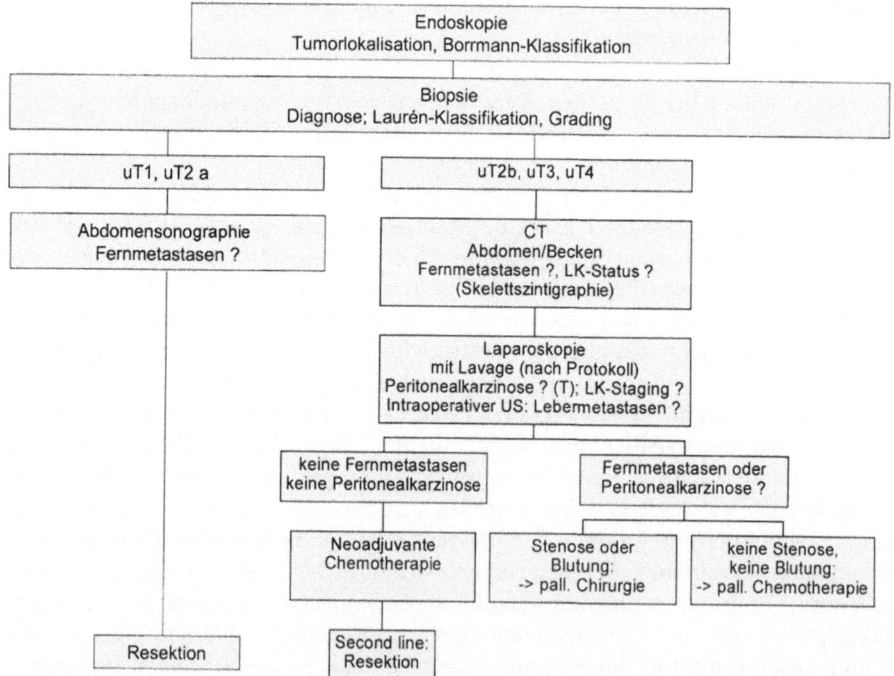

Abb. 5. Diagnostisches und therapeutisches Vorgehen beim Magenkarzinom (Vorgehensweise der Chirurgischen Klinik der Technischen Universität München)

gutem Allgemeinzustand kann nach Ausschluß von Fernmetastasen und Peritonealkarzinose eine neoadjuvante Chemotherapie im Rahmen von klinischen Studien
erfolgen. Präoperativ absehbare palliative Resektionen, die ein medianes Überleben
von nur 6–8 Monaten ermöglichen, sollten nur bei drohenden oder eingetretenen
Komplikationen, wie endoskopisch nicht kontrollierbarer Blutung, Stenose oder
Tumorperforation, erwogen werden.

Operative Therapie

Basierend auf dem präoperativen Staging ergeben sich drei Situationen:

- *Magenfrühkarzinome vom Mukosatyp (UICC-Stadium IA)* können durch eine
  lokale Tumorexzision therapiert werden, da die Rate an Lymphknotenmetastasen hier unter 5 % liegt. Diese limitierte Resektion kann je nach Tumorlokalisation endoskopisch, laparoskopisch oder kombiniert endoskopisch/lapa-
  roskopisch erfolgen. Zu bedenken ist allerdings, daß eine exakte präoperative
  Entscheidung zwischen einem Mukosa- und Submukosakarzinom mit den
  derzeit verfügbaren Endosonographiegeräten nicht möglich ist.
- Bei Patienten mit *Magenkarzinom der UICC-Stadien IA (Submukosakarzinom), IB und II* bestehen in einem hohen Prozentsatz Lymphknotenmetastasen. Diese Patientengruppe profitiert nach gegenwärtigen Untersuchungen am
  meisten von einer radikalen Resektion einschließlich einer systematischen
  (D2-) Lymphadenektomie. Eine R0-Resektion des Primärtumors sowie des
  Lymphabflußgebietes ist bei dieser Patientengruppe in einem hohen Prozentsatz möglich.
- Bei *lokal fortgeschrittenen oder bereits metastasierten Tumoren (UICC-Stadien
  IIIA, IIIB und IV)* ist eine R0-Resektion nur selten möglich. Damit hat die
  Operation palliativen Charakter, die Prognose des Patienten wird nur selten
  verbessert. Aus diesem Grunde werden für diese Patientengruppe gegenwärtig
  neoadjuvante Therapiemaßnahmen in Studien geprüft.

Verfahrenswahl

Fortgeschrittene Karzinome

Die adäquate chirurgische Vorgehensweise wird in erster Linie durch die Lokalisation
des Primärtumors bestimmt. Darüber hinaus ist der Wachstumstyp nach Laurén von
entscheidender Bedeutung, da er den minimalen Sicherheitsabstand bestimmt. Diffuse Karzinome benötigen einen luminalen Sicherheitsabstand von mindestens 5 cm,
während bei intestinalen Typen ein Sicherheitsabstand von 3 cm ausreichend ist. Die
Lymphadenektomie hat die mögliche Lokalisation von Lymphknotenmetastasen zu
berücksichtigen, diese kann präoperativ durch das Computerprogramm von Maruyama vorausgesagt werden.

Beim *Karzinom im distalen Magendrittel* ist entsprechend dem Wachstumstyp
nach Laurén eine subtotale oder totale Gastrektomie indiziert. Eine subtotale Gastrektomie sollte bei T1- oder T2-Tumoren vom intestinalen Typ erfolgen. Die systematische Lymphadenektomie schließt bei sehr distal lokalisierten Tumoren die Lymph-

knotenstation 12 (Ligamentum hepatoduodenale), 13 (retroduodenale Lymphknoten) und 16 (rechts paraaortale Lymphknoten) ein.

Mit Ausnahme von Magenfrühkarzinomen erfordern *Karzinome im mittleren Drittel* immer eine totale Gastrektomie. Die D2-Lymphadenektomie beinhaltet die Kompartimente I und II.

Karzinome im proximalen Magendrittel machen eine erweiterte Gastrektomie mit Resektion des distalen Ösophagus notwendig. Die systematische Lymphadenektomie beinhaltet hier auch die Ausräumung der Lymphknotenstationen 10 und 11, am besten durch eine sogenannte pankreaserhaltende Splenektomie (Abb. 6), sowie eine Ausräumung der Lymphknotenstation 16 (links paraaortale Lymphknoten), da die Lymphdrainage des retroperitoneal gelegenen Magenfundus sowie der Kardia in Richtung auf die linke Nebenniere und den linken Nierenstiel erfolgt.

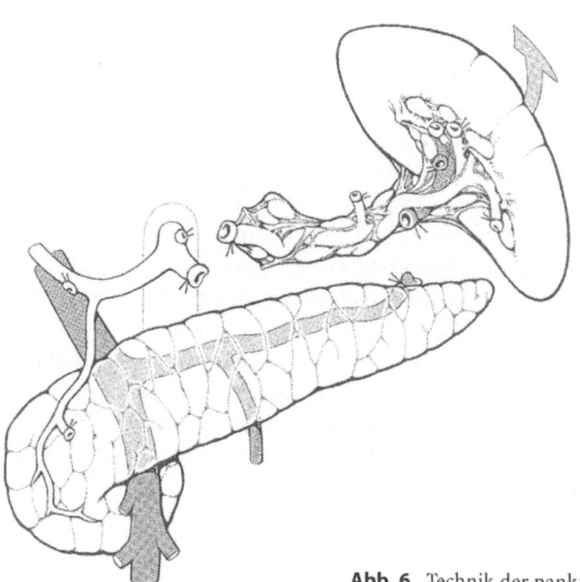

Abb. 6. Technik der pankreaserhaltenden Splenektomie

Magenfrühkarzinome

Die Indikation für ein limitiertes Vorgehen ist bei polypösen Frühkarzinomen (Typ I, Typ IIA) mit einem Durchmesser von weniger als 25 mm und ulzerierten Karzinomen (Typ IIC) mit einem Durchmesser von weniger als 20 mm gegeben, da hier in der Regel keine Lymphknotenmetastasen vorliegen. Generell sind drei Vorgehensweisen möglich, nämlich die Lasertherapie, die endoskopische Mukosaresektion sowie die endoskopisch-laparoskopische Magenwandresektion. Aus unserer Sicht stellt die laparoskopische Magenvollwandresektion die Methode der Wahl dar, da der Pathologe nur so ein ausreichend großes Präparat zur histologischen Untersuchung und zur genauen Festlegung der Infiltrationstiefe erhält.

Operativ-technische Aspekte

Subtotale Gastrektomie

Die subtotale Gastrektomie erfordert eine Resektion von etwa 4/5 der Magenfläche. Die Resektion sollte im Bereich der kleinen Kurvatur unmittelbar subkardial, d.h. 1–2 cm aboral der Kardia erfolgen, ohne diese einzuengen. Auf diese Weise wird das gesamte Fett-Lymphgewebe der kleinen Kurvatur mitreseziert. Im Bereich der großen Kurvatur liegt die Resektionslinie im Bereich des Ursprungs der Arteria gastroepiploica sinistra. Das Duodenum wird etwa 2 cm postpylorisch abgesetzt, der Duodenalstumpfverschluß erfolgt mit dem Stapler. Die systematische Lymphadenektomie beinhaltet die Kompartimente I und II, nur die Lymphknotenstation 2 (links parakardiale Lymphknoten) wird belassen.

Zur Sicherung der Magendurchblutung muß die Milz erhalten werden. Zur Vermeidung einer alkalischen Refluxösophagitis erfolgt die Rekonstruktion mit Roux-Y-Anastomose.

Totale Gastrektomie

Die totale Gastrektomie umfaßt die Omentektomie unter Mitnahme des kranialen Peritonealblattes des Mesokolons und des Pankreasperitonealüberzuges im Sinne einer Bursektomie, ohne hierbei das Pankreasgewebe zu verletzen. Der Resektionsrand liegt oralseits im Bereich der anatomischen Kardia. Die Lymphadenektomie umfaßt ebenfalls die Kompartimente I und II. Zur Rekonstruktion hat sich als Methode der Wahl die Ösophagojejunoplicatio bewährt (Abb. 7). Sie beinhaltet zum einen eine Reservoirbildung durch den Pouch, zum anderen eine sichere Anastomosenprotektion durch die Plicatio. Zur Vermeidung einer alkalischen Refluxösophagitis erfolgt die Ösophagojejunoplicatio in der Roux-Y-Modifikation. Für Patienten mit schlechter Prognose ist eine einfache Ösophagojejunostomie Roux-Y ausreichend.

Transhiatal erweiterte Gastrektomie

Bei proximaler Tumorlokalisation ist in der Regel eine Mitresektion des distalen Ösophagus indiziert. Nach weiter Eröffnung des Hiatus von abdominal wird außerdem die radikale Lymphadenektomie im unteren Mediastinum möglich. Die Durchtrennung des Ösophagus erfolgt in der Regel in der Höhe der unteren Lungenvene, es sind jedoch auch Resektionen bis auf Höhe der Vena azygos möglich. Als Rekonstruktionsprinzip empfiehlt sich die Ösophagojejunostomie Roux-Y, eine Pouchbildung ist aus funktionellen Gründen nicht indiziert.

Linksregional erweiterte Gastrektomie

Eine Pankreaslinksresektion ist mit einer hohen Rate von septischen Komplikationen aufgrund von Pankreasfisteln und Abszessen vergesellschaftet. Aus diesem Grunde sollte sie nur vorgenommen werden, wenn eine direkte Infiltration des Pankreas vorliegt. Die Ausräumung der Lymphknotenstationen 10 und 11 kann mit gleicher Radikalität durch eine pankreaserhaltende Splenektomie und Lymphadenektomie erfolgen. Nach Mobilisierung des Pankreasschwanzes aus dem Retroperitoneum können zusätzlich die linksparaaortalen Lymphknoten im Bereich des linken Nierenstieles reseziert werden.

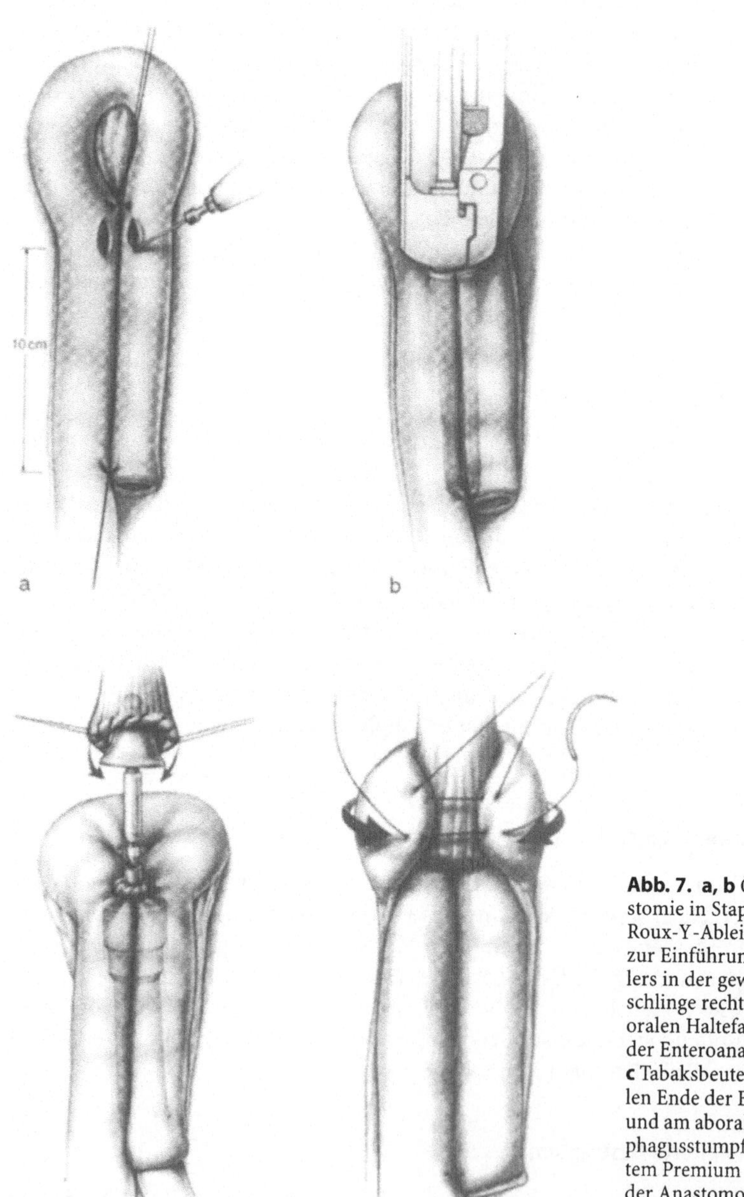

Abb. 7. a, b Ösophagojejunostomie in Stapler-Technik und Roux-Y-Ableitung. **a** Inzisionen zur Einführung des GIA-Staplers in der gewählten Jejunumschlinge rechts und links des oralen Haltefadens. **b** Anlegen der Enteroanastomose.
c Tabaksbeutelnähte am kranialen Ende der Enteroanastomose und am aboralen Ende des Ösophagusstumpfes mit eingeführtem Premium CEEA-Stapler vor der Anastomose.
d Plikatio der Ösophagojejunostomie in Stapler-Technik

Rechtsregional erweiterte Gastrektomie

Die Indikation zur Pankreaskopfresektion in Verbindung mit einer subtotalen oder totalen Gastrektomie ist nur selten gegeben. Sie sollte nur dann bei direkter Infiltration des Pankreaskopfes oder des Duodenums gestellt werden, wenn durch die Maßnahme eine absolute R0-Resektion erreicht werden kann.

Morbidität und Mortalität bei der chirurgischen Therapie

Frühkomplikationen

Gefährlichste Frühkomplikation ist die Anastomoseninsuffizienz. Dabei ist die Lekkage einer ösophagointestinalen Anastomose gefährlicher als die einer Gastroenterostomie. Duodenalstumpfinsuffizienzen sind selten, aber mit einer Mortalität von bis zu 50 % behaftet. Nach Lymphadenektomie werden Lymphfisteln und gelegentlich Pankreasfisteln beobachtet. Revisionsoperationen sind selten notwendig. Pathologische Flüssigkeitsansammlungen können sicher und einfach durch die Computertomographie lokalisiert und drainiert werden.

Die Mortalität der beschriebenen Eingriffe beim Magenkarzinom liegt in spezialisierten Zentren weit unter 5 % und korreliert mit dem Ausmaß der Resektion.

Nach den Daten der Deutschen Magenkarzinom-Studie weist die D2-Lymphadenektomie nicht mehr Komplikationen auf als die D1-Lymphadenektomie unter der Voraussetzung, daß eine Pankreaslinksresektion vermieden wird. Die D2-Lymphadenektomie bedarf besonderer chirurgischer Erfahrung. Sie sollte derzeit nur in erfahrenen Klinik mit hoher Operationsfrequenz durchgeführt werden.

Spätkomplikationen

Alkalischer Reflux als Spätkomplikation der Gastrektomie ist seit Einführung der Roux-Y-Rekonstruktionstechnik selten geworden. Ein Dumping-Syndrom kann zwar für den Patienten sehr belastend sein, die Symptome lassen sich jedoch fast immer durch konservative Therapie beherrschen. Durch eine Pouchanlage läßt sich die Anzahl der notwendigen Mahlzeiten deutlich verringern.

Untersuchungen zur Lebensqualität nach Gastrektomie haben gezeigt, daß sich die meisten Patienten sehr gut an die veränderte Situation anpassen, das Körpergewicht der Patienten bleibt jedoch gewöhnlich 10–15 % unter dem Idealgewicht. Bei Patienten mit einer Pouchrekonstruktion besteht die beste Lebensqualität. Dagegen ist die Lebensqualität nach einfacher Ösophagojejunostomie Roux-Y deutlich schlechter, vor allem bei intrathorakaler Lage der Ösophagojejunostomie.

Eigene Ergebnisse der chirurgischen Therapie

An der Chirurgischen Klinik und Poliklinik des Klinikums rechts der Isar der TU München wurden zwischen dem 1.7.1982 und dem 31.12.1998 insgesamt 1 560 Patienten mit einem Magenkarzinom operiert. Die Resektionsquote betrug 90 % (n = 1 413). Seit Einführung der diagnostischen Laparoskopie bei lokal fortgeschrittenen

Tumoren konnte die Rate der diagnostischen Laparotomien deutlich von 10% auf unter 2% gesenkt werden.

Bei 41,5% der Patienten fand sich der Tumor im Bereich des proximalen Magendrittels und der Kardia, bei 28,2% im Magenkorpus und bei 27,6% im Magenantrum, bei 2,7% war der gesamte Magen befallen. Damit hat sich der Anteil proximaler Magenkarzinome im Vergleich zum Zeitraum 1970–1972 fast verdoppelt.

Tumorstadien IA, IB, II und IIIA lagen bei 49,9% der resezierten Patienten vor. Bei 18,8% der Patienten bestand ein Frühkarzinom, bei 40,4% dieser Patienten vom Mukosatyp.

Nur bei 30,4% aller resezierten Patienten waren keine Lymphknotenmetastasen zu beobachten. Es zeigte sich eine enge Korrelation zwischen der Infiltrationstiefe des Primärtumors und der Rate von Lymphknotenmetastasen. Waren beim Magenfrühkarzinom (pT1 a,b) nur bei 11% der Patienten Lymphknoten befallen, stieg dieser Anteil beim pT4-Tumor auf fast 90%.

Bei 74,0% der Patienten erfolgte eine R0-Resektion. Es zeigte sich eine enge Korrelation zwischen der Infiltrationstiefe des Primärtumors und der Rate an R0-Resektionen. Eine R0-Resektion war bei mehr als 98% der Patienten mit Magenfrühkarzinom möglich im Vergleich zu 36,8% der Patienten mit pT4-Tumor (Abb. 8).

Die Komplikationsrate für den Gesamtzeitraum von 1982–1998 betrug 26,5%, die Letalität 4,6%. In den letzten Jahren konnte die Letalität durch verbesserte Techniken sowie durch Fortschritte im Bereich der Intensivmedizin deutlich gesenkt werden, sie liegt im Zeitraum 1995 bis 1998 bei nur 2,4%. Die Rate an proximalen Anastomoseninsuffizienzen nach totaler und erweiterter Gastrektomie liegt bei 4,5%, nach subtotaler Gastrektomie bei 0,7%. Duodenalstumpfinsuffizienzen traten bei 0,6% der Patienten auf.

Durch die Einführung der pankreaserhaltenden Splenektomie konnte die Rate an septischen Komplikationen nach linksregional erweiterter Gastrektomie beim proximalen Magenkarzinom deutlich gesenkt werden. So lag nach Pankreaslinksresektion und Splenektomie die Komplikationsrate bei 48,8%, die Letalität bei 7%. Nach pankreaserhaltender Splenektomie betrug die Komplikationsrate dagegen 26%, die Letalität reduzierte sich auf 2,4%.

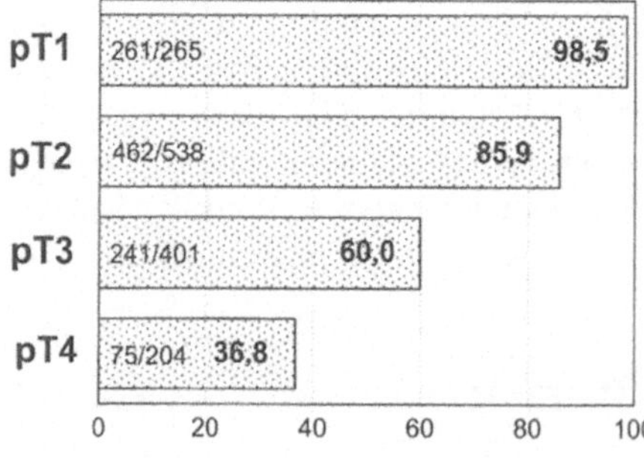

Abb. 8. Rate an R0-Resektionen in Abhängigkeit von der pT-Kategorie

Adjuvante, additive und multimodale Therapie

Postoperative adjuvante und additive Therapieverfahren

Obwohl seit mehr als 40 Jahren versucht wird, die Prognose von Patienten mit Magenkarzinomen durch postoperative Therapieverfahren zu verbessern, ist bis heute der Stellenwert einer postoperativen Zusatztherapie nicht gesichert. Ein wesentlicher Grund für die widersprüchlichen Behandlungsergebnisse ist die Tatsache, daß in vielen Studien sowohl Patienten mit kompletter Resektion (R0) wie auch Patienten mit mikroskopischem oder makroskopischem Residualtumor (R1/2) eingeschlossen wurden und die Behandlungsergebnisse nicht getrennt analysiert wurden. Die korrekte Definition einer postoperativen adjuvanten Therapie trifft jedoch nur für Hochrisikopatienten nach kompletter mikroskopischer und makroskopischer Resektion (R0-Resektion) zu.

Folgende postoperative Therapiemodalitäten sollten differenziert werden:
- postoperative adjuvante Chemotherapie bei Risikopatienten nach kompletter Resektion (R0-Resektion)
- postoperative additive Chemotherapie bzw. Radio-/Chemotherapie nach inkompletten Resektionen (R1- und R2-Resektionen mit palliativer Intention)

Postoperative adjuvante Chemotherapie

In einer Metaanalyse, die auf den Daten von elf repräsentativen Studien an 2096 Patienten basiert, ergab sich ein möglicher, aber nicht signifikanter Hinweis für eine Verbesserung der Prognose durch eine postoperative, adjuvante Chemotherapie. Der Stellenwert einer adjuvanten Chemotherapie muß daher als nicht gesichert angesehen werden, so daß auch bei Risikopatienten außerhalb von Studien keine Indikation zur adjuvanten Chemotherapie besteht.

Postoperative intraperitoneale Therapie

Verschiedene Untersucher aus Japan und neuerdings auch in den westlichen Ländern haben überwiegend in Phase II-Studien, aber auch in kontrollierten Phase III-Studien die Möglichkeiten einer intraperitonealen Chemotherapie, vorzugsweise mit Mitomycin C, FUDR, 5-FU bzw. Cisplatin in der postoperativen Phase geprüft. Die Ergebnisse sind schwer interpretierbar, da in verschiedenen Studien auch Patienten mit klinisch manifester Peritonealkarzinose eingeschlossen waren. Neuere Versuche zielen auf eine Wirkungssteigerung der intraperitonealen Chemotherapie durch zusätzliche intraperitoneale Hyperthermie ab. Die bisher publizierten Behandlungsdaten zeigen eine mögliche, aber noch nicht eindeutige Wirkungssteigerung durch die Hyperthermie, so daß auch dieses Vorgehen noch als experimentell einzustufen ist.

Postoperative Radio-/Chemotherapie

Problembereiche nach kompletter Resektion von lokal fortgeschrittenen Primärtumoren sind in erster Linie der orale Resektionsrand bei Kardiakarzinomen, das Tumorbett, nicht resezierte Lymphknoten, das Peritoneum und Mikrometastasen in Leber, Lunge und Knochen. Seit mehr als 30 Jahren wurde versucht, die lokale Tumorfreiheit durch eine zusätzliche Strahlentherapie zu steigern. Diese erfolgte in erster Linie als perkutane Radiatio, wobei Dosen von 40–50 Gy eingestrahlt wurden Die zusätzliche Bestrahlung, insbesondere nach Vorbehandlung mit Antrazyklinen führte zu einer erheblich gesteigerten gastrointestinalen Toxizität, ohne daß dadurch die Ergebnisse entscheidend verbessert werden konnten. Eine postoperative, perkutane Strahlentherapie hat damit beim Magenkarzinom derzeit keinen gesicherten Stellenwert.

Intraoperative Strahlentherapie

Neue Untersuchungen konzentrieren sich auf den Einsatz einer intraoperativen Strahlentherapie (IORT). Verschiedene neuere Phase II- und Phase III-Studien weisen auf eine Senkung der Lokalrezidivrate durch eine zusätzliche intraoperative Bestrahlung hin, die jedoch nicht mit einer signifikanten Verbesserung der Überlebenszeiten einhergeht. Daher besteht für den Einsatz einer intraoperativen Strahlentherapie außerhalb von Studien gegenwärtig keine Indikation.

Präoperative neoadjuvante Chemotherapie

Für eine präoperative Chemotherapie sprechen verschiedene theoretische und praktische Argumente. Dazu gehören:

- die noch intakten Blut- und Lymphwege, welche die Zufuhr der Zytostatika in zytotoxischen Konzentrationen in die Problemareale ermöglichen
- ein, verglichen zur postoperativen Therapie, besserer Allgemeinzustand, der die Anwendung aggressiver, insbesondere cisplatinhaltiger Kombinationen erlaubt
- bei ansprechenden Patienten infolge der Verkleinerung des Primärtumors eine Zunahme des Anteils an R0-Resektionen
- eine Verminderung der Verschleppung vitaler Tumorzellen in der Bauchhöhle während der Operation
- eine frühzeitige systemische Wirkung auf klinisch okkulte Mikrometastasen.

Bei Patienten mit lokal fortgeschrittenen, primär irresektablen Tumoren konnte gezeigt werden, daß eine wirksame präoperative Chemotherapie eine sekundäre R0-Resektion bei 40–50 % der Patienten ermöglichen kann. Dabei ist die Wirkung einer Kombinations-Chemotherapie stadienabhängig. Patienten mit lokal fortgeschrittenen Primärtumoren sprechen signifikant besser auf die Chemotherapie an als Patienten mit Fernmetastasen. In Einzelfällen war nach besonders gutem Ansprechen auf eine primäre Chemotherapie der Tumor im Resektionspräparat nicht mehr nachweisbar.

Diese Beobachtungen gaben Anlaß, daß Konzept einer primären „neoadjuvanten" Chemotherapie mit nachfolgender Resektion prospektiv zu überprüfen. Bisher wurden annähernd 20, in erster Linie als Phase II geplante Untersuchungen durchgeführt (Tab. 3). Dennoch ist auch heute noch keine sichere Beurteilung des Stellenwerts der neoadjuvanten Chemotherapie möglich. Eine zusammenfassende Beurteilung der Ergebnisse ergibt keine potentielle Gefährdung der Patienten durch die neoadjuvante Therapie. Die primäre Chemotherapie führte weder zu einer Zunahme an therapiebedingten Todesfällen noch zu einer Reduktion der Resektionsrate. Trotz ausgedehnter Resektionen wurde keine gesteigerte postoperative Morbidität und Mortalität beobachtet.

Bisher erscheint eine Verbesserung der Prognose durch eine multimodale Therapie nur für Patienten mit primär nicht sicher kurativ resektablen Tumoren gesichert, bei denen mit Hilfe einer wirksamen Chemotherapie eine klinische Tumorregression induziert wurde.

Eigene Erfahrungen mit neoadjuvanten Therapiekonzepten

Seit 1987 wird die Möglichkeit einer präoperativen Chemotherapie bei Patienten mit lokal fortgeschrittenen, nicht sicher R0-resezierbaren Primärtumoren prospektiv geprüft. Die entscheidenden Vorgehensweisen, wie endoskopischer Ultraschall zur Definition des Primärtumors und die erweiterte diagnostische Laparoskopie zum Ausschluß einer klinisch okkulten, aber makroskopisch sichtbaren Peritonealkarzinose, die chirurgische Therapie (in der Regel Gastrektomie plus Erweiterungen abhängig von der Lokalisation des Primärtumors einschließlich D2-Lymphadenektomie) und die histopathologische Aufarbeitung der Resektate erfolgten standardisiert. Daher können die Behandlungsergebnisse trotz unterschiedlicher Chemotherapie-Protokolle [Etoposid/Adriamycin/Cisplatin (EAP) + Modifikationen (n = 47)] und [Cisplatin – Hochdosis Leucovorin – Hochdosis 5-Fluorouracil (PLF) + Modifikationen (n = 72)] zusammengefaßt werden. Von 119 in die Untersuchung aufgenommenen Patienten sprachen 22 % auf die Vorbehandlung an, 5 Patienten (4,5 %) waren progredient. Die Kombination EAP löste bei 50 % der Patienten eine schwere Myelosuppression aus, allerdings war bei engmaschiger Überwachung kein therapiebedingter Todesfall aufgetreten. Dagegen führte die Kombination PLF zu keinen schwerwiegenden Nebenwirkungen, bei der Mehrzahl der Patienten war eine ambulante Durchführung möglich.

111 Patienten wurden im Anschluß an die Vorbehandlung reseziert (Resektionsrate 93,3 %). Bei 89 Patienten (80,1 %) erfolgte eine R0-Resektion (74,8 % aller vorbehandelten Patienten), bei 18 Patienten (16,2 %) eine R1- und bei 4 Patienten (3,7 %) eine R2-Resektion. Die primäre Chemotherapie führte nicht zu einer Zunahme der postoperativen Komplikationen bzw. Letalität (1,8 %). Ein echtes Down-Staging des Primärtumors wurde nur bei 10 Patienten (9 %) (ypT-Kategorie Tx n = 1, 1b n = 7, 2a n = 2) beobachtet. 30,6 % der Patienten wiesen keine Lymphknotenmetastasen auf.

Die mediane Überlebenszeit aller in die Studie aufgenommenen Patienten (n = 119) betrug 24 Monate, nach Resektion (n = 111 Pat.) 29 Monate, nach R0-Resektion 33,7 Monate, nach R1-Resektion 8,2 Monate und nach R2-Resektion 6 Monate. Lymphknotenstatus (pN-Kategorie) sowie das Ansprechen auf die Vorbehandlung waren in einer multivariaten Analyse unabhängige Prognosefaktoren.

Rezidive traten vorzugsweise extraluminal im Bereich des ehemaligen Tumorbetts, im Peritoneum und bei primär ausgedehnter Lymphknotenmetastasierung im Bereich nicht resezierter retroperitoneal gelegener Lymphknoten (M1 Lymph) auf. Vergleichbare Angaben zum Rückfallmuster finden sich auch in anderen Untersuchungen.

Basierend auf diesen Daten kann die neoadjuvante Chemotherapie derzeit nicht als Standard empfohlen werden. Vielmehr wird ihre Wertigkeit derzeit in einer randomisierten Phase III-Studie (EORTC Studie 40954) geprüft.

Da nicht erwartet werden kann, daß eine alleinige systemisch verabreichte Chemotherapie das Problem der lokalen bzw. intraabdominellen Rezidive suffizient

Tabelle 3. Ergebnisse der präoperativen Chemotherapie beim lokal fortgeschrittenen Magenkarzinom

Autor	Jahr	Pat. [n]	Staging	Chemo-therapie	Major Response [%]	R0 [%]	mÜLR [Monate]	ÜLR
Rougier et al.	1994	30	CT, ÖGD	Cisplatin/5-FU	56	72	20% (4 Jhr.)	
Facchini et al.	1995	22	CT, ÖGD	FAMTX	50	73		
Alexander et al.	1995	21	CT, ÖGD	5-FU/FA/IFN	38	73	24	
Kang et al.	1996	53	CT, ÖGD	PEF	62	62	24	
Kelsen et al.	1994	29	CT, ÖGD	FAMTX	53	16 (67%)		
Fink et al.	1995	30	CT, ÖGD, EUS, Laparoskopie	EAP	63	80	17	30% (2 Jhr.)
Fink et al.	1999	49	CT, ÖGD, EUS, Laparoskopie	PLF	26	76	35	52,8% (2 JÜLR) 45,6% (3 JÜLR)

mÜLR: mediane Überlebensraten, ÜLR: Überlebensraten, EUS: endoskopischer Ultraschall lösen kann, werden in der Zukunft zusätzliche Behandlungsoptionen, wie die Strahlentherapie und/oder die intraperitoneale Therapie (Chemotherapie; monoklonale Antikörper) zu prüfen sein.

Palliative Chemotherapie

In den letzten Jahren ist hinsichtlich der Indikation zur Chemotherapie beim fortgeschrittenen Magenkarzinom ein Wandel eingetreten. Da in den metastasierten Stadien die Möglichkeiten einer antineoplastischen Therapie grundsätzlich palliativ bleiben müssen, stehen außerhalb von Studien nicht mehr Ansprechraten und Remissionsdauer, sondern vor allem eine Verbesserung der Lebensqualität im Vordergrund aller therapeutischen Bemühungen. In verschiedenen randomisierten Studien konnte nachgewiesen werden, daß eine Chemotherapie verglichen mit einer symptomorientierten Therapie („best supportive therapy") nicht nur zu einer signifikanten Verlängerung der Überlebenszeit, sondern durch die Reduktion von Beschwerden auch zu einer verbesserten Lebensqualität führt.

Da das Magenkarzinom nach eingetretener Metastasierung einen rasch progredienten Verlauf zeigt, führt ein frühzeitiger Therapiebeginn zu einer signifikanten Verlängerung der Überlebenszeit. Die entscheidende Frage, ob eine Standardchemotherapie definiert werden kann, muß nach wie vor verneint werden. Die Wahl der Therapie richtet sich in erster Linie nach prognostischen Faktoren. Ungünstige Prognosefaktoren sind ein stärker reduzierter Allgemeinzustand (Karnofsky-Index < 70% bzw. WHO-Grad II), ein Gewichtsverlust über 10%, schwerwiegende Begleiterkrankungen, große Tumormassen, insbesondere eine Peritonealkarzinose ohne oder mit malignem Aszites. Grundsätzlich müssen die Erfolgschancen einer Chemotherapie bei Vorliegen einer oder mehrerer dieser Faktoren als marginal angesehen werden. Patienten mit günstigeren Ausgangskriterien (jüngeres Alter, guter Allgemeinzustand, keine Begleiterkrankungen, geringere Tumormassen) sollten möglichst innerhalb von innovativen klinischen Studien in ausgewiesenen Zentren behandelt werden. Außerhalb von Studien kann ein Therapieversuch mit Etoposid/Leucovorin/5-Fluorouracil (ELF), Hochdosis Folinsäure (Leucovorin), Hochdosis 5-Fluorouracil (modifiziertes Ardalan-Protokoll) gegebenenfalls auch bei vorhandener onkologischer Kompetenz mit Cisplatin (PLF) durchgeführt werden, vorausgesetzt, es erfolgt eine engmaschige Kontrolle zur Erfassung und Zusatzbehandlung auftretender Nebenwirkungen bzw. zur Früherkennung einer unzureichenden Wirkung.

Nachsorge

Beim Magenkarzinom stehen nach potentiell kurativer Operation die Erkennung und Behandlung spezifischer Folgezustände sowie die Ernährungsprobleme im Vordergrund der Nachsorgebetreuung. Die Früherkennung von Progressionen hat dagegen bisher zu keiner Verbesserung der Überlebensrate oder Verlängerung der Überlebenszeit geführt, da nur 2% der Patienten ein resektables Rezidiv aufweisen.

Die Anamnese und körperliche Untersuchung sind obligat. Im Vordergrund der Nachsorge steht die diätetische Beratung und psychische Führung der gastrektomierten Patienten (vierteljährliche Vitamin B12-Substitution). Engmaschige Kontrollen sind angezeigt bis postoperative stabile Ernährungsgewohnheiten und eine zufriedenstellende Lebensqualität erreicht sind. Bei persistierenden Funktionsstörungen nach subtotaler oder totaler Gastrektomie ist eine gezielte Diagnostik notwendig.

Als allgemeine diätetische Grundsätze gelten:

- Der Patient kann alles essen und trinken, was ihm bekommt und keine Beschwerden bereitet.
- Die übliche Nahrungsmenge sollte auf sechs kleine Mahlzeiten pro Tag oder mehr aufgeteilt werden. Dabei sollte auf langsames Essen und gutes Kauen geachtet werden.
- Der Patient sollte viel und gut essen. Die Kost sollte reich an Eiweiß, reich an Kohlenhydraten und eher fettarm sein.

Therapie beim Rezidiv

Die chirurgische Therapie bei Rezidiv eines Magenkarzinom in kurativer Absicht ist nur in wenigen Fällen möglich. Allenfalls ein alleiniges umschriebenes endoluminales Anastomosenrezidiv, welches bei adäquatem Resektionsausmaß allerdings selten ist, kann in Abhängigkeit vom Allgemeinzustand des Patienten erfolgreich nachrese ziert werden. Bei adäquat voroperierten Patienten (Lymphadenektomie!) wird sich die Indikation zur chirurgischen Rezidivtherapie nur im Ausnahmefall stellen. Daher wird man sich in der Mehrzahl der Fälle auf symptomatische Maßnahmen (Laser, Tubus) auf eine palliative Chemotherapie oder eine Radio-/Chemotherapie beschränken.

Prognose

Im eigenen Patientengut ließen sich die etablierten Prognosefaktoren bestätigen. Patienten nach R0-Resektion hatten mit einer 5-Jahres-Überlebensrate von 47 % eine signifikant bessere Überlebenswahrscheinlichkeit als nach R1- und R2-Resektion

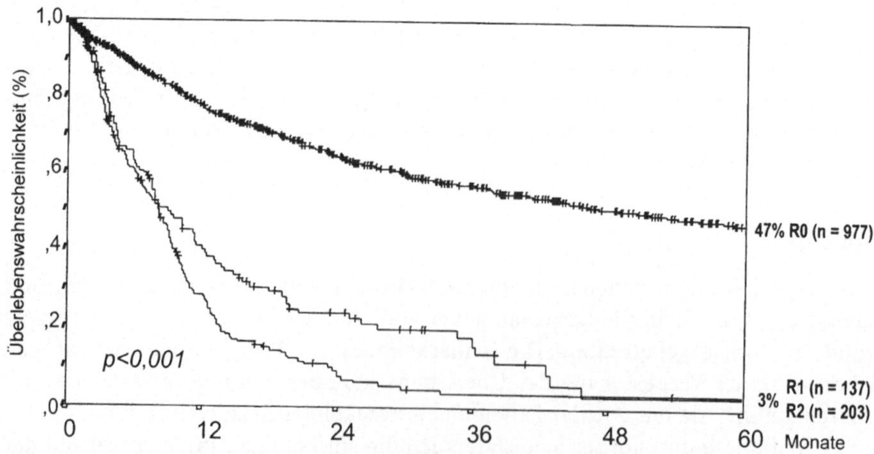

Abb. 9. Überlebensraten beim Magenkarzinom (Chirurgische Klinik, TU München 1982–1997) in Abhängigkeit von der R-Kategorie

(Abb. 9). Daneben ist die pT-Kategorie von hoher prognostischer Relevanz. Besonders die Subklassifikation der pT2-Kategorie (pT2a/pT2b) zeigte die deutlich schlechtere Prognose der Patienten mit einer pT2b-Kategorie (Abb. 10). Für Patienten ohne Lymphknotenmetastasen sowie mit einer gerade beginnenden lymphatischen Metastasierung (pN1-Kategorie) betrug die 5-Jahres-Überlebenswahrscheinlichkeit 76 % bzw. 47 % (Abb. 11). In den UICC-Stadien IA, IB und II lag die 5-Jahres-Überlebenswahrscheinlichkeit bei 93 %, 73 % und 52 %, dagegen war die Prognose für Patienten der Stadien IIIB und IV infaust (Abb. 12).

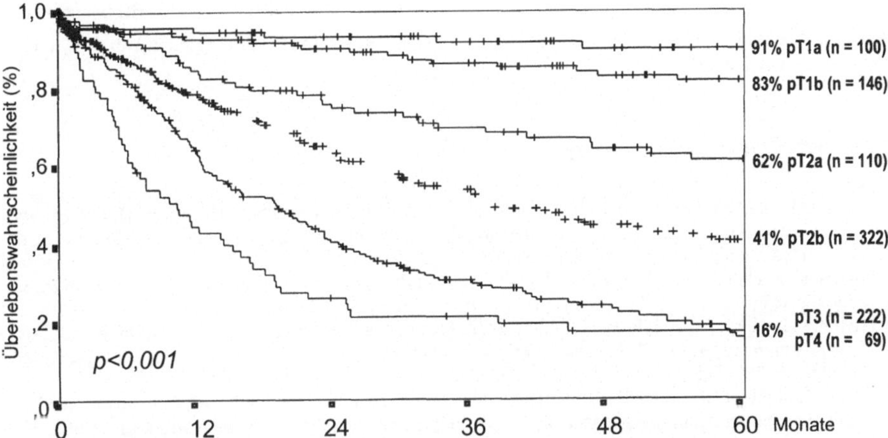

Abb. 10. Überlebensraten beim Magenkarzinom (Chirurgische Klinik, TU München 1982–1997) nach R0-Resektion in Abhängigkeit von der pT-Kategorie (UICC 1997) des Primärtumors

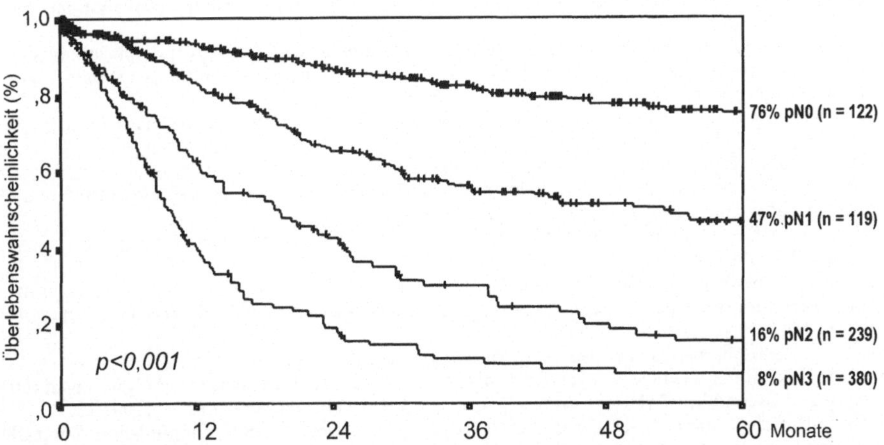

Abb. 11. Überlebensraten beim Magenkarzinom (Chirurgische Klinik, TU München 1982–1997) nach R0-Resektion in Abhängigkeit von der pN-Kategorie (UICC 1997) des Primärtumors

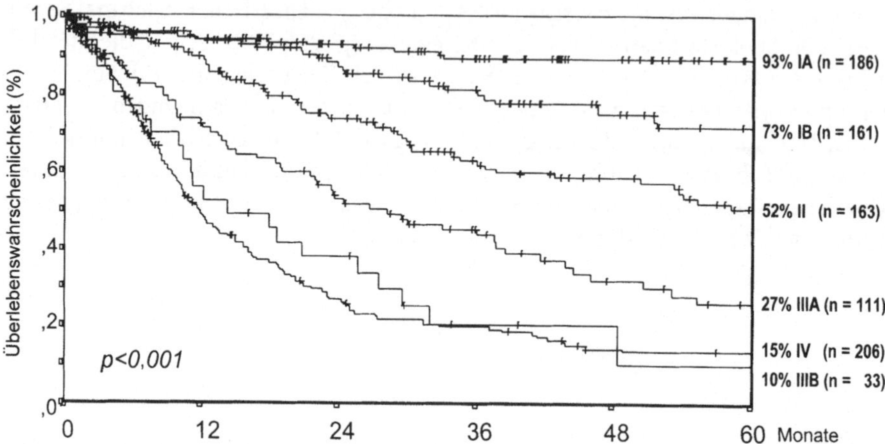

Abb. 12. Überlebensraten beim Magenkarzinom nach R0-Resektion in Abhängigkeit von der Stadien-gruppierung (UICC 1997)

Weiterführende Literatur

Bollschweiler E, Böttcher K, Hoelscher H, Sasako M, Kinoshita T, Maruyama K, Siewert JR (1992) Preoperative assessment of lymph node metastases in patients with gastric cancer: evaluation of the Maruyama computer program. Br J Surg 79: 156–160

Böttcher K, Becker K, Busch R, Roder JD, Siewert JR (1992) Prognosefaktoren beim Magenkarzinom: Ergebnisse einer uni- und multivariaten Analyse. Chirurg 63: 656–661

Böttcher K, Roder JD, Busch R, Fink U, Siewert JR, Hermanek P, Meyer HJ für die Deutsche Magencarcinom-Studiengruppe (1993) Epidemiologie des Magenkarzinoms aus chirurgischer Sicht. Dtsch Med Wschr 118: 729–736

Böttcher K, Siewert JR, Roder JD, Busch R, Hermanek P, Meyer HJ (1994) Risiko der chirurgischen Therapie des Magencarcinoms in Deutschland- Ergebnisse der Deutschen Magencarcinom-Studie 1992. Chirurg 65: 298–306

Böttcher K, Roder JD, Nekarda H, Siewert JR (1995) Prognoseverbesserung durch die Resektion synchroner Lebermetastasen beim Magenkarzinom? Langenbecks Arch Chir (Kongreßbericht) Suppl: 659–661

Böttcher K, Roder JD , Siewert JR für die Deutsche Magenkarzinom-Studiengruppe (GGCS) (1996) Wertigkeit der radikalen Lymphknotendissektion (Compartment I und II) beim Magenkarzinom. Zentralbl Chir 121: 131–138

Böttcher K, Stier A, Roder JD, Etter M, Siewert JR (1998) Ergbnisse der Ösophagojejunoplicatio in Stapler Technik. In: Schumpelick V, Schippers E (Hrsg) Pouch. Grundlagen- Funktion- Technik- Ergebnisse. Springer, Berlin Heidelberg New York S 325–331

Dittler HJ, Siewert JR (1993) Role of endoscopic ultrasonography in gastric carcinoma. Endoscopy 25: 162–166

Fink U, Schuhmacher C, Stein HJ, Busch R, Feussner H, Dittler HJ, Helmberger A, Bottcher K, Siewert JR (1995) Preoperative chemotherapy for stage III-IV gastric carcinoma: feasibility, response and outcome after complete resection. Br J Surg 82: 1248–1252

Fink U, Stein HJ, Schuhmacher C, Wilke HJ (1995) Neoadjuvant chemotherapy for gastric cancer: update. World J Surg 19: 509–516

Hermans J, Bonenkamp JJ, Boon MC, Bunt AM, Ohyama S, Sasako M, van-de VC (1993) Adjuvant therapy after curative resection for gastric cancer: meta-analysis of randomized trials. J Clin Oncol 11: 1441–1447

Kelsen D (1998) Adjuvant and neoadjuvant therapy for gastric cancer. Sem Oncol 23: 379–389

Nekarda H, Schmitt M, Ulm K, Siewert JR (1994) Prognostic impact of urokinase-type plasminigen activator and ist inhibitor PAI-1 in completely resected gastric cancer. Cancer Res 54: 2900–2907

Nekarda H, Geß C, Stark M, Mueller JD, Fink U, Schenck U, Siewert JR (1999) Immunocytochemically detected free peritoneal tumour cells (FPTC) are a strong prognostic factor in gastric carcinoma. Br J Cancer 79: 611–619

Roder JD, Böttcher K, Siewert JR, Busch R, Hermanek P, Meyer HJ and the German Gastric Cancer Study Group (1993) Prognostic factors in gastric carcinoma. Results of the German Gastric Carcinoma Study 1992. Cancer 72: 2089–2097

Roder JD, Bonenkamp JJ, Craven J, Velde van de CJH, Sasako M, Böttcher K, Stein HJ (1995) Lymphadenectomy for gastric cancer in clinical trials: Update. World J Surg 19: 546–553

Roder JD, Stein HJ, Eckel F, Herschbach P, Henrich G, Böttcher K, Busch R, Siewert JR (1996) Vergleich der Lebensqualität nach subtotaler und totaler Gastrektomie beim Magenkarzinom. Dtsch Med Wschr 121: 543–549

Roder JD, Böttcher K, Busch R, Wittekind Ch, Hermanek P, Siewert JR for the German Gastric Cancer Study Group (1998) Classification of regional lymph node metastasis from gastric carcinoma. Cancer 82: 621–631

Roder JD, Böttcher K, Etter M, Ott K, Fink U, Siewert JR (1999) Chirurgische und multimodale Behandlung des pT4-Magenkarzinoms. Acta Chir Austriaca 31: 22–25

Schuhmacher C, Böttcher K, Velhagen J, Siewert JR (1999) Ein Leben ohne Magen. Wissenswertes über Magenoperationen. Solvay Arzneimittel GmbH, Hannover, Fischer Druck, Peine

Sendler A, Nekarda H, Böttcher K, Fink U, Siewert JR (1997) Prognosefaktoren beim Magenkarzinom. Dtsch Med Wschr 122: 794–800

Siewert JR, Böttcher K, Bollschweiler E (1991) TNM-Klassifikation bei Magenkarzinom – das Problem der T2-Tumoren. Dtsch Med Wschr 116: 473–475

Siewert JR, Böttcher K (1992) Ösophagojejunoplikatio in Stapler-Technik. Langenbecks Arch Chir 377: 186–189

Siewert JR, Böttcher K, Roder JD, Busch R, Hermanek P, Meyer HJ and the German Gastric Cancer Study Group (1993) Prognostic relevance of systematic lymph node dissection in gastric carcinoma. Brit J Surg 80: 1015–1018

Siewert JR, Böttcher K, Roder JD, Fink U (1993) Palliative treatment from the surgical point of view. In: Nishi M, Ichikawa H, Nakajima T, Maruyama K, Tahara E (eds) Gastric cancer. Springer, Tokyo 378–391

Siewert JR, Böttcher K, Stein HJ, Roder JD, Busch R (1995) Problem of proximal third gastric carcinoma. World J Surg 19: 523–531

Siewert JR, Huber FT, Sendler A, Fink U (1995) Abdominelle Rezidive nach Eingriffen am Intestinum. Chirurg 66: 681–688

Siewert JR, Sendler A, Dittler HJ, Fink U, Höfler H (1995) Staging of gastrointestinal cancer as a precondition for multimodal treatment. World J Surg 19: 168–177

Siewert JR, Kestlmeier R, Busch R, Böttcher K, Müller J, Fellbaum C, Roder JD, Höfler H (1996) Benefits of D2 lymph node dissection for patients with gastric cancer and pN0 and pN1 lymph node metastases. Br J Surg 83: 1144–1147

Siewert JR, Böttcher KA, Stein HJ (1996) Lymphadenektomie bei Tumoren des oberen Gastrointestinaltraktes. Chirurg 67: 877–888

Siewert JR, Fink U, Sendler A, Becker K, Böttcher K, Feldmann C, Höfler H, Müller J, Molls M, Nekarda H, Roder JD, Stein H (Hrsg) (1997) Current Problems in Surgery: Gastric Cancer. Mosby, Vol 34, Number 11

Siewert JR, Böttcher K, Stein HJ, Roder JD (1998) Relevant prognostic factors in gastric cancer. Ten-year results from the German Gastric Cancer Study. Ann Surg 228: 449–461

Stier A, Böttcher KA, Roder JD, Schwaiger M, Siewert JR (1998) Untersuchungen zu Funktion und Lebensqualität nach subtotaler und totaler Gastrektomie mit und ohne Pouchrekonstruktion. In: Schumpelick V, Schippers E (Hrsg) Pouch. Grundlagen- Funktion- Technik- Ergebnisse. Springer, Berlin Heidelberg New York S 332–340

Thorban S, Böttcher K, Etter M, Busch R, Roder JD, Siewert JR (1999) Prognostic factors in gastric stump cancer. Ann Surg (im Druck)

UICC: TNM-Klassifikation maligner Tumoren, 5. Auflage. Hrsg. Ch. Wittekind, G. Wagner, Springer, Berlin, Heidelberg, New York 1997

2.3.2 Magenlymphom

A. Sendler, J.D. Roder, F. Zimmermann, T. Decker und M. Kremer

Epidemiologie

Maligne Lymphome werden in Hodgkin- und Non-Hodgkin-Lymphome (NHL) unterteilt. Nachdem es gelungen ist, niedrig maligne B-Zell-Lymphome des MALT (Mucosa-associated-lymphatic-tissue) als eigenständige Entität abzugrenzen, werden primäre Non-Hodgkin-Lymphome des Gastrointestinaltraktes nur noch selten diagnostiziert. Die Herkunft der Lymphome läßt sich von verschiedenen Funktionsformen des B- und T-Zellsystems ableiten. Dies ist in den modernen Klassifikationssystemen berücksichtigt. Niedrig maligne Lymphome bestehen überwiegend aus kleineren Zellen (Zyten), die hochmalignen Lymphome aus mittelgroßen bis großen Blasten. Die morphologische Differenzierung zwischen niedrig- und hochmalignen Lymphomen entspricht auch dem klinischen Spontanverlauf der Erkrankung. Die primären malignen Lymphome des Gastrointestinaltraktes, unterteilt in B- und T-Zelltypen, werden nach Isaacson und Norton klassifiziert.

Klassifikation primärer gastrointestinaler Non-Hodgkin-Lymphome (Isaacson u. Norton 1994)

B-Zell-Lymphome
Lymphome vom Typ des Mukosa-assoziierten lymphatischen Gewebes (MALT)
- Niedrigmaligne (überwiegend im Magen)
- Hochmaligne mit oder ohne niedrigmaligner Komponente (überwiegend im Magen)

Immunproliferative Dünndarmerkrankung (IPSID)
- Niedrigmaligne
- Hochmaligne

Mantelzell-Lymphome (lymphomatöse Polyposis)
Burkitt- und Burkitt-artige Lymphome
Andere Typen von niedrig- oder hochmalignen Lymphomen, die äquivalenten nodalen Lymphomen entsprechen.

T-Zell-Lymphome
Enteropathie-assoziiertes T-Zell-Lymphom (EATL)
Andere Typen ohne Assoziation mit Enteropathie
Seltene Typen (einschließlich Konditionen, die Lymphome vortäuschen können)

Non-Hodgkin-Lymphome (NHL) treten in 10–25 % primär extranodal auf. Davon sind etwa 1/3 im Gastrointestinaltrakt lokalisiert. Der Gastrointestinaltrakt ist damit die häufigste Lokalisation primär extranodaler NHL. Am häufigsten ist der Magen betroffen (48–69%), gefolgt vom Dünndarm (15–26%), dem Dickdarm (11–16%) und der Ileozoekalregion (4,5–13%).

Primäre NHL lassen sich erst in jüngster Zeit eindeutig histopathologisch den Lymphomen des MALT zuordnen. Frühere Definitionen richteten sich nach klinischen Symptomen, die pathologischen Magenveränderungen zugeordnet wurden. Dabei wurden gastrointestinale Manifestationen ausgeschlossen, da eine Abgrenzung von den nodalen Lymphomen erfolgen sollte. Dies führte naturgemäß zu stark voneinander divergierenden Zahlen zur Inzidenz- und Stadieneinteilung der primären NHL des Magens.

Mit einem Anteil von 2–5% aller primären Magentumore ist das primäre Magenlymphom eine seltene Erkrankung. Die Inzidenz der primären Magenlymphome wird in der neueren Literatur mit 7–10/Million Einwohner/Jahr angegeben. Sie haben einen Anteil von ca. 9% an allen nodalen- und extranodalen Lymphomen. Das Durchschnittsalter zum Zeitpunkt der Erstmanifestation liegt bei 55 Jahren, das männliche Geschlecht ist durchschnittlich 1,5fach häufiger betroffen als das weibliche. Nach Literaturangaben wird über eine Verdopplung der Inzidenz von primären MALT-Lymphomen in den letzten Jahren berichtet. Diese statistischen Angaben sind jedoch möglicherweise das Ergebnis der genaueren Diagnose und Änderungen der Definition des primären Magenlymphoms. Wegen des seltenen Auftretens gastrointestinaler Non-Hodgkin-Lymphome sind praktisch alle verfügbaren Daten zu Therapieergebnissen retrospektiv erhoben. Sie erfassen Zeiträume von 10 und mehr Jahren.

Pathogenese

Obwohl der gesunde Magen primär kein Mucosa-associated-lymphatic-tissue (MALT) besitzt, sind die meisten primären Lymphome des Magens MALT-Lymphome. Sie entstehen fast immer auf dem Boden eines sekundären MALT-Systems, das sich bei einer Immunreaktion im Rahmen einer chronischen Helicobacter-Gastritis entwickelt und oft B-Follikel in der Mukosa ausbildet. MALT-Lymphome zeigen ein über lange Zeit organgebundenes Wachstum in Folge einer lokalen Antigenstimulation bzw. von Homing-Phänomenen. Bei Auftreten des Lymphoms in anderen Organen (etwa 30%), sind zunächst andere MALT-Organe betroffen, wie die Tonsillen oder der übrige Gastrointestinaltrakt (v. a. der Dünndarm). Erst mit zunehmender Progression ist mit einem Befall von Lymphknoten oder mit einer Generalisation (Knochenmarkinfiltration) zu rechnen. Zahlreiche histomorphologische, epidemiologische und experimentelle Daten weisen übereinstimmend auf die hohe Bedeutung der Helicobacter pylori-Infektion, sowohl für die Entstehung als auch für die Progression des MALT-Lymphoms hin.

Pathologie und Klassifikation

Zur Einteilung der Non-Hodgkin-Lymphome werden verschiedene Klassifikationen wie die Kiel- oder die Real-Klassifikation verwendet. Eine optimale Einteilung der Untergruppen der gastrointestinalen Lymphome gibt es derzeit nicht. Der Grund liegt in der erst gut 10 Jahre alten Entdeckung insbesondere von Isaacson, daß der weit überwiegende Teil der Lymphome des Verdauungstraktes dem MALT-Typ zuzurechnen ist. Ein weiterer Grund liegt in den neuen Erkenntnissen über das Wachstumsverhalten der verschiedenen gastrointestinalen Non-Hodgkin-Lymphome und dem vermehrten Einsatz immunhistochemischer Untersuchungen. Hierdurch wurden alte Klassifikationen wiederholt revidiert. Derzeit stellt die Klassifizierung nach Isaacson und Norton eine praktikable und klinisch gut anwendbare Klassifikation dar.

Aufgrund von Unterschieden in Prognose und Therapie sind niedrig und hochmaligne B-Zell-Lymphome des MALT voneinander abzugrenzen. In etwa ¼ der Fälle kommen jedoch hoch-/und niedrig maligne Lymphomanteile nebeneinander vor; diese können nur durch umfangreiche bioptische Untersuchungen identifiziert werden. Die sehr häufigen B-Zell-MALT-Lymphome müssen von den sehr seltenen (1–2%) und meistens aggressiv verlaufenden gastralen T-Zell-Non-Hodgkin-Lymphomen (NHL) oder noch selteneren Lymphom-Typen immunhistochemisch abgegrenzt werden.

Bei dem niedrig malignen B-Zell-Lymphom vom MALT-Typ dominieren Lymphozyten mit länglichen gekerbten Zellkernen (Centrocyte-like Cells), die den normalen Marginalzonen B-Lymphozyten der Milz ähnlich sind. Hochmaligne Lymphome der B-Zell-Reihe bestehen aus Blasten der B-Zellen (z. B. Zentroblasten- und/oder Immunoblasten-ähnlichen Zellen). Im Gegensatz zu den charakteristischen morphologischen Merkmalen der niedrigmalignen MALT-Lymphome des Magens erlauben die zytologischen Aspekte des hochmalignen Lymphoms keine Abgrenzung gegenüber generalisierten Non-Hodgkin-Lymphomen mit sekundärer Magenbeteiligung, mit Ausnahme des histologischen Nachweises eines simultanen, niedrig malignen MALT-Lymphomanteiles.

Die Magenlymphome werden entsprechend der modifizierten Klassifikation von Musshoff in die Stadien E I–E IV eingeteilt (Tab. 1).

Tabelle 1. Stadieneinteilung der Magenlymphome (nach Musshoff)

Stadium	
E I 1	uni- oder multilokuläres Magenlymphom, beschränkt auf Mukosa und Submukosa, ohne Lymphknotenbeteiligung
E I 2	uni- oder multilokuläres Magenlymphom mit Infiltration der M. propria, Subserosa oder Infiltration per continuitatem in ein benachbartes Organ, ohne Lymphknotenbefall
E II 1	uni- oder multilokuläres Magenlymphom, Befall der regionalen Lymphknoten
E II 2	uni- oder multilokuläres Magenlymphom mit Lymphknotenbefall über die regionalen Lymphknoten hinaus unter Einschluß eines weiteren Organbefalls per continuitatem oder eines anderen lokalisierten Organbefalls unterhalb des Zwerchfells
E III	uni- oder multilokuläres Magenlymphom mit Lymphknotenbefall ober- und unterhalb des Zwerchfells einschließlich eines weiteren lokalisierten Organbefalls, der auch oberhalb des Zwerchfells liegen kann
E IV	uni- oder multilokuläres Magenlymphom mit oder ohne Befall benachbarter Lymphknoten und diffuser oder disseminierter Befall eines oder mehrerer extragastraler Organe

Prognostische Faktoren

Aufgrund der wiederholt geänderten Klassifikation, der Seltenheit des Krankheitsbildes und der häufig modifizierten Therapieschemata sind valide Aussagen zu prognostischen Faktoren kaum möglich. Als gesicherter prognostischer Faktor kann die R0-Resektion bei nodal negativen Stadium (bis Stadium E I 2) gelten. Von einer ungünstigen Prognose ist bei Vorliegen eines hochmalignen Lymphoms bzw. bei Befall von Lymphknoten auszugehen.

Symptomatologie

Einen Überblick der eher unspezifischen Symptome, die beim primären Magenlymphom des MALT zur Diagnose führt gibt Tabelle 2.

Tabelle 2. Primärsymptome beim primären Magenlymphom des MALT (nach Stephens und Smith)

Symptome	Prävalenz [%]
Bauchschmerzen	71–85
Gewichtsverlust	11–68
Übelkeit/Erbrechen	14–28
Blutung	7–23
Perforation	0–6

Diagnostik und Staging

Die Diagnose einer primär extranodalen Manifestation ist eine Ausschlußdiagnose; ein möglicher sekundärer Befall muß durch weitere diagnostische Maßnahmen ausgeschlossen werden. Neben Anamnese und klinischer Untersuchung (palpable Milz?) sind folgende Untersuchungen obligat: Differentialblutbild, CT (Thorax, Abdomen, Becken) und Knochenmarkzytologie. Bei den Patienten muß ferner eine indirekte Laryngoskopie, zum Ausschluß des Befalls des Waldeyerschen Rachenrings, durchgeführt werden. An Laboruntersuchungen werden ein Differentialblutbild, Leberwerte und die LDH verlangt. Die Gallium-Szintigraphie oder die Positronenemissionstomographie eignen sich vor allem zur Beurteilung des Erfolges konservativer Therapiemaßnahmen.

Bei der Erfassung eines Magenlymphoms in lokal begrenzten Stadien kommt der Endoskopie und der Endosonographie die Schlüsselrolle zu. Malignitätsgrad (niedrig/hoch maligne) und Dissemination (Stadium) des Lymphoms sind als die entscheidenden prognostischen Faktoren und therapeutischen Determinanten anzusehen. Deren Festlegung stellt hohe Anforderungen an die endoskopisch-bioptische Diagnostik und die Endosonographie. Bei der endoskopisch-bioptischen Diagnostik ergeben sich bis heute verschiedene Probleme wie das multifokale, submuköse Wachstum und die fokale maligne Transformation. Zur Sicherung der Diagnose, insbesondere bei Feststellung von Tumorausdehnung und multifokalen Läsionen ist die gesonderte histologische Untersuchung multipler Biopsate von verschiedenen Stellen des Magens erforderlich. Daher sind mindestens 10 tiefgreifende Zangenbiopsien aus der verdächtigen Region aber auch aus endoskopisch unauffälligen Schleimhautregionen notwendig. Der Helicobacter-Status ist stets zu erheben. Differentialdiagnostisch müssen hochmaligne NHL immunhistochemisch (LCA-Nachweis) von undifferenzierten Karzinomen (CK-Nachweis) und von kleinzelligen Karzinomen (NSE-, Chromogranin-Nachweis) abgegrenzt werden. Die Endosonographie erlaubt derzeit als einzige bildgebende Methode eine Differenzierung der Magenwandschichten, die Darstellung der unmittelbaren Umgebung und die Bestimmung der Infiltrationstiefe des Lymphoms, wodurch eine klinische Einteilung früher Tumorstadien möglich wird. Derzeit ist es aber technisch kaum möglich den isolierten Mukosabefall vom Submukosabefall endosonographisch eindeutig abzugrenzen. Abb. 1 zeigt schematisch das diagnostische und therapeutische Vorgehen.

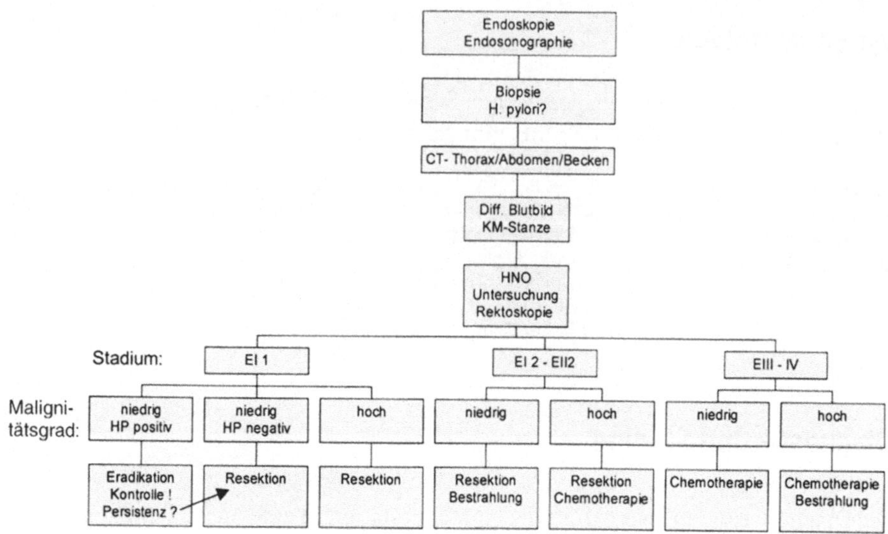

Abb. 1. Flußdiagramm: Diagnostik/Therapie bei Lymphomen des Magens

Therapie

Behandlungsstrategie

Innerhalb der Gruppe der extranodalen Non-Hodgkin-Lymphome hat das MALT in frühen Stadien eine günstige Prognose. Dies liegt daran, daß sich die primären Magenlymphome eher selten lymphonodulär ausbreiten und daher wie unifokale Tumoren betrachtet werden können. Wie alle Lymphome sprechen diese grundsätzlich gut auf Strahlen- und/oder Chemotherapie an. Nach dem Konsensus der CAO, AIO und ARO 1997 ist bei niedrig malignen MALT-Lymphomen der Stadien E I bis E II 1 die R0-Resektion die Therapie der Wahl. Abschließende Aussagen zur Therapie dieser speziellen Gruppe der Non-Hogkin-Lymphome sind erst nach Abschluß der 1998 begonnenen europäischen Multicenterstudie zu erwarten.

Niedrig maligne Lymphome

Bei histologisch nachgewiesenem niedrig malignem Lymphom des MALT im Stadium E I 1 (Mukosabefall) (Endosonographie!) und nachgewiesener Helicobacter pylori-Infektion der Magenschleimhaut ist *nur* in diesem Stadium zunächst der Verzicht auf operative oder strahlentherapeutische Maßnahmen zugunsten einer Helicobacter pylori-Eradikation zu empfehlen. In diesem Stadium kann eine komplette Lymphomregression – mitunter erst nach Wiederholung der Eradikationstherapie bei 48–90% der Patienten erzielt werden. Diese Therapieform setzt engmaschige endoskopische/bioptische Kontrolluntersuchungen über mindestens 6 Monate voraus und soll nur im Rahmen von kontrollierten Therapiestudien mit langfristiger Patientenanbindung (Endoskopie/Endosonographie) durchgeführt werden.

Bei fehlender Regression, sowie in den Stadien E I 2, E II 1 ist eine chirurgische Resektion indiziert. Das Ziel einer chirurgischen Intervention ist die R0-Resektion.

Diese sollte, abhängig von der Tumorlokalisation, im Sinne einer subtotalen oder totalen Gastrektomie erfolgen. Die sytematische (D2) Lymphadenektomie ist immer indiziert. Wegen des multifokalen Wachstums, gelegentlich assoziierter Magenkarzinome und der intraoperativ nicht eindeutig zu beurteilenden Resektionsränder ist der totalen Gastrektomie der Vorzug zu geben. Bei der eher günstigen Langzeitprognose ist als Rekonstruktion die Anlage eines Pouches indiziert. Die Rolle einer chirurgischen Therapie ab Stadium E II 2 (Debulking-OP) wird kontrovers diskutiert. Im Stadium E II 2 mit einem Befall über das Lymphknotenkompartiment 2 des Magens hinaus ist eine ausreichende Radikalität durch eine alleinige chirurgische Therapie unwahrscheinlich. Häufig wird dieses Stadium jedoch erst postoperativ zu klassifizieren sein. Bei Patienten ab dem Stadium E II 2 muß daher die operative Therapie stets von einer adjuvanten/additiven Chemo- oder Radiotherapie, oder einer Kombination aus beiden Verfahren begleitet werden. Bei Patienten, bei denen Kontraindikationen gegen eine Operation bestehen, kann auch eine alleinige Radiotherapie oder eine sequentielle Chemo- und Radiotherapie durchgeführt werden.

Die Therapie für die Stadien E III und E IV lehnt sich an die Erfahrungen bei Patienten mit nodalen Lymphomen an und kann bei Patienten mit niedrig malignen Lymphomen keinen kurativen Anspruch erheben. Das Vorgehen umfaßt ein weites Spektrum zwischen konsolidiertem Abwarten und intensiver Chemotherapie sowie Strahlentherapie residualer Lymphome.

Hochmaligne Lymphome

Bei hochmalignen Lymphomen ist bis heute nicht geklärt, ob die Resektion oder die primäre Radio-/Chemotherapie die Methode der Wahl ist. Die Therapie muß hier interdisziplinär geplant werden. Bei hochmalignen Lymphomen kann außer der primären Resektion (Stadium E I/E II 1) eine sequentielle Chemo- und Radiotherapie erwogen werden. Von Vorteil wäre in diesen Fällen, daß ein Ansprechen des Tumors auf die initiale Chemotherapie endoskopisch beurteilt werden könnte. Dies ist bei primärer Resektion mit anschließender Chemotherapie nicht möglich. Im Stadium E III/IV besteht mit 6 Zyklen CHOP und ggf. einer nachfolgenden „involved field" Radiatio immer noch eine, wenn auch geringe, kurative Option.

Eigene Ergebnisse

Die Ergebnisse der eigenen Klinik nach Resektion niedrig- und hochmaligner Lymphome des Magens zeigen die Tabellen 3 und 4 und die Abbildungen 2–4. Zwischen 1982 und 1998 wurden 70 Patienten mit Non-Hodgkin-Lymphomen reseziert. Nicht in die Analyse aufgenommen wurden 14 Patienten mit fortgeschrittenen Lymphomen (Stadium E II 2–IV), die in diesem Zeitraum nur chemo- oder strahlentherapeutisch behandelt wurden. Zu bemerken ist, daß bisher nur 2 Patienten des eigenen Krankengutes erfolgreich mit einer Helicobacter-Eradikationstherapie behandelt werden konnten. Dies erklärt sich zum einem aus dem geringen Patientenaufkommen im Stadium E I1, aus dem relativ neuen Therapieansatz und aus der Zuweisungspraxis an ein chirurgisches Zentrum.

Niedrig maligne		32
	MALT	26 (81 %)
Hoch maligne		38
	MALT	10 (26 %)

Tabelle 3. Primäre Non-Hodgkin-Lymphome des Magens. Patienten der Chirurgischen Klinik 1982 – 1998 (n= 70), Häufigkeit der MALT-Lymphome

E I			34 (49 %)
	E I 1	9	
	E I 2	25	
E II			29 (41 %)
	E II 1	19	
	E II 2	10	
E III			5 (7 %)
E IV			2 (3 %)

Tabelle 4. Primäre Non-Hodgkin-Lymphome des Magens. Resezierte Patienten der Chirurgischen Klinik 1982 – 1998 (n = 70), Stadienverteilung

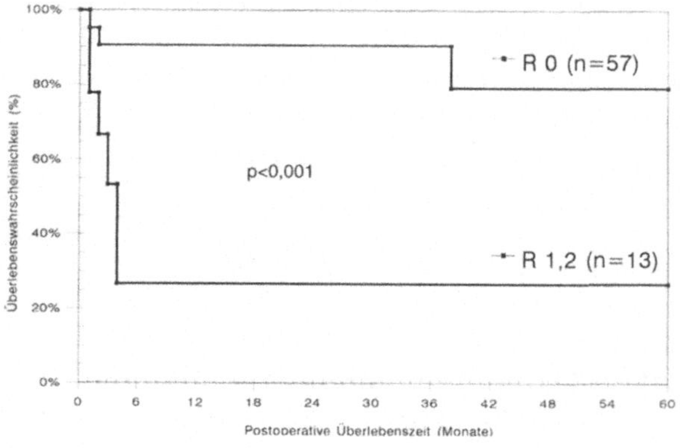

Abb. 2. Prognose der resezierten Patienten mit primärem Non-Hodgkin-Lymphom des Magens (n = 70) in Abhängigkeit vom Residualtumor-Status

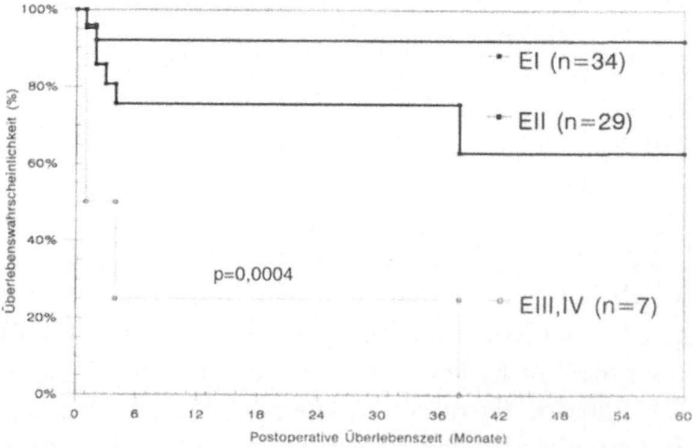

Abb. 3. Stadienabhängige Prognose bei primärem Non-Hodgkin-Lymphom des Magens

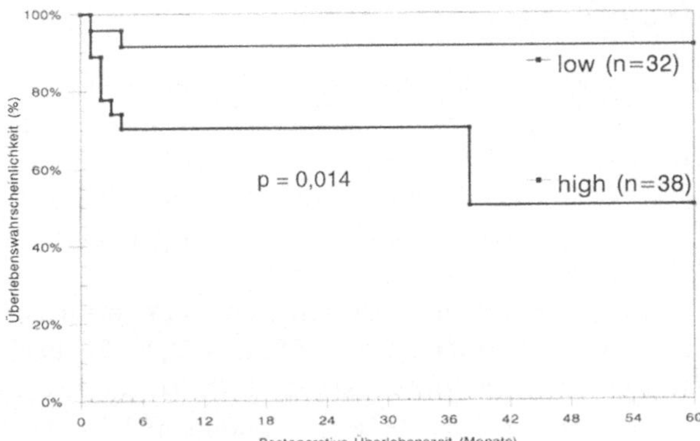

Abb. 4. Einfluß des Malignitätsgrades auf das Überleben bei primären Non-Hodgkin-Lymphom des Magens

Die univariate Analyse der Prognoseparameter ergab einen signifikanten Einfluß von Tumorstadium, Tumorgröße, Malignitätsgrad, R0-Resektion und des Resektionsausmaßes auf das Überleben. In der multivarianten Analyse der retrospektiv erhobenen Daten waren nur die R0-Resektion und das Resektionsausmaß von signifikantem prognostischem Einfluß.

Adjuvante/additive Therapie

Kann in den Stadien E I 1 und E I 2 sowie E II 1 eine R0-Resektion erzielt werden, erfolgt bei niedrig malignen Lymphomen keine weitere Therapie. Im Stadium E I 1 ist bei hochmalignen Lymphomen, die R0 reseziert wurden, ebenfalls keine weitere Therapie erforderlich. Im Stadium E I 2 und E II 1 folgen auch nach einer R0-Resektion 4 Kurse einer CHOP Chemotherapie. Nach R1/R2-Resektionen wird eine Radiotherapie entweder im Sinne einer Involved- oder Extended-field-Bestrahlung durchgeführt. Zielvolumen, Bestrahlungstechnik, Gesamtdosis sowie das Fraktionierungsschema ergeben sich aus der Lokalisation des Residualtumors und dem initialen Tumorstadium (Tab. 5).

Tabelle 5. Behandlungsstrategie bei gastrointestinalen Lymphomen, Konzept der Chirurgischen, Radio-Onkologischen und Medizinischen Klinik der TU München

Stadium	Malignität	Standardtherapie	Alternativen
E I 1	niedrig	Helicobacter-Eradikation unter Studienbedingungen	Bei Persistieren des Lymphombefalls: Resektion
E I 2-E II 1		Resektion	alleinige Bestrahlung
E II 2		Resektion und Bestrahlung	alleinige Bestrahlung
E III/IV		Chemotherapie	in Ausnahmefällen: palliative Operation; lokale Bestrahlung
E I 1	hoch	Resektion	alleinige/primäre Chemotherapie
E I 2-E II 1		Resektion und Chemotherapie	sequentielle Chemo- und Strahlentherapie, Chemotherapie und Resektion
E II 2		Resektion und Bestrahlung	sequentielle Chemo- und Strahlentherapie
E III/IV		Chemotherapie und Bestrahlung	in Ausnahmefällen: palliative Operation

Prognose

In einer Metaanalyse von 3157 Patienten (1974–1995) mit einem Lymphom des Magens aus dem Jahre 1997 von Brand et al. wurden folgende stadienabhängige Überlebenszeiten ermittelt: Das 5-Jahresüberleben der Gesamtgruppe betrug 57 %; Stadium E I: 77 %, Stadium E II 1 70 %, Stadium E II 2 37 %, Stadium E III 31 % und Stadium E IV 27 %. Das Gesamtüberleben stieg im Zeitraum von 1974 bis 1995 von 37 % bis auf 87 % in der einzelnen Kollektiven.

Im eigenen (n = 70) Patientengut findet sich ein 5-Jahresüberleben von 71 %. Die postoperative Letalität betrug 2,9 % (n = 2), im Beobachtungszeitraum verstarben 11 Patienten (15 %) an der Erkrankung. Erneute, extragastrische Manifestationen fanden sich bei 3 Patienten (4 %). Im Stadium E I leben nach 5 Jahren noch 92 % , im Stadium E II noch 65 % der operierten Patienten. Kein Patient im Stadium E III oder IV überlebte 5 Jahre (Abb. 3).

Nachsorge

Die Nachsorge von Magenlymphompatienten sollte sich primär am klinischen Beschwerdebild orientieren. Regelmäßige, technisch aufwendige und belastende Untersuchungen sind nur bei konkretem Rezidivverdacht zu rechtfertigen. Da es therapeutische Optionen gibt, sollte in diesem Fall das gesamte Staging durchgeführt werden. Bei Manifestation eines Rezidives nach kompletter Resektion ist die Möglichkeit einer Chemo- oder Radiotherapie zu prüfen. Dieses trifft auch zu, wenn bereits multimodal therapiert wurde.

Weiterführende Literatur

Brand F, Mönig SP, Raab M (1997) Treatment and prognosis of gastric lyphoma. Eur J Surg 163: 803–813
Fischbach W (1999) Clinical management of primary gastric lymphoma. Onkologie 22: 25–29
Fischbach W (1998a) Aktuelle Aspekte zu Pathogenese, Diagnostik und Therapie primärer Magenlymphome des MALT. Z Gastroenterol 36: 307–311
Fischbach W (1998b) Helicobacter und Lymphom. Chirurg 69: 249–251
Fischbach W, Böhm S (1993) Diagnostik primärer Magenlymphome. Dtsch.med.Wschr. 118: 909–912
Isaacson PG, Norton AJ (1994) Extranodal lymphomas. Churchill Livingstone
Junginger Th, Hossfeld DK, Müller RP (1997) Diagnostik und Therapie des primären Magenlymphoms. Dtsch med Wschr 122: 1569–1572
Kodera Y, Yamamura Y, Nakamura S, Shimizu Y, Torii A, Hirai T, Yasui K, Morimoto T, Kato T, Kito T (1998) The role of radical gastrectomy with systematic lymphadenectomy for the diagnosis and treatment of primary gastric lymphoma. Ann Surg 227: 45–50
Maor MH, Velasquez WS, Fuller LM, Silvermintz KB (1990) Stomach conservation in stages IE and IIE gastric non-Hodgkin's lymphoma. J Clin Oncol 8: 266–271
Melcher GA, Roder JD, Fink U, Funk A, Fellbaum Ch, Busch R (1993) Prognosefaktoren beim primär gastrischen Non-Hodgkin-Lymphom-Ergebnisse einer uni- und multivariaten Analyse. Zentralbl Chir 118: 614–621
Musshoff K (1977) Klinische Stadieneinteilung der Nicht-Hodgkin-Lymphome. Strahlentherapie 153: 218–221
Mustafa IA, Clarc J, Khorsand J, Wamebo HJ (1997) Gastric Lymphoma. In: Wanebo HJ (ed). Surgery for gastrointestinal cancer: A multidisciplinary approach. Lippincott Raven Publishers, Philadelphia, New York, 371–379

Roder JD, Fink U, Babic R, Gössner W, Siewert JR (1989) Das primär extranodale non-Hodgkin-Lymphom des Magens-Stellenwert der Operation im Rahmen eines multimodalen Behandlungskonzepts. Chirurg 60: 157–162

Roder JD, Stein HJ, Eckel F, Herschbach P, Henrich G, Böttcher K, Busch R (1996) Vergleich der Lebensqualität nach subtotaler und totaler Gastrektomie beim Magenkarzinom. Dtsch med Wschr 121: 543–549

Ruskone-Fourmestrauy A, Aegerter P, Delmer A et al and the groupe d'étude des lymphomes digestifs (1993) Primary digestive tract lymphoma: A prospective multicentric study of 91 patients. Gastroenterol 105: 1662–1671

Severson RK, Davis S (1990) Increasing incidence of primary gastric lymphoma. Cancer 66: 1283

Taal BG, Burgers JM, van Heerde P, Hart AA, Somers R (1993) The clinical spectrum and treatment of primary non-Hodgkin's lymphoma of the stomach. Ann Oncol 4: 839–46

2.3.3 Gastrointestinale Stromatumoren des Magens (Magensarkom)

A. Sendler, K. Becker und J.D. Roder

Epidemiologie

Gastrointestinale Stromatumoren (GIST) sind seltene Magentumoren. Kürzlich publizierte bevölkerungsbezogene Daten aus Schweden zeigen, daß 0,7 % aller maligne Magentumoren Leiomyosarkome sind. Die Inzidenz beträgt für Männer 1,8 pro Million, für Frauen 1,2 pro Million. Männer sind 1,5 mal häufiger betroffen als Frauen.

Definition und Pathologie

Mesenchymale Tumoren des Verdauungstraktes treten am häufigsten im Magen auf und verhalten sich in der Mehrzahl der Fälle klinisch benigne. Traditionell wurden diese Tumoren der glatten Muskulatur zugeordnet, zumal sie auch meist im Bereich der Tunica muscularis propria lokalisiert sind. Mit zunehmender Entwicklung weiterer diagnostischer Verfahren, wie der Elektronenmikroskopie und auch der Immunhistochemie konnte eine vollständige myogene Differenzierung nur in einem Teil der Tumoren nachgewiesen werden. Das hat zum Konzept der Definition sog. gastrointestinaler Stromatumoren (GIST) geführt.

Alle früher unter dem Begriff Leiomyome und Leiomyosarkome bekannten Tumoren werden heute unter dem Begriff der gastrointestinalen Stromatumoren (GIST) zusammengefaßt, da ihr Ursprungsort (glatte Muskulatur, Nerven, Mesenchym oder Stroma) nicht bekannt ist. Diese Tumoren entstehen in der Magenwand und gehen üblicherweise aus oder zwischen der Muscularis propria und der Muscularis mucosae hervor. Sie dehnen sich dann in Richtung auf das Magenlumen oder auf die Serosa oder in beide Richtungen hin aus. Die moderne Klassifikation der gastrointestinalen Stomatumoren ist in folgender Übersicht dargestellt.

Klassifikation der gastrointestinalen Stromatumoren des Magens, (GIST) (Rosai 1995)

GIST, Typ der glatten Muskulatur
* benigne (Leiomyom)
* borderline
* maligne (Leiomyosarkom)

GIST, Typ der glatten Muskulatur, epitheloide Variante
- benigne (epitheloides Leiomyom oder benignes Leiomyoblastom)
- borderline (epitheloider Tumor der glatten Muskulatur oder boderline Leio-myoblastom)
- maligne (epitheloides Leiomyosarkom oder malignes Leiomyoblastom)

GIST, neuraler Typ (GAN)
- GIST, kombinierter Typ (glatte Muskulatur-neural, wird als maligne oder als potentiell maligne betrachtet)
- GIST, unbestimmter Typ

GIST: gastro-intestinal stromal tumor, GAN: gastro-intestinal autonomic nerve tumor

Das biologische Verhalten der GIST läßt sich anhand histologischer Kriterien oftmals schwer vorhersagen. Als prognostische Kriterien werden die Mitosenrate und die Tumorgröße beschrieben. Es können aber auch Tumore, die nur wenige Mitosen aufweisen, metastasieren.

Franquemont hat nach retrospektiver Analyse ein einfaches Raster zur Prognose-abschätzung vorgeschlagen (Tab. 1) und in einer eigenen Serie eine relativ gute Sensitivität und Spezifität erreicht: Von 21 High-risk GIST waren 3 falsch positiv, von den 12 Low-risk GIST war einer falsch negativ.

Nach neueren Daten hat sich aufgrund immunhistochemischer und ultrastruktureller Merkmale der GIST die Erkenntnis durchgesetzt, daß entgegen früheren Aussagen diese Tumore nicht generell von glatten Muskelzellen abstammen. Ein nicht unwesentlicher Anteil ist neurogenen Ursprungs (Tab. 2). Bisher fehlt jedoch dieser ultrastrukturellen Subklassifizierung noch die klinische Relevanz.

Tabelle 1. Dignitäteinschätzung von GIST (nach Franquemont)

Hohes Risiko	niedriges Risiko
Größe > 5 cm	Größe < 5 cm
MR > 2/10 HPF	MR < 2/10 HPF
PCNA Index > 10 %	PCNA Index < 10 %

MR: Mitoserate, PCNA: proliferating cell nuclear antigen

Tabelle 2. Häufigkeitsverteilung der GIST-Subklassen und deren immunhistochemische Merkmale nach Erlandson et al. und Matsumoto et al.

	Häufig-keit	Immunhistochemische Merkmale
Myogen	31–85 %	Positiv: Vimentin, S-100, NSE, CD 34, Chromogranin, Synaptosin
Neurogen	35 %	Positiv: SMA, Desmin, CD34, HHF-35 (Actin)
Bidirektional	15 %	Kombinationen typischer Marker, z. B. NSE, SMA, Desemin
Undifferenziert	13 %	keine schlüssigen positiven Marker.

NSE: neuorspezifische Enolase, SMA: smooth muscel actin

Auch nach systematischer Lymphadenektomie werden Lymphknotenmetastasen gastrointestinaler Stromatumoren nur bei maximal 15 % der Patienten beobachtet. Auch beim Rezidiv finden sie sich nur selten. Fernmetastasen der GIST finden sich bevorzugt in der Leber und dem Peritoneum.

Symptomatologie und Lokalisation

Der klinische Verlauf von gastrointestinalen Stromatumoren des Magens ist äußerst variabel. Obgleich die meisten Tumoren relativ langsam wachsen, ist eine Tumorverdoppelung innerhalb von 5 Monaten beschrieben worden. In der Regel werden gastrointestinale Stromatumoren erst diagnostiziert wenn sie relativ groß geworden sind. Symptomatische Tumoren (59 %) sind bei Diagnose durchschnittlich 6 cm groß, wohingegen asymptomatische GIST (41 %) einen Durchmesser von durchschnittlich 1,5 cm aufweisen. Die Symptome sind unspezifisch und umfassen Oberbauchschmerzen, Dyspepsie und eine palpable abdominelle Raumforderung. Die akute oder subakute gastrointestinale Blutung tritt als Erstsymptom bei ungefähr 50% der Patienten auf. Aufgrund der geringen Fallzahl pro Institution findet sich kein beweisender Hinweis auf die bevorzugte Lokalisation des Tumors. Vereinzelt wird eine gewisse Prädelektion des proximalen Magendrittels beschrieben.

Diagnostik

Aufgrund ihres Wachstumstyps werden gastrointestinale Stromatumoren häufig erst in einem fortgeschrittenen Stadium diagnostiziert. Endoskopisch zeigt sich häufig eine Impression des Magens von außen. Die Endosonographie kann Hinweise auf die Wachstumsform und Ausdehnung des Tumors geben. Endoskopisch-bioptisch gelingt die Diagnose in weniger als 25 % der Fälle. Zum Ausschluß von Fernmetastasen sollte schon bei Verdacht eine CT des Abdomens durchgeführt werden. Häufig führt jedoch erst die Ultraschall/CT-gesteuerte Biopsie von Metastasen (Leber) zu einer Artdiagnose. In der Mehrzahl der Fälle wird der GIST anhand des Resektates diagnostiziert.

Therapie

Die Therapie der gastrointestinalen Stromatumoren erfolgt durch Resektion. Da bei GIST ein laterales, submuköses Tumorwachstum ungewöhnlich ist, genügt bei diesen Tumoren eine Sicherheitsabstand von 2–3 cm aus. Die meisten Tumoren mit einem Durchmesser von < 5 cm können bei einer entsprechenden Lokalisation und ausreichendem Abstand von Kardia und Pylorus mit einer Wedge-Resektion therapiert werden. Diese Wedge-Resektion kann bei entsprechender Tumorlokalisation auch laparoskopisch durchgeführt werden. Entsprechend der Lokalisation und Größe des Tumors kann auch eine subtotale, ggf. totale Gastrektomie indiziert sein. Auf eine systematische Lymphknotendissektion kann verzichtet werden.

Ergebnisse der chirurgischen Therapie

Die Prognose für Patienten mit gastrointestinalen Stromatumoren ist aufgrund von unterschiedlichen Klassifikationen in der Literatur nur schwierig beurteilbar. Über die sicher größte Zahl an gastrointestinalen Stromatumoren (n = 313) berichten Hansson et al. in einer Sammelstatistik. Hier betrug die 5-Jahres-Überlebensrate

41,9 %. Weitere Studien berichten nur über kleine, meist nicht mehr als 20 Patienten umfassende Kollektive. Die in diesen Arbeiten angegebenen 5-Jahres-Überlebensraten liegen zwischen 35 und 69 %. Die wesentlichen Prognosefaktoren für das Überleben sind neben der R0-Resektion, die Tumorgröße ($</>$ 5 cm), die Tumorinvasion in benachbarte Organe, die Ploidie und das Grading des Tumors. Das Grading ist vergleichbar mit den Sarkomen anderer Läsionen und basiert auf dem Mitosenindex. Im allgemeinen gelten mehr als 5–10 Mitosen/10 bis 50 Gesichtsfelder als ein cut-off-Wert um die hoch differenzierten von den schlecht differenzierten Tumoren zu unterscheiden. In einer Studie des M.D. Andersson Cancer Centers zeigten Patienten mit schlecht differenzierten Tumoren nach R0-Resektion ein medianes rezidivfreies Überleben von nur 18 Monaten, verglichen mit einer 10-Jahresüberlebens-Rate von 80 % bei Patienten mit hochdifferenzierten Tumoren. In dieser Studie hatten die Tumorgröße keinen Einfluß auf das Überleben. In einer Studie von Lee et al. an 55 Patienten mit epitheloiden Tumoren, starb kein Patient mit einem benignen Tumor an der Erkrankung, jedoch alle Patienten mit malignen Tumoren (15 Pat.) innerhalb von 3 Jahren. Prognosefaktoren waren das Grading und die Tumorgröße.

Eigene Ergebnisse

Im Zeitraum von 1982 bis Ende 1998 wurden an der eigenen Klinik 56 Patienten im Alter von 19–86 Jahren mit einem Stromatumor des Magens operiert. Die Befunde waren wie folgt verteilt: 23 benigne, 12 intermediäre (borderline) und 21 maligne Tumore (G1: n = 8, G2: n = 4, G3: n = 8, undifferenziert: 1 Patient). Bei 50 Patienten war eine Analyse des Krankheitsverlaufes lückenlos möglich mit einer medianen Nachbeobachtungszeit von 56 Monaten. 4 der Patienten entwickelten Fernmetastasen, bei 3 Patienten traten lokoregionäre Rezidive auf, ein Patient hatte bei Diagnosestellung bereits Fernmetastasen. Lediglich ein Patient dieser Gruppe hatte einen gut differenzierten Primärtumor. Sechs der Patienten verstarben im Beobachtungszeitraum.

Neoadjuvante, additive bzw. adjuvante Therapieprinzipien

Bei der Rarität der Magensarkome hat keine einzelne Institution genügend große Erfahrung, um multimodale Behandlungsregime und den adjuvanten Einsatz der Chemotherapie oder der Strahlentherapie sicher beurteilen zu können. Über adjuvante Therapieverfahren ist nur vereinzelt berichtet worden. Der Erfolg der postoperativen perkutanen Strahlentherapie ist bislang nicht überzeugend, da die empfindlichen Organe in der Oberbauchregion die Applikation einer ausreichend hohen Strahlendosis nicht erlauben. Bei adjuvanter und palliativer (Adriamycin-haltiger) zytostatischer Chemotherapie sind vereinzelt partielle oder komplette Remissionen beschrieben. Bei klinisch manifesten gastrointestinalen Stromatumoren induziert die Chemotherapie nur selten objektivierbare Remissionen. Ein gesicherter Einfluß auf die Überlebenszeit ist nicht nachgewiesen. Gelegentlich werden aber lang anhaltende Remissionen nach Chemotherapie beobachtet. Nach einer R0-Resektion sind adjuvante Maßnahmen bei hochdifferenzierten gastrointestinalen Strumatumoren derzeit nicht indiziert. Bei schlecht differenzierten gastrointestinalen Strumatumoren kann eine Kombinationstherapie empfohlen werden. Für diese Patienten kann auch eine neoadjuvante Chemotherapie diskutiert werden.

Nach R1,2-Resektion kann vor dem Hintergrund der begrenzten Möglichkeiten der adjuvanten Therapieverfahren keine generelle Empfehlung zur additiven Strahlen- und/oder Chemotherapie gegeben werden. Bei diesen Patienten muß die Therapieentscheidung symptomorientiert anhand der individuellen Situation erfolgen.

Nachsorge

Rezidive in Form von Lokalrezidiven oder Metastasen treten bei 20–50 % der Patienten mit gastrointestinalen Stromatumoren des Magens auf, davon etwa bei der Hälfte der Patienten als isoliertes, lokoregionäres Rezidiv. Obwohl generell die Prognose bei einem Rezidiv als eher ungünstig bezeichnet wird, kann beim isolierten Lokalrezidiv eine Exstirpation diskutiert werden. Singuläre Lebermetastasen können der operativen Therapie zugeführt werden. Die Indikation zur Nachsorge sollte bei diesen Patienten individuell festgelegt werden. Morgan et al. erachten beispielsweise eine Mitoserate von über 2/50 HPF als prinzipielle Indikation für regelmäßige Nachsorgeuntersuchungen.

Zusammenfassung

Vor dem Hintergrund der gegenwärtigen Datenlage sowohl zum biologischen Verhalten dieser Tumoren als auch zu den verschiedenen therapeutischen Strategien erscheint es notwendig, zunächst sinnvolle Daten zur Tumorbiologie gastrointestinaler Sarkome zusammenzufassen, insbesondere zur Histomorphologie, zum Grading und zur Molekularbiologie. Die komplette chirurgische Entfernung im Sinne einer R0-Resektion stellt die optimale Therapieform dar.

Weiterführende Literatur

Chou FF, Eng HL, Sheen-Chen SM (1996) Smooth muscle tumors of the gastrointestinal tract: analysis of prognostic factors. Surgery 119: 171–177
Conlon KC, Casper ES, Brennan MF (1995) Primary gastrointestinal sarcomas: analysis of prognostic variables. Ann Surg Oncol 2: 26–31
Erlandson RA, Klimstra DS, Woodruff JM (1996) Subclassification of gastrointestinal stomal tumors based on evaluation by electron microscopy and immunhistochemistry. Ultrastruct Pathol 20: 373–378
Evans HL (1985) Smooth muscle tumors of the gastrointestinal tract. A study of 56 cases followed for a minimum of 10 years. Cancer 56: 2242–2250
Franquemont DW (1995) Differentiation and rsik assessment of gastrointestinal stromal tumors Am J Clin Pathol 103: 41–49
Flückiger R, Wegmann W, Huber A (1996) Tumor des gastro-intestinalen autonomen Nervensystems (Gan Tumor oder plexosarkom). Chirurg 67: 371–374
Hansson LE, Sparen P, Nyren O (1998) Stomach leiomyosarcoma: secular trends in incidence and survival in Sweden, 1960–1989. Scand J Gastroenterol 33: 540–543
Hillemanns M, Päsold S, Böttcher K, Höfler H (1998) Prognosefaktoren gastrointestinaler Stromatumoren des Magens. Verh Dtsch Ges Path 82: 261–266
Koga H, Ochiai A, Nakanishi Y, Sasako M, Mizuno S, Kinoshita T, Maruyama K, Hirohashi S (1995) Re-evaluation of prognostic factors in gastric leiomyosarcoma. Am J Gastroenterol 90: 1307–1312
Lee JS, Nascimento AG, Farnell MB, Carney JA, Harmsen WS, Ilstrup DM (1995) Epithelioid gastric stromal tumors (leiomyoblastomas): a study of fifty-five cases. Surgery 118: 653–660
Licht JD, Weissmann LB, Antman K (1988) Gastrointestinal sarcomas. Semin Oncol 15: 181–188
Ludwig DJ, Traverso LW (1997) Gut stromal tumors and their clinical behavior. Am J Surg 173: 390–394

Matsumoto K, Min W, Yamada N (1997) Gastorintestinal autonomic nerve tumors: immunhistolchemical und ultrastructural stuadies in cases of gastrointestinal stromal tumors. Pathol Int 47: 308–314

Morgan BK, Compton C, Talbert M, Gallagher WJ, Wood WC (1990) Benign smooth muscle tumors of the gastrointestinal tract. A 24.year experience. Ann Surg 211: 63–67

Peitgen K, Walz MK, Schmidt U, Hoederath A, Wilke H, Eigler FW (1996) Leiomyosarkome des Magens – Klinik, Morphology und Therapie. Med Klin 91: 123–130

Persson S, Kindblom LG, Angervall L, Tisell LE (1992) Metastasizing gastric epitheloid leimyosarcomas in young individuals with long term survival. Cancer 70: 721–725

Rosai J (1995) Ackerman's Surgical Pathology. Mosby, St. Louis, Baltimore, Boston

Sanders L, Silverman M, Rossi R, Braasch J, Munson L (1996) Gastric smooth muscle tumors: diagnostic dilemmas and factors affecting outcome. World J Surg 20: 992–995

Shiu MH, Farr GH, Papachristou DN, Hajdu SI (1982) Myosarcomas of the stomach: natural history, prognostic factors and management. Cancer 49: 177–187

Yoshida M, Otani Y, Ohgami M, Kubota T, Kumai K, Mukai M, Kitajima M (1997) Surgical management of gastric leiomyosarcoma: evaluation of the propriety of laparoscopic wedge resection. World J Surg 21: 440–443

2.4 Hepatobiliäre und Pankreas-Tumoren

2.4.1 Primäre Leberkarzinome

C.-D. Heidecke, R.B. Brauer, U. Fink, K. Kissel und J.D. Roder

Epidemiologie

Die überwiegende Mehrzahl der primären Lebertumoren ist mit 85–90 % das hepatozelluläre Karzinom (HCC). Das cholangioläre Karzinom (CCC), das Angiosarkom und das Hepatoblastom sind wesentlich seltener.

Am HCC, einem der weltweit häufigsten Tumoren, erkranken über 1 Million Menschen pro Jahr. Die Inzidenz weist erhebliche geographische Unterschiede auf (von 28/100 000 in Äthiopien bis 2–11/100 000 Einwohner in USA und Europa). Männer sind deutlich häufiger betroffen als Frauen (2–4 : 1). Die erheblichen geographischen Unterschiede in der Inzidenz des HCC werden der unterschiedlichen Prävalenz der chronischen Hepatitis B-Virus(HBV)-Infektion zugeschrieben. HBV ist in Gebieten mit hoher Inzidenz des HCC endemisch und 80 % der HCC Patienten konnten mit HBV assoziiert werden. Zwischen den einzelnen Populationen bestehen erhebliche Unterschiede hinsichtlich des Risikos, an HCC zu erkranken, die durch die Exposition zu weiteren Kokarzinogenen, speziellen Nahrungsgewohnheiten, Alkohol- und Nikotinkonsum, genetischen Voraussetzungen, sowie durch Art und Dauer der Infektion mit HBV erklärt werden.

Die HCC-Patienten, die nicht mit HBV infiziert sind, können oft mit einer Hepatitis C-Virus-Infektion (HCV) assoziiert werden. Die HCV-Infektion ist die häufigste Ursache für das HCC in Japan, Europa und den USA. Zur Zeit wird davon ausgegangen, daß 20 % der HCV-positiven Patienten im Verlauf von 10 Jahren eine Leberzirrhose entwickeln. Zwischen 1,9 und 6,7 % der Patienten mit chronischer HCV-Infektion entwickeln innerhalb von 20 Jahren nach der Infektion ein HCC. Die Progression zum HCC ist assoziiert mit einem schnellen Übergang der Leberfibrose zur Zirrhose, männlichem Geschlecht, Alter > 40 Jahren und Alkoholgenuß. Patienten mit allen drei Risikofaktoren entwickeln durchschnittlich 13 Jahre nach HCV-Infektion ein HCC, Patienten mit keinem der Risikofaktoren erst nach durchschnittlich 42 Jahren. Bei Patienten mit chronischer HBV-Infektion ist das Risiko, ein HCC zu entwickeln, um den Faktor 7, bei zusätzlicher Aflatoxin B1-Exposition um den Faktor 60, erhöht.

Pathologie

HCC und CCC können zumeist histologisch, im Einzelfall jedoch erst durch Immunhistologie voneinander differenziert werden. Die histologischen Variationen des HCC sind hinsichtlich Therapie und Prognose von geringer Bedeutung. Erwähnenswert sind jedoch das hepatozelluläre Karzinom vom fibrolamellären Typ, das überwiegend in den USA und Europa bei jüngeren Patienten beobachtet und dem eine wesentlich günstigere Prognose zugeschrieben wird. Erwähnenswert sind weiterhin hyperplastische Adenome als prämaligne Läsion, welche sich in Regenerationsknoten der zirrhotischen Leber entwickeln. Klinisch ist vor allem die Abgrenzung gegenüber Metastasen ein häufiges Problem.

Die WHO-Klassifikation teilt die malignen Tumoren der Leber in 6 Typen:

1) Hepatozelluläres Karzinom (Leberzellkarzinom)
2) Intrahepatisches Cholangiokarzinom (peripheres Gallengangskarzinom)
3) Zystadenokarzinom der Gallengänge
4) Kombiniertes hepatozelluläres und Cholangiokarzinom
5) Hepatoblastom
6) Undifferenziertes Karzinom

Die Ausbreitung des Leberkarzinoms erfolgt überwiegend hämatogen, in einem geringeren Prozentsatz lymphogen. Hierbei sind die peripankreatischen, perigastrischen und paraaortalen Lymphknoten bzw. die Lymphknoten im Leberhilus und im Ligamentum hepatoduodenale etwa gleich häufig befallen.

Eine Infiltration der Pfortaderäste mit Tumorthrombenbildung und Zellaussaat findet sich zum Zeitpunkt der Diagnose bei etwa 60 % der Patienten, die Lebervenen sind in etwa 25 % betroffen. Karzinome unter 2 cm Durchmesser weisen lediglich in 20 % Gefäßthromben und intrahepatische Satellitenherde auf, während bei Tumoren bis zu 3 cm diese Rate schon auf etwa 50 % ansteigt. Häufige extrahepatische Metastasenlokalisationen sind Lunge (30–50 %), Zwerchfell (10–15 %), Skelett (5–20 %) sowie Nebenniere, ZNS und Peritoneum (je 5–10 %). Etwa 60 % der HCC weisen bei Diagnosestellung bereits Fernmetastasen auf.

Der größte Teil der cholangiozellulären Karzinome (CCCs) sind Adenokarzinome mit variabler Differenzierung („common" CCC). Daneben werden auch Fälle mit ungewöhnlichen histologischen Merkmalen, sogenannte „spezielle" oder „ungewöhnliche" CCCs beobachtet.

Die hilären oder peripheren CCCs sind überwiegend gut, mäßig oder schlecht differenzierte Karzinome. Man findet normalerweise eine tubuläre oder drüsenartige Struktur mit einer beträchtlichen Menge von fibrösem Stroma. CCCs, die innerhalb des duktalen Lumens wachsen, sind papillär konfiguriert. Die speziellen oder ungewöhnlichen CCC's werden noch weiter in adenosquamöse, muzinöse, sarkomatöse und Siegelringzell-Subtypen unterschieden.

Im Vergleich zum HCC, treten CCCs normalerweise nicht in einer Leberzirrhose auf. Nicht-invasive Cholangiokarzinome breiten sich hauptsächlich im Lumen der großen intrahepatischen Gallengänge aus. Invasive Cholangiokarzinome, zerstören die Basalmembrane der Gallengänge, infiltrieren die extrazelluläre Matrix, die Gefäße und benachbarte Strukturen. Sie bilden frühzeitig Metastasen innerhalb und außerhalb der Leber. Hiläre als auch periphere CCCs rezidivieren nach Lebertransplantation, auch wenn die CCCs sehr klein oder noch intraduktal lokalisiert waren. Diese Ergebnisse lassen auf eine frühe Gefäßinfiltration und Mikrometastasierung schließen.

TNM-Klassifikation

Die TNM-Klassifikation (1997) bezieht sich nur auf primäre hepatozelluläre und cholangiozelluläre Karzinome (Tabelle 1). Dabei ist anzumerken, daß das Vorliegen einer Zirrhose zwar ein unabhängiger prognostischer Faktor ist, aber die TNM-Klassifikation nicht beeinflußt. Neben der Größe des Primärtumors wird die intrahepatische Streuung und Lokalisation wie auch die Gefäßinvasion berücksichtigt. Die Stadiengruppierung nach UICC (1997) ergibt sich aus Tabelle 1.

Tabelle 1. TNM-Klassifikation und Stadiengruppierung (UICC 1997)

T	Primärtumor
Tx	Primärtumor kann nicht beurteilt werden
T0	Kein Anhalt für Primärtumor
T1	Solitärer Tumor 2 cm oder weniger im größten Durchmesser ohne Gefäßinvasion
T2	Solitärer Tumor 2 cm oder weniger im größten Durchmesser mit Gefäßinvasion *oder* multiple Tumoren auf einen Lappen begrenzt, nicht größer als 2 cm im größten Durchmesser ohne Gefäßinvasion *oder* Solitärtumor größer als 2 cm im größten Durchmesser ohne Gefäßinvasion
T3	Solitärtumor größer als 2 cm im größten Durchmesser mit Gefäßinvasion *oder* multiple Tumoren begrenzt auf einen Lappen, keiner mehr als 2 cm im größten Durchmesser mit Gefäßinvasion *oder* multiple Tumoren begrenzt auf einen Lappen, von denen einer oder mehrere im größten Durchmesser 2 cm überschreitet mit oder ohne Gefäßinvasion
T4	Multiple Tumoren in mehr als 1 Lappen *oder* Tumor (en) involviert (involvieren) einen größeren Ast der portalen oder hepatischen Vene(n) *oder* Tumor(en) mit direkter Invasion von angrenzenden Organen außer der Gallenblase *oder* Tumor(en) mit Perforation des viszeralen Peritoneums

Anmerkungen:
Für die Klassifizierung wird die Leber durch eine Linie zwischen Gallenblasenbett und Vena cava inferior in einen rechten und linken Lappen unterteillt.

N	Regionäre Lymphknoten
NX	Regionäre Lymphknoten können nicht festgestellt werden
N0	Keine regionären Lymphknotenmetastasen
N1	Regionäre Lymphknotenmetastasen

Anmerkungen:
Regionäre Lymphknoten sind die Hiluslymphknoten (d.h. die Lymphknoten im hepatoduodenalen Ligament). Die histologische Untersuchung eines regionären Lymphadenektomiepräparates umfaßt gewöhnlich drei oder mehr Lymphknoten

M	Fernmetastasen werden wie bei anderen Organen als MX, M0 oder M1 klassifiziert

Stadiengruppierung

Stadium I	T1	N0	M0
Stadium II	T2	N0	M0
Stadium III A	T3	N0	M0
Stadium III B	T1 T2 T3	N1	M0
Stadium IV A	T4	jedes N	M0
Stadium IV B	jedes T	jedes N	M1

Von der WHO wird ein dreistufiges Grading-System empfohlen, das insbesondere bei Karzinomen angewandt werden sollte (hochdifferenziert, mäßig differenziert, gering differenziert). Sofern das in Japan und einigen anderen Ländern sehr gebräuchliche vierstufige Grading-System von Edmondson und Steiner verwendet wird, sollte dies besonders angegeben werden.

Diagnostik

Die Diagnostik von Lebertumoren muß zur Stratifizierung der Therapie einerseits Aussagen über die lokale Tumorausdehnung und die Fernmetastasierung geben, andererseits eine Beurteilung des Funktionszustandes und etwaigen zirrhotischen Umbaus der Leber ermöglichen (Abb. 1).

Patienten mit HCC weisen häufig (50–90%) eine Alpha-Feto-Protein (AFP) Erhöhung bzw. einen erhöhten PIVKA-Spiegel [(Prothrombin Induced in Vitamin K Absence) biologisch inaktives Prothrombin (Defektmolekül), das in der Leber bei Fehlen von Vitamin K gebildet wird)] im Serum auf. Üblicherweise finden sich bei großen oder rasch wachsenden Tumoren die höchsten AFP-Spiegel. Bei Patienten mit kleinen HCCs wird gelegentlich nur eine minimale oder gar keine Erhöhung des AFP-Spiegels beobachtet. Eine vorübergehende Erhöhung des AFP-Spiegels wird ebenfalls bei benignen chronischen Lebererkrankungen, wie z. B. bei der Zirrhose beobachtet. Über den Serum-AFP-Spiegel, der sich nach R0-Resektion eines HCCs normalisieren sollte, ist eine Verlaufsbeobachtung möglich. CCC-Patienten sind dagegen immer AFP negativ, können aber erhöhte CA19-9 Spiegel aufweisen.

An bildgebenden Verfahren stehen zur Diagnosesicherung und zur Bestimmung der Tumorausdehnung die Sonographie, die Computertomographie (CT) und Magnetresonanztomographie (MRT) zur Verfügung. Beim primären Staging durch die Computertomographie wird ein Doppelspiral-CT durchgeführt. Besondere Bedeutung hat die MRT nach zusätzlicher Gabe leberspezifischer Kontrastmittel erhalten. Für die Diagnostik primärer Lebertumoren haben sich dabei superparamagnetische Eisenoxidpartikel (SPIO, Endorem) als vorteilhaft herausgestellt. Das Kontrastmittel wird selektiv von

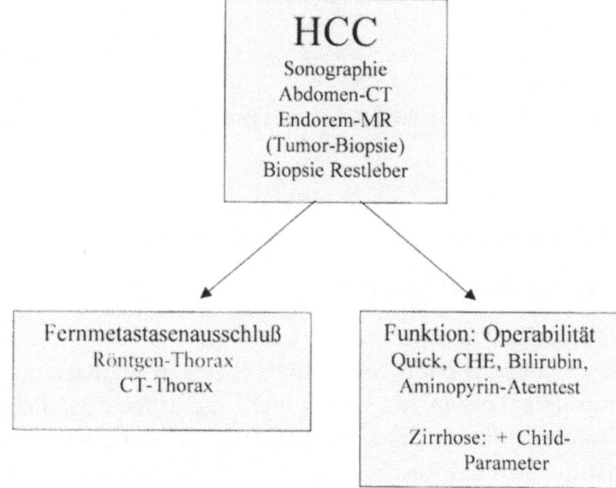

Abb. 1. Algorithmus zur Diagnostik des hepatozellulären Karzinoms

den Kupfferschen Sternzellen aufgenommen und führt so im normalen Lebergewebe zu einem Signalverlust. Insbesondere in zirrhotischen Lebern kann durch die MRT im Vergleich zur CT eine deutlich verbesserte Tumordetektion und Beurteilung der Tumorausdehnung erzielt werden. Die Beurteilung einer Gefäßinfiltration ist in der Regel mittels Doppelspiral-CT oder MRT mit MR-Angiographie möglich. Die Indikation zur Angiographie der Lebergefäße mit Lipiodolinjektion und anschließendem CT ist nur noch in Ausnahmefällen bzw. zur Vorbereitung der Chemoembolisation beim HCC zu stellen. Grundsätzlich müssen Lungenmetastasen bei Patienten mit primären Lebertumoren ausgeschlossen werden (Röntgen-Thorax bzw. CT-Thorax).

Kontrovers wird die Biopsie eines Lebertumors bei primärer Indikation zur Resektion diskutiert. Da die meisten HCCs hypervaskularisiert sind und die Patienten häufig Aszites oder eine Gerinnungsstörung aufweisen, werden Nachblutungen nach Biopsie häufig beschrieben. Über eine Tumordissemination über den Biopsiekanal wurde ebenfalls berichtet. Eine Biopsie des Lebertumors ist daher nicht zwingend indiziert, abgesehen bei primär nicht operativer bzw. neoadjuvanter Therapie.

Leberfunktion

Vor chirurgischen Therapiemaßnahmen muß versucht werden abzuschätzen, ob der Patient mit chronischer Lebererkrankung eine ausreichende Leberfunktion aufweist, um einerseits Narkose und Resektion zu tolerieren und andererseits nach Resektion noch ausreichend Funktionsreserven zur Verfügung zu haben. Somit kommt der Abschätzung der Leberfunktion und ggf. der Klassifizierung der Schwere der Leberzirrhose nach Child-Pugh entscheidende Bedeutung zu (Tab. 2). Neben den Standard-Laborparametern können Leberfunktionstests wie der Aminopyrin-Atemtest bzw. MEGX-Test (Entgiftungsstoffwechsel) und die Indocyaningreen-Clearance (hepatischer Plasmafluß) zusätzliche Informationen über die Reservekapazität der Leber liefern (Abb. 1).

Tabelle 2. Klassifizierung der Leberzirrhose nach Child-Pugh

	1 Punkt	2 Punkte	3 Punkte
Bilirubin (mg/dl)	< 2	2 – 3	3
Albumin (g/dl)	> 3,5	2,8 – 3,5	< 2,8
Quick (%)	> 70	40 – 70	< 40
Aszites	keiner	gering – mittel	deutlich – massiv
Enzephalopathie	keine	Grad I/II	Grad III/IV

Child-Pugh A: 5–6 Punkte, **Child-Pugh B:** 7–9 Punkte, **Child-Pugh C:** 10–15 Punkte

Therapie

Hepatozelluläres Karzinom

Operative Therapie
Die Leberresektion, respektive Lebertransplantation, gilt nach wie vor als die einzige kurative Therapieform des nicht metastasierten Leberzellkarzinoms. Anhand des Tumorstadiums, der Leberfunktion und der allgemeinen Operabilität wird die Indikation zu einer Resektion gestellt. Prognosefaktoren nach Leberresektion beim HCC

sind die Größe des Tumors, die Anzahl der Herde, Gefäßinfiltration, R0-Resektion (Sicherheitsabstand > 1 cm) und die Präsenz einer Tumorkapsel. Je nach Selektion und Zuweisung des Patientengutes sind in Mitteleuropa nur 10–30 % aller HCCs onkologisch bzw. funktionell primär resektabel; diese Resektionsrate trifft auch für unser Patientenkollektiv zu.

Über lange Zeit galt die Devise, funktionell bzw. onkologisch resektable Tumoren zu resezieren und irresektable Patienten gegebenenfalls zu transplantieren. Die Erfolge der Lebertransplantation waren jedoch auf einzelne Tumorsubtypen (fibrolamellärer Typ) und frühe Tumorstadien bzw. inzidentelle Lebertumore beschränkt, während Tumore mit einem Durchmesser von mehr als 5 cm bzw. multifokale HCCs auch nach Transplantation mit einer schlechten Prognose einhergingen. In Anbetracht des zunehmenden Organmangels wurde die Rolle der Lebertransplantation beim HCC daher zunehmend kritisch gesehen. Neuere Daten transplantierter Patienten mit kleinen HCCs in zirrhotischen Lebern lassen die Prognose dieser Patienten jedoch wesentlich günstiger erscheinen. Neben der Entfernung des Tumors beugt die Hepatektomie auch durch die Elimination des onkogenen Potentials der Zirrhose der Entstehung von Zweittumoren in der Restleber vor. Darüber hinaus konnte bei neoadjuvant therapierten Patienten sowohl nach Resektion wie nach Transplantation ein prognostischer Benefit in den Subgruppen „Tumorverkleinerung" bzw. „Tumornekrose" erzielt werden. Leider existieren bislang keine prospektiv randomisierten Studien zur neoadjuvanten Therapie resektabler bzw. irresektabler HCCs.

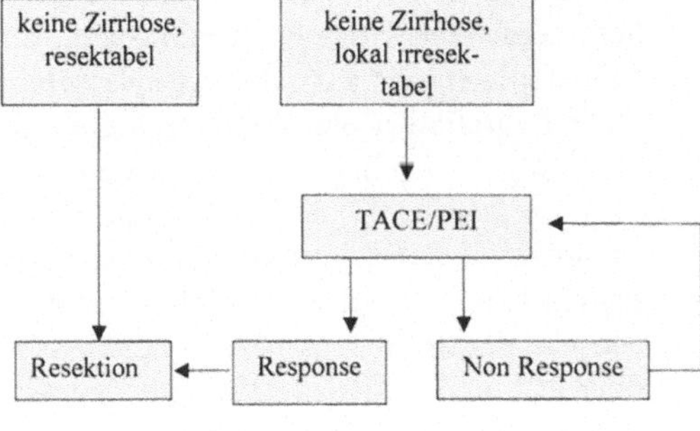

Abb. 2. Algorithmus zur Therapie des funktionell resektablen, nicht metastasierten hepatozellulären Karzinoms **ohne Leberzirrhose.** TACE: Transarterielle Chemoembolisation, PEI: Perkutane Alkoholinjektion

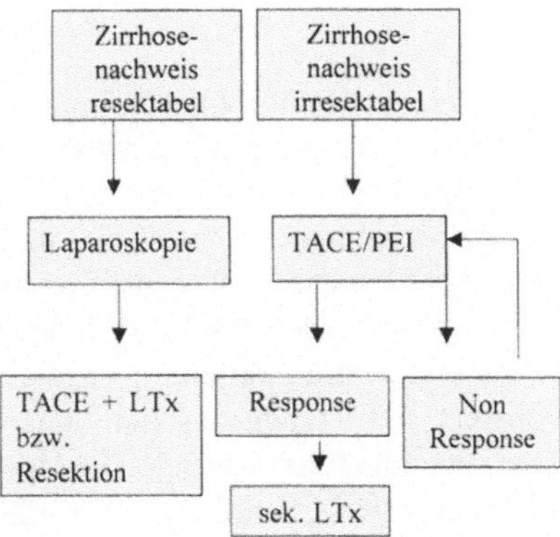

Abb. 3. Algorithmus zur Therapie des funktionell resektablen, nicht metastasierten hepatozellulären Karzinoms **mit Leberzirrhose.** LTx: Lebertransplantation, TACE: Transarterielle Chemoembolisation, PEI: Perkutane Alkoholinjektion

Seit 1996 stratifizieren wir Patienten mit HCC entsprechend der in Abbildung 2 und 3 dargestellten Algorithmen. Bei zweifelhaften Befunden werden Individualentscheidungen vom Tumorboard getroffen.

- Primär R0-resektable HCC ohne Nachweis einer Zirrhose in der Restleber werden reseziert. Bei fraglicher R0-Resektabilität erfolgt in Einzelfällen nach drei Zyklen transarterieller Chemoembolisation (TACE) die sekundäre Leberresektion (Abb. 2).
- Lokal primär nicht R0-resektable HCC ohne Nachweis einer Zirrhose in der Restleber werden mit drei bzw. sechs Zyklen (je nach Response) TACE oder PEI (perkutaner Alkoholinjektion) vorbehandelt. Bei Tumorverkleinerung (CT/MRT) erfolgt die sekundäre Resektion. Bei Tumornekrose oder nicht gegebener Resektabilität kann in Einzelfällen eine Lebertransplantation angestrebt werden.
- Bei Patienten mit kleinen (< 3 cm) primär resektablen HCC in einer fortgeschrittenen Leberzirrhose erfolgt initial eine Laparoskopie mit Lavagezytologie zum Ausschluß einer Peritonealkarzinose. Bei einer Tumorgröße unter 3 cm, dem Vorhandensein von weniger als drei Tumorknoten in einem Leberlappen und fehlender Invasion großer Gefäße ist dann eine Lebertransplantation anzustreben. Kontraindikationen sind die virale Replikation des Hepatitis B-Virus und persistierender Alkoholabusus. Zusätzlich sollte der Patient nicht älter als 65 Jahre sein und über eine entsprechende Compliance für eine lebenslange begleitende Behandlung und Medikamenteneinnahme von Immunsuppressiva verfügen. Da für eine Lebertransplantation z. T. erhebliche Wartezeiten bestehen, werden die Patienten in ein neoadjuvantes Chemoembolisationsprotokoll aufgenommen und zur Lebertransplantation angemeldet. Nach je 3 Zyklen Chemoembolisation erfolgt ein Restaging. Zeigt sich hier kein Progreß der Tumorerkrankung, erfolgt bei einem Organangebot die Lebertransplantation, wobei ein Ersatzempfänger für den Fall bereitstehen sollte, daß zwischenzeitlich eine Kontraindikation zur Lebertransplantation vorliegt (z. B. Peritonealkarzinose).
- Primär lokal nicht resektable HCC mit gleichzeitigem Nachweis einer Zirrhose in der Restleber werden mit 3 bzw. 6 Zyklen (je nach Ansprechen) TACE oder PEI in palliativer Intention behandelt. Das Ansprechverhalten der TACE wird mittels CT/MRT beobachtet. Abhängig vom Verlauf können einzelne Patienten dieser primär palliativ behandelten Patientengruppe sekundär der Lebertransplantation zugeführt werden.

Seit 1994 wurden an unserer Klinik von 5 HCC-Patienten nach neoadjuvanter Vorbehandlung mit primärer Transplantationsintention 3 Patienten der Lebertransplantation zugeführt, 2 Patienten stehen derzeit auf der Warteliste zur Transplantation, wobei die regionale Therapie bis zur Transplantation in 6 – 8 wöchigen Abständen weiter fortgeführt wird. 5 Patienten wurden ohne Vorbehandlung primär reseziert. 4 Patienten mit primärer Resektionsintention wurden nach neoadjuvanter Chemoembolisation reseziert. 11 Patienten wurden mit initial palliativer Intention (s. u.) chemoembolisiert. Bei nachgewiesenem Ansprechen konnten zwei Patienten der operativen Therapie zugeführt werden. Die Operationspräparate zeigten nach 3–6 Zyklen neoadjuvanter Vorbehandlung mit TACE eine ausgedehnte Tumornekrose von ca. 95 %.

Regionale Chemotherapie

Für Patienten mit irresektablem HCC wurde in Japan die transarterielle Chemoembolisation (TACE) als Alternative zur systemischen Chemotherapie entwickelt. Kontrollierte Studien zeigten, daß die Embolisation bessere Ergebnisse aufwies, als die systemische intravenöse Chemotherapie oder die intraarterielle Chemotherapie ohne Embolisation. Der Vorteil der TACE beruht auf der Tatsache, daß der portale Blutfluß vorwiegend für die Oxygenierung des Lebergewebes verantwortlich ist und das Tumorgewebe überwiegend arteriell versorgt wird. Somit wird durch die transarterielle Chemoembolisation eine selektive Therapie des Tumors ermöglicht. Durch regionale transarterielle Therapieverfahren können lokal höhere Medikamentenkonzentrationen mit gesteigerter lokaler Wirksamkeit und reduzierten systemischen Nebenwirkungsraten erzielt werden.

Die regionale Chemotherapie wird perkutan-transfemoral über Angiographie-Katheter appliziert. Kontraindikationen gegen eine regionale Therapie sind: Extrahepatische Metastasen, Tumorbefall der Leber $> 50\%$, Pfortaderthrombose, schwere Leberfunktionseinschränkung (Child C und/oder PCHE-Werten < 1000 U/l, Quick $< 50\%$, Thrombozyten < 50 G/l, Serumbilirubin > 7 mg/dl oder massiver Aszites, Karnofsky-Index $< 60\%$).

Die Wirksamkeit der regionalen Therapie kann durch gleichzeitige Gabe des öligen Leber-spezifischen Kontrastmittels Lipiodol oder durch temporäre Okklusion mit Stärkepartikeln (Spherex) gesteigert werden. Die Therapie wird alle 4 bis 6 Wochen wiederholt. Nach 3 und 6 Zyklen wird ein Restaging durchgeführt und über die Fortführung der Therapie entschieden.

Bei 62% der Patienten konnte durch TACE ein „down staging" oder eine totale Tumornekrose induziert werden, am häufigsten bei Tumoren über 5 cm Durchmesser. Die Resektabilität primär irresektabler Tumoren wird damit erhöht.

Perkutane Alkoholinjektion (PEI)

Die sonographisch oder computertomographisch gesteuerte Injektion von absolutem Alkohol ist (wie auch für Essigsäure beschrieben) zur Tumorablation geeignet. In mehrfachen Sitzungen wird Alkohol in den Tumor injiziert und dadurch eine Tumornekrose erzeugt. Vor allem unilokuläre (maximal drei), möglichst durch eine Pseudokapsel gut abgegrenzte Tumoren, die einen Maximaldurchmesser von 3 cm aufweisen, scheinen geeignet. Limitiert wird der Indikationsbereich dieser Methode durch eine fehlende Begrenzung der meist weit fortgeschrittenen Tumoren zum umgebenden normalen Leberparenchym bzw. bei sehr kapselnah liegenden Tumoren. Vorteile sind die geringe Belastung der Patienten, die niedrigen Kosten und die wiederholte Therapiemöglichkeit.

Kryochirurgie

Die Kryochirurgie hat durch aktuelle Studien einen neuen Ansatz zur Therapie von irresektablen Lebertumoren geliefert. Neuere Studien zeigten einen potentiellen Benefit der Kryochirurgie bei irresektablem HCC. Die Effizienz der Kryochirurgie wird noch in Studien untersucht. Die meisten Studien weisen unterschiedliche Patientenkollektive und Therapieprotokolle auf. Bei knappem Sicherheitsabstand (< 1 cm) nach Leberteilresektion kann die lokale Tumorkontrolle durch Kryochirurgie verbessert werden.

Systemische Chemotherapie

Die systemische Chemotherapie des metastasierten HCC ist weitgehend ineffektiv. Von den zahlreichen Einzelsubstanzen kann allenfalls für Adriamycin eine mäßige Aktivität mit Remissionsraten von unter 20 % angenommen werden. Nach eigenen Erfahrungen kann im Einzelfall bei metastasiertem HCC ein Ansprechen im Sinne einer „no change" Situation mit Abfall des AFP und klinischem Benefit erzielt werden. Es handelt sich meist um vergleichsweise jüngere Patienten (< 60 Jahre) mit guter Leberfunktion, in gutem Allgemeinzustand und mit hoher Motivation. Nur bei dieser Konstellation kann im Einzelfall auch eine Kombination aus Adriamycin und Carboplatin gerechtfertigt sein.

Hormontherapie/Vitamintherapie

Bei einem Teil der Leberzellkarzinome sind Östrogen- und/oder Androgenrezeptoren nachweisbar. Auch wenn die Ergebnisse randomisierter Studien zur Tamoxifentherapie (2 × 10 mg per die) widersprüchlich sind, scheint ein positiver Effekt auf das Überleben möglich. Bei geringer Nebenwirkungsrate kann die Indikation für dieses Antiöstrogen großzügig gestellt werden. Sekundäre Chemoprophylaxe mit Vitamin A gegen das Auftreten von Rezidiven stellt eine weitere therapeutische Option für das HCC dar.

Prognose

Die Prognose des HCC ist abhängig von dem histologischen Subtyp, der Größe des Tumors, dem multilokulären Wachstum, Gefäßinfiltration, dem Lymphknotenstatus und dem Residualtumorstatus der Resektionsränder. Das 3-Jahresüberleben nach Leberresektion liegt in Europa zwischen 50 und 65 %. Das 5-Jahresüberleben nach Lebertransplantation bei kritischer Indikationsstellung (kleine Tumore, keine Gefäßinfiltration) liegt zwischen 66 und 75 % und ist damit kaum schlechter als nach Lebertransplantation ohne Malignom.

Cholangiozelluläres Karzinom

Die Behandlungsmöglichkeiten beim CCC sind im Vergleich zum HCC eingeschränkt. Bei Fehlen neoadjuvanter Protokolle sollten R0-resektable, intrahepatische CCCs primär reseziert werden (Abb. 4). Das mediane Überleben liegt zwischen 8 und 26 Monaten. Prognostische Faktoren sind der Nachweis von Lymphknotenmetastasen und die R0-Resektion. Nichtresektable CCCs stellen aufgrund der schlechten Überlebensraten (median 5 Monate) auch keine Transplantationsindikation dar. Multimodale Therapieschemata inkl. postoperativer oder intraoperativer Bestrahlung haben weder bei intrahepatisch lokalisierten noch bei extrahepatisch metastasierten CCCs zu einer Verbesserung des Überlebens geführt.

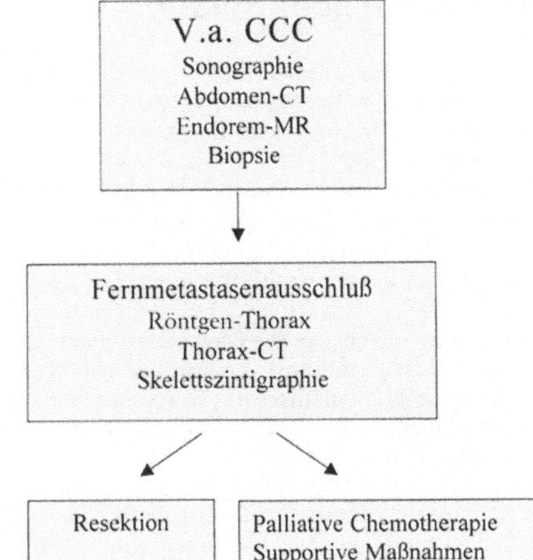

Abb. 4. Algorithmus zur Therapie des cholangiozellulären Karzinoms (CCC)

Adjuvante/additive Therapiemaßnahmen

Aufgrund der hohen Rezidivrate auch nach R0-Resektion bei frühen Erkrankungsstadien wurden verschiedene systemische oder lokoregionäre adjuvante Konzepte evaluiert. Dabei konnte keine Verbesserung des krankheitsfreien oder Gesamtüberlebens durch eine systemische Chemotherapie erzielt werden.

Eine Verminderung der Rezidivrate und eine Verbesserung des Gesamtüberlebens wurde durch eine intraarterielle adjuvante Therapie mit Iod 131 markiertem Lipiodol erzielt. Trotz der kleinen Fallzahl sind dies die ersten überzeugenden Daten in einer prospektiven randomisierten Studie. Für eine adjuvante/additive Therapie gibt es derzeit außerhalb von Studien keine Indikation beim CCC.

Bei nicht resektablen CCCs kann eine palliative Chemotherapie meist auf 5-Fluorouracil-Basis versucht werden. Die Ansprechraten sind gering.

Nachsorge

Der Wert einer strukturierten Tumornachsorge zur Rezidivfrüherkennung und Prognoseverbesserung ist bisher nicht belegt. Bei wenigen Patienten mit Rezidiven können eine erneute Resektion, eine Lebertransplantation oder eine Resektion einzelner Lungenmetastasen prognostisch relevant sein. Aus diesem Grunde sollten als Minimalprogramm alle sechs Monate eine klinische Untersuchung, eine Ultraschalluntersuchung des Abdomens, eine Röntgenuntersuchung des Thorax sowie eine Tumormarkerbestimmung (AFP) durchgeführt werden.

Beim CCC ist aufgrund des frühen Metastasierungverhaltens und des infiltrativen Wachstums eine Nachsorge nicht indiziert, da Rezidive praktisch nie mit einer erneuten Resektion therapiert werden können. Weiterführende Diagnostik sollte erst beim Auftreten von Symptomen erfolgen.

Weiterführende Literatur

Adam R, Akpinar E, Johann M, Kunstlinger F, Majno P, Bismuth H (1997) Place of cryosurgery in the treatment of malignant liver tumors. Ann Surg 225 : 39–48

Bismuth H, Fecteau A (1998) Kombinationstherapie in der Onkologie – das hepatocelluläre Karzinom. Chirurg 69 : 360–365

Bismuth H, Morino M, Sherlock D, Castaing D, Miglietta C, Cauquil P, Roche A (1992) Primary treatment of hepatocellular carcinoma by arterial chemoembolization. Am J Surg 163 : 387–394

Blumberg BS, Larouze B, London WT, Werner B, Hesser JE, Millman I, Saimot G, Payet M (1975) The relation of infection with the hepatitis B agent to primary hepatic carcinoma. Am J Pathol 81 : 669–682

CLIP Group (Cancer of the Liver Italian Programme) (1998) Tamoxifen in treatment of hepatocellular carcinoma: a randomised controlled trial. Lancet 352: 17–20

Di Bisceglie AM, Carithers RL, Gores GJ (1998) Hepatocellular carcinoma. Hepatology 28: 1161–1165

Edmonson H, Steiner P (1954) Primary carcinoma of the liver: a study of 100 cases among 48 900 necropsies. Cancer 7: 462–503

Figueras J, Jaurrieta E, Valls C, Benasco C, Rafecas A, Xiol X, Fabregat J, Casanovas T, Torras J, Baliellas C, Ibanez L, Moreno P, Casais L (1997) Survival after liver transplantation in cirrhotic patients with and without hepatocellular carcinoma: a comparative study. Hepatology 25: 1485–1489

Fried MW (1998) Treatment of hepatocellular carcinoma: medical options. Liver Transpl Surg 4: S 92–S 97

Lau W, Leung T, Ho S, Chan M, Machin D, Lau J, Chan A, Yeo W, Mok T, Yu S, Leung N, Johnson P (1999) Adjuvant intra-arterial iodine-131-labelled lipiodol for resectable hepatocellular carcinoma: a prospective randomised trial. Lancet 353: 797–801

Lin DY, Liaw YF, Lee TY, Lai CM (1988) Hepatic arterial embolization in patients with unresectablehepatoma: a randomized controlled trial. Gastroenterology 94: 453–456

Livraghi T, Bolondi L, Lazzaroni S, Marin G, Morabito A, Rapaccini GL, Salmi A, Torzilli G (1992) Percutaneous ethanol injection in the treatment of hepatocellular carcinoma in cirrhosis. A study on 207 patients. Cancer 69: 925–929

Majno PE, Adam R, Bismuth H, Castaing D, Ariche A, Krissat J, Perrin H, Azoulay D (1997) Influence of preoperative transarterial lipiodol chemoembolization on resection and transplantation for hepatocellular carcinoma in patients with cirrhosis. Ann Surg 226: 688–701

Mathurin P, Rixe O, Carbonell N, Bernard B, Cluzel P, Bellin MF, Khayat D, Opolon P, Poynard T (1998) Review article: Overview of medical treatments in unresectable hepatocellular carcinoma-an impossible meta-analysis? Aliment Pharmacol Ther 12: 111–126

Mazzaferro V, Regalia E, Doci R, Andreola S, Pulvirenti A, Bozzetti F, Montalto F, Ammatuna M, Morabito A, Gennari L (1996) Liver transplantation for the treatment of small hepatocellular carcinomas in patients with cirrhosis. N Engl J Med 334: 693–699

Nakanuma Y, Hoso M, Terada T (1997) Clinical and pathologic features of Cholangiocarcinoma. In: Okuda K, Tabor E, ed. 1. ed. Liver Cancer: Churchill Livingstone, 279–290

Nakeeb A, Pitt HA, Sohn TA, Coleman J, Abrams RA, Piantadosi S, Hruban RH, Lillemoe KD, Yeo CJ, Cameron JL (1996) Cholangiocarcinoma. A spectrum of intrahepatic, perihilar, and distal tumors. Ann Surg 224: 463–473

Parkin DM, Pisani P, Ferlay J (1993) Estimates of the worldwide incidence of eighteen major cancers in 1985. Int J Cancer 54: 594–596

Pichlmayr R, Lamesch P, Weimann A, Tusch G, Ringe B (1995) Surgical treatment of cholangiocellular carcinoma. World J Surg 19: 83–88

Pichlmayr R, Weimann A, Oldhafer KJ, Schlitt HJ, Klempnauer J, Bornscheuer A, Chavan A, Schmoll E, Lang H, Tusch G et al. (1995) Role of liver transplantation in the treatment of unresectable liver cancer. World J Surg 19: 807–813

Poynard T, Bedossa P, Opolon P (1997) Natural history of liver fibrosis progression in patients with chronic hepatitis C. The OBSVIRC, METAVIR, CLINIVIR, and DOSVIRC groups. Lancet 349: 825–832

Ravikumar TS, Kane R, Cady B, Jenkins R, Clouse M, Steele G, Jr (1991) A 5-year study of cryosurgery in the treatment of liver tumors. Arch Surg 126: 1520–1523

Ross RK, Yuan JM, Yu MC, Wogan GN, Qian GS, Tu JT, Groopman JD, Gao YT, Henderson BE (1992) Urinary aflatoxin biomarkers and risk of hepatocellular carcinoma. Lancet 339: 943–946

Selby R, Kadry Z, Carr B, Tzakis A, Madariaga JR, Iwatsuki S (1995) Liver transplantation for hepatocellular carcinoma. World J Surg 19: 53–58

Shafir M, Shapiro R, Sung M, Warner R, Sicular A, Klipfel A (1996) Cryoablation of unresectable malignant liver tumors. Am J Surg 171: 27–31

Thuluvath PJ, Rai R, Venbrux AC, Yeo CJ (1997) Cholangiocarcinoma: a review. Gastroenterologist 5: 306–315

UICC: TNM-Klassifikation maligner Tumoren, 5. Auflage. Hrsg. Ch. Wittekind, G. Wagner, Springer, Berlin, Heidelberg, New York 1997

Yamada R, Sato M, Kawabata M, Nakatsuka H, Nakamura K, Takashima S (1983) Hepatic artery embolization in 120 patients with unresectable hepatoma. Radiology 148: 397–401

2.4.2 Lebermetastasen

J. Harms, C.-D. Heidecke, U. Fink, K. Kissel und J.D. Roder

Vorbemerkung

Lebermetastasen werden weitaus häufiger als primäre Lebertumoren diagnostiziert. 50–75 % aller im Gastrointestinaltrakt lokalisierten Primärtumore führen im Krankheitsverlauf zur Ausbildung von Lebermetastasen. Nach Autopsiestatistiken bestehen bei 41 % aller maligner Tumore zum Todeszeitpunkt Lebermetastasen. Nur in 4 % der Fälle ist die Leber isoliert von einer Metastasierung betroffen. Weniger als 5 % der Lebermetastasen sind potentiell kurativ resezierbar, wobei annähernd 90 % aller resektablen Lebermetastasen als Ursprung Kolon- oder Rektumkarzinome haben. Retrospektive Analysen haben gezeigt, daß ohne Behandlung die mittlere Überlebenszeit dieser Patienten weniger als 24 Monate beträgt. Gelingt eine komplette Tumorentfernung (R0-Resektion), so kann eine 5-Jahres-Überlebensrate um 30 % (15 – 45 %) erzielt werden. Ein Prognosegewinn kann nur nach R0-Resektion, vorausgesetzt extrahepatische Metastasen und ein Lokalrezidiv sind ausgeschlossen, erreicht werden. Diese Voraussetzungen sind zunächst durch ein sorgfältiges und extensives präoperatives Staging abzuklären. Hierdurch sind diejenigen Patienten zu selektionieren, bei welchen mit hoher Wahrscheinlichkeit singuläre, auf die Leber beschränkte Metastasen mit einem angemessenen Operationsrisiko R0-resektabel sind.

An der funktionellen Organanatomie orientierte Resektionstechniken, Verbesserungen von chirurgischen und anästhesiologischen Techniken sowie Fortschritte auf dem Gebiet der Intensivtherapie haben maßgeblich zur Entwicklung der differenzierten modernen onkologischen Leberchirurgie beigetragen. Die Morbidität von Leberresektionen konnte deutlich unter 25 %, die Letalität auf unter 5 % gesenkt werden. Neben der chirurgischen Therapie wurden additive, adjuvante und palliative Verfahren in Form der systemischen oder regionalen Chemotherapie, die radiologisch-interventionelle Chemoembolisation in Kombination mit temporärer arterieller Okklusion und interstitielle Therapieverfahren in das Behandlungsverfahren aufgenommen.

Lebermetastasen von Kolon- und Rektumkarzinomen

Epidemiologie

50 % der Patienten mit einem Kolon- oder Rektumkarzinom entwickeln innerhalb von 5 Jahren nach Resektion des Primärtumors ein Rezidiv. Bei etwa 20 % dieser Patienten ist das Rezidiv ausschließlich in der Leber lokalisiert. Synchrone Lebermetastasen des Kolon- und Rektumkarzinoms werden mit einer Häufigkeit von annähernd 25 % der Fälle beobachtet. Bei 60 % der Patienten im UICC-Stadium III (Dukes C) fin-

den sich metachrone Lebermetastasen nach einem rezidivfreien Intervall von weniger als zwei Jahren. Die Lokalisation des Primärtumors ist nicht von signifikantem Einfluß auf die Wahrscheinlichkeit einer hepatischen Metastasierung.

Im eigenen Patientengut (Beobachtungszeitraum 1987–1998) findet sich bei einem medianen Alter von 61 Jahren eine statistische Häufung der Lebermetastasen von Kolon- und Rektumkarzinomen in der Altersgruppe zwischen 50 bis 69 Jahre. In der Mehrzahl bestanden fortgeschrittene Primärtumorstadien (UICC-Stadium I/II 16 % vs. UICC-Stadium III/IV 84 %).

Pathologie

Aufgrund des portal-venösen Blutabflusses finden sich hämatogene Metastasen gastrointestinaler Tumoren häufig zuerst und nur in der Leber. Da Lebermetastasen von Kolon-/Rektumkarzinomen bei ca. 37 % der R0-resezierten Patienten auftreten, die Metastasen gelegentlich solitär sind und langsam wachsen, bilden Patienten mit Metastasen von Kolon- und Rektumkarzinomen eine spezielle Gruppe. Das intrahepatische Tumorwachstum ist vorwiegend verdrängend und unterscheidet sich von dem infiltrativen Verhalten primärer Lebertumore. Die Invasionszone in das angrenzende Lebergewebe umfaßt im Mittel nicht mehr als 5–10 Zell-Lagen. Die peritumorale arterielle nutritive Neoangiogenese betrifft im Gegensatz zu primären Lebertumoren einen nur ca. 5 mm breiten Randbereich des Parenchyms. Neben der primär orthograden wird eine sekundär retrograde lymphogene Tumorzellausbreitung in die Lymphknoten des Ligamentum hepatoduodenale diskutiert.

Diagnostik

In der Mehrzahl der Patienten werden Lebermetastasen im Rahmen der Tumornachsorge (perkutane Sonographie, Tumormarker) diagnostiziert. Die Diagnostik bei Patienten mit Lebermetastasen zielt darauf ab, das Ausmaß und die Lokalisation der

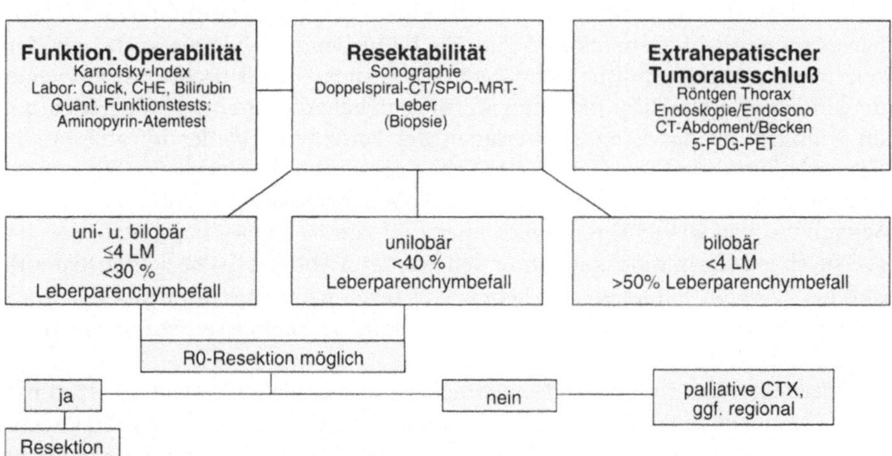

Abb. 1. Darstellung des diagnostischen und therapeutischen Algorithmus bei metachronen Lebermetastasen von Kolon- und Rektumkarzinomen

Metastasen in der Leber (Resektabilität) abschätzen zu können und vor einer operativen Therapie durch umfangreiche Staginguntersuchungen eine extrahepatische Tumormanifestation im Bereich des ehemaligen Primärtumors bzw. auch im Sinne von weiteren Fernmetastasen (Kurabilität) auszuschließen (Abb. 1).

Resektabilität
Die Resektabilität wird durch die lokale Ausdehnung und die anatomische Lage der Metastasen in der Leber bestimmt. Für die perkutane Sonographie wird eine Auflösungsgrenze von 1 – 2 cm in der Diagnostik von Lebermetastasen beschrieben. Die Sensitivität der Ultraschalldiagnostik beträgt 50 – 80 %, die Spezifität 60 – 70 %. Mit einer Auflösungsgrenze von bis zu 4 mm wird eine Sensitivität von 86 % bei geringer Spezifität für die Doppelspiral-Computertomographie berichtet. Die Magnetresonanztomographie (MRT) trägt zu einer Erhöhung der Sensitivität in der Erfassung der anatomischen Lagebeziehung von Metastasen zum intrahepatischen Gefäß- und Gallenwegssystem bei (Sensitivität 95 %). Die Zöliakomesenterikographie spielt zur Abschätzung der Resektabilität keine Rolle mehr und dient einzig der angiomorphologischen Statuserhebung vor Durchführung einer regionalen Chemotherapie. Bei Unsicherheit bezüglich der Dignität einer Leberläsion besteht die Option der gezielten Leberbiopsie zur Histologiegewinnung. Zur weiteren Optimierung des präoperativen Stagings wird in manchen Zentren die diagnostische Laparoskopie und laparoskopische Sonographie zur Abschätzung der Ausdehnung und Lagebestimmung von Lebermetastasen zunehmend eingesetzt. Bei ca. einem Drittel der Patienten können durch diese Maßnahmen zusätzliche Befunde erhoben werden.

Kurabilität
Da bei 10 – 25 % der Patienten mit Lebermetastasen bereits ein Lymphknotenbefall im Ligamentum hepatoduodenale oder eine Peritonealkarzinose vorliegt, kann in dieser Situation mit einer Leberresektion nicht zur Prognoseverbesserung beigetragen werden. Weiterhin muß davon ausgegangen werden, daß in bis zu 30 % der Fälle eine Infiltration der Lebermetastasen per continuitatem in Nachbarorgane vorliegt. Generell gilt, daß alle bildgebenden Diagnoseverfahren derzeit im wesentlichen limitiert sind, Metastasen unter 1 cm Durchmesser sicher zu detektieren. Gerade diese okkulten Metastasen haben aber eine große Bedeutung im Hinblick auf das Langzeitüberleben der Patienten. Mit der intraoperativen Ultraschalluntersuchung (IOUS) der Leber, die wir vor jeder Leberresektion routinemäßig durchführen, kann bei einem Auflösungsvermögen unter 5 mm, einer Sensitivität von 90 – 95 % und einer Spezifität von 80 – 90 % ein zusätzlicher diagnostischer Informationsgewinn erzielt werden (Abb. 2). So berichtet Bismuth, daß bei 77 % der Patienten mit Lebermetastasen nach Durchführung der intraoperativen Ultraschalldiagnostik eine Änderung des operativen Vorgehens resultierte.

Extrahepatische Tumormanifestationen, die sich dem Nachweis durch herkömmliche Diagnostik entziehen, können in Zukunft möglicherweise durch die Positronenemissionstomographie (PET) erkannt werden. Dieses Verfahren hat offensichtlich ein besonderes Potential in der Detektion von extrahepatischen Metastasen und Lokalrezidiven (Abb. 3).

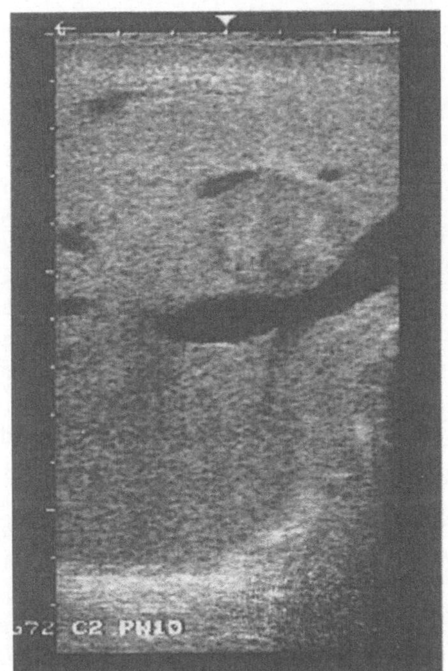

Abb. 2. Intraoperative Ultraschalldiagnostik
(IOUS, 5 MHz-Ultraschallsonde) mit Darstellung einer Lebermetastase im Winkel zwischen
rechter und mittlerer Lebervene, Segment VIII

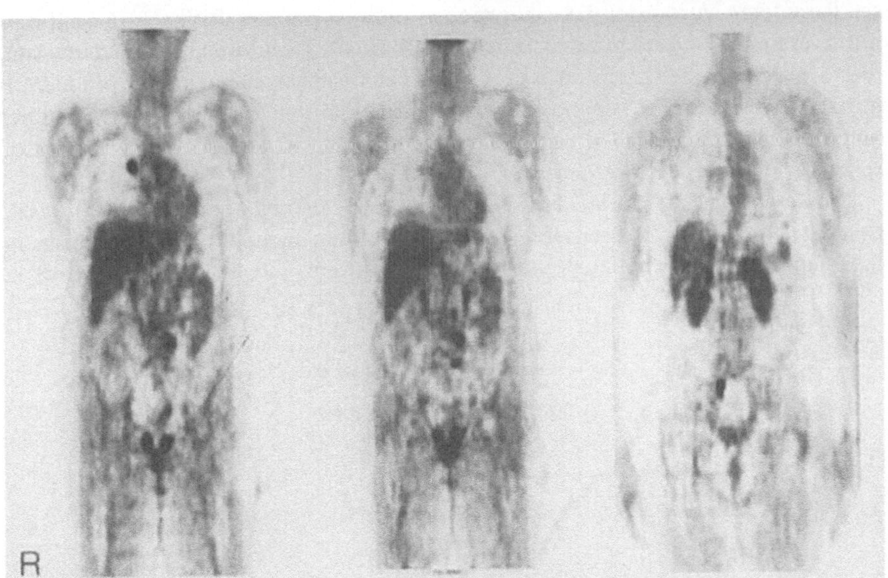

Abb. 3. 5-FDG-PET in 3-Schichtebenen. Neben einer hepatischen Tracerspeicherung ist eine positive
extrahepatische abdominale- und thorakale Speicherung, die auf eine generalisierte Tumormetastasierung eines vorbefundlich bekannnten Rektumkarzinoms hinweist, ersichtlich. (Freundliche Überlas-
sung durch die Nuklearmedizinische Klinik und Poliklinik, TU München, Direktor Prof. Dr. Schwaiger)

Prognostische Faktoren

Obwohl die 5-Jahres-Überlebensrate nach Resektion von Lebermetastasen eines Kolon-/Rektumkarzinoms zwischen 30 und 40 % liegen kann, aber nur 10–15 % der Patienten tatsächlich rezidivfrei bleiben, wäre es von großer Bedeutung, die Patienten mit kurativer Chance besser identifizieren zu können. Bei einem Großteil der Patienten wird ein intrahepatisches Rezidiv diagnostiziert. Die multivariate Analyse verschiedener prognostischer Faktoren hat teilweise widersprüchliche Angaben ergeben (Anzahl der Metastasen, Verteilung und Größe, Sicherheitszone des Resektionsrandes, Zeitpunkt und Art der durchgeführten Leberresektion, Alter und Geschlecht des Patienten, Wachstumsform, histologisches Grading des Primärtumors, intraoperativer Blutverlust etc.). In einer kürzlich publizierten Multicenterstudie der „Association Française de Chirurgie" (n = 1 818 Patienten) wurden die Charakteristika derjenigen Patienten in einer multivariaten Analyse analysiert, die länger als 5 Jahre überlebten. Hierbei erwiesen sich nur folgende drei Risikofaktoren als unabhägig: Infiltration von Serosa bzw. perirektalem Fettgewebe des Primärtumors, Lymphknotenstatus des Primärtumors, Sicherheitsabstand < 1 cm bei der Leberresektion. Von der gleichen Arbeitsgruppe wurden sieben Parameter für ein aussagekräftiges Scoring-System vorgeschlagen (Lymphknotenmetastase des Primärtumors, Infiltration von Serosa bzw. perirektalem Fettgewebe des Primärtumors, Zeitabstand zwischen Auftreten der Lebermetastasen und Diagnose des Primärtumors < 2 Jahre, Sicherheitsabstand < 1 cm bei der Leberresektion, Anzahl der Lebermetastasen > 4, Lebermetastasendurchmesser > 5 cm und Patientenalter > 60 Jahre). Durch das Addieren dieser Parameter wurden drei Risikogruppen definiert: hohes Risiko 5–6 Faktoren, mittleres Risiko 3–4 Faktoren und niedriges Risiko 0–2 Faktoren. Die Praxisrelevanz dieses Systems besteht darin, daß diese Parameter weitestgehend bereits präoperativ mittels konventioneller Diagnostik erfaßt werden können. In prospektiven Studien muß die Relevanz dieses Scoring-Systems zur Indikationsstellung der Lebermetastasenresektion überprüft werden.

Die Resektionsrate im eigenen Patientengut (n = 449) betrug 54,6 %, die R0-Resektionsrate 91,8 %. In 25 % unserer Patienten konnten Lymphknotenmetastasen im Ligamentum hepatoduodenale nachgewiesen werden, die sich in der multivaria-

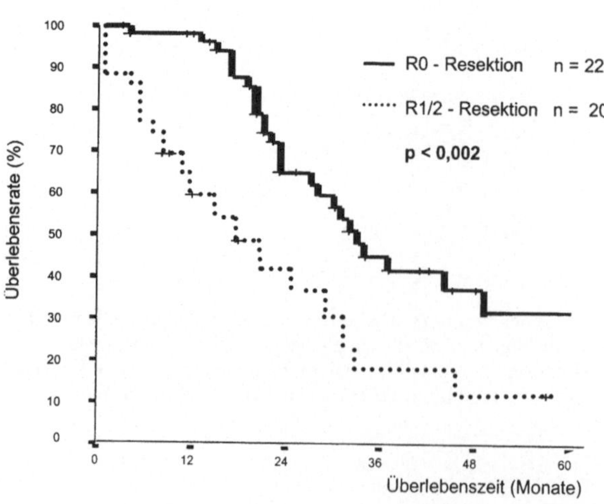

Abb. 4. Prognostische Bedeutung der R0-Resektion im Vergleich zu R1/2-Resektionen von Lebermetastasen von Kolon- und Rektumkarzinomen (Patientengut der TU München 1987–1997), (n = 245)

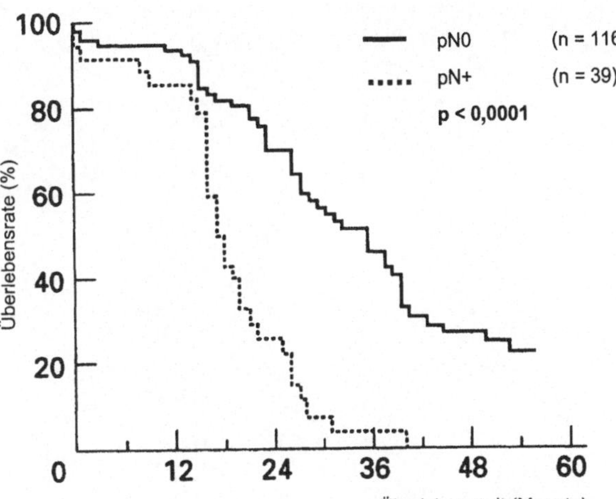

Abb. 5. Prognostischer Einfluß von Lymphknotenmetastasen im Ligamentum hepatoduodenale nach Resektion von Lebermetastasen von Kolon- und Rektumkarzinomen (Patientengut der TU München 1987–1997) (n = 155)

ten Analyse, wie die R0-Resektion, als hochsignifikanter Prognosefaktor erwiesen (Abb. 4, 5). Der Lymphknotenstatus und das Grading des Primärtumors haben univariaten Einfluß auf die Wahrscheinlichkeit einer sich verzögert manifestierenden hepatischen Metastasierung.

Therapie

Chirurgische Therapie

Patienten mit Lebermetastasen, bei welchen eine Resektion erwogen wird, sollten sich in einem ausreichenden Allgemeinzustand, ohne größere Komorbidität und normaler Leberfunktion befinden. Risikofaktoren werden mittels Standarduntersuchungen, wie Röntgen-Thorax-Übersichtsaufnahme, EKG, Spirometrie und Blutgasanalyse ausgeschlossen. Die Abschätzung der Lebersyntheseleistung erfolgt durch Bestimmung von Cholinesterase, Albumin und Gerinnungsparametern. Der Stellenwert funktioneller Lebertests als Entscheidungsgrundlage zur Resektion ist bisher eher gering. Der Nachweis eines nicht-resektablen Lokalrezidivs oder einer extrahepatischen Metastasierung stellt in der Regel eine Kontraindikation für die Resektion metachroner Lebermetastasen dar.

Die Indikation zur Resektion von syn- und metachronen Lebermetastasen orientiert sich am Befallmuster, dem Metastasenvolumen und der prä- und intraoperativen Beurteilung der chirurgisch-prognostisch relevanten Option einer R0-Resektion, d.h. einer Resektion mit einem gesunden Parenchymsaum von mehr als 1 cm (Abb. 6).

Aufgrund der multivariaten Analyse des eigenen Patientenkollektivs wird die Indikation zur Metastasenresektion bei ausreichend verbleibender hepatischer Reservekapazität unter Gewährleistung eines Sicherheitsabstandes von 1–2 cm bei bis zu 3 Lebermetastasen uni- oder bilobärer Lokalisation die weniger als 30 % des Lebervolumens umfassen, gestellt (Abb. 1). Bei bilobärem Verteilungsmuster, einer Metastasenanzahl größer als vier und einem Tumorvolumen von mehr als 40 % der Leber, wird von einer Resektion Abstand genommen und ein palliatives Therapiekonzept eingeleitet (Abb. 1).

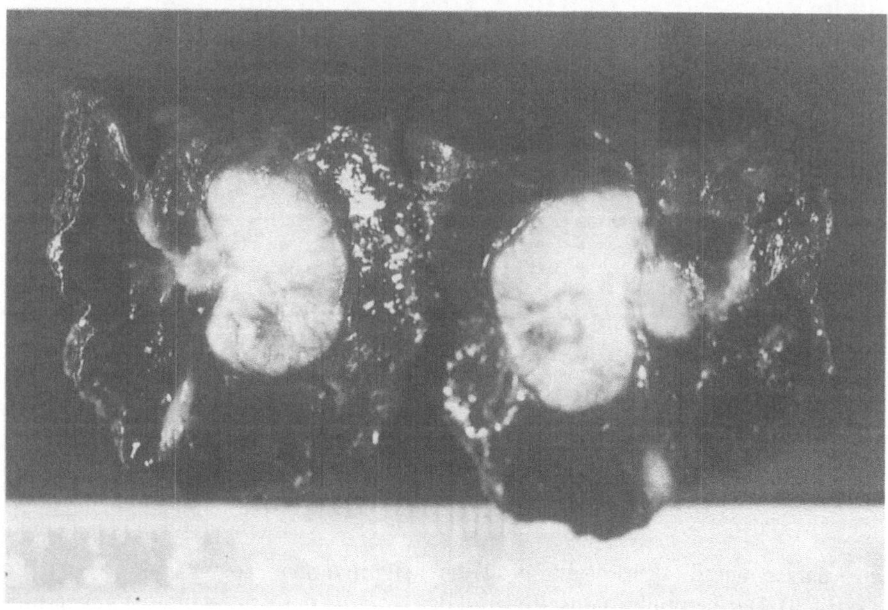

Abb. 6. Resektionspräperat einer Lebermetastase eines Rektumkarzinoms. Charakteristisch verdrängendes Wachstumsverhalten der Metastase gegenüber dem angrenzenden Leberparenchym. Der notwendige Sicherheitsabstand von 1–2 cm zur Erreichung einer R0-Resektion wurde in allen Ebenen eingehalten

Synchrone Lebermetastasen können im Fall kleiner, peripher und oberflächlich gelegener Metastasen simultan reseziert werden. Große oder zentral im Parenchym gelegene Metastasen sollten zweizeitig nach einem Intervall von 2–4 Wochen reseziert werden.

Übereinstimmung besteht, daß bei syn- und metachroner Lebermetastasierung einer limitierten extraanatomischen bzw. segmentorientierten Resektion unter Wahrung des erforderlichen Sicherheitsabstand von 1–2 cm der Vorzug gegenüber erweiterten, radikalen anatomischen Resektionen gegeben werden muß. Erscheint der erzielte Sicherheitsabstand nach Metastasenresektion intraoperativ als unzureichend, kann, falls eine Nachresektion technisch nicht möglich ist, eine additive intraoperative Kryovaporisation des Resektionsrandes in Erwägung gezogen werden. Grundsätzlich sind erweiterte Resektionen in der Metastasenchirurgie nur in Ausnahmefällen indiziert, da sie nicht zu einer Prognoseverbesserung führen. Technisch realisierbare „ex situ-Resektionen" sind vor dem onkologischen Gesamthintergrund rational schwer zu vertreten. Entsprechendes gilt für die Lebertransplantation.

Bei Rezidivmetastasen kann unter Wahrung o. g. Voraussetzungen eine „Repeat-Hepatectomy" indiziert sein. Bei nur geringer Morbidität nach Zweitresektionen können 5-Jahres-Überlebensraten bis zu 44 % erzielt werden.

Die Morbidität der segmentorientierten Resektion, die sich für die Metastasenchirurgie durchgesetzt hat, sollte prinzipiell unter 30 % liegen. Es besteht Einigkeit darüber, daß die Letalität der Lebermetastasenresektion deutlich geringer sein muß als die erwartete 5-Jahres-Überlebensrate des zu operierenden Patienten. Obwohl die Angaben zur Letalität bei Lebermetastasenresektion erheblich differieren, sollte die Letalität unter 5 % liegen. Bei 245 Lebermetastasenresektionen im eigenen Patientengut von 1987 bis 1997 betrug die Letalität 0,8 %.

Zusammenfassend ist bei differenzierter Indikationsstellung, dem Ausschluß von Risikofaktoren und einer Limitierung des chirurgischen Eingriffs auf das onkologisch erforderliche Resektionsausmaß im Sinne einer segmentorientierten Resektion, die Resektion von Lebermetastasen des Kolon- und Rektumkarzinoms zu vertreten.

Adjuvante, additive, neoadjuvante und palliative Therapiemaßnahmen

Ein prognostischer Zugewinn durch adjuvante Therapiemaßnahmen nach R0-Lebermetastasenresektion durch systemische oder regionale Chemotherapie ist nicht belegt. Die Resultate einer prospektiv randomisierten Multicenterstudie konnten durch retrospektive Analyse am eigenen Patientenkollektiv nachvollzogen werden (Abb. 7).

Bei den gegenwärtig zur Verfügung stehenden Substanzgruppen (5-FU/Folinsäure) muß unter Berücksichtigung der Resultate aktueller prospektiver und retrospektiver Analysen, festgestellt werden, daß sich die Erwartungen an die regionale Chemotherapie nicht bestätigt haben. Eine konkrete und gesicherte Indikation zur regionalen Chemotherapie (Ausnahme: neoadjuvante Therapiekonzepte oder Erprobung neuer Substanzen) besteht nicht.

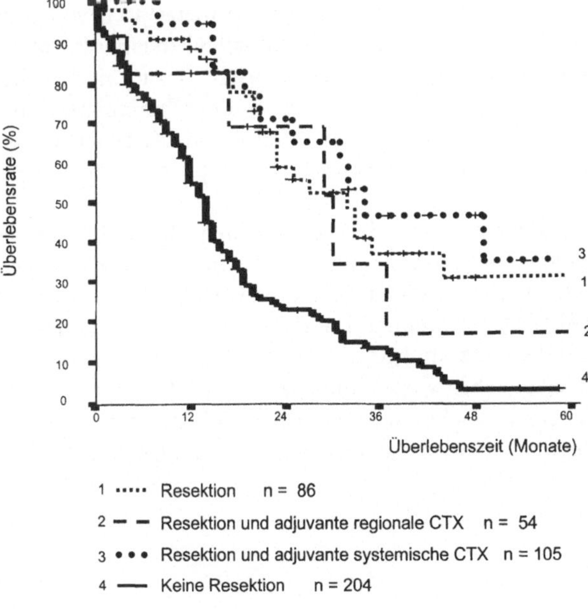

Abb. 7. Darstellung der Überlebenszeiten nach operativer Therapie von Lebermetastasen beim Kolon- und Rektumkarzinom (ohne und mit adjuvanter Nachbehandlung; Kurven 1–3) gegenüber nicht resezierten Lebermetastasen (Kurve 4); (p < 0,0001, Kaplan-Meier-Test). Die Inter-Gruppen-Analyse (Kurve 1–3) ergibt keine signifikante Verbesserung der Überlebensprognose nach der Durchführung einer adjuvanten regionalen (2) oder systemischen Chemotherapie (3) (Patientengut der TU München 1987–1997)

Additive Therapiemaßnahmen erscheinen im Einzelfall indiziert, wenn bei primär gegebener Operabilität eine R1/2-Leberresektion resultiert. Eine derartige Therapie mit 5-FU in Modulation mit Folinsäure kann systemisch oder regional durchgeführt werden. Eine additive regionale Behandlung außerhalb von Studienprotokollen sollte nur auf diejenigen Fälle, die eine geringe hepatische Tumorlast aufweisen, beschränkt werden.

Auch unter palliativen Gesichtspunkten ist die regionale Therapie gegenüber einer systemischen Chemotherapie nicht signifikant überlegen. Bei nachweislich besserer Wirksamkeit gegenüber der Kombination 5-FU/Folinsäure hat sich jüngst die systemische Applikation von Oxaliplatin in Kombination mit 5-FU/Folinsäure als „first line"-Therapie durchgesetzt.

Gegenstand kontroverser Diskussion ist, ob primär irresektable Lebermetastasen durch eine neoadjuvante Vorbehandlung mittels Hochdosis-Chemotherapie sekundär einer Resektion zugeführt werden können. Bismuth et al. propagierten ein derartiges Vorgehen erstmals in einer prospektiv angelegten Studie mit einer Resektionsrate von 12 % nach neoadjuvanter Therapie bei einer 5-Jahres-Überlebensrate von 40 %.

Der Stellenwert alternativ palliativer Verfahren wie der Kryo- und der Laser-induzierten Thermotherapie (LITT) im Gesamtbehandlungskonzept ist derzeit noch ungeklärt. Mit der palliativen MRT-gesteuerten LITT konnten in kleinen Untersuchungsgruppen mediane Überlebenszeiten vergleichbar den Ergebnissen der palliativen regionalen Chemotherapie erzielt werden. Kontrollierte Untersuchungen müssen zeigen, ob durch die Kombination von LITT und palliativer Chemotherapie eine Steigerung der Überlebenszeiten erzielt werden kann.

Prognose

Die operative Therapie von Lebermetastasen von Kolon- und Rektumkarzinonen stellt unverändert die einzige Möglichkeit einer Kuration dar (Abb. 8). Die in der Literatur berichteten 5-Jahres-Überlebensraten nach Lebermetastasenresektion liegen zwischen 16–45 %. Die Streuung der Überlebensraten wird durch teilweise geringe Nachbeobachtungszeiten, differierende Kriterien zur operativen Indikationsstellung und auf unterschiedliche peri- und postoperative Behandlungsstrategien zurückgeführt.

Im Patientengut der TU München (Beobachtungszeitraum 1987-1997) betrug die 5-Jahres-Überlebenswahrscheinlichkeit nach R0-Leberresektion 32 %, während nach R1/2-Resektionen eine 5-Jahres-Überlebenswahrscheinlichkeit von 12 % resultierte, (Abb. 4). Die Mehrzahl statistischer Untersuchungen verdeutlicht, daß die Prognose von Patienten mit R0-resezierten Metastasen, welche 5 Jahre überlebten, derjenigen altersgleicher Nicht-Tumorpatienten entspricht. Nach R1/2-Resektionen ist die Überlebenswahrscheinlichkeit nahezu identisch mit der Gruppe, die einer palliativen regionalen oder systemischen Form der Chemotherapie zugeführt wurden (Abb. 7).

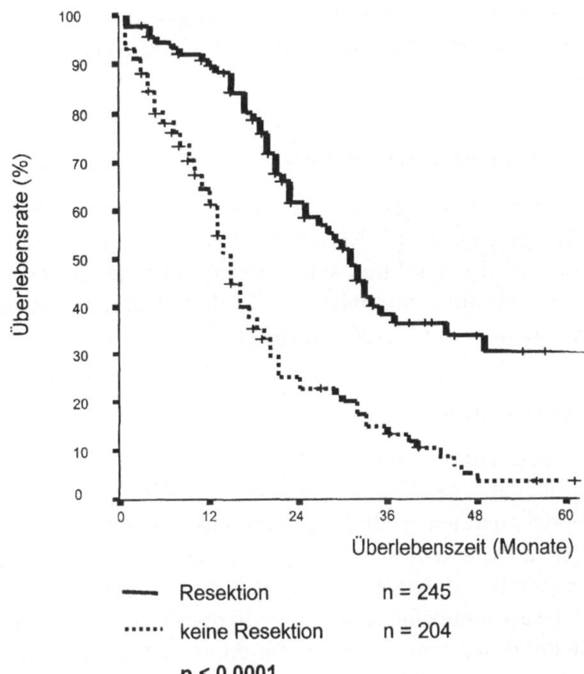

Abb. 8. Darstellung der Prognose nach operativer (n = 245) und nicht operativer Therapie (n = 204) von Lebermetastasen des Kolon-und Rektumkarzinoms. (Patientengut der TU München 1987 bis 1997)

Lebermetastasen nicht-kolorektaler Karzinome

Erfahrungen mit der Resektion nicht-kolorektaler Lebermetastasen sind allgemein begrenzter. Es gelten dabei die gleichen Indikationsprinzipien wie bei kolorektalen Lebermetastasen. Die Möglichkeiten einer kurativen Resektion sind allerdings hier von vornherein wesentlich geringer, da bei einem überwiegenden Anteil dieser Tumoren primär von einer Systemerkrankung ausgegangen werden muß.

Neuroendokrine Karzinome

Die Leberresektion bei Patienten mit neuroendokrinen Tumoren kann unter zwei Gesichtspunkten gesehen werden. Zum einen unter dem Aspekt eines kurativen Ansatzes, wobei hier die gleichen Prinzipien und Überlegungen wie bei kolorektalen Lebermetastasen gelten. Eine kurative Resektion ist bei etwa 20 % der Lebermetastasen neuroendokriner Tumoren möglich. Der kurative Therapieansatz wird durch Literaturangaben, wonach die 10-Jahres-Gesamtüberlebensrate nur 32 % beträgt und kein Patient rezidivfrei überlebte, erheblich relativiert. Zum anderen kann die Operation bei diesen Tumoren unter palliativen Gesichtspunkten mit der Zielsetzung und einer Tumormassenreduktion sinnvoll sein, wenn dadurch die endokrine Symptomatik und damit die Lebensqualität der Patienten verbessert wird. Des weiteren können diese Patienten aufgrund des insgesamt langsamen Wachstums dieser Tumoren und ihrer therapeutischen Beeinflussung mit Somatostatinanaloga von einem Debulking mit 5-Jahres-Überlebensraten zwischen 39 und 65% prognostisch profitieren.

Gastrointestinale Stromatumoren

Lebermetastasen gastrointestinaler Stromatumoren (GIST) stellen mit 0,1 – 1% aller Lebermetastasen eine Rarität dar. Bei Ausschluß extrahepatischer Tumormanifestation wird die Resektion syn- und metachroner Lebermetastasen gastrointestinaler Stromatumoren empfohlen. Die 5-Jahres-Überlebensrate nach R0-Resektion wird in der Literatur mit 32 – 38% angegeben.

Magenkarzinom

Lebermetastasen eines Magenkarzinoms sind meist multipel und häufig mit einem extrahepatischen Tumorbefall assoziiert (Lymphknoten, Peritoneum). Die 5-Jahres-Überlebensraten nach Lebermetastasenresektion liegen zwischen 0 und 12%. Im eigenen Patientengut wurde eine simultane Resektion synchroner, der präoperativen Diagnostik entgangener Lebermetastasen bei 6% durchgeführt. In der univariaten Analyse konnte eine signifikante Verbesserung der Prognose nachgewiesen werden. Die Resektion von Lebermetastasen beim Magenkarzinom weist somit eine äußerst geringe kurative Chance auf und stellt eine absolute Ausnahmeindikation dar. Gleiches gilt für Metastasen exokriner Pankreaskarzinome.

Extragastrointestinale Primärtumoren

In Einzelfällen stellt sich die Indikation zur Resektion von Lebermetastasen außerhalb des Gastrointestinaltraktes gelegenen Primärtumoren, wie dem Mammakarzinom, dem Nierenzellkarzinom und dem malignem Melanom. Vor allem beim Mammakarzinom und beim malignen Melanom handelt es sich hierbei um absolute Ausnahmeindikationen. Beim Nierenzellkarzinom sind die Chancen einer kurativen chirurgischen Behandlung nach Literaturangaben ungünstig. Andererseits sind die Therapiealternativen beim metastasierten Nierenzellkarzinom nicht sehr groß, so daß zumindest bei „solitären" Lebermetastasen die Indikation zur Resektion erwägenswert ist.

Weiterführende Literatur

Beckurts KTE, Hölscher AH, Thorban S, Bollschweiler E, Siewert JR (1997) Significance of lymph node involement of the hepatic hilum in the resection of colorectal liver metastases. Br J Surg 84: 1081–1084
Bismuth H, Adam R, Levi F, Farabos C, Waechter F, Castaing D, Majno P, Engerran L (1997) Re-resection of non-resectable liver metastases from colorectal cancer after neoadjuvant chemotherapy. Ann Surg 225: 51–62
Böttcher KA, Roder JD, Nekarda H, Siewert JR (1995) Prognoseverbesserung durch Resektion synchroner Lebermetastasen beim Magenkarzinom. Langenbeck Arch Chir Suppl II: 659–661
Harms J, Heidecke CD, Böhm J, Höfler H, Siewert JR (1997) Liver transplantation for gut-autonomic-nerve tumor: Case report and review of the literature. J Hep Bil Pancr Surg 4: 346–350
Harms J, Obst T, Thorban S, Busch R, Fink U, Heidecke CD, Roder JD, Siewert JR (1999) The role of surgery in the treatment for colorectal cancer patients. J Hep Gastroenterol 46 (28): 1321–1328

Höfler H, Stier A, Schusdziarra V, Siewert JR (1997) Klassifikation der neuroendokrinen Tumoren des Gastrointestinaltraktes und des Pankreas und ihre therapeutische Relevanz. Chirurg 68: 107–115

Klempnauer J, Ridder GJ, Piso P, Pichlmayr R (1996) Ist die Resektion bei Metastasen eines exokrinen Pancreaskarzinoms gerechtfertigt? Chirurg 67: 366–370

Lai DT, Fulham M, Stephen MS (1996) The role of whole body positron emission tomography with 18-F-Fluorodesoxyglucose in identifying operable colorectal cancer metastases to the liver. Arch Surg 131: 549–542

Lehnert T, Knaebel HP (1997) Diagnostik und Therapie von Lebermetastasen neuroendokriner Tumore. Chirurg 68: 122–131

Lorenz M, Müller HH, Schramm H, Gassel HJ, Rau HG, Ridwelski K, Hauss J, Stieger R,Jauch KW, Bechstein WO, Encke A (1999) Randomized trial of surgery versus surgery followed by adjuvant hepatic arterial infusion with with 5-Fluorouracil and foloinic acid for liver metastases of colorectal cancer. Ann Surg 228: 756–762

Morrow CE, Grage TB, Sutherland DE, Najarian JS (1982) Hepatic resection for secondary neoplasms. Surgery 92: 610–615

Nordlinger B,Guiget M, Vaillant JC, Balladur P, Boudjema K, Bachellier P, Jaeck D, Association Francaise de Chirurgie (1996) Surgical resection of colorectal carcinoma metastases to the liver. Cancer 77: 1254–1262

Pichlmayr R, Weimann A, Oldhafer KJ, Schlitt HJ (1995) Role of liver transplantation in the treatment of unresectable liver cancer. World J Surg 19: 807–811

Reich O, Justus J (1991) Zum biologischen Verhalten des exokrinen Pancreaskarzinoms aus pathologisch anatomischer Sicht. Ein Beitrag zur Problematik der operativen Therapie. Zentralbl Chir 116: 1333–1338

Roder JD, Thorban S, Adolf J, Siewert JR (1995) Potentiell kurative Therapie bei kolorektalen Lebermetastasen. Krankenhaus Arzt 68: 73–78

Schlag PM, Benhidjeb T, Kilpert B (1999) Prinzipien der kurativen Lebermetastasenresektion. Chirurg 70: 123–132

Siewert JR, Roder JD, Fink U (1993) Operative Therapie retroperitonealer Weichteilsarkome. Chirurg 64: 443–445

Stadler J, Hölscher AH, Adolf J, Siewert JR (1991) Intraoperative ultrasonography for the detection of occult liver metastases in colorectal cancer. Surg Endosc 5: 36–38

Tumorzentrum München, Hrsg. Roder JD (1997) Empfehlungen zur Diagnostik, Therapie und Nachsorge gastrointestinaler Tumore, 5 Auflg, München

Vogl TJ, Müller PK, Mack MG, Straub R,Engelmann K, Neuhaus P (1999) Therapiemöglichkeiten bei nicht resektablen Lebermetastasen. Chirurg 70: 133–140

Yamagushi E, Koo Haan J, Sup Song I (1994) Impact of intraoperative ultrasonography on treatment strategy for colorectal cancer. Br J Surg 81: 1660–1663

2.4.3 Gallenblasen- und extrahepatisches Gallengangskarzinom

A. Ungeheuer, P. Juhnke, M. Barbur, F. Zimmermann, H.-D. Allescher und J.D. Roder

Vorbemerkungen

Unter den Tumorkrankheiten der Verdauungsorgane sind Karzinome der Gallenblase und der extrahepatischen Gallenwege selten. Die in den letzten 25 Jahren zu beobachtende Zunahme der extrahepatischen Gallenwegskarzinome wird auf den relativen und absoluten Anstieg des Gallensteinleidens zurückgeführt, aber auch eine angestiegene Lebenserwartung ist ursächlich dafür nicht auszuschließen.

Benigne Tumoren der extrahepatischen Gallenwege sind bezüglich der Differentialdiagnose gegenüber Gallenblasensteinen und besonders gegenüber einzelnen polypoiden Wandprozessen, die in ein Karzinom übergehen, von Bedeutung. Bei Patienten mit Veränderungen der Gallenblasenwand, die größer als 0,5 cm sind oder eine sonographisch feststellbare Größenprogredienz aufweisen, ist daher die Indikation zur Cholezystektomie gegeben.

Gallenblasenkarzinom

Ätiologie und Epidemiologie

Das Karzinom der Gallenblase ist die häufigste Neoplasie der Gallenwege und macht ca. 4 % aller Karzinome aus. Das Gallenblasenkarzinom ist primär eine Erkrankung des älteren Patienten, 80 % aller Fälle treten jenseits des 60. Lebensjahres auf. Das weibliche Geschlecht ist im Verhältnis 3 – 4 : 1 bevorzugt.

Die Koinzidenz von Cholelithiasis und Karzinom ist auffällig – die Statistiken sprechen von 45 bis 93 % – so daß den Gallenblasensteinen eine ätiologische Rolle kaum abzusprechen ist. Hinzu kommt, daß das Gallenblasenkarzinom bei Cholezystolithiasis in bis zu 1 – 2 % aller Cholezystektomie-Präparate beobachtet wird. Diese Rate ist um ein Vielfaches höher als die Inzidenz des Gallenblasenkarzinoms in Autopsieserien. Die chronische Cholezystitis, vor allem beim Vorliegen einer Porzellangallenblase, geht ebenfalls mit einem erhöhten Karzinomrisiko einher. Eine andere Hypothese für die Ätiologie der Gallenblasenkarzinome ist der Reflux von Pankreassaft in die Gallenwege als Folge einer anatomischen Varietät in der Mündung zwischen Pankreas- und Gallengang. Bei Polypen der Gallenblase liegt eine erhöhte Inzidenz von Gallenblasenkarzinomen vor.

Häufigkeitsangaben bezüglich benigner Gallenblasentumoren in der Literatur von bis zu 80 % der cholezystektomierten Patienten sind irreführend, da weder die häufigen Cholesterinpapillome noch Schleimhauthyperplasie bei chronischer Cholezystitis echte Neubildungen sind. Nach Abzug dieser „Pseudoneoplasien" verbleiben nur Fibrome, Myome, Lipome und bisweilen stark proliferierende papilläre Adenome. Diese betragen in ihrer Gesamtheit weniger als 5 % aller Gallenblasentumoren.

Wird die Häufigkeit der Karzinome in Beziehung zum Alter gesetzt, so muß bei fast 10 % der über 65 Jahre alten Patienten mit Gallenwegserkrankungen ein maligner Tumor erwartet werden.

Pathologie

Tabelle 1 beschreibt die WHO-Klassifikation der Tumoren der Gallenblase.

Tabelle 1. WHO-Klassifikation der Tumoren der Gallenblase (1997)

1. Mesenchymal:	benigne:	Lipom Hämangiom Lymphangiom Fibrom Leiomyom andere
	maligne:	Rhabdomyosarkom Mal. Fibr. Histiozytom Angiosarkom Kaposi-Sarkom Mal. Lymphome
2. Epithelial:	benigne:	papilläres/villöses Adenom tubuläres Adenom

	maligne:	Adenokarzinom
		   hoch- bis mäßig differenziert
		   papillär
		   Zyst-Pleomorphes Riesenzell-
		Plattenepithelkarzinom bzw. adenosquamöses
		Klarzellkarzinome
		Kleinzellige Karzinome
		Neuroendokrine Karzinome
		Undifferenzierte Karzinome
		Karzinoid
		Primär multizentrisch oder gleichzeitig unterschiedliche Differenzierung

3. Sonstige:		malignes Melanom Metastasen

Der häufigste Tumor der Gallenblase, das Adenokarzinom, ist ein langsam wachsender Tumor, der üblicherweise im Gallenblasenfundus entsteht. Der papilläre Subtyp des Gallenblasenkarzinoms breitet sich intraduktal aus und hat eine etwas günstigere Prognose. Die TNM-Klassifikation und UICC-Stadiengruppierung der Gallenblasenkarzinome ist in Tabelle 2 wiedergegeben.

Das Gallenblasenkarzinom tendiert zur raschen Infiltration umgebender Strukturen, wie Leber, Gallengang und Duodenum. Lymphknotenmetastasen werden bei 50–75 % der Patienten diagnostiziert. Auf lymphatischem Wege sind zuerst die Lymphknoten am Ductus cysticus und Ductus choledochus, sowie parapankrean und perigastrisch betroffen (Abb. 1). Eine Infiltration der Leber, entweder durch direkte Tumorinfiltration oder über die in die Lebersegmente IV und V drainierenden Gal-

Tabelle 2. TNM-Klassifikation und Stadiengruppierung des Gallenblasenkarzinoms (UICC 1997)

T	**Primärtumor**	
	Tx	Primärtumor nicht beurteilbar
	T0	Primärtumor nicht nachweisbar
	Tis	Carcinoma in situ
	T1	Tumor infiltriert Lamina propria oder Muscularis
		T1a Tumor infiltriert Lamina propria
		T1b Tumor infiltriert Muscularis
	T2	Tumor infiltriert perimuskuläres Bindegewebe, keine Ausdehnung jenseits der Serosa oder in die Leber
	T3	Tumor durchbricht die Serosa (viszerales Peritoneum) oder infiltriert direkt in ein angrenzendes Nachbarorgan oder beides (Ausbreitung in die Leber 2 cm oder weniger)
	T4	Tumor infiltriert mehr als 2 cm in die Leber und/oder in zwei oder mehr Nachbarorgane (Magen, Duodenum, Kolon, Pankreas, Netz, extrahepatische Gallengänge, jeder Leberbefall)
N	**Regionäre Lymphknoten**	
	Nx	Regionäre Lymphknoten nicht beurteilbar
	N0	Keine regionären Lymphknotenmetastasen
	N1	Metastasen in Lymphknoten am D. cysticus, um den D. choledochus und/oder am Leberhilus (Lig. hepatoduodenale)
	N2	Metastasen in Lymphknoten um den Pankreaskopf, in periduodenalen, periportalen, zöliakalen und/oder oberen mesenterialen Lymphknoten

Anmerkung: pN0 = histologische Untersuchung von mindestens 3 regionären Lymphknoten.

M	**Fernmetastasen**	
	Mx	Fernmetastasen können nicht beurteilt werden
	M0	Keine Fernmetastasen
	M1	Fernmetastasen

Stadiengruppierung

Stadium 0	Tis	N0	M0
Stadium I	T1	N0	M0
Stadium II	T2	N0	M0
Stadium III	T1, T2	N1	M0
	T3	N0,1	M0
Stadium IV A	T4	N0,1	M0
Stadium IV B	jedes T	N2	M0
	jedes T	jedes N	M1

lenblasenvenen, wird in mehr als 50% der Patienten beobachtet. Die hämatogene Ausbreitung des Tumors ist selten und wird üblicherweise erst in weit fortgeschrittenen Krankheitsstadien beobachtet.

Klinik und Diagnostik

Unspezifische Oberbauchbeschwerden bei 70%, Gewichtsverlust bei 30% und Auftreten von ikterischen Episoden bei 40% der Patienten sind die am häufigsten beschriebenen Symptome des Gallenblasenkarzinoms.

Weder Labordiagnostik noch bildgebende Verfahren erlauben eine exakte Diagnose des Gallenblasenkarzinoms. Nicht zuletzt durch die unspezifischen klinischen Symptome werden Gallenblasenkarzinome nur bei weniger als 10% der Patienten präoperativ diagnostiziert. Am häufigsten wird eine akute oder chronische Cholezystitis sowie Tumoren der extrahepatischen Gallengänge oder des Pankreas differenti-

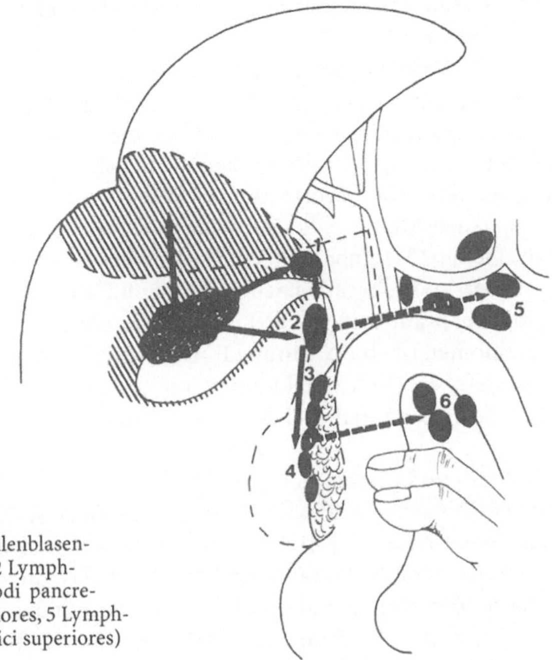

Abb. 1. Metastasierungswege des Gallenblasenkarzinoms (1 Lymphnodus cysticus, 2 Lymphnodus framinalis, 3 und 4 Lymphnodi pancre-
aticoduodenales superiores und inferiores, 5 Lymphnodi coeliaci, 6 Lymphnodi mesenterici superiores)

aldiagnostisch erwogen. In den seltenen Fällen, in denen präoperativ der Verdacht
auf ein Gallenblasenkarzinom besteht, sind die Sonographie und das kontrastmittelverstärkte Computertomogramm zur Abklärung der intrahepatischen Tumorausdehnung hilfreich. Bei Patienten mit Verschlußikterus erlaubt die endoskopisch
retrograde Cholangiographie bzw. die perkutane transhepatische Cholangiographie eine Beurteilung der Lokalisation und des Ausmaßes der biliären Obstruktion.
Diese Verfahren können gleichzeitig therapeutisch zur Galleableitung genutzt werden.

Therapie

Chirurgische Therapie

Die chirurgische Therapie des Gallenblasenkarzinoms wird vom Tumorstadium
diktiert und ist nur selten kurativ. Der Anteil von potentiell resektablen Gallenblasenkarzinomen liegt lediglich bei 15–30 %. Häufig sind auch palliative chirurgische
Maßnahmen nicht möglich bzw. nicht sinnvoll. Kontraindikationen zur operativen
Therapie sind hämatogene oder lymphatische Fernmetastasen, Peritonealkarzinose
und/oder die Tumorinfiltration großer Gefäße (Truncus coeliacus, Arteria mesenterica superior, Vena cava, Aorta). Die Erfahrungen mit erweiterten Resektionen unter
Mitnahme von infiltrierter Arteria hepatica bzw. Pfortader waren enttäuschend.

Die Prognose des Gallenblasenkarzinoms im Stadium I ist ausgezeichnet. Aus diesem Grund erscheint die Cholezystektomie bei Tumoren der Kategorien pTis (Carcinoma in situ), pT1a (Mukosakarzinom) und pT1b (Infiltration der Muskularis) als

ausreichend. Eine Leberresektion und Lymphadenektomie sind in diesem Stadium nicht indiziert.

Bei Verdacht auf das Vorliegen eines präoperativ nicht erkannten Karzinoms sollte immer eine intraoperative Schnellschnittdiagnostik erfolgen.

Bei Tumoren der Kategorie pT2 und mehr muß die Resektion des Gallenblasenbettes mit einem ca. 3 cm breiten Saum vom Leberparenchym angeschlossen werden oder eine anatomische Leberresektion (Resektion der Segmente IVb und partiell V) mit Lymphadenektomie entlang des Ligamentum hepatoduodenale durchgeführt werden. Bei einem pT3-Tumor kann eine Mitresektion des Ductus choledochus indiziert sein.

Bei erst postoperativ nachgewiesenem Gallenblasenkarzinom ist die Cholezystektomie bei präinvasivem (Tis) und pT1-Karzinom ausreichend. Bei fortgeschrittenen Karzinomen ist eine Nachresektion entsprechend o. a. Vorgehen indiziert. Nach laparoskopischer Cholezystektomie und dem Nachweis eines Gallenblasenkarzinoms sind die Trokarkanäle bei der Reoperation zu exzidieren.

Strahlen- und Chemotherapie

Die Frage nach der Effektivität adjuvanter oder additiver Maßnahmen beim Gallenblasenkarzinom wird in der Literatur nur unzureichend beantwortet. Die Möglichkeiten der Strahlentherapie sind durch die das Tumorbett eng umgebenden dosislimitierenden Organe mit eingeschränkter Strahlentoleranz beschränkt (Leber, Duodenum, Magen, Rückenmark). Die Wahl des richtigen Zielvolumens stößt vor allem durch die unklar definierten Sicherheitsabstände zur Leberpforte und zum Pankreas auf zusätzliche Schwierigkeiten. Aus diesen Gründen ließe sich die perkutane Strahlentherapie theoretisch mit einer intraoperativen Bestrahlung mit schnellen Elektronen kombinieren. So können kumulative Dosen von über 50 Gy erreicht werden, mit dem die lokale Tumorkontrolle verbessert werden kann. Da die Ergebnisse aus kleinen, zum Teil inhomogenen Patientenkollektiven stammen, sind sie kritisch zu werten.

Durch die alleinige Radio- oder Radiochemotherapie bei inoperablen, lokal fortgeschrittenen Karzinomen der Gallenblase, können in der Regel längere Überlebenszeiten erreicht werden als nach alleiniger Drainagebehandlung. Da die Strahlentherapie bei Berücksichtigung der Toleranzdosen der umgebenden Organe geringe akute wie späte Nebenwirkungen verursacht, kann sie bei adäquater Indikationsstellung unter Einbeziehung aller anderen Therapiemöglichkeiten empfohlen werden. Begleitend kann eine Chemotherapie mit 5-FU durchgeführt werden, obwohl deren Wert im Rahmen der kombinierten Therapie nicht gesichert ist.

Die bisher einzige prospektive Studie zur Chemotherapie ergab im Gegensatz zu Einzelbeobachtungen für 5-FU alleine oder in Kombination mit Streptozotocin eine Ansprechrate von < 10 %. Neuerdings werden verschiedene Substanzen zur intraarteriellen regionalen Applikation vorgeschlagen. Daten hierzu liegen derzeit noch nicht vor.

Palliative Therapie

Bei Beteiligung der intra- und extrahepatischen Gallengänge können analog der palliativen Therapie bei extrahepatischen Gallenwegstumoren endoskopische bzw. interventionelle perkutane Behandlungsverfahren zur Anwendung kommen. Im Einzelfall kann eine chirurgische extrahiläre Gallengangsableitung sinnvoll sein. Bei symptomatischen Patienten in gutem Allgemeinzustand kann eine Chemotherapie erwogen werden.

Prognose

Die Gesamtprognose aller Patienten mit Gallenblasenkarzinom ist ungünstig. Berücksichtigt man alle resektablen Karzinome, so ergibt sich beim Gallenblasenkarzinom eine 5-Jahres-Überlebensrate von lediglich 2–10%. Tumoren im UICC-Stadium I, die meist als Zufallsbefunde nach Cholezystektomie entdeckt werden, wiesen in mehreren Studien jedoch eine 5-Jahres-Überlebensrate von bis zu 100% auf. Entscheidend für das Schicksal der Patienten ist das Ausmaß der Leberinfiltration sowie der hiläre Lymphknotenbefall. Die 5-Jahres-Überlebensrate nach potentiell kurativer Resektion wird beim Gallenblasenkarzinom insgesamt mit 10–60% angegeben, wobei in den letzten Jahren, bedingt durch verbesserte und tumorgerechtere Resektionsmethoden, Fortschritte erzielt wurden.

Nachsorge

Der Wert einer Tumornachsorge zur Rezidivfrüherkennung und Prognoseverbesserung ist bisher nicht belegt. Die Nachsorge sollte symptomorientiert erfolgen. Eine strukturierte Nachsorge ist nur im Rahmen von Therapiestudien angezeigt.

Karzinom der extrahepatischen Gallenwege

Epidemiologie und Ätiologie

Das Karzinom der extrahepatischen Gallengänge ist selten und betrifft etwa 0,7% aller Patienten mit malignen Tumoren. Die meisten Studien zeigen, daß die extrahepatischen Gallengangskarzinome bei Männern häufiger angetroffen werden als bei Frauen. Das mittlere Erkrankungsalter liegt bei 70 Jahren. Signifikante geographische Unterschiede in der Prävalenz dieses Tumors sind nicht bekannt. Die Ätiologie des extrahepatischen Gallengangskarzinoms ist unbekannt. Gehäuft finden sich diese Tumoren bei Patienten mit sklerosierender Cholangitis, Colitis ulcerosa, Choledochuszysten, chronischer Salmonellose und biliären parasitären Erkrankungen. Die chronische Entzündung der Gallenwege kann als Präkanzerose angesehen werden.

Pathologie und Klassifikation

Histopathologisch können das papilläre, noduläre oder sklerosierende Adenokarzinom unterschieden werden. Die papilläre Variante hat eine bessere Prognose als die noduläre und sklerosierende Wachstumsform. Papilläre Tumoren sind üblicherweise gut differenziert und finden sich multilokulär. Die ungünstigste Prognose weist der sklerosierende Wachstumstyp auf, der üblicherweise schlecht differenziert ist.

Das Karzinom der extrahepatischen Gallengänge betrifft zu 60% das proximale Drittel, das mittlere und distale Drittel sind zu je 20% betroffen. Tumoren, die im

Bereich der Hepatikusgabel entstanden sind, werden als Klatskintumoren bezeichnet und topographisch anatomisch nach Bismuth klassifiziert (Abb. 2).

Die Karzinome der extrahepatischen Gallengänge wachsen langsam und infiltrieren lokal. Die Metastasierung erfolgt in regionale Lymphknoten. Tumoren des proximalen und mittleren Drittels können zur Kompression bzw. zum Verschluß der Pfortader oder der Arteria hepatica führen. Proximale Gallengangstumoren können früh-

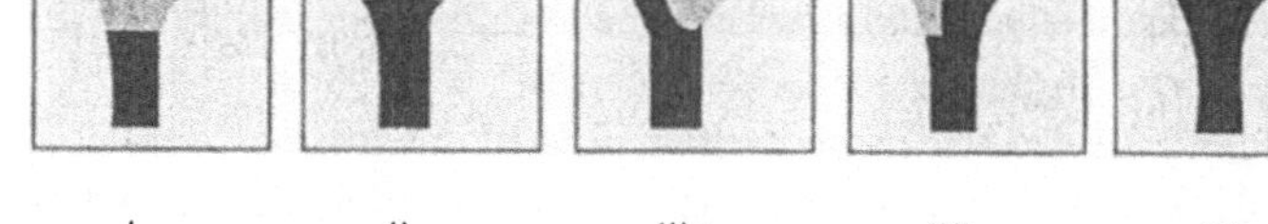

Abb. 2. Einteilung der Gallengangkarzinome nach Bismuth
Bismuth I: Der Tumor betrifft nur den proximalen Ductus hepatocholedochus, nicht die Hepatikusgabel.
Bismuth II: Der Tumor betrifft auch die Hepatikusgabel, die sekundären Aufzweigungen rechts und links jedoch nicht.
Bismuth III: Der Tumor reicht auf einer Seite (rechts IIIA oder links IIIB) bis an die sekundären Zusammenflüsse.
Bismuth IV: Die sekundären Zusammenflüsse rechts und links sind betroffen

Tabelle 3. TNM-Klassifikation und Stadiengruppierung des Karzinoms der extrahepatischen Gallengänge (UICC 1997)

T		Primärtumor
	Tx	Primärtumor nicht beurteilbar
	T0	Primärtumor nicht nachweisbar
	T1	Tumor infiltriert subepitheliales Bindegewebe oder fibromuskuläre Schicht
	T2	Tumor infiltriert perimuskuläres Bindegewebe
	T3	Tumor infiltriert Nachbarstrukturen: Leber, Pankreas, Duodenum, Gallenblase, Kolon, Magen
N		Regionäre Lymphknoten
	Nx	Regionäre Lymphknoten nicht beurteilbar
	N0	Keine regionären Lymphknotenmetastasen
	N1	Metastasen in Lymphknoten am D. cysticus, um den D. choledochus und/oder am Leberhilus (Lig. hepatoduodenale)
	N2	Metastasen in Lymphknoten um den Pankreaskopf, in periduodenalen, periportalen, zöliakalen oberen mesenterialen, hinteren peripankreatiko-duodenalen Lymphknoten
Anmerkung: pN0 = histologische Untersuchung von mindestens 3 regionären Lymphknoten.		
M		Fernmetastasen
	Mx	Fernmetastasen können nicht beurteilt werden
	M0	Keine Fernmetastasen
	M1	Fernmetastasen

Stadiengruppierung

Stadium 0	Tis	N0	M0
Stadium I	T1	N0	M0
Stadium II	T2	N0	M0
Stadium III	T1,2	N1,2	M0
Stadium IV A	T3	jedes N	M0
Stadium IV B	jedes T	jedes N	M1

zeitig das Leberparenchym infiltrieren. Bei 36 % der Klatskintumoren ist der Lobus caudatus infiltriert.

Fernmetastasen werden bei extrahepatischen Gallengangskarzinomen nur selten beobachtet.

In Tabelle 3 ist die pTNM-Klassifikation und UICC-Stadiengruppierung dargestellt.

Klinik und Diagnostik

Der schmerzlose Ikterus ist häufigstes Initialsymptom. Gelegentlich geht ein Pruritus voraus. Gewichtsabnahme und schmerzhafte Hepatomegalie können vorliegen. Bei distaler Tumorlokalisation findet sich häufig eine vergrößerte, schmerzlos tastbare Gallenblase (Courvoisier-Zeichen). Die Cholestaseparameter sind in der Regel erhöht. Meist besteht eine ausgeprägte Cholestase ohne Cholangitis.

Bei Verdacht auf Verschluß der extrahepatischen Gallenwege kann die perkutane Ultraschallsonographie erste Hinweise auf die Tumorlokalisation geben. Die weiteren Schnittbildverfahren, wie kontrastmittelverstärkte Doppelspiral-Computertomographie sowie Magnetresonanztomographie erlauben nur selten eine Darstellung des Tumors. Gelegentlich kann die Invasion in umgebende Strukturen und der Verdacht auf Lymphknotenmetastasen diagnostiziert werden.

Die Lokalisation des Tumors und vor allem seine proximale Ausdehnung müssen vor jeder chirurgischen Intervention exakt diagnostiziert werden. Dieses Ziel kann über die perkutane transhepatische Cholangiographie (PTC) oder die endoskopische retrograde Cholangiographie (ERC) erreicht werden. Für Tumoren im proximalen Drittel wird die PTC, für distale Gallengangstumoren die ERC bevorzugt. Die Darstellung der intra-/extrahepatischen Gallenwege kann ebenfalls durch die Magnetresonanztomographie (MRCP) erfolgen.

Da die extrahepatischen Gallengangstumoren frühzeitig die Vena portae bzw. die Arteria hepatica infiltrieren können, sollte zur Operationsplanung eine Zöliakographie mit indirekter Portographie bzw. eine MR-Angiographie durchgeführt werden.

Die präoperative histologische Diagnose eines extrahepatischen Gallengangskarzinoms ist schwierig, da sich diese Tumoren häufig der Darstellung im Ultraschall bzw. der Computertomographie entziehen. Die Sensitivität der Bürstenzytologie der Gallengänge liegt bei 40 %. In den meisten Fällen wird daher die Indikation zur Operation anhand der präoperativen morphologischen Diagnostik ohne histologische Sicherung erfolgen.

Chirurgische Therapie

Infiltration bzw. Verschluß von V. portae bzw. A. hepatica oder Tumorausdehnung bis in die sekundären Gallengangaufzweigungen (Subsegment-Stenosen) stellen im allgemeinen irresektable Befunde dar.

Die Resektionsraten werden in der Literatur mit 10–85 % angegeben. Die Resektionsrate ist von der Tumorlokalisation abhängig. Sie ist am höchsten für distale und am niedrigsten für proximale Gallengangskarzinome.

Prinzipiell ist immer eine R0-Resektion anzustreben. Häufig reicht die mikroskopische Tumorinvasion luminal weit über den makroskopisch erkennbaren Tumor hinaus. Die Hälfte der makroskopisch kurativen Resektionen im mittleren und distalen Choledochusdrittel stellen sich deshalb und aufgrund der engen anatomischen Beziehungen im Ligamentum hepatoduodenale histologisch als R1-Resektionen heraus.

Tumoren des proximalen Ductus choledochus
Tumoren des proximalen Choledochus bzw. der Hepatikusgabel (Klatskintumoren) erfordern entsprechend ihrer Ausbreitung ein differenziertes operatives Vorgehen.

Die intraoperative Klärung der Resektabilität ist schwierig (Tumorresektion en bloc mit einer zentralen Leberresektion oder Hemihepatektomie) und erfordert große Erfahrung.

Therapie der Klatskintumoren

Bismuth I: Resektion des proximalen Ductus hepatocholedochus, der Hepatikusgabel und intrahepatische Anastomose.

Bismuth II: Resektion der Hepatikusgabel und einer Leberparenchymmanschette (Leberhilusresektion).

Bismuth III: Hemihepatektomie links oder rechts (Schnellschnitt!); die Mitresektion von Segment I (Lobus caudatus) wird gefordert, da die Gallenwege von Segment I direkt in die Hepatikusgabel einmünden können und eine Tumorinfiltration von Segment I in 35 % der Patienten beschrieben wird.

Bismuth IV: Palliative transtumorale Drainage möglichst beider Leberhälften. Wird die Ausdehnung erst intraoperativ deutlich, kann auch durch eine R1-Hilusresektion mit intrahepatischer biliodigestiver Anastomose eine gute Palliation erreicht werden, die ggf. durch eine Afterloading-Therapie bzw. eine additive Radiotherapie ergänzt werden sollte.

Die Resektionsrate dieser Tumoren wird in Abhängigkeit vom Typ mit 10–50 % angegeben.

Als experimentelles Therapieverfahren kann die Lebertransplantation in Kombination mit der partiellen Duodenopankreatektomie bei bestimmten Tumorsituationen diskutiert werden.

Die in der Literatur kontrovers diskutierte Indikationsstellung zur präoperativen Einlage einer PTCD (möglichst von rechts und links) hat sich bei Klatskintumoren im eigenen Vorgehen sowohl intraoperativ als auch zur postoperativen Schienung der Anastomose außerordentlich bewährt.

Bei entsprechender Erfahrung können diese Eingriffe mit minimaler Morbidität und Mortalität erfolgen. Die 3-Jahres-Überlebensrate bei R0-Resektion liegt bei 50 %, die nach 5 Jahren bei 10–20 %.

Karzinome des mittleren und distalen Ductus choledochus
Den kurativen Radikaleingriff für Tumoren des mittleren und distalen Ductus choledochus stellt die Choledochusresektion mit Erweiterung durch eine partielle Duodenopankreatektomie (OP nach Whipple) mit hoher Durchtrennungslinie am Hepatikus dar. Bei hohem allgemeinen Operationsrisiko, Lokalisation im mittleren Drittel

und kleinem Karzinom des Hepatocholedochus kann auch eine alleinige Gangresektion mit biliodigestiver Anastomose indiziert sein.

Strahlen- und Chemotherapie

Während für die Strahlentherapie positive Ergebnisse bei adjuvanter und additiver Anwendung in Einzelfällen berichtet werden, bestehen für die Chemotherapie keine Untersuchungen, die Ihre Wirksamkeit beweisen.

Bei der Therapie des Gallengangskarzinoms sind die applizierbaren Strahlendosen durch die umgebenden radiosensitiven Strukturen limitiert. Daher wurden kombinierte radiotherapeutische Verfahren eingesetzt, bei denen neben einer intraoperativen Bestrahlung auch eine Brachytherapie über liegende PTCD im Afterloading-Verfahren zur Applikation der Boost-Dosis in Frage kommen. Die Brachytherapie wird dabei fraktioniert über einen Drainagekatheter der Gallengänge durchgeführt. Da hierdurch in der Regel vor allem bei zentral sitzenden, diffus in das umgebende Leberparenchym wachsenden Gallengangskarzinomen nur Teile der Tumoren erfaßt werden können, ist die alleinige Brachytherapie lediglich als palliatives Verfahren anzusehen. In Kombination mit der perkutanen Radio- oder Radiochemotherapie wird jedoch über eine Verbesserung des Gesamtüberlebens der betroffenen Patienten berichtet. Aufgrund der geringen Patientenzahlen läßt sich der Vorteil der Dosiserhöhung durch die zusätzliche Brachytherapie nicht sicher in einer verlängerten medianen Überlebenszeit ablesen. Da erst bei Dosen deutlich über 50 Gy mit schweren Komplikationen an Duodenum und Magenausgang sowie Leberparenchym zu rechnen ist, ist die Radiotherapie grundsätzlich als palliative Therapie geeignet. Eine externe oder interne Ableitung der Gallenwege ersetzt sie allerdings nicht.

Palliative Therapie

Endoskopische und interventionelle Therapie
Beim Verschlußikterus stellt die palliative Gallengangsdrainage, vorzugsweise transduodenal endoskopisch eingebracht, das Palliativverfahren der Wahl dar. Gallengangschienen (Stents, pig-tail Drainagen, expandierende Metallgitterstents) können auch perkutan transhepatisch eingebracht werden. Die endoskopische oder perkutane Dekompression und Drainage der Gallenwege gelingt in ca. 97 % aller Fälle und ist mit einer eingriffsbedingten Mortalität von 2,5 % verbunden. Die 30-Tage-Mortalität liegt bei ca. 7,5 %, die mittlere Überlebenszeit bei ca. 8 Monaten. Das endoskopische Verfahren ist wegen der geringeren Invasivität, der geringen Morbidität und Mortalität das Drainageverfahren der Wahl.

Alle Kunststoffdrainagen neigen zu Inkrustierungen und damit zum Verschluß der Prothese und sollten daher einen möglichst großen Durchmesser aufweisen. Endoskopisch gelegte Gallengangsprothesen aus Kunststoff haben eine mittlere Offenheitsdauer von ca. 2 – 3 Monaten und müssen bei Verschluß gewechselt werden. Positive Erfahrungen liegen auch mit selbstexpandierenden Metallstents vor, die insbesondere bei distalen, d.h. papillennahen Stenosen und einer vermutlichen Überlebenszeit von mehr als 3 Monaten indiziert sind. Eine transtumorale Galleableitung in das Duodenum ist einer äußeren Drainage als Dauerversorgung vorzuziehen. Die körperliche Integrität bleibt erhalten, Elektrolyt- und Galleverlust treten nicht auf und die Galle steht für die Fettresorption zur Verfügung. Bei fortgeschrittenen zentralen Tumoren sollte eine Drainage des rechten und des linken Gangsystems über endoskopisch oder perkutan gelegte Drainagen erfolgen. Die perkutane Drainagebehandlung mit Ableitung ins Duodenum über dicklumige, sogenannte Yamakawa-Prothesen bietet eine gute Palliationsmöglichkeit.

Chirurgische Therapie

Für die palliative chirurgische Therapie gilt prinzipiell das gleiche wie für die Gallenblasenkarzinome. Grundsätzlich ist die endoskopische bzw. interventionelle Therapie zu bevorzugen. Eine besondere Situation besteht beim Karzinom im distalen Choledochus. Hier kann mit geringem operativem Aufwand durch eine biliodigestive Anastomose (Hepatikojejunostomie) eine meist langanhaltende oder dauerhafte Palliation erreicht werden. Ist die zu erwartende Lebensspanne länger als 4 Monate, ist die Operation zu bevorzugen.

Strahlentherapie

Bei nicht operablen Patienten bzw. nach inkompletter Resektion sind nach perkutanen Strahlendosen von 30–45 Gy in einem Teil der Fälle gute Palliativeffekte zu erwarten. Eine Rückbildung des Verschlußikterus sowie eine Verbesserung der Lebensqualität kann bei etwa 50 % der Patienten erreicht werden.

Vom Effekt her eher günstiger ist die lokale Applikation von Radionukliden über einen perkutanen transhepatischen Zugang. In Einzelfällen mit begrenzter Tumorausdehnung gelingt es mit diesen Methoden, eine lokale Kontrolle über mehrere Jahre oder evtl. sogar eine Heilung zu erzielen. Dies gilt insbesondere dann, wenn die perkutane Bestrahlung mit der lokalen Kontakttherapie kombiniert wird. Es wurde hierbei über eine mediane Überlebenszeit von 10 Monaten berichtet.

Chemotherapie

Vereinzelt (besonders guter Allgemeinzustand) kann der Versuch einer Chemotherapie mit 5-Fluorouracil indiziert sein. Bei isoliertem Leberbefall kann individuell – aber immer nur unter palliativen Gesichtspunkten – über eine regionale Chemotherapie entschieden werden.

Nachsorge

Untersuchungen zur Prognoseverbesserung durch eine strukturierte Nachsorge bei extrahepatischen Gallengangskarzinomen liegen nicht vor. In Abständen von ca. sechs Wochen sollte die Durchgängigkeit implantierter Drainagen überprüft werden.

Prognose

Beim primär kurativen Eingriff (R0) des Gallengangskarzinoms liegt die 5-Jahres-Überlebensrate bei Tumoren des proximalen Drittels unter 5 %, die des mittleren Drittels bei 10 bis 15 % und die des distalen Drittels bei 25 bis 30 %.

Eigene Ergebnisse

Im Zeitraum vom 1.1.1990 bis 31.12.1998 wurden insgesamt 117 Patienten mit extrahepatischem Gallengangskarzinom in unserer Klinik behandelt. Nach der international gültigen Einteilung wurden sie in distales, mittleres und proximales Drittel unterteilt. Der Tumor war bei 41 Patienten im distalen, bei 21 Patienten im mittleren und bei 39 Patienten im proximalen Drittel lokalisiert. Nicht berücksichtigt sind 87 Patienten, bei denen aufgrund einer Peritonealkarzinose, einer Fernmetastasierung oder sonstiger Befunde ein operatives Vorgehen nicht mehr indiziert war.

Die Therapie bei den 41 Patienten mit Karzinom im distalen Drittel des Choledochus bestand in der Durchführung einer partiellen Duodenopankreatektomie (OP nach Whipple). Die Patienten mit Karzinom im mittleren Choledochus wurden unterschiedlich behandelt. Bei 16 Patienten wurde ebenfalls eine partielle Duodenopankreatektomie (OP nach Whipple) und bei 5 Patienten eine Choledochusresektion und Anlage einer biliodigestiven Anastomose (Roux-Y) durchgeführt. Die R0-Resektionsrate für Karzinome des mittleren und distalen Choledochus betrug 71 %, die 5-Jahres-Überlebensrate 30 %. Wichtigste Prognosefaktoren nach Whippleschen Operationen waren die R0-Resektion (Abb. 3) und der nodale Status (Abb. 4).

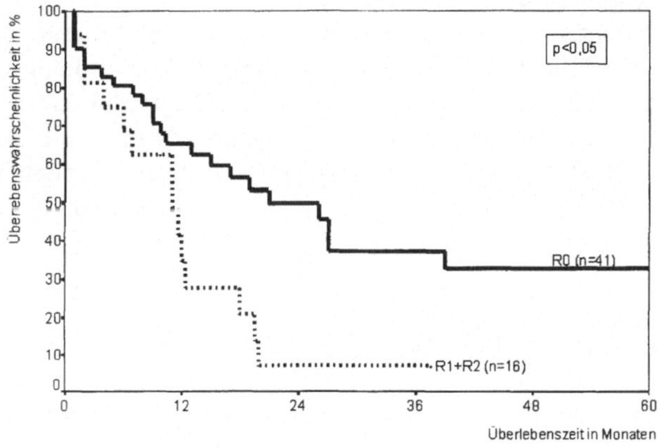

Abb. 3. Prognose des resezierten Choledochuskarzinoms des mittleren und distalen Drittels (Whipple-Operation) in Abhängigkeit vom Residualtumorstatus (Patientengut der TU München 1990–1998)

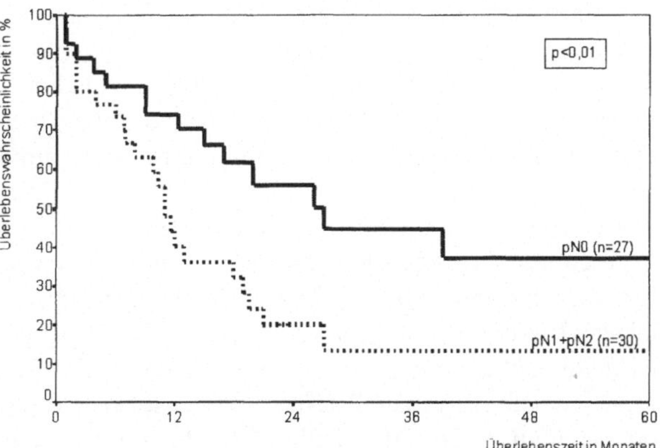

Abb. 4. Prognose des resezierten Choledochuskarzinoms des mittleren und distalen Drittels (Whipple-Operation) in Abhängigkeit von der pN-Kategorie (Patientengut der TU München 1990–1998)

Tabelle 4. Hepatikusgabelkarzinome. Einteilung nach Bismuth-Klassifikation und Operationsverfahren (Patientengut der TU München 1990–1998)

Bismuth-Klassifikation	Anzahl [n]	Hepatikusgabelresektion [HR]	HR + zentrale Leberresektion	HR + Hemihepatektomie	LTx
Typ I	9	9	–	–	–
Typ II	5	2	3	–	–
Typ III	18	1	5	9	3
Typ IV	7	–	3	2	2
Gesamt	39				

Von den 39 Patienten mit Hepatikusgabelkarzinom entfielen 9 Patienten auf Typ I, 5 Patienten auf Typ II, 18 Patienten auf Typ III und 7 Patienten Typ IV der Bismuth-Klassifikation (Tab. 4). Die Typ I-Patienten wurden ausschließlich mit einer Hepatikusgabelresektion operativ versorgt. Bei den 5 Patienten mit Typ II-Hepatikusgabelkarzinom wurde die Hepatikusgabelresektion durch eine Leberteilresektion bei 3 Patienten erweitert. Patienten mit Typ III-Karzinom wurden überwiegend durch eine Hepatikusgabelresektion in Kombination mit einer Hemihepatektomie operativ versorgt (n = 9). 5 Patienten wurden mit einer Hepatikusgabelresektion und zentralen Leberresektion therapiert. Bei 3 Patienten wurde bis 1992 eine Lebertransplantation vorgenommen und bei einem Patienten lediglich eine Hepatikusgabelresektion. Die Patienten mit Typ IV-Karzinom nach Bismuth wurden unterschiedlich behandelt. Bei 3 Patienten wurde eine Hepatikusgabelresektion und Leberteilresektion durchgeführt, 2 Patienten erhielten eine Hemihepatektomie mit Hepatikusgabelresektion. Bei 2 Patienten wurde bis 1992 eine Lebertransplantation vorgenommen.

Die R0-Resektionsrate betrug 55%. Die Morbidität lag bei 35%, die Letalität bei 3,2%. Die 5-Jahres-Überlebensrate für alle resezierten Tumore betrug 24,5%, nach R0-Resektion 40,2%.

Zusammenfassung

Sowohl Gallenblasen- als auch extrahepatische Gallengangskarzinome weisen eine ungünstige Prognose auf. Sie werden spät symptomatisch und haben zum Zeitpunkt der Diagnose meist bereits die Organgrenzen überschritten.

Differenziert muß die Prognose beim Gallengangskarzinom gesehen werden. Die 5-Jahres-Überlebensrate bei Tumoren des proximalen Drittels liegt unter 5%, die des mittleren Drittels bei 10–15% und die des distalen Drittels bei 25–30%. Die Resektabilität und Prognose dieser Tumoren nimmt somit mit dem Abstand vom Leberhilus zu.

Der Einsatz von Chemo- bzw. Radiotherapie auch in kombinierter Form hat bisher die Lebenserwartung nicht verbessern können. In Einzelfällen kann jedoch die Indikation zur adjuvanten oder additiven Therapie gestellt werden, da eine Verbesserung der lokalen Tumorkontrolle gegenüber der alleinigen Operation möglich erscheint. Die Galleableitung über externe oder interne Drainagen, die den Standard der palliativen Therapie darstellt, kann zur Verzögerung der lokalen Tumorprogression mit perkutaner oder endoluminaler „Afterloading"-Strahlentherapie kombiniert werden.

Weiterführende Literatur

Beckurts KTE, Hölscher AH, Bauer TH, Siewert JR (1997) Maligne Tumoren der Hepaticusgabel Ergebnisse der chirurgischen. Therapie und Prognosefaktoren. Chirurg 68: 378–384

Bergdahl L (1980) Gallbladder carcinoma first diagnosed at microscopic examination of gallbladders removed for presumed benign disease. Ann Surg 191: 19–22

Bismuth H, Houssin D, Castaing D (1982) Major and minor segmentectomies „reglees" in liver surgery. World J Surg 6: 10–24

Christensen AH, Ishak KG (1970) Benign tumours and pseudotumours of the gallbladder. Arch. Path. 90: 423–432

Falkson G, MacIntyre JM, Moertel CG (1984) Eastern cooperative oncology group experience with chemotherapy for inoperable gallbladder and bile duct cancer. Cancer 54: 965–969

Jonas S, Bechstein WO, Neuhaus P (1999) Chirurgische Therapie des zentralen Gallengangskarzinoms. Onkologe 5: 515–520

Kelly TR, Chamberlain TR (1982) Carcinoma of the gallbladder. Am J Surg 143: 737–741

Klatskin G (1965) Adenocarcinoma of the hepatic duct at it's bifurcation within the porta hepatis. An unusual tumour with distinctive clinical and pathologic features. Am J Med 38: 241–256

Kurisu K, Hishikawa X, Miura T, Kanno T, Okamoto E (1991) Radiotherapy of postoperative residual tumor of bile duct carcinoma. Radiation Medicine 9: 82–84

Lehr L, Siewert JR (1986) Gallenwegschirurgie im Licht moderner endoskopischer und radiologischer Techniken. Z. Gastroenterologie 24: 110–118

Nagata E, Sakai K, Kinoshita H, Kobayashi Y (1985) The relation between carcinoma of the gallbladder and anomalous connection between the choledochus and the pancreatic duct. Ann Surg 202: 182–190

Pichlmayr R, Lehr L, Ziegler H (1983) Resektion hilusnaher Gallengangscarcinome statt palliativer Gallengangsdrainage. Langenbecks Arch Chir 349: 275–288

Smith GW, Bukowski RM, Hewlett JS, Groppe CW (1994) Hepatic artery infusion of 5-fluorouracil and Mitomycin C in cholangiocarcinoma and gallbladder carcinoma. Cancer 54: 1513–1516

Todoroki T, Iwasaki Y, Okamura T et al. (1980) Intraoperative Radiotherapy for Advanced Carcinoma of the Biliary System. Cancer 46: 2179–2184

Wanebo HJ, Castle WN, Fechner RE (1982) Is carcinoma of the gallbladder a curable lesion? Ann Surg 195: 624–631

Wittekind CM, Tannapfel A (1999) Anatomie und Pathologie des Gallengangskarzinom. Onkologe 5: 482–485

UICC: TNM-Klassifikation maligner Tumore, 5. Auflage. Hrsg. Ch. Wittekind, G. Wagner, Springer, Berlin, Heidelberg, New York 1997

Yamaguchi K, Chijiiwa K et al. (1997) Reliability of frozen section diagnosis of gallbladder tumor for detecting carcinoma and depth of it's invasion. Journal Surg Oncol 65: 132–136

2.4.4 Papillen- und Duodenalkarzinom

C. Hierholzer, R. Rosenberg, C.-D. Heidecke, M. Bauer, N. Weigert und J.D. Roder

Epidemiologie

Villöse und tubulovillöse Adenome der Ampulla Vateri stellen die häufigste gutartige Veränderung der periampullären Region dar, sind aber insgesamt eine seltene Erkrankung. Die Inzidenz beträgt 0,04 % bis 0,12 %. Das Papillenkarzinom und das Adenokarzinom des Duodenums sind seltene Tumorentitäten. In Autopsieserien liegt das Vorkommen bei 0,035 – 0,2 % bezogen auf die Gesamtheit der gastrointestinalen Tumoren. Im Gegensatz zum duktalen Pankreaskarzinom zeichnet sich das Papillenkarzinom durch eine erheblich bessere Langzeitprognose aus. Die bessere Prognose ist bedingt durch eine frühe Diagnosestellung der klinisch symptomatischen Tumore, sowie der ontogenetisch definierten begrenzten Lymphdrainage der ventralen Pankreasanlage, die im Gegensatz zum duktalen Pankreaskarzinom nicht zur frühen und diffusen retroperitonealen Ausbreitung führt.

Zur Ätiologie der Entwicklung von Papillenkarzinomen wird ähnlich wie beim Kolonkarzinom eine Dysplasie-Karzinom-Sequenz diskutiert. Das villöse Adenom sowie der Nachweis von hochgradigen Dysplasien im Adenom gelten als Vorläufer einer malignen Entartung. Die Korrelation zwischen maligner Transformation und histologischem Adenomtyp konnte nachgewiesen werden. Im tubulären Adenomtyp wurde eine Frequenz der malignen Transformation von bis zu 34,6 % beobachtet, beim villösen Adenomtyp von bis zu 83 %. Adenomanteile werden im Bereich der Ampulla Vateri häufiger als im übrigen Duodenum gefunden. Des weiteren ist eine Häufung bei familiärer Polyposis (FAP) und Gardner-Syndrom beobachtet worden, so daß vermutlich auch genetische Faktoren an der Entstehung der Duodenal- und Papillenkarzinome beteiligt sind. Bei Patienten mit familiärer Polyposis stellt das primäre Duodenalkarzinom die zweithäufigste Tumormanifestation dar.

Pathologie

Unter der Diagnose Adenome der Ampulla Vateri werden tubuläre, villöse und tubulovillöse Adenome entsprechend dem histologischen Erscheinungsbild zusammengefaßt. Als Karzinome der Ampulla vateri gelten Tumoren, die von der Schleimhaut der Ampulle ausgehen oder am Rand der Plica longitudinalis duodeni entstehen. Nach dem makroskopischen Befund wird zwischen Ampullen-, Duodenal- und Kombinationstumoren unterschieden. Die Karzinome der Ampulla Vateri dürfen nicht den Karzinomen subsumiert werden, die von epithelialen Zellen des Ductus Wirsungianus (Pankreaskopfkarzinom), vom distalen Ductus choledochus (extrahepati-

Tabelle 1. TNM -Klassifikation und Stadiengruppierung der Tumoren der Ampulla Vateri (UICC 1997).

T	**Primärtumor**	
	TX	Primärtumor nicht beurteilbar
	T0	Kein Anhalt für Primärtumor
	Tis	Carcinoma in situ
	T1	Tumor begrenzt auf die Ampulla Vateri oder Sphincter Oddi
	T2	Tumor infiltriert Duodenalwand
	T3	Tumor infiltriert 2 cm oder weniger in das Pankreas
	T4	Tumor infiltiert mehr als 2 cm in das Pankreas und/oder in andere Organe
N	**Regionäre Lymphknoten**	
	Nx	Regionäre Lymphknoten nicht beurteilbar
	N0	Keine regionären Lymphknotenmetastasen
	N1	Regionäre Lymphknotenmetastasen
	\multicolumn{2}{l}{Anmerkung: Die Kategorie pN0 beinhaltet, daß die histologische Untersuchung des regio-nären Lymphadenektomiepräparates gewöhnlich drei oder mehr Lymphknoten umfaßt.}	
M	**Fernmetastasen**	
	\multicolumn{2}{l}{Fernmetastasen werden wie bei anderen Organen als Mx, M0 oder M1 klassifiziert.}	

Stadiengruppierung

Stadium 0	Tis	N0	M0
Stadium I	T1	N0	M0
Stadium II	T2, 3	N0	M0
Stadium III	T1, 2, 3	N1	M0
Stadium IV	T4	jedes N	M0
	jedes T	jedes N	M1

sches Gallengangkarzinom) oder von der periampullären Mukosa des Duodenums (Duodenalkarzinom) ausgehen. Bei fortgeschrittenen Tumoren ist eine eindeutige Zuordnung nicht immer möglich. Die TNM-Klassifikation und Stadiengruppierung sind in Tabelle 1 wiedergegeben.

Diagnostik

Die Lokalisation der Papillen- und Duodenaltumore führt zum frühen Auftreten von Symptomen. Dies führt zur häufigeren Diagnose von Frühstadien von Papillen- und Duodenaltumoren. Die klinische Symptomatik kann von Ikterus (90%), biliären Kolikschmerzen und einer Begleitpankreatitis (15%) geprägt sein, die durch ein tumorbedingtes Abflußhindernis der Ampullenregion hervorgerufen wird. In der Diagnostik können Tumoren, die exophytisch in das Darmlumen wachsen, endoskopisch erreicht und bioptisch gesichert werden. Bei Abflußbehinderung der Galle kann in gleicher Sitzung eine Stenteinlage zur Galledrainage erfolgen. Die histologische Sicherung des Papillenkarzinoms kann ein erhebliches Problem darstellen. Der histologische Nachweis eines Papillenadenoms schließt ein Karzinom nicht aus. In verschiedenen Studien wurden in 26–72% der Adenombiopsate Anteile von Adenokarzinomen gefunden. In unserer eigenen Studie gelang der korrekte Karzinomnachweis in 36% der Patienten trotz mehrmaliger, aufwendiger Biopsietechnik nicht. Als Risikofaktor einer malignen Entartung gilt das villöse Adenom sowie entsprechend der Adenom-Karzinom-Sequenz vor allem der Nachweis von hochgradigen Dysplasien im biopsierten Adenom. Auch ohne präoperativen Malignitätsnachweis kann sich bei diesen Patienten, vor allem bei hochgradiger Dysplasie, die Indikation zur Resektion ergeben (Abb. 1).

Die endoluminale Sonographie, kann in erfahrenen Zentren zusätzliche Staging Informationen erbringen, insbesondere über Infiltration der Duodenalwand und des Pankreas sowie über pathologisch vergrößerte regionale Lymphknoten. Die diagnostische Sensitivität der endoluminalen Sonographie zur Beurteilung der lokalen Tumorausdehnung erreicht bis zu 85 %. Der Stellenwert der perkutanen Sonographie, der Computertomographie oder MRT beschränkt sich bei den kleinen oder ungünstig lokalisierten Befunden häufig auf den Ausschluß von Fernmetastasen.

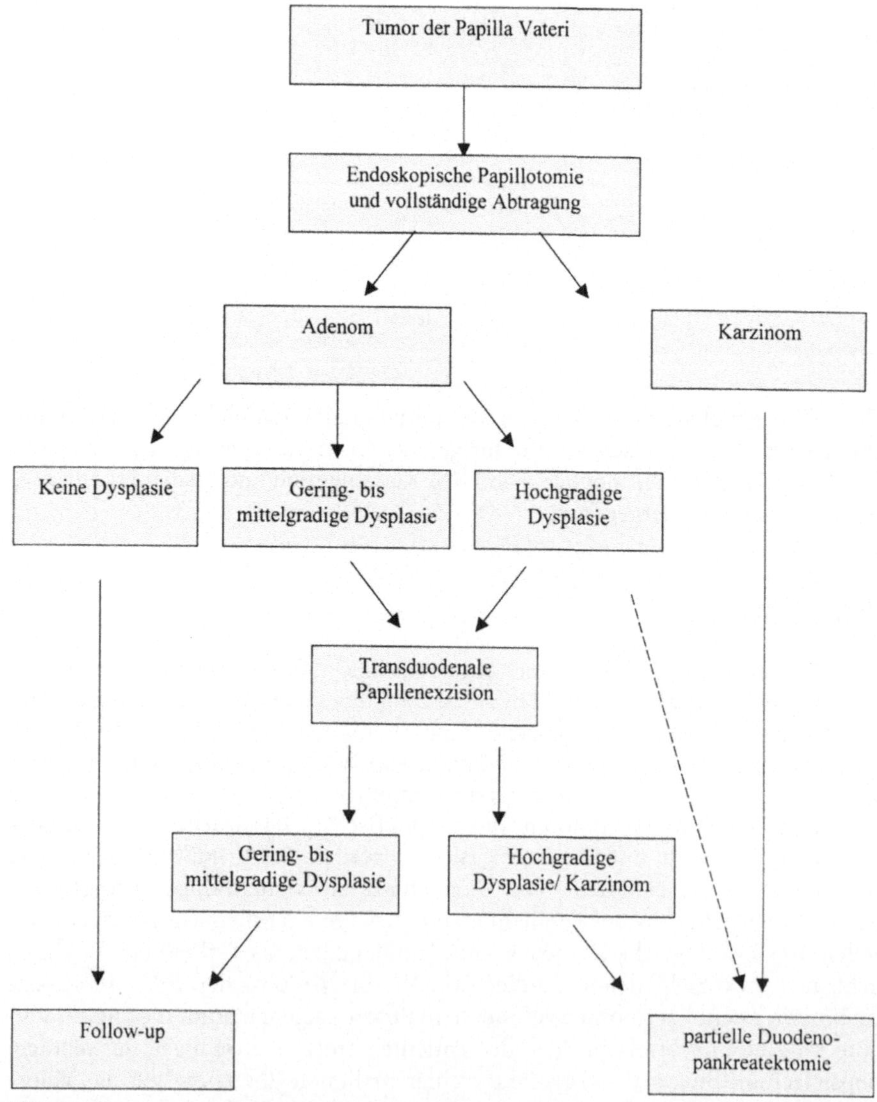

Abb. 1. Diagnostischer Stufenplan und therapeutischer Algorithmus zur Behandlung von Tumoren der Papilla Vateri

Therapie

Bei der chirurgischen Therapie wird die radikale Exzision des Tumors angestrebt. Zwei Resektionsverfahren stehen zur Verfügung: die transduodenale Papillektomie oder Ampullektomie sowie die partielle Duodenopankreatektomie (PD). In der Literatur wird die transduodenale Papillenresektion für benigne Erkrankungen der Papille als ausreichend angesehen. Aus unseren eigenen Ergebnissen leiten wir ein modifiziertes Therapieschema ab. Bei Adenomen mit fehlenden oder geringgradigen Dysplasien ist ein lokales Resektionsverfahren (endoskopisch oder transduodenal) ausreichend. Bei Adenomen mit hochgradigen Dysplasien ist wegen erhöhter Rezidivrate und wegen des häufigen postoperativen Karzinomnachweises im Papillektomie- bzw. Ampullektomieresektat die partielle Duodenopankreatektomie einem lokalen Resektionsverfahren vorzuziehen.

Frühkarzinome und hochdifferenzierte Karzinome werden in einigen Zentren mit lokalen Resektionsverfahren in Verbindung mit lokaler Lymphadenektomie therapiert. Bei pT1-Karzinomen werden in 6 % bis 10 % Lymphknotenmetastasen gefunden. Im eigenen Vorgehen sind lokale Therapieverfahren bei Karzinomen nur in Ausnahmefällen (hohes funktionelles Operationsrisiko) indiziert.

Als Standardverfahren kommen zwei Operationsverfahren zur Anwendung. Die pyloruserhaltende Duodenopankreatektomie (PPPD) und die partielle Duodenopankreatektomie (Whipplesche Operation). Die pyloruserhaltende Duodenopankreatektomie führt vermutlich zu einer verbesserten physiologischen Funktion des oberen Gastrointestinaltrakts im postoperativen Verlauf. Die onkologische Radikalität dieses Resektionsverfahrens ist der Whipple-Operation gleichzusetzen und gilt beim Papillenkarzinom als Therapie der Wahl. Die klassische partielle Duodenopankreatektomie ist bei lokal fortgeschrittenen Tumoren, bei nicht-tumorfreiem duodenalem Absetzungsrand und durchblutungsgemindertem Duodenum indiziert.

Die systematische Lymphadenektomie stellt eine wesentliche Komponente der chirurgischen Therapie dar. Der posteriore pankreatiko-duodenale Lymphknoten wird als Sentinel-Lymphknoten beschrieben. Metastasen in perigastrischen, perihepatischen oder dem Truncus coeliacus benachbarten Lymphknoten sind selten. Die Notwendigkeit der Lymphadenektomie und der Dissektion des neuralen Plexus der Arteria mesenterica superior und der abdominalen Aorta wird kontrovers diskutiert.

Eigene Ergebnisse

Adenom-Karzinom-Sequenz

Das untersuchte Patientenkollektiv mit der präoperativen Diagnose eines Adenoms der Ampulla vateri der Jahre 1990 bis 1998 umfaßte 26 Patienten, 16 Männer und 10 Frauen mit einem Durchschnittsalter von 60,8 (46–80) Jahren. Bei 10 Patienten zeigte die endoskopische Biopsie ein Adenom mit geringgradiger Dysplasie, bei 16 Patienten ein Adenom mit hochgradiger Dysplasie. Die operative Therapie der Patientengruppe mit geringgradiger Dysplasie bestand bei 6 Patienten in einer transduodenalen Papillenexzision, bei 4 Patienten in einer partiellen Duodenopankreatektomie. Die histopathologische Aufarbeitung des OP-Präparats erbrachte bei 30 % der Patienten (3/10) den Nachweis eines Karzinoms. In der Patientengruppe mit hochgradiger

Dsyplasie wurde bei 9 Patienten eine transduodenale lokale Resektion und bei 7 Patienten eine partielle Duodenopankreatektomie durchgeführt. Im Resektat wurde bei 6/16 (38 %) der Fälle ein Adenokarzinom nachgewiesen. Im Gesamtkollektiv konnte somit trotz aufwendiger präoperativer Biopsie ein vorhandenes Karzinom bei 36 % der Patienten (n = 9) nicht nachgewiesen werden.

Nach lokaler Exzision kam es in 4/13 Patienten (31 %) zum Auftreten eines Rezidivs. In allen Fällen handelte es sich um Adenome mit hochgradiger Dysplasie. Zusammenfassend zeigen diese Resultate, daß die lokale Resektion von Papillenadenomen mit einer hohen Rezidivhäufigkeit assoziiert ist. Aufgrund der hohen Entartungsrate von Papillenadenomen sollte in Abhängigkeit vom Risikoprofil des Patienten zumindest bei Nachweis hochgradiger Dysplasien präventiv eine partielle Duodenopankreatektomie mit dem Patienten diskutiert werden.

Papillenkarzinome

Von 1983 bis 1998 wurden 101 Patienten mit einem Papillenkarzinom behandelt. Die Resektionsrate betrug 91 % (n = 92; Literaturangaben 70 – 98 %). Bei 53 dieser 92 Patienten (57 Männer, 35 Frauen, Durchschnittsalter 62 [25 – 84] Jahre) wurde eine Standard-Duodenopankreatektomie, bei 35 Patienten eine pyloruserhaltende Duodenopankreatektomie (PPPD) und bei 3 Patienten eine totale Duodenopankreatektomie durchgeführt. Die postoperative Morbidität betrug 25 %, die Mortalität 3,3 %. Die mediane Tumorgröße betrug 20 mm (Max./Min. 3 – 80 mm). Die R0-Resektionsrate betrug 91,3 % (n = 84). Bei der Resektion wurden im Durchschnitt 15 ± 7 Lymphknoten entfernt. 56 (61 %) Patienten wiesen keine Lymphknotenmetastasen auf. Der durchschnittliche Tumordurchmesser der 56 Patienten ohne Lymphknotenmetastasen war signifikant kleiner (23 mm) als bei Patienten mit Lymphknotenmetastasen (34 mm). Die mediane Überlebenszeit wurde mit 41 ± 12 Monate und die 5-Jahres-Überlebensrate mit 40 ± 9 % errechnet. Die Prognose des R0-resezierten Karzinoms der Ampulla Vateri war nicht vom Lebensalter der Patienten (< /> 70 Jahre) oder dem Resektionsverfahren (PD versus PPPD) abhängig. Den wichtigsten prognostischen Parameter stellte das UICC-Tumorstadium (Abb. 2) und die Anzahl der Lymphknotenmetastasen (Abb. 3) dar. Die Prognose verschlechterte sich erheblich bei Patienten mit 3 oder mehr Lymphknotenmetastasen. Die mittlere Überlebenszeit betrug bei

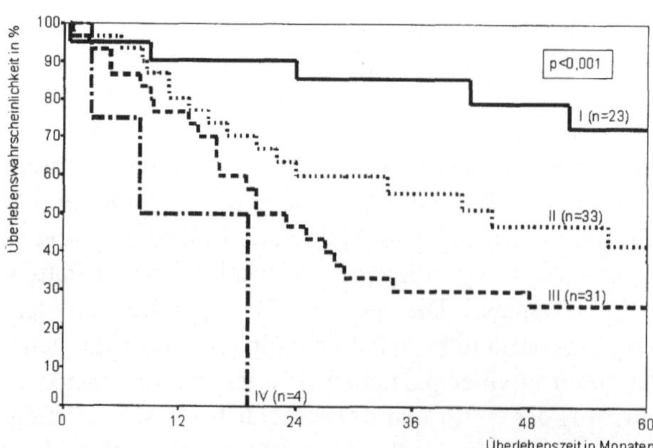

Abb. 2. Prognose des Papillenkarzinoms in Abhängigkeit vom UICC-Stadium (Patientengut der TU München 1983–1998)

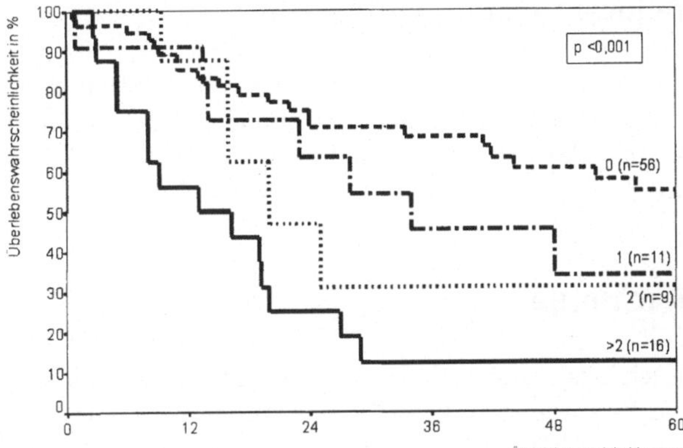

Abb. 3. Prognose des Papillenkarzinoms in Abhängigkeit von der Anzahl von Lymphknotenmetastasen (Patientengut der TU München 1983–1998)

Patienten mit bis zu 2 Lymphknotenmetastasen 56 Monate, die 5-Jahre-Überlebenswahrscheinlichkeit 46,3%. Bei Tumoren mit mehr als 2 Lymphknotenmetastasen sank die mittlere Überlebenszeit auf 13 Monate bei einer 5-Jahres-Überlebensrate von 12,5%.

Prognose

Papillenkarzinom

Die pT- und pN-Kategorie des Primärtumors stellen die entscheidenden prognostischen Faktoren dar. Beide Faktoren sind eng miteinander verknüpft. pT1/2-Karzinome wiesen in 22% eine regionale Lymphknotenmetastasierung auf, die bei pT3/4-Tumoren auf 60% anstieg. Die Duodenopankreatektomie mit einer R0-Resektionsrate von über 90% und einer Letalität unter 5% stellt das Therapieverfahren der Wahl dar. Die 5-Jahres-Überlebensrate beträgt 35–40%.

Duodenalkarzinom

Die Prognose des Duodenalkarzinoms gleicht der des Papillenkarzinoms und ist insgesamt erheblich günstiger als die des Pankreaskopfkarzinoms. Die Duodenopankreatektomie ist das Resektionsverfahren der Wahl und erlaubt die *en bloc*-Resektion von locoregionären Lymphknoten. Das 5-Jahresüberleben nach R0-Resektion beträgt 30–46%.

Palliative Therapie

Als Palliativmaßnahmen stehen analog zum Pankreaskarzinom medikamentöse, endoskopische, operative und insbesondere supportive Maßnahmen zur Verfügung. Zur Beseitigung eines Ikterus kommen endoskopische und radiologisch interventionelle Verfahren zur Galleableitung zur Anwendung. Bei endoskopisch nicht passierbarer Duodenalstenose mit Magenentleerungsstörung wird konventionell oder laparoskopisch eine Gastroenterostomie angelegt, die mit einer biliodigestiven Anastomose kombiniert werden sollte.

Adjuvante/ additive Therapie

Die Wertigkeit adjuvanter Therapieverfahren ist nicht belegt. Eine etablierte Chemotherapie ist nicht bekannt. Entsprechend der Behandlung des Pankreaskarzinoms können im Einzelfall palliative kombinierte Radio-Chemotherapien durchgeführt werden.

Nachsorge

Nach lokalen Resektionen ist eine regelmäßige endoskopische Kontrolle erforderlich. Nach Duodenopankreatektomie ist der Wert einer strukturierten Tumornachsorge zur Rezidivfrüherkennung und Prognoseverbesserung bisher nicht belegt. Die Nachsorge sollte symptomorientiert erfolgen. Eine strukturierte Nachsorge ist nur in Therapiestudien angezeigt.

Schlußfolgerung

Die präoperative Sicherung der histologischen Diagnose eines Papillenkarzinoms gestaltet sich häufig schwierig und oftmals erbringt erst die Resektion und vollständige histopathologische Aufarbeitung des Präparates den Malignitätsnachweis. Die hohe Inzidenz von Rezidiven nach lokaler Resektion sowie der gehäufte Nachweis von Karzinomen in Adenomen mit hochgradiger Dysplasie lassen ein radikales operatives Vorgehen bei der Primäroperation als gerechtfertigt erscheinen. Beim histologisch nachgewiesenen Papillen- oder Duodenalkarzinom gilt die partielle Duodenopankreatektomie, ggf. modifiziert als pyloruserhaltende Duodenopankreatektomie, als Therapie der Wahl. Die lokale Tumorentfernung (endoskopisch oder transduodenale Papillektomie/Ampullektomie) ist bei gutartigen Tumoren sowie bei hohem funktionellen Operationsrisiko indiziert. In Ausnahmefällen (kleine anti-mesenterial gelegene Tumore) kann beim Duodenalkarzinom eine duodenale Segmentresektion indiziert sein.

Weiterführende Literatur

Beger HG, Treitschke F, Gansauge F, Harada N, Hiki N, Mattfeldt T (1999) Tumor of the ampulla of Vater: experience with local or radical resection in 171 consecutively treated patients. Arch Surg 134: 526–532

Cahen DL, Fockens P, de Wit LT, Offerhaus GJ, Obertop H, Gouma DJ (1997) Local resection or pancreaticoduodenectomy for villous adenoma of the ampulla of Vater diagnosed before operation. Br J Surg 84: 948–951

Dupas JL, Marti R, Capron JP, Delamarre J (1977) Villous adenoma of the duodenum. Endoscopic diagnosis and resection. Endoscopy 9: 245–247

Farouk M, Niotis M, Branum GD, Cotton PB, Meyers WC (1991) Indications for and the technique of local resection of tumors of the papilla of Vater. Arch Surg 126: 650–652

Fockens P, Huibregtse K (1993) Staging of pancreatic and ampullary cancer by endoscopy. Endoscopy 25: 52–57

Hayes DH, Bolton JS, Willis GW, Bowen JC (1987) Carcinoma of the ampulla of Vater. Ann Surg 206: 572–577

Hermanek P, Sobin LH (eds) (1992) UICC TNM Classification of Malignant Tumours. 4th ed. 2nd revision. Springer, Berlin 68–70

Klein P, Reingruber B, Kastl S, Dworak O, Hohenberger W (1996) Is local excision of pT1-ampullary carcinomas justified? Eur J Surg Oncol 22: 366–371

Marty O, Aubertin JM, Bouillot JL, Hernigou A, Bloch F, Petite JP (1995) Prospective comparison of ultrasound endoscopy and computed tomography in the assessment of locoregional invasiveness of malignant ampullar and pancreatic tumors verified surgically. Gastroenterol Clin Biol 19: 197–203

Matory YL, Gaynor J, Brennan M (1993) Carcinoma of the ampulla of Vater. Surg Gynecol Obstet 177: 366–370

Roder JD, Schneider PM, Stein HJ, Siewert JR (1995) Number of lymph node metastases is significantly associated with survival in patients with radically resected carcinoma of the ampulla of Vater. Br J Surg 82: 1693–1696

Roder JD, Stein HJ, Huttl W, Siewert JR (1992) Pylorus-preserving versus standard pancreatico-duodenectomy: an analysis of 110 pancreatic and periampullary carcinomas. Br J Surg 79: 152–155

Stolte M, Pscherer C (1996) Adenoma-carcinoma sequence in the papilla of Vater. Scand J Gastroenterol 31: 376–382

UICC: TNM-Klassifikation maligner Tumore, 5. Auflage. Hrsg. Ch. Wittekind, G. Wagner, Springer, Berlin, Heidelberg, New York 1997

Yoshida T, Matsumoto T, Shibata K, Yokoyama H, Morii Y, Sasaki A, Kitano S (1998) Patterns of lymph node metastasis in carcinoma of the ampulla of Vater. Int Surg 83: 124–127

2.4.5 Pankreaskarzinom

J.D. Roder, U. Fink, H. Helmberger, C. Lersch, T. Rösch, F. Zimmermann, M. Werner und H.J. Stein

Epidemiologie und Ätiologie

Die Entstehungsursache des duktalen Adenokarzinoms des Pankreas ist unklar. Ein Großteil unseres Verständnisses der Ätiologie des Pankreaskarzinoms wurde von demographischen und epidemiologischen Studien abgeleitet. Erst in neuerer Zeit erlauben Tiermodelle und Fortschritte in der Molekularbiologie Einblicke in die Mechanismen der Kanzerogenese. Obwohl eine geringe Aussicht auf Langzeitüberleben vor allem für die kleine Gruppe der Patienten mit resektablen Tumoren besteht, ist die Prognose des Pankreaskarzinoms ernüchternd. Weniger als 10 % aller Patienten mit Pankreaskarzinom überleben das erste Jahr nach Diagnosestellung und weniger als 1 % überleben 5 Jahre. Mortalität und Inzidenz sind identisch.

Inzidenz

Die Inzidenz des Pankreaskarzinoms hat in vielen Ländern in den letzten 50–60 Jahren kontinuierlich zugenommen. In den USA stieg die alterskorrigierte Mortalitätsrate zwischen 1920 und 1970 von 2,9/100 000 auf 9/100 000. Die jährliche Inzidenz hat mit 10 neuen Diagnosen/100 000 derzeit ein stabiles Plateau erreicht. Die Diagnose „Pankreaskarzinom" ist vor dem 45. Lebensjahr ungewöhnlich. Die Inzidenz steigt danach jedoch stetig, so daß mehr als 80 % der Patienten zum Zeitpunkt der Diagnose zwischen 60 und 80 Jahre alt sind. In der Literatur findet sich ein Überwiegen des männlichen Geschlechtes mit 1,5–2 : 1. Obwohl das Pankreaskarzinom im allgemeinen als eine Erkrankung der westlichen industrialisierten Länder angesehen wird, bestehen auch hier geographische und rassenabhängige Inzidenzunterschiede. Dies legt die Vermutung einer genetischen Abhängigkeit nahe. Unbestritten ist außerdem der Einfluß der Umwelt sowie sozioökonomischer Faktoren. Als gesicherte Risikofaktoren können das Rauchen, eine Ernährung mit hohem Fettanteil sowie eine lange bestehende, alkoholbedingte chronische Pankreatitis angesehen werden. Das kumulative Risiko eines Patienten mit chronischer Pankreatitis ein Pankreaskarzinom zu entwickeln, beträgt 10 Jahre nach Diagnosestellung ca. 2 %, nach 20 Jahren 4 %, und ist damit deutlich höher als bei der Normalbevölkerung. Wenngleich bei Patienten mit chronischer Pankreatitis auch die Wahrscheinlichkeit, an einem extrapankreatischen Tumor zu erkranken, höher als bei der Normalbevölkerung ist (zusätzliche Risikofaktoren v. a. Nikotinabusus), gilt die chronische Pankreatitis heute als bedeutendster Risikofaktor für die Entwicklung eines Pankreaskarzinoms.

Kein Zusammenhang konnte zwischen dem erhöhten Konsum von Alkohol oder Kaffee und dem Pankreaskarzinom gezeigt werden. Bei inkonsistenter Literaturlage

scheint sich herauszukristallisieren, daß der Diabetes mellitus möglicherweise ebenfalls als Risikofaktor für die Entstehung des Pankreaskarzinoms angesehen werden
muß. Da im Tierversuch Pankreaskarzinome durch Langzeitbehandlung mit Karzinogenen (Nitrosaminen) induziert werden können, muß angenommen werden, daß
diese Karzinogene auch beim Menschen i.S. von Kofaktoren an der Pankreaskarzinomentstehung beteiligt sind.

Das Pankreaskarzinom ist eine der malignen Erkrankungen, die im Zusammenhang mit hereditären Krebserkrankungen diagnostiziert werden können. In der
Regel sind solche Syndrome durch die Karzinomentstehung im frühen Lebensalter
sowie durch das Auftreten multipler synchroner oder metachroner Tumoren gekennzeichnet. So können beispielsweise die familiäre chronische Pankreatitis, die Ataxia
teleangiectasia und der Diabetes mellitus eine Prädisposition für ein familiäres Pankreaskarzinom darstellen.

Pathologie

Epitheliale Tumoren des Pankreas können von duktalen, Azinus- und endokrinen
Zellen ausgehen. Am häufigsten sind Adenokarzinome vom duktalen Typ. Alle anderen epithelialen Tumoren sind selten und umfassen eine Reihe von Neoplasmen mit
speziellen biologischen Eigenschaften. Nicht epitheliale Tumoren des Pankreas sind
extrem selten. Die histopathologische Typisierung der epithelialen Tumoren des exokrinen Pankreas erfolgt nach der World Health Organisation(WHO)-Klassifikation
(Tab. 1). Zwischen eindeutig benignen Tumoren und Karzinomen wurde eine Zwi

Tabelle 1. Histologische Klassifikation epithelialer Tumoren des exokrinen Pankreas (WHO-Klassifikation 1996) (Klöppel et al. 1996) (Häufigkeit).

Maligne Tumoren	Schwere duktale Dysplasie/Carcinoma in situ
	Duktales Adenokarzinom (80–85%)
	Muzinöses nicht-zystisches Karzinom (1–3%)
	Siegelringzellkarzinom (1%)
	Adenosquamöses Karzinom (3–4%)
	Undifferenziertes anaplastisches Karzinom (2–7%)
	Gemischtes duktal-endokrines Karzinom (< 1%)
	Osteoklasten-artiger Riesenzelltumor (< 1%)
	Seröses Zystadenokarzinom
	Muzinöses Zystadenokarzinom
	Intraduktales papillär-muzinöses Karzinom
	Azinuszellkarzinom (1%)
	Azinuszell-Zystadenokarzinom
	Gemischt azinär-endokrines Karzinom
	Pankreatoblastom
	Solid-pseudopapilläres Karzinom
	Verschiedene Karzinome
Benigne Tumoren	Seröses Zystadenom
	Muzinöses Zystadenom
	Intraduktales papillär-muzinöses Adenom
	Reifes Teratom
„Borderline"-Tumoren (unsichere maligne Potenz)	Muzinöser zystischer Tumor mit mäßiger Dysplasie
	Intraduktaler papillär-muzinöser Tumor mit mäßiger Dysplasie
	Solid-pseudopapillärer Tumor

schengruppe von Tumoren mit unsicherer maligner Potenz eingefügt, bei der es sich um eine Borderline-Kategorie handelt. Biologisch repräsentieren diese Neoplasmen, die keine schweren Dysplasien oder gar infiltratives Wachstum zeigen, eine Gruppe von primär langsam wachsenden Läsionen mit einer exzellenten Prognose, sofern sie durch komplette Resektion adäquat behandelt werden können. Bei fehlender oder inadäquater Therapie können sie in maligne, metastasierende Karzinome übergehen.

Das duktale Adenokarzinom ist mit 80 bis 85 % der weitaus häufigste maligne Pankreastumor. Zusammen mit seinen Varianten (muzinöses nicht-zystisches Karzinom, Siegelringzellkarzinom, adenosquamöses Karzinom und undifferenziertes Karzinom) macht es über 90 % aller Pankreastumoren aus. Aus diesem Grunde sind alle Inzidenzzahlen, histologischen Graduierungssysteme und Stagingkategorien auf das duktale Adenokarzinom bezogen. Die aktuelle TNM-Klassifikation (UICC 1997) und Stadiengruppierung ist in Tabelle 2 dargestellt.

Tabelle 2. TNM-Klassifikation und Stadiengruppierung der Karzinome des exokrinen Pankreas (UICC 1997)

T	**Primärtumor**	
	TX	Primärtumor kann nicht beurteilt werden
	T0	Kein Anhalt für Primärtumor
	Tis	Carcinoma in situ
	T1	Tumor beschränkt auf das Pankreas, 2 cm oder weniger im größten Durchmesser
	T2	Tumor beschränkt auf das Pankreas, größer als 2 cm im größten Durchmesser
	T3	Tumor erstreckt sich direkt in Duodenum, D. choledochus oder peripankreatisches Gewebe[1]
	T4	Tumor erstreckt sich direkt in Magen, Milz, Kolon oder benachbarte große Gefäße[2]

Anmerkung:
[1] Peripankreatisches Gewebe umfaßt das umgebende retroperitoneale Fettgewebe (retroperitoneales Weichgewebe oder retroperitonealer Raum), eingeschlossen Mesenterium (mesenteriales Fett), Mesokolon, großes und kleines Netz und Peritoneum. Direkte Invasion der Gallengänge und des Duodenums schließt Befall der Ampulla Vateri ein.
[2] Benachbarte große Gefäße sind die Pfortader, der Truncus coeliacus und die Arteria mesenterica superior sowie die A. und V. hepatica communis (nicht die Milzgefäße).

N	**Regionäre Lymphknoten**	
	NX	Regionäre Lymphknoten können nicht beurteilt werden
	N0	Keine regionären Lymphknoten-Metastasen
	N1	Regionäre Lymphknoten-Metastasen
	N1a	Metastase in einem einzelnen Lymphknoten
	N1b	Metastasen in multiplen regionären Lymphknoten

Anmerkung:
Die Kategorie pN0 und pN1a setzt voraus, daß das untersuchte Lymphadenektomiepräparat 10 oder mehr Lymphknoten enthält.

M	**Fernmetastasen**
	Fernmetastasen werden wie bei anderen Organen als MX, M0 oder M1 klassifiziert.

Stadiengruppierung

Stadium	T	N	M
Stadium 0	Tis	N0	M0
Stadium I	T1	N0	M0
	T2	N0	M0
Stadium II	T3	N0	M0
Stadium III	T1–3	N1	M0
Stadium IVA	T4	jedes N	M0
Stadium IVB	jedes T	jedes N	M1

Tumorlokalisation

Die Tumoren finden sich zu 70 % im Pankreaskopf-, zu 20 % im Korpus- und zu 10 % im Schwanzbereich. Etwa 10 % der Tumoren betreffen das gesamte Pankreas. Pathologisch-anatomisch reicht der Pankreaskopf bis zum linken Rand der V. mesenterica superior. Tumoren des Processus uncinatus werden unter den Pankreaskopftumoren subsumiert. Tumoren des Pankreaskorpus reichen vom linken Rand der V. mesenterica sup. bis zum linken Rand der Aorta, Pankreasschwanztumoren liegen links der Aorta. Vom Pankreaskopfkarzinom müssen das Karzinom der Ampulla Vateri, das distale Choledochuskarzinom und das Duodenalkarzinom abgegrenzt werden.

Tumorausbreitung

Die Karzinome der Bauchspeicheldrüse wachsen frühzeitig invasiv in das peripankreatische Gewebe. Aufgrund enger anatomischer Beziehungen kann es rasch zur Invasion der Adventitia der großen Gefäße, vor allem der V. mesenterica superior bzw. der Pfortader kommen. Prognostisch ungünstig sind die perineurale Infiltration und, wie bei anderen Tumoren, Lymphgefäß- und Veneneinbrüche. Die Tumorausbreitung per continuitatem entlang des Ductus pankreaticus beträgt meist weniger als 2 cm.

Zum Zeitpunkt der Operation bestehen abhängig von der Tumorgröße bei bis zu 70 % der Patienten bereits Lymphknotenmetastasen, wobei eine pankreasnahe erste Station und eine zweite Station entlang der A. mesenterica superior, A. gastroduodenalis, A. hepatica communis sowie A. lienalis und am Truncus coeliacus unterschieden werden (Abb. 1). Aufgrund der sehr kurzen Bahnen können auch die paraaortalen und parakavalen Lymphknoten sowie die Lymphknoten der Leberpforte mitbetroffen sein. Fernmetastasen finden sich primär fast immer in der Leber (in 66 % bei primärer Metastasierung) und erst später in der Lunge.

Im Zusammenhang mit der chirurgischen Behandlung beim Pankreaskarzinom ist die Feststellung von makroskopischem (R2) oder mikroskopischem (R1) residualem Tumorgewebe von besonderer Bedeutung. Dies gilt insbesondere für die dorsale retroperitoneale Resektionsfläche, die am Resektat entsprechend markiert werden muß.

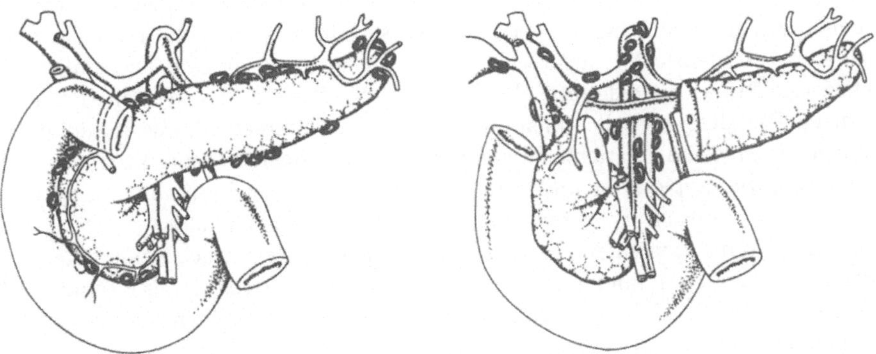

Abb. 1. Lymphknotenstationen des Pankreas. links: peripankrean (1. Station), rechts: perivaskulär (2. Station)

Symptomatik

Trotz aller Fortschritte in Diagnostik und Therapie gastrointestinaler Tumoren bleibt die frühe Diagnose eines Pankreaskarzinoms die Ausnahme. Bedingt durch die Lokalisation des Pankreas im Retroperitoneum haben sich diese Tumoren häufig bereits weit über die Organgrenzen hinaus entwickelt, bevor es zum Auftreten von ersten Symptomen kommt. Frühsymptome sind diffus und unspezifisch. Die Patienten beachten anfänglich intermittierende Beschwerden kaum. Die Verzögerung der Diagnose beträgt durchschnittlich 4 Monate (Spannweite 2–18 Monate).

Die Hauptsymptome des manifesten Pankreaskarzinoms sind Gewichtsverlust (85 % der Patienten), Schmerz (75 % der Patienten) und Ikterus (82 % der Patienten). Ca. 5 % der Patienten mit einem gesicherten Pankreaskarzinom haben im Verlauf des der Diagnose vorangegangenen Jahres einen Diabetes mellitus entwickelt. Ein neu aufgetretener Diabetes kann somit als Warnsignal betrachtet werden. Bei etwa 5 % der Patienten läßt sich anamnestisch das atypische Auftreten einer akuten oder subakuten Pankreatitis erheben. Besonders bei Patienten, bei denen weder Alkoholabusus noch Gallensteine bekannt sind, muß beim Auftreten einer akuten Pankreatitis differentialdiagnostisch an ein Pankreaskarzinom gedacht werden. Gelegentlich wird über das Auftreten einer Pankreaspseudozyste als Vorbote eines Pankreaskarzinoms berichtet.

Thrombophlebitis migrans und persistierende Ischialgien sind fast nie Frühsymptome der Erkrankung. Ein palpabler fixierter epigastrischer Tumor, Aszites oder ein vergrößerter supraklavikulärer Lymphknoten (Virchow-Drüse) sind eindeutige Zeichen der Irresektabilität.

Diagnostik und Staging

Die Diagnostik bei einem Patienten mit einem Pankreaskarzinom verfolgt zwei Ziele:

1) Sicherung der Diagnose mit hohem Zuverlässigkeitsgrad.
2) Beurteilung der Resektabilität und Ausschluß von Fernmetastasen (Staging).

Symptomatische Pankreaskarzinome sind bei Diagnosestellung zumeist bereits über 2 cm groß. Die Darstellung mit bildgebenden Verfahren bereitet damit im allgemeinen keine Probleme. Bei entsprechender Konstellation ergibt sich gelegentlich die schwierige Differentialdiagnose, ob eine chronische Pankreatitis oder ein Malignom vorliegt. Das diagnostische Dilemma „chronische Pankreatitis" oder „Karzinom" kann in bis zu 15 % der Patienten weder prä- noch intraoperativ geklärt werden. Auch durch operative Exploration und histopathologische Untersuchung von intraoperativ gewonnenen Biopsien ist dieses Dilemma häufig nicht aufzuklären. Die Diagnose wird bei diesen Patienten erst anhand des Resektates gestellt. Auch wenn in neueren Studien immer wieder über gute Treffsicherheit von Endosonographie, CT und ERCP berichtet wurde, gilt dies nicht für den Einzelfall. Der histologischen Sicherung durch perkutane Ultraschall- oder CT-gezielte Feinnadelpunktion zur Gewinnung von Zytologie oder Histologie werden in der Literatur hohe Sensitivitäten und Spezifitäten eingeräumt, doch sind in neueren Studien auch Trefferraten von unter 70 % angegeben. Darüber hinaus müssen auch potentielle Nebenwirkungen, wie Tumorzellverschleppung, Blutung und Pankreatitis bedacht werden. Es ist derzeit unklar, ob durch technische Weiterentwicklung mit der endosonographisch gezielten Gewebeentnahme grundsätzliche Verbesserungen erzielt werden können. Im eigenen Vorgehen wird daher auf eine prä- und intraoperative histologische Sicherung verzichtet. Die Differenzierung zwischen Tumor und chronischer Pankreatitis bleibt dem Pathologen am Resektat vorbehalten.

Die *Positronen-Emissions-Tomographie (PET)* erlaubt Aussagen zur metabolischen Aktivität und Perfusion von Tumoren. In der Differentialdiagnostik einer Raumforderung des Pankreas bietet die PET eine ausreichende Sensitivität. Die geringe Spezifität (75 %) und der geringe negative Vorhersagewert (61 %) erlauben jedoch nicht, das Vorliegen eines malignen Tumors vollständig auszuschließen. Trotz inkonsistenter Literaturlage könnte dieses Verfahren jedoch langfristig in der Lage sein, zwischen chronischer Pankreatitis und Pankreaskarzinom zu differenzieren.

Präoperative Diagnostik zum Staging des Pankreaskarzinoms

Beim symptomatischen Patienten wird die Verdachtsdiagnose „Pankreastumor" in der Regel durch den perkutanen Ultraschall gestellt und durch CT/MRT und/oder ERCP/MRCP bestätigt. Weitere Untersuchungsverfahren zielen auf die Artdiagnose des Tumors, die lokale Tumorausdehung und den Ausschluß von Fernmetastasen ab. Am Ende des präoperativen Stagings sollte die Frage beantwortet werden können, ob eine vollständige (R0-)Resektion möglich erscheint oder nicht (Abb. 2).

Perkutaner und endoluminaler Ultraschall

Die perkutane Ultraschalluntersuchung erlaubt sowohl den Nachweis von Pankreastumoren ab etwa 1 cm Durchmesser als auch die Darstellung von dilatierten Gallengängen. Der ultrasonographische Nachweis von Lebermetastasen sollte Anlaß zur Reduktion weiterer Stagingmaßnahmen geben.

Der endoluminale Ultraschall (EUS) kann zum lokoregionären Staging (T- und N-Kategorie, Gefäßbefall), aufgrund seiner geringen Eindringtiefe aber nicht zur Diagnostik von Fernmetastasen (M-Kategorie), eingesetzt werden. Mit dem EUS läßt sich in nahezu allen Fällen der Pankreastumor darstellen; insbesondere kleine Tumoren sind der Methode gut zugänglich. Die Aussagen der EUS hinsichtlich des Gefäßbefalls bedürfen einer erheblichen Erfahrung des Untersuchers. Die Endosonographie erlaubt zwar die Diagnose vergrößerter Lymphknoten, aber keinesfalls die Unterscheidung zwischen entzündlich oder metastatisch veränderten Lymphknoten. Entzündlich vergrößerte peripankreatische Lymphknoten finden sich regelmäßig nach Einlage eines Gallengangsstents.

Doppelspiral-CT

Die Doppelspiral-Computertomographie kombiniert mit peroraler und intravenöser Kontrastmittelapplikation ist am weitesten verbreitet und stellt derzeit noch den Standard im präoperativen Staging des Pankreaskarzinoms dar. Dieses Untersuchungsverfahren kann nicht nur Tumoren ab 1 cm Durchmesser sicher darstellen, sondern auch Fern-, vor allem Lebermetastasen, zöliakale und paraaortale Lymph-

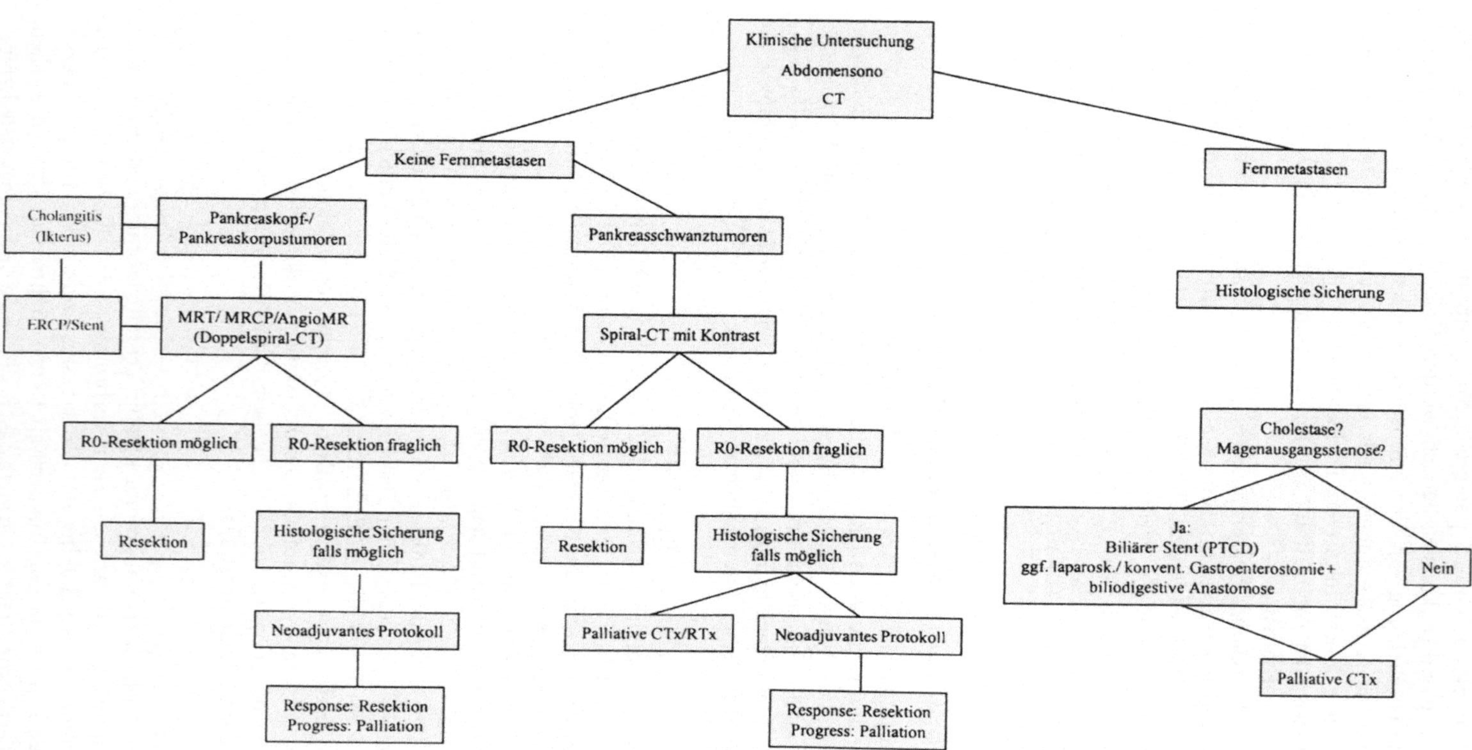

Abb. 2. Diagnostischer und therapeutischer Algorithmus bei Pankreastumoren (Chirurgische Klinik TU München 1999)

knotenvergrößerungen und die Ummauerung oder den Verschluß retropankreatischer Venen und Arterien. Außerdem ist es möglich, aus dem Datensatz der Doppelspiral-CT die Gefäße dreidimensional zu rekonstruieren. Die Doppelspiral-CT erlaubt außerdem sichere Aussagen zum Vorliegen von Gefäßvarianten.

Magnetresonanztomographie

Durch den rasanten technischen Fortschritt verspricht die Magnetresonanztomographie mit schnellen Sequenzen die Doppelspiral-CT als das effektivste Stagingverfahren in Zukunft abzulösen. Dieses Verfahren erlaubt in einem Untersuchungsgang nicht nur eine exzellente Darstellung der Gallengänge und des Ductus pancreaticus (MRCP), sondern auch die Darstellung des Tumors, der retropankreatischen Gefäße (MR-Angiographie) und deren Beziehung zum Tumor sowie die Beurteilung von Lymphknoten- und Fernmetastasen. In Zukunft könnte somit neben Anamnese, klinischer Untersuchung und perkutaner Ultraschalluntersuchung die MR-Tomographie das Staging komplettieren.

ERCP

Pankreastumoren können in diesem Untersuchungsverfahren nur indirekt dargestellt werden, wenn sie den Pankreasgang komprimieren oder verschließen. Die ERCP stellt das Untersuchungsverfahren der Wahl beim ikterischen Patienten dar, da in gleicher Sitzung biopsiert, aber auch ein transpapillärer Stent zur Galledekompression eingebracht werden kann.

Die Problematik der präoperativen Gallengangsdekompression ist noch nicht abschließend durch entsprechende Studien belegt, jedoch scheint nach neuesten Literaturangaben die Morbidität nach transpapillärer oder perkutaner, transhepatischer Drainage (PTCD) ungünstiger zu sein. Operationstechnisch lassen sich drainierte Gallengänge einfacher identifizieren. Als Nachteil der präoperativen Gallenableitung muß die sich regelhaft entwickelnde Cholangitis angesehen werden.

Angiographie

Die routinemäßig durchgeführte Zöliakomesenterikographie hat aufgrund der Weiterentwicklung von Doppelspiral-CT und Magnetresonanzsonographie erheblich an Bedeutung verloren. Dieses Untersuchungsverfahren ist daher nur noch speziellen Fragestellungen vorbehalten.

Diagnostische Laparoskopie

Mit dem Ziel, unnötige Laparotomien zu vermeiden, wurde die diagnostische Laparoskopie in Kombination mit dem laparoskopischen Ultraschall eingesetzt. Der Vorteil dieser Methode könnte in der Diagnose von kleinsten Lebermetastasen und einer manifesten oder latenten Peritonealkarzinose (Peritoneallavage) liegen. Gleichzeitig kann die diagnostische Laparoskopie auch zur Anlage von Umgehungsanastomosen (Gastroenterostomie, biliodigestive Anastomose) genutzt werden. Gegen die diagnostische Laparoskopie spricht, daß es sich um einen invasiven Eingriff in Vollnarkose handelt, der in hohem Maße untersucherabhängig ist, das Risiko falsch negativer, aber auch falsch positiver Ergebnisse birgt und neben der üblichen Komplikationsrate auch gerade beim Pankreaskarzinom Portsite-Metastasen induzieren kann. Eine retrospektive Analyse konventionell untersuchter und operierter Patienten konnte kürzlich zeigen, daß durch die diagnostische Laparoskopie eine Laparotomie bei maximal 10–14 % der Patienten vermieden werden könnte.

Minimal residualer Tumor

Die derzeit verfügbaren diagnostischen Stagingmöglichkeiten können durch immunzytochemische Maßnahmen erweitert werden. So können beispielsweise Mikrometastasen im Knochenmark immunzytologisch durch Inkubation mit monoklonalen Antikörpern gegen Zytokeratine (CK) erkannt werden. Gleiches gilt für die Untersuchungen der peritonealen Lavageflüssigkeit sowie für Lymphknoten, die in der konventionellen Histologie keinen Tumorbefall aufweisen. Eine abschließende Beurteilung dieser Maßnahmen zum Staging der Tumoren ist noch nicht möglich. Die Ergebnisse bedürfen der Bestätigung in großen Serien.

Therapie

Trotz der immensen Fortschritte auf dem Gebiet der Diagnostik bleibt die Diagnose des frühen Pankreaskarzinoms eher die Ausnahme. Die Rate an resezierten Pankreaskarzinomen mit einem T1-Tumor (≤ 2 cm, begrenzt auf das Pankreas) beträgt in der Literatur 3–5 %, im eigenen Patientengut 2,7 %.

Bei fehlenden Alternativen stellt die Resektion die einzige Chance auf Heilung dar. Jede Tumorresektion sollte eine R0-Resektion zum Ziel haben. Mit neuen technischen Möglichkeiten des präoperativen Tumorstagings und der verbesserten nicht-operativen Palliation (Chemotherapie, Stents, Schmerztherapie, usw.) sollten Operationen ohne kuratives Potential (Fernmetastasen, Gefäß- und/oder retroperitoneale Infiltration) eine Ausnahmeindikation darstellen. Der früher häufige intraoperative Überraschungsbefund „Irresektabilität" aufgrund von präoperativ nicht diagnostizierten Lebermetastasen, konnte im eigenen Krankengut auf 6,7 % reduziert werden.

Bei der Indikationsstellung müssen, wie bei jeder anderen onkologischen Operation, durch konsequenten Einsatz der angeführten Stagingmaßnahmen folgende Kriterien angelegt werden:

- Die Operation sollte eine niedrige Letalität aufweisen.
- Die Operation sollte eine akzeptable Kurz- und Langzeitmorbidität aufweisen, d. h. sie sollte nicht zu einer drastischen Reduktion der Lebensqualität führen.
- Die Operation sollte dem Patienten verbesserte Überlebensperspektiven im Vergleich mit anderen nicht-chirurgischen Behandlungsverfahren bieten (Radio- und/oder Chemotherapie).

Nachgewiesene Fernmetastasen, der Verschluß bzw. die subtotale Stenosierung arterieller (A. hepatica, A. mesenterica superior) und venöser (V. mesenterica superior/Vena portae) Gefäße, eine großflächige, retroperitoneale Infiltration und ebenso die ausgedehnte Infiltration der Mesenterialwurzel gelten als absolute Kontraindikationen für eine Tumorresektion unter kurativem Ansatz. Bei umschriebenem oder fraglichem Befall der Vena mesenterica superior oder der Pfortader kann, abhängig von der Gesamtsituation, eine diagnostische Laparotomie und ggf. eine Gefäßresektion indiziert sein, falls der Eingriff dann zu einer R0-Resektion führt. Im eigenen Patientengut war dies nur bei 30 % der Patienten mit Pfortaderresektion möglich. Gleiches gilt für umschriebene oder fragliche Tumorinfiltrationen von Magen, Milz oder Kolon.

Aufgrund des in der bildgebenden Diagnostik vermuteten Tumorstadiums und unter Berücksichtigung oben angegebener Faktoren sowie des allgemeinen Zustandes des Patienten (biologisches Alter, pulmonale, kardiale, hepatische und renale Funktionsreserven) wird man die Entscheidung zur Resektion oder zu einem palliativen, nicht chirurgischen Vorgehen treffen. Die Entscheidung zur palliativen Resektion, die grundsätzlich eine Ausnahmesituation darstellen sollte, kann nur von einem erfahrenen Chirurgen getroffen werden. Da derzeit kein Verfahren zur sicheren Vorhersagbarkeit der R0-Resektion zur Verfügung steht, muß – sofern Morbidität und Letalität in vertretbarem Rahmen liegen – die radikale Duodenopankreatektomie bei makroskopisch im Gesunden resezierbaren Tumoren das Verfahren der Wahl darstellen.

Die Indikation zu palliativen operativen Maßnahmen im Sinne von Umgehungsanastomosen (biliodigestive Anastomose ± Gastroenterostomie) ist seit der Verfügbarkeit endoskopischer Palliationsmaßnahmen nur noch selten gegeben. Die Indikation zu diesen Maßnahmen beschränkt sich auf Patienten, bei denen intraoperativ ein irresektabler Tumor festgestellt wurde. Von chirurgischen Palliativmaßnahmen profitieren allenfalls irresektable Patienten in gutem Zustand mit einer Lebenserwartung von mehr als 6 Monaten sowie Patienten mit einer Magenausgangsstenose.

Operationsverfahren

Grundsätzlich stehen zur Resektionsbehandlung die totale Duodenopankreatektomie, die partielle Duodenopankreatektomie mit der Variante der pyloruserhaltenden Duodenopankreatektomie, die Pankreaslinksresektion sowie die Erweiterung o.g. Maßnahmen bis hin zur regionalen Pankreatektomie zur Verfügung (Tab. 3).

Das Resektionsausmaß richtet sich nach der Lokalisation des Tumors (Tab. 4). Bei Resektionen ist ein makroskopischer parenchymatöser Sicherheitsabstand von 2 cm anzustreben. Die Tumorfreiheit des Absetzungsrandes des Ductus choledochus und der Pankreasresektionsfläche sollten im Zweifelsfall durch Schnellschnittuntersu-

Tabelle 3. Definition der Operationsverfahren

Partielle Duodenopankreatektomie (Kausch-Whipple-Operation)	Durchtrennung des Pankreas am linken Rand der Vena mesenterica superior
Subtotale Duodenopankreatektomie (modifizierte oder erweiterte Kausch-Whipple-Operation)	Entfernung von Kopf und gesamtem Korpus mit Durchtrennung des Pankreas am linken Rand der Aorta
Hemipankreatektomie links	Entfernung des Schwanzes und eines Teiles des Korpus mit Durchtrennung des Pankreas am rechten Rand der Aorta
Subtotale Pankreaslinksresektion (4/5-Linksresektion)	Entfernung des Schwanzes und des gesamten Korpus, ggf. auch von Teilen des Kopfes mit Durchtrennung des Pankreas am rechten Rand der Vena mesenterica superior

Tabelle 4. Tumorlokalisation und Resektionsausmaß

Kopf	Partielle Duodenopankreatektomie, sofern 2 cm Sicherheitsabstand möglich sind und Pankreasresektionsfläche im Schnellschnitt tumorfrei ansonsten subtotale oder totale Duodenopankreatektomie
Kopf und Korpus	Subtotale Duodenopankreatektomie, sofern 2 cm Sicherheitsabstand möglich und Pankreasresektionsfläche im Schnellschnitt tumorfrei ansonsten totale Pankreatektomie
Schwanz	Hemipankreatektomie links
Schwanz und Korpus	Subtotale Pankreaslinksresektion
Gesamtes Pankreas	Totale Pankreatektomie

chung überprüft werden. Bei Tumorbefall des parenchymatösen Abtragungsrandes des Pankreas erfolgt situationsabhängig entweder eine Nachresektion oder die totale Pankreatektomie. Die Beurteilung der R0-Resektion am Resektat durch den Pathologen ist besonders retroperitoneal erschwert, so daß hier eine Markierung am Operationspräparat erfolgen sollte. Die Lymphadenektomie umfaßt die Lymphknoten der 1. Station (parapankrean), bei der Linksresektion sowie bei der totalen Pankreatektomie mit Splenektomie auch die Lymphknoten um die Milzgefäße und am Milzhilus. Der Wert der erweiterten Lymphknotendissektion der 2. Station (paramesenterial, paraaortal) wird wegen der damit verbundenen Morbidität und ungesicherten Prognoseverbesserung kontrovers diskutiert.

Ergebnisse der chirurgischen Therapie

Morbidität und Letalität

In den letzten 10 Jahren wurde international über einen dramatischen Rückgang der postoperativen Letalität in erfahrenen Zentren berichtet. So wird beispielsweise in großen Serien über eine Null-Letalität für die Duodenopankreatektomie berichtet. Im eigenen Patientengut liegt die Letalität bei 1,8 %. Als Standard muß heute eine postoperative Letalität von unter 5 % gefordert werden.

Die Gründe für diese Entwicklung sind nicht eindeutig geklärt. Die beste Erklärung könnte in der Tatsache begründet liegen, daß die chirurgische Therapie des Pankreaskarzinoms häufiger von Chirurgen durchgeführt wird, die einerseits ein spezielles Interesse an der hepatobiliären-pankreatischen Chirurgie haben, andererseits an entsprechend spezialisierten Zentren tätig sind. Für diese Tatsache sprechen auch Untersuchungen aus den USA, die zeigen, daß die Operationsletalität in spezialisierten Zentren um den Faktor 6 niedriger liegt, als in weniger erfahrenen Kliniken.

Die Komplikationsraten der Duodenopankreatektomie sind wesentlich schwieriger zu beurteilen als die Letalität. Nach wie vor scheint die Insuffizienz der pankreatikoenteralen Anastomose das größte Problem der Duodenopankreatektomie darzustellen. Eine neu entwickelte Technik der Pankreatojejunostomie (Abb. 3) führte im eigenen Patientengut zur Senkung der Insuffizienzrate unter 5 %. Die Frage inwieweit die Octreotide-Prophylaxe, die wir perioperativ routinemäßig durchführen, zur Senkung der Morbidität, insbesondere der Anastomoseninsuffizienzrate beiträgt, ist

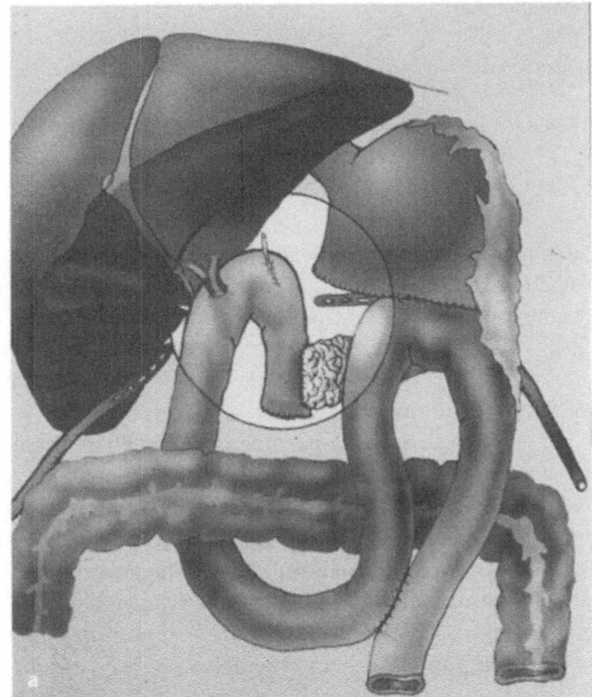

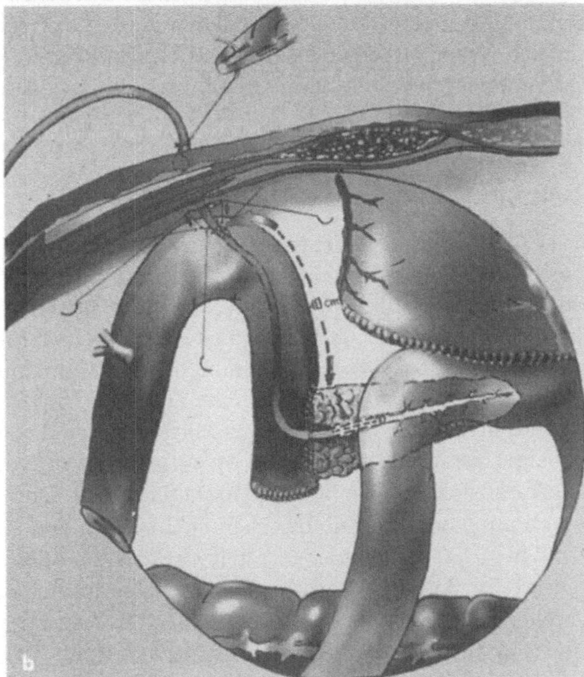

Abb. 3. Rekonstrukion nach
Kausch-Whipple-Operation
mit perkutaner Ableitung des
Pankreassekretes über einen
Stent

Resektionsrate	1983 – 1985	11,9 %
	1990	15,0 %
Operationsletalität	1983 – 1985	8,9 %
	1990	5,8 %
5-Jahres-Überlebensrate	1983 – 1985	4,0 %
	1990	4,0 %

Tabelle 5. Ergebnisse des American College of Surgeons: Behandlung des Pankreaskarzinoms in den Jahren 1983 – 1985 vs. 1990 nach Janes et al. 1996. (n = 16 942)

noch nicht abschließend beantwortet. Da eine einheitliche Definition fehlt, sind die Angaben zur Häufigkeit der Pankreasfistel äußerst variabel. Folgt man den Literaturangaben und der eigenen Erfahrung kann es jedoch als Fortschritt gewertet werden, daß die Insuffizienz der Pankreatojejunostomie den postoperativen Krankenhausaufenthalt zwar verlängert und gelegentlich interventionelle radiologische Maßnahmen notwendig macht, andererseits aber wegen dieser Komplikationen kaum noch Patienten relaparotomiert werden müssen, bzw. an dieser Komplikation sterben.

Die Tabelle 5 faßt die Früh- und Spätergebnisse der Whippleschen Operation entsprechend einer Umfrage im American College of Surgeons (USA) zusammen. So ist die Resektionsrate bei nahezu 17 000 Patienten von 1983 bis 1990 auf 15 % gestiegen, die Operationsletalität von 8,9 auf 5,8 % gefallen. Die Prognose bleibt jedoch mit einer 5-Jahres-Überlebensrate von 4 % außerordentlich enttäuschend.

Trotz ungünstiger Langzeitergebnisse der resezierenden Verfahren beim Pankreaskarzinom wird über eine ausgezeichnete Lebensqualität nach Duodenopankreatektomie berichtet. Die Lebensqualität dieser Patienten unterschied sich nur unwesentlich von einer Vergleichsgruppe cholezystektomierter Patienten. Hinsichtlich des Operationsverfahrens (Standard-Whipple vs. pyloruserhaltende Variante) fanden sich keine Unterschiede.

Prognostische Faktoren

Die Prognose eines Patienten mit einem duktalen Pankreaskarzinom wird in erster Linie von der Resektabilität des Tumors bestimmt. In der Literatur finden sich Resektionsraten für das duktale Pankreaskarzinom zwischen 15 – 30 %. Die Prognose resezierter Patienten ist signifikant günstiger als die nicht resezierter Patienten. Für eine potentiell kurative Resektion kommen jedoch nur maximal 1/3 aller Patienten mit diagnostizierten Pankreaskarzinomen in Frage. Bei weitestgehend standardisierten Operationsverfahren mit niedriger Morbidität und Letalität wird die Prognose dieser Patienten heute nicht mehr von operationsrelevanten Faktoren bestimmt, sondern von Tumorlokalisation, Krankheitsstadium zum Zeitpunkt der Diagnose bzw. Operation und von tumorbiologischen Faktoren. In drei großen Serien wurde in letzter Zeit über 5-Jahres-Überlebensraten von 20 %, für Subgruppen von Patienten (Tumoren <2 cm, T1 N0) sogar über 5-Jahres-Überlebensraten von 40 % berichtet. Diese exzellenten Ergebnisse können nicht in allen Zentren nachvollzogen werden. Selektion und Zuweisungspraxis zu hochspezialisierten Zentren müssen mit in die Beurteilung dieser Ergebnisse einbezogen werden. Die mediane Überlebenszeit beträgt ohne Resektion 3–9 Monate.

Tumorabhängige Faktoren

Die Tumorentität (Duodenal-, Papillen-, distales Choledochus- oder duktales Adenokarzinom des Pankreas) ist ein wichtiger prognostischer Faktor (Abb. 4). Diese Tumorentitäten müssen getrennt betrachtet werden. Nach Tumorresektion beträgt die 5-Jahres-Überlebensrate im eigenen Patientengut für das duktale Pankreaskarzinom 12,3 %, für das distale Choledochuskarzinom 24,9 % und für das Karzinom der Ampulla Vateri 41 %.

Nicht duktale Tumoren (V.a. Zystadeno- und maligne neuroendokrine Karzinome) des Pankreas, die im eigenen Krankengut 19,8 % der resezierten primären Pankreastumoren ausmachen, haben eine signifikant günstigere Prognose (Abb. 5).

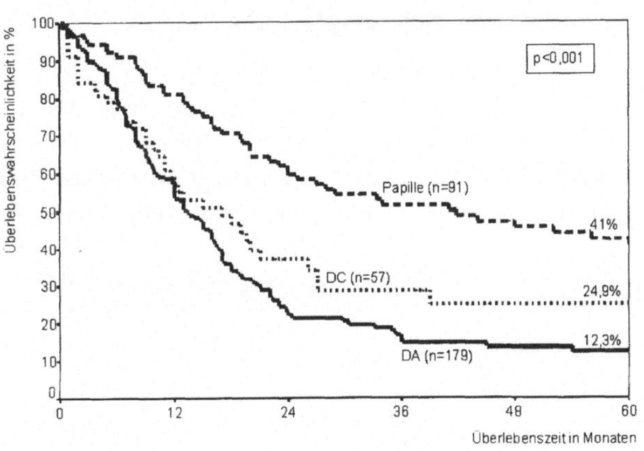

Abb. 4. Prognose resezierter periampullärer Karzinome (Chirurgische Klinik, TU München, 1983–1999). DA: duktales Adenokarzinom des Pankreas; DC: distales Choledochuskarzinom; Papille: Papillenkarzinom

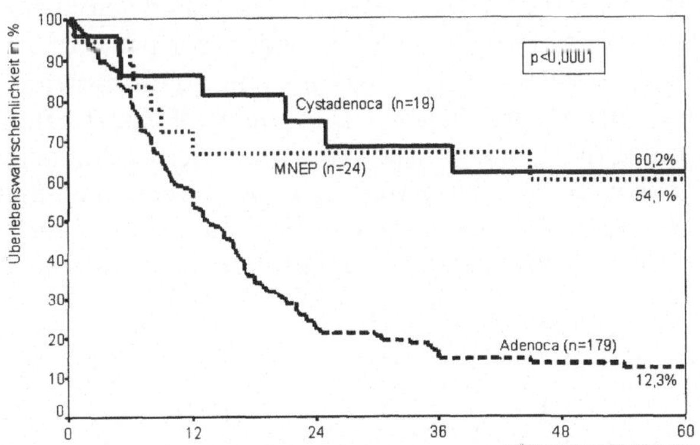

Abb. 5. Prognose resezierter primärer Pankreasmalignome (Chirurgische Klinik, TU München, 1983–1999). MNEP: maligne neuroendokrine Pankreastumoren

Tabelle 6. Tumorabhängige prognostische Faktoren (nach Yamamoto et al. 1995)

Kategorie	Faktoren mit günstigem prognostischem Einfluß
Histologischer Typ	Muzinöses Zystadenokarzinom, intraduktales papillär muzinöses Karzinom
Histologische Differenzierung	G1 (G2)
Lokale Tumorausdehnung	begrenzt auf das Pankreas (pT1,2)
Tumorgröße	< 2 cm (< 2,5 cm, < 4 cm)
Regionale Lymphknotenmetastasen	N0/pN0 (pN1a)
Fernmetastasen	M0/pM0
Tumorstadium	UICC-Stadium I

	p-Wert	RR
G3	< 0,01	3,85
pN1	< 0,01	2,2

RR: relatives Risiko

Tabelle 7. Unabhängige prognostische Faktoren beim duktalen Adenokarzinom des Pankreas. Multivariate Analyse des eigenen Patientengutes 1982–1998) nach R0-Resektion (n = 84)

Ein Überblick über die wichtigsten tumorabhängigen prognostischen Faktoren findet sich in Tabelle 6. Die unabhängigen prognostischen Faktoren nach R0-Resektion duktaler Adenokarzinome des Pankreas im eigenen Patientengut (multivariate Analyse) sind in Tabelle 7 dargestellt.

Behandlungsabhängige prognostische Faktoren

Den wichtigsten unabhängigen Prognosefaktor stellt die R0-Resektion dar (Abb. 6). Beim Vorliegen einer R1- oder R2-Resektion ist ein längerfristiges Überleben nicht möglich. Die R0-Resektionsrate wird für das duktale Pankreaskarzinom in der Literatur mit 36–66% angegeben und liegt im eigenen Patientengut bei 48%. Die Residualtumorlokalisation im eigenen Patientengut ist in Tabelle 8 dargestellt.

Residualtumorlokalisation	%
Parenchymat. Resektionslinie	11
Retroperitonealer Abtragungsrand	91
Gefäße	12
Fernmetastasen	9

Tabelle 8. Residualtumorlokalisation nach Resektion des duktalen Pankreaskarzinoms (Patientengut der Chirurgischen Klinik, TU München, 1983–1998)

Eine über die en bloc-Resektion der regionalen Lymphknoten hinausgehende Dissektion der Lymphknoten, besonders der paraaortalen und der paramesenterialen Lymphknoten führte bisher zu keiner signifikanten Prognoseverbesserung. Inwieweit die pyloruserhaltende Duodenopankreatektomie zu einer Prognoseverschlechterung führt, muß prospektiv randomisierten Studien vorbehalten bleiben. Die prognostische Bedeutung von perioperativ gegebenen Bluttransfusionen bleibt unklar. Widersprüchlich sind auch die Ergebnisse hinsichtlich multimodaler Behandlungsverfahren. Postoperative Komplikationen scheinen die Prognose des resezierten Pan-

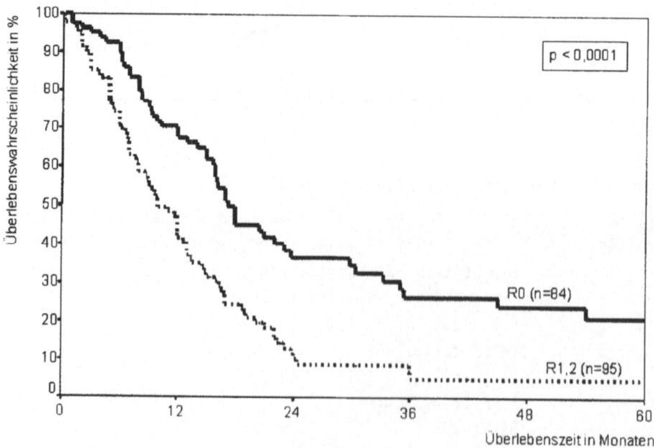

Abb. 6. Prognose des duktalen Adenokarzinoms des Pankreas in Abhängigkeit vom Residualtumorstatus

kreaskarzinoms zu beeinflussen. Morbidität und Letalität an sog. „high volume" Krankenhäusern sind signifikant niedriger.

Patientenabhängige Faktoren

Für Patienten mit resektablen Tumoren sind keine patientenabhängigen prognostischen Faktoren bekannt. Weder Alter, Geschlecht noch Leitsymptome konnten als unabhängige Prognosefaktoren identifiziert werden.

Multimodale Therapiekonzepte

Präoperative Radiochemotherapie

Die große Anzahl der bei der Erstdiagnose bereits lokal fortgeschrittenen und damit zumeist inoperablen Pankreaskarzinome zwang zu Überlegungen, mittels präoperativer Radiochemotherapie die Resektabilität der lokal fortgeschrittenen Tumoren zu verbessern. Als Gründe für eine mögliche Überlegenheit der präoperativen Therapie gegenüber einer postoperativen Behandlung werden die bessere Oxygenierung des Tumors und damit ein besseres Ansprechen auf die Radio- wie Chemotherapie sowie eine Sterilisation der Tumorzellen und damit Vermeidung einer intraoperativen Tumorzellverschleppung genannt. Durch die enge zeitliche Abstimmung zwischen neoadjuvanter Therapie und Operation kann die oftmals verzögert eingesetzte und damit möglicherweise weniger effektive adjuvante Therapie bei langer postoperativer Rehabilitation ebenso umgangen werden wie eine radikale Operation der Patienten, bei denen sich früh eine systemische, nicht beeinflußbare Tumorprogression bereits während der neoadjuvanten Radiochemotherapie zeigt. Diese Progression wäre ansonsten in die postoperative Rehabilitationsphase gefallen und hätte das operative Ergebnis der verbesserten lokalen Tumorkontrolle zunichte gemacht.

In verschiedenen Studien wurden primär irresektable Patienten mit Strahlendosen von 45 bis 50,4 Gy und 5-FU, Mitomycin C und zuletzt auch Gemcitabine behandelt. Damit ließ sich eine Resektionsrate von bis zu 34 % erreichen. Die 5-Jahres-Überlebensrate lag bei 15,8 % und damit besser als bei ausschließlich operativ behandelten Patienten mit vergleichbar fortgeschrittenen Stadien.

In letzter Zeit werden im Rahmen von Phase II-Studien auch an unserer Klinik akzelerierte radiotherapeutische Konzepte in Kombination mit verschiedenen Chemotherapeutika (5-FU, Gemcitabine, Cisplatin) eingesetzt. Sie bieten eine den konventionellen Konzepten vergleichbare Effektivität bei gleichzeitig deutlich verkürzter Behandlungszeit.

Bei fehlenden randomisierten Studien zur neoadjuvanten Therapie des Pankreaskarzinoms sollte diese Therapieform bis auf weiteres nicht außerhalb von Studien durchgeführt werden.

Intraoperative Strahlentherapie (IORT)

Verschiedene Studien zwischen 1986 und 1994 belegen einen positiven Effekt der intraoperativen Bestrahlung mit Einzeldosen zwischen 15 und 30 Gy unabhängig von der Art der Applikation (Elektronentubus, interstitielle Brachytherapie). Im Rahmen kurativer Konzepte wurde die Häufigkeit lokaler Tumorrezidive gesenkt. In der bisher einzigen randomisierten Studie konnte die Anzahl der Lokalrezidive durch eine zusätzliche intraoperative Bestrahlung gegenüber ausschließlich operierten Patienten signifikant gesenkt werden. Die 2-Jahres-Überlebensrate der IORT-Patienten betrug 24% gegenüber 16% bei nichtbestrahlten Patienten, die lokale Tumorkontrolle lag bei 73% bzw. 43,6%. Die Langzeitprognose der während der Operation bestrahlten Patienten konnte jedoch nicht signifikant verbessert werden. Ursache war eine hepatische und/oder peritoneale Tumorprogredienz, die durch die intraoperative Radiotherapie nicht beeinflußt werden konnte.

Eine leichte Zunahme der Morbidität mußte bei der intraoperativen Strahlentherapie in Kauf genommen werden. Vor allem eine verzögerte Wundheilung ist beschrieben. Die gefürchteten vaskulären Komplikationen (Nekrose und Perforation der großen retroperitonealen Gefäße) treten dagegen nur bei sehr hohen Strahlendosen auf, wie sie in der intraoperativen Einzeitbestrahlung heute nicht mehr verwendet werden.

Postoperative adjuvante Chemo-, Radio- und Radiochemotherapie

Die unbefriedigenden Langzeitergebnisse auch nach vermeintlich kurativer Resektion führten zu verschiedenen adjuvanten Therapiekonzepten. Ziel der postoperativen Therapie ist es, mit einer weiteren lokalen Behandlung mikroskopische Tumorreste vor allem im Bereich der Primärtumorregion retroperitoneal zu vernichten und mit einer systemisch wirksamen Behandlung die Rezidivgefahr in Leber und Peritoneum positiv zu beeinflussen.

Für die alleinige adjuvante Chemotherapie gibt es derzeit keine gesicherte Indikation außerhalb von Studien. Ältere Chemotherapeutika haben sich bislang lediglich im Rahmen einer kombinierten Radiochemotherapie bewährt (5-FU). Auch für die in palliativer Intention in den letzten Jahren zunehmend mit Erfolg eingesetzten Substanzen (Gemcitabine) fehlen bislang die Daten, um sie bedenkenlos adjuvant anwenden zu können.

Durch die postoperative Radiotherapie konnte die lokale Tumorkontrolle geringfügig verbessert werden. Dies hatte bei oftmals rascher Tumorprogression im Bereich der Leber und des Peritoneums keinen Einfluß auf das Gesamtüberleben. Lediglich das Rezidivmuster verschob sich.

Bei der postoperativen Radiochemotherapie wurden zumeist 5-FU und Mitomycin C mit einer konventionell fraktionierten Strahlentherapie kombiniert (Tab. 9). In mehreren Publikationen mit kleinen Fallzahlen wurde über eine verbesserte lokale Tumorkontrolle berichtet. Eine randomisierte Studie zur adjuvanten Radiochemotherapie konnte einen Überlebensvorteil für die adjuvant behandelten Patienten zeigen. Mit Gesamtdosen von 45 bis 63 Gy wurde in den verschiedenen Studien eine lokale Tumorkontrolle zwischen 44 und 89% erreicht. Die 2-Jahres-Überlebensrate lag zwischen 29% und 48%. Nachfolgende Phase II- und III-Studien konnten die 1981 und 1985 von der RTOG publizierten Ergebnisse nicht nachvollziehen. Ein signifikanter Einfluß auf das Überleben zeigte sich bei ihnen nicht. Ursache war die bei bis zu 80% der Patienten frühzeitig auftretende Lebermetastasierung, die letztendlich für den Tod der meisten Patienten verantwortlich war. Eine große, vor kurzem abge-

Tabelle 9. Studien zur postoperativen und primären Radiochemotherapie des Pankreaskarzinoms

Autoren	Jahr	Patienten	Dosis (Gy)	Chemo	ÜLR (Jahre)	LR[+++]
Resezierte Tumoren (adjuvante Therapie)						
GITSG	1981	21			18% (2)	85%
		19	40	5-FU	46% (2)	65%
	1985	30	40	5-FU	43% (2)	25%
NCI	1986	16	50			100%
		16	50 + IORT*			20%
Whittington	1991	28	45–63	5-FU Mito-mycin	43% (2)	25%
Foo	1993	29	54	5-FU	48% (2)	11%
Willet	1993	16	40–50	5-FU	29% (5)	58%
	1993	19	–	–	18% (5)	69%
Nicht-resezierbare Tumoren (primär palliative Therapie)						
Moertel	1969	32	36		5% (1)	
		32	36–40	5-FU	25%	
GITSG	1998	31	54	5-FU/SMF[++]	41 % (1)	38%
		26		SMF	19 % (1)	29%

*IORT = intraoperative Bestrahlung; [++]SMF = Streptomycin/Mitomycin/5-FU; [+++] LR = lokale Remission

schlossene randomisierte Studie der EORTC konnte die günstigen Ergebnisse der RTOG ebenfalls nicht mehr bestätigen, so daß die Diskussion um die adjuvante Therapie des Pankreaskarzinoms noch offen ist. Die adjuvante oder additive Radio- oder Radiochemotherapie kann daher nicht generell für Patienten mit reseziertem Pankreaskarzinom empfohlen werden. Weitere Untersuchungen zur adjuvanten Therapie sollten möglichst unter Studienbedingungen erfolgen. Es werden Gesamtdosen zwischen 45,0 und 54,0 Gy in konventioneller Fraktionierung (5 × 1,8 Gy pro Woche) und begleitend 5-FU entweder als Bolus- oder als Dauerinfusion, zukünftig möglicherweise auch Gemcitabine oder eine Kombinationstherapie von Gemcitabine und Platinderivaten in Kombination mit der Strahlentherapie empfohlen.

Palliative Therapie

Von allen Karzinomen des Gastrointestinaltraktes weisen Patienten mit fortgeschrittenen Adenokarzinomen des Pankreas den ungünstigsten Verlauf mit medianen Überlebenszeiten von 4,8 Monaten im Stadium III bzw. 2 Monaten im Stadium IV auf. In rascher Folge entwickeln sich entweder lokale Progressionen oder Lebermetastasen, häufig auch eine Kombination. Ein weiterer Prädilektionsort für Metastasen ist das Peritoneum. Klinisch stehen frühzeitig Schmerzen in Folge einer Plexusinfiltration, Gewichtsabnahme durch eine gestörte Magen-Darm-Passage und eine daraus resultierende rasch progrediente Verschlechterung des Ernährungs- und Allgemeinzustandes im Vordergrund des Beschwerdebildes. Erschwerend hinzu kommt das meist höhere Alter (65% der Patienten sind älter als 65 Jahre) und damit einhergehende, nicht tumorbedingte zusätzliche Begleiterkrankungen.

Aufgrund der meist weit fortgeschrittenen Karzinome ist bei einem Großteil der Patienten (> 70 %) nur noch eine palliative Behandlung möglich. Die palliative Therapie zielt auf eine Verbesserung der Lebensqualität der Patienten durch Entlastung der duodenalen/biliären Kompression. Nur in Ausnahmefällen kann eine palliative Resektion indiziert sein.

Endoskopie und perkutane Intervention

Die endoskopische Einlage eines Plastikstents ist die Methode der Wahl für den tumorbedingten Verschluß der Gallenwege. Mit der ERC gelingt in der Regel die Darstellung des Verschlusses. Nach Papillotomie können sondierbare Stenosen mit Plastikprothesen oder Metallstents geschient werden, wobei letztere eine bessere Langzeitdurchgängigkeit besitzen.

Die perkutane transhepatische Cholangiographie (PTC) mit PTCD (perkutane transhepatische Drainage) ist indiziert, falls ein endoskopischer Zugang nicht möglich ist (z.B. bei fortgeschrittenen Tumoren, fehlender Sondierbarkeit der Papille oder Z.n. B II-Resektion). Wann immer möglich, ist die Umwandlung einer externen Ableitung in eine interne Drainage (Yamakawa-Prothese) anzustreben. Nur bei nicht passierbarem Verschluß kann die externe Drainage als Dauerableitung verwendet werden.

Chirurgische Palliation

Bei gleicher Prognose ist die chirurgische Therapie im Vergleich zur endoskopischen Drainage mit einer höheren perioperativen Letalität und Morbidität belastet. Die Spätmorbidität ist hingegen bei der endoskopischen Drainage (Stentwechsel) höher. Nur bei Patienten mit einer Lebenserwartung von über sechs Monaten und/oder einer Magenausgangs- bzw. Duodenalstenose ist deshalb die chirurgische Palliation vorzuziehen. Die häufigste palliative Maßnahme dient der Wiederherstellung des Galleabflusses beim Ikterus. Sie kann chirurgisch als biliodigestive End-zu-Seit-Anastomose zwischen Ductus hepaticus und einer nach Y-Roux ausgeschalteten Schlinge angelegt werden.

Bedingt durch die Tumorprogression ist in bis zu einem Drittel der Fälle mit einer Magenausgangs- bzw. Duodenalstenose zu rechnen, die mit einer ggf. laparoskopisch angelegten Gastrojejunostomie versorgt wird. Eine antekolische Gastrojejunostomie sollte auch dann simultan angelegt werden, wenn zum Zeitpunkt einer biliodigestiven Anastomose (noch) keine manifeste Duodenalstenose besteht. Die funktionellen Ergebnisse der Gastrojejunostomie sind generell als ungünstig zu bezeichnen.

Palliative Chemotherapie

Ikterus oder durch Lebermetastasierung resultierende Leberfunktionsstörungen verhindern oder erschweren in der palliativen Therapie des Pankreaskarzinoms den Einsatz aggressiver Zytostatikakombinationen, da angesichts des gestörten Metabolismus mit häufig nicht voraussagbarer erhöhter Toxizität gerechnet werden muß.

Ein weiteres Problem besteht in der korrekten Beurteilung der Wirkungsstärke der verschiedenen Zytostatika, wenn, wie bisher in Phase II-Studien üblich, entsprechend der Richtlinien der WHO die Größenreduktion einer meßbaren Läsion als primäres Ziel gefordert wird. Adenokarzinome des Pankreas lösen jedoch häufig starke desmoplastische Reaktionen aus, einschließlich Entzündungen und Fibrose innerhalb und um die Tumorläsionen. Da sich diese Gewebe nicht unter bzw. nach einer Chemotherapie zurückbilden, korreliert die mittels CT oder Ultraschall nachgewiesene Läsion nicht direkt mit dem Gehalt an Tumorgewebe. Auf der anderen Seite kann ein antiinflammatorischer Effekt der Zytostatika ein Ansprechen des Tumors auf Medikamente vortäuschen. Entzündungsgewebe und Fibrosen können die Gewebepenetration der Medikamente reduzieren und zu einem Wirkungsverlust führen. Daraus erklären sich die widersprüchlichen Remissionsraten von Phase II-Studien, in denen ein lokal fortgeschrittener Tumor als einzige Indikatorläsion zur Beurteilung des Ansprechens herangezogen wurde.

Heute ermöglichen exaktere Verfahren wie Spiral-CT oder MRT eine kritischere und daher klinisch relevante Beurteilung der Wirkung verschiedener Zytostatika bzw. deren Kombinationen. Danach zeigen die bisher wegen Remissionsraten von 20–25 % häufig eingesetzten Medikamente wie 5-FU, Antrazykline (Adriamycin, Epidoxorubicin), Mitomycin C, Ifosfamid, aber auch neuere Substanzen wie Taxane (Paclitaxel und Docitaxel) eine marginale Wirkung mit Remissionsraten von maximal 10 %.

Da letztendlich in der Mehrzahl der Studien beim Pankreaskarzinom kein signifikanter Überlebensgewinn erzielt werden konnte, muß zusammenfassend gesagt werden, daß beim Einsatz von 5-FU einer Monotherapie und nicht den deutlich toxischeren Kombinationstherapien der Vorzug gegeben werden sollte.

Bei palliativer Zielsetzung kann jedoch auch die Verbesserung der Lebensqualität oder eine Verlängerung der Zeit ohne Symptome oder Toxizität, somit ein klinischer Benefit, aus Sicht der betroffenen Patienten ein wichtiges Kriterium bei der Indikationsfindung für eine Chemotherapie sein. Diese klinische Verbesserung des Patienten mit weit fortgeschrittenem Pankreaskarzinom wurde in vier verschiedenen Studien zur Chemotherapie mit Gemcitabine in Hinblick auf Schmerzen, Schmerzmittelverbrauch, Performance-Status und Körpergewicht analysiert. Diese Untersuchung ergab einen klinischen Nutzen von 24–29 %. Der klinische Nutzen übertraf damit in allen Studien die durch bildgebende Verfahren objektivierbaren Remissionsraten (5–11 %). Eine randomisierte Studie, die eine wöchentliche Applikation von 5-FU mit Gemcitabine verglich, zeigte eine signifikante Überlegenheit von Gemcitabine in Hinblick auf Remissionsrate, Überleben und klinischen Nutzen.

Im Rahmen einer Phase II-Studie wurde der kombinierte Einsatz von Gemcitabine und Cisplatin geprüft. Bei selektionierten Patienten (Karnofsky-Index > 70 %) führte diese Kombinationstherapie monozentrisch zu einem medianen Überleben von 13 Monaten, während in einer multizentrischen Studie das mediane Überleben 8,5 Monate betrug.

Die Frage, ob eine Chemotherapie gegenüber der besten supportiven Therapie zu einer signifikanten Verlängerung des Überlebens führt, kann derzeit nicht eindeutig bejaht werden. 6 bisher durchgeführte randomisierte Phase III-Studien führten zu widersprüchlichen Ergebnissen. Allerdings zeigte sich, daß jüngere Patienten in gutem Allgemeinzustand oder mit nur geringem Gewichtsverlust am ehesten davon profitieren.

Zusammenfassend stehen heute Gemcitabine, Gemcitabine/Cisplatin und 5-Fluoruracil zur Wahl. Eine Gemcitabine-Monotherapie sollte aufgrund ihrer guten Verträglichkeit insbesondere bei älteren Patienten mit eingeschränktem Allgemeinzustand und fortgeschrittenem Tumorleiden eingesetzt werden. Die Kombinationstherapie mit Gemcitabine und Cisplatin sollte bei jüngeren Patienten mit gutem Allgemeinzustand und der Akzeptanz einer längerfristigen Chemotherapie erwogen werden.

Radiochemotherapie

In den 80er Jahren wurden einige Studien mit perkutaner Strahlentherapie als definitive, palliative Radiochemotherapie durchgeführt. Parallel zur Bestrahlung wurden zumeist 5-FU und Mitomycin C eingesetzt. In insgesamt zwei randomisierten Studien konnte gezeigt werden, daß sich durch eine Radiochemotherapie eine, wenn auch geringe, Verbesserung des Überlebens erreichen läßt (s. Tab. 9). In Einzelfällen kann auch bei lokal fortgeschrittenem Tumor eine langdauernde Remission erzielt werden, die sich häufig erst Monate später mit den bildgebenden Verfahren nachweisen läßt. Ein wesentlicher Effekt der Therapie ist auch die Linderung des Schmerzes, die bei bis zu 70 % der Patienten erreicht wird. Bei konventioneller Fraktionierung (5 × 1,8 – 2,0 Gy) werden innerhalb von etwa 5 Wochen Gesamtdosen zwischen 40 und 50 Gy appliziert. In neueren Protokollen, die auch in unserer Klinik angewendet werden, erfolgt hingegen häufig eine akzelerierte Radiotherapie. Innerhalb der Hälfte der üblichen Behandlungszeit werden den konventionellen Fraktionierungsschemata entsprechende strahlenbiologische Dosen appliziert (z. B. 5 × 3,0 Gy pro Woche bis 36 Gy Gesamtdosis). Bei gleichbleibend guter Verträglichkeit kann die Behandlungszeit beträchtlich reduziert und dadurch die Lebensqualität der Patienten gesteigert werden. Eine Besserung der tumorbedingten Symptome, vor allem des Schmerzes, kann bei etwa 70 % der Patienten erreicht werden. Parallel wird noch in den meisten Fällen 5-FU appliziert. Zukünftige Konzepte werden voraussichtlich Gemcitabine verwenden, sobald sichere klinische Daten zur Verträglichkeit der simultanen Radiochemotherapie mit dieser Substanz vorliegen.

Für die Zukunft sind neue Therapieansätze in Kombination mit regionalen Chemotherapieverfahren denkbar, da hierdurch möglicherweise eine längere regionäre Tumorkontrolle, vor allem in der Leber, erreichbar scheint. Entsprechende Studien stehen noch aus.

Regionale Chemotherapie

Eine regionäre Chemotherapie kann bei inoperablen Pankreaskarzinomen, bei Rezidivtumoren oder als adjuvante Therapie nach Resektion durchgeführt werden.

Die Erfahrung mit der regionalen Chemotherapie zur primären Tumorbehandlung beschränkt sich auf einige wenige Zentren. In der adjuvanten Situation fehlen bisher jegliche klinische Daten. In der neoadjuvanten Situation könnte durch die höheren Gewebespiegel im Tumor eine erhöhte Remission erzielbar sein. Da auch hier klinische Erfahrungen fehlen, sollte die regionale Chemotherapie nur in ausgewählten Zentren im Rahmen von klinischen Studien durchgeführt werden.

Im Vergleich mit systemischen Therapien ist in ersten Studien bei Rezidivtumoren eine bessere Schmerzpalliation und ein längeres Überleben für die regionale Chemotherapie bei guter Allgemeinverträglichkeit dokumentiert. Diese Therapie erfordert jedoch ein invasives Vorgehen zur Sondierung der den Tumor versorgenden Gefäße. Die Therapieprotokolle sind sehr aufwendig. Es erfolgt eine Kombinationsbehandlung mit Mitomycin, 5-FU und Cisplatin. Erfahrungen zur regionären Therapie mit Gemcitabine, für das ein gutes Ansprechen bei systemischer Applikation gezeigt wurde, fehlen noch.

Eine Chemoembolisation kommt bislang nur in Einzelfällen für Patienten mit Lebermetastasen in Frage.

Schmerztherapie

Die Schmerzbeseitigung ist für Patienten mit inoperablem Pankreaskarzinom von zentraler Bedeutung. Bei Irresektabilität kann intraoperativ eine Plexus coeliacus-Blockade mit 20 ml 80–90%iger Alkohollösung erfolgen. In Ausnahmefällen kann anläßlich einer Laparotomie zur Beurteilung der Resektabilität eine intraoperative Radiotherapie zur Schmerzbeseitigung durchgeführt werden. Bei nicht laparotomierten Patienten steht die CT-gesteuerte perkutane Plexus coeliacus-Blockade zur Verfügung. Im Einzelfall kann eine Periduralanalgesie bei unzureichender Wirkung von nicht-steroidalen Analgetika und Opiaten notwendig sein. Auch eine perkutane fraktionierte Radiotherapie kann eine suffiziente Schmerztherapie ermöglichen.

Empfehlungen zur Nachsorge

Der Wert einer strukturierten Tumornachsorge zur Rezidivfrüherkennung und Prognoseverbesserung ist bisher nicht belegt und ist daher nur in Therapiestudien angezeigt. Kurativ therapeutische Ansätze zur Behandlung eines Rezidivs ergeben sich praktisch nicht.

Die Nachsorge sollte daher symptomorientiert erfolgen und auf die Erkennung und Behandlung sekundärer Folgen, wie Schmerzen oder Einstellung einer manifesten oder latenten exokrinen oder endokrinen Pankreasinsuffizienz (Diätberatung, Fermentsubstitution, Diabeteseinstellung) abzielen.

Weiterführende Literatur

Ardalan B, Sparling L, Livingstone A et al. (1997) Phase II trial of high-dose 24-hour infusion of 5-fluorodeoxyuridine (FUDR) in patients with operable pancreatic cancer (previosly failed %-FU and Gemzar). Proc Am Soc Clin Oncol 16: 282

Birk D, Schoenberg MH, Gansauge F, Formentini A, Fortnagel G, Beger HG (1998) Carcinoma of the head of the pancreas arising from the uncinate process. Brit J Surg 85: 498–501

Carmichael J, Fink U, Russell RC, Spittle MF, Harris AL, Spiessi G, Blatter J (1996) Phase II study of gemcitabine in patients with advanced pancreatic cancer. Br J Cancer 73: 101–105

Carter D, Trede M, Berger HG, Roder JD, Siewert JR (1994) Hat die Pyloruserhaltung bei der Duodenopankreatektomie wegen periampullären Karzinoms einen Stellenwert? Langenbecks Arch Chir 379: 58–63

Chari ST, DiMagno EP (1998) Pancreatic neoplasms. Curr Opin Gastroenterol 14: 381–386

Coia L, Hoffman J, Scher R, Weese J, Solin L, Weiner L, Eisenberg B, Paul A, Hanks G (1994) Preoperative chemoradiation for adenocarcinoma of the pancreas and duodenum. Int J Radiat Oncol Biol Phys 30: 161–167

Foitzik Th, Buhr HJ (1997) Neue Aspekte in der Pathophysiologie der chronischen Pankreatitis. Chirurg 68: 855–864

Friess H, Kleeff J, Silva JC, Sadowski C, Baer HU, Büchler MW (1998) The role of diagnostic laparoscopy in pancreatic and periampullary malignancies. J Am Coll Surg 186: 675–682

Gordon TA, Burleyson GP, Tielsch JM, Cameron JL (1995) The effects of regionalization on cost and outcome for one general high-risk surgical procedure. Ann Surg 221: 43–49

Hoffman JP, Weese JL, Solin LJ, Engstrom P, Agarwal P, Barber LW, Guttmann MC, Litwin S, Salazar H, Eisenberg BL (1995) A pilot study of preoperative chemoradiation for patients with localized adenocarcinoma of the pancreas. Am J Surg 169: 71–77; discussion 77–78

Howe JR, Klimstra DS, Moccia RD, Conlon KC, Brennan MF (1998) Factors predictive of survival in ampullary carcinoma. Ann Surg 228: 87–94

Imdahl A, Nitzsche E, Krautmann F, Högerle S, Boos S, Einert A, Sontheimer J, Farthman EH (1999) Evaluation of positron emission tomography with 2-[18F]fluoro-2-deoxy-D-glucose for the differentiation of chronic pancreatitis and pancreatic cancer. Brit J Surg 86: 194–199

Janes RH, Niederhuber JE, Chmiel JS, Winchester DP, Ocwieja KC, Karnell LH, Clive RE, Menck HJ (1996) National patterns of care for pancreatic cancer. Ann Surg 223: 261–272

Juhl H, Kalthoff H, Krüger U et al. (1994) Immuncytologischer Nachweis disseminierter Tumorzellen in der Bauchhöhle und im Knochenmark von Pankreascarcinom-Patienten. Chirurg 65: 1111

Klöppel G, Solcia E, Longnecker D, Capella C, Sobin LH (eds) (1996) Histologic typing of tumours of the exocrine pancreas, 2nd edn. Springer, Berlin

Kollmannsberger C, Peters HD, Fink U (1998) Chemotherapy in advanced pancreatic adenocarcinoma. Cancer Treat Rev 24: 133–156

Lieberman MD, Kilburn H, Lindsey M, Brennan MF (1995) Relation of perioperative deaths to hospital volume among patients undergoing pancreatic resection for malignancy. Ann Surg 222: 638–645

Lowy AM, Lee JE, Pisters PWT et al. (1997) Prospective, randomized trial of Octreotide to prevent pancreatic fistula after pancreaticoduodenectomy for malignant disease. Ann Surg 226: 632–641

McLeod RS, Taylor BR, O'Connor BI,Greenberg GR, Jeejeebhoy KN, Royall D, Langer B (1995) Quality of life, nutritional status, and gastrointestinal hormone profile following the Whipple procedure. Am J Surg 169: 179–185

Mukaiya M, Hirata K, Satoh T, Kimura M, Yamashiro K, Ura H, Oikawa I, Denno R (1998) Lack of survival benefit of extended lymph node dissection for ductal adenocarcinoma of the head of the pancreas: retrospective multi-institutional analysis in Japan. World J Surg 22: 248–253

Nitecki SS, Sarr MG, Colgy TV, van Heerden JA (1995) Long-term survival after resection for ductal adenocarcinoma of the pancreas, is it really improving? Ann Surg 221: 59–66

Pendurthi TK, Hoffman JP, Ross E, Johnson DE, Eisenberg BL (1998) Preoperative versus postoperative chemoradiation for patients with resected pancreatic adenocarcinoma. Am Surg 64: 686–692

Pister PW, Abbruzzese JL, Janjan NA, Cleary KR, Charnsangavej C, Goswitz MS, Rich TA, Raijman I, Wolff RA, Lenzi R, Lee JE, Evans DB (1998) Rapid-fractionation preoperative chemoradiation, pancreaticoduodenectomy, and intraoperative radiation therapy for resectable pancratic adenocarcinoma. J Clin Oncol 16: 3843–3850

Poen JC, Collins HL, Niederhuber JE, Oberhelman HA, Vierra MA, Bastidas AJ, Young HS, Slosberg EA, Jeffrey BR, Longacre TA, Fisher GA, Goffinet DR (1998) Chemo-radiotherapy for localized pancreatic cancer: increased dose intensity and reduced acute toxicity with concomitant radiotherapy and protracted venous infusion 5-fluorouracil. Int J Radiat Oncol Biol Phys 40: 93–99

Povoski SP, Karpeh MS Jr, Conlon KC, Blumgart LH, Brennan MF (1999) Association of preoperative biliary drainage with postoperative outcome following pancreaticoduodenectomy. Ann Surg 230: 131–142

Regine WF, Abrams RA (1998) Adjuvant therapy for pancreatic cancer: back to the future. Int J Radiat Oncol Biol Phys 42: 59–63

Roder JD, Stein HJ, Hüttl W, Siewert JR (1992) Pylorus-preserving versus standard pancreaticoduodenectomy: an analysis of 110 pancreatic and periampullary carcinomas. Brit J Surg 79: 152–155

Roder JD, Siewert JR (1992) Analyse prognoseassoziierter Faktoren bei Pankreaskopf- und periampullären Carcinom. Chirurg 63: 410–415

Roder JD, Rösch Th, Bautz W, Gerhardt P, Siewert JR (1994) Pankreascarcinom-präoperative Diagnostik und Indikationsstellung. Chirurg 65: 225–231

Roder JD, Schneider PM, Stein HJ, Siewert JR (1995) Number of lymph node metastases is significantly associated with survival in patients with radically resected carcinoma of the ampulla of Vater. Brit J Surg 82: 1693–1696

Roder JD, Stein HJ, Siewert JR (1996) Carcinoma of the periampullary region: Who benefits from portal vein resection? Am J Surg 171: 170–174

Roder JD, Siewert JR (1997) Ist die palliative Resektion beim Pankreaskarzinom sinnvoll? Acta chir Austr 29: 278–280

Roder JD, Stein HJ, Böttcher K, Busch R, Heidecke C-D, Siewert JR (1999) Stented versus non-stented pancreaticojejunostomy post pancreaticoduodenectomy: A prospective study. Ann Surg 229: 41–48

Roder JD, Thorban St, Pantel K, Siewert JR (1999) Micrometastases in bone marrow: prognostic indicators for pancreatic cancer. World J Surg 23: 888–891

Sendler A, Roder JD, Avril N, Stollfuß J, Weber W, Bengel F, Ziegler S (1999) Preoperative evaluation of pancreatic masses with positron emission tomography using F-18 Fluorodeoxyglucose: Diagnostic limitations. World J Surg (in press)

Solcia E, Capella C, Klöppel G (1997) Tumors of the pancreas. In: Atlas of tumor pathology, 3rd series. Armed Forces Institute of Pathology, Washington, DC

Spitz FR, Abbruzzese JL, Lee JE, Pisters PW, Lowy AM, Fenoglio CJ, Cleary KR, Janjan NA, Goswitz MS, Rich TA, Evans DB (1997) Preoperative and postoperative chemoradiation strategies in patients treated with pancreaticoduodenectomy for adenocarcinoma of the pancreas. J Clin Oncol 15: 928–937

Trede M, Carter DC (eds) (1997) Surgery of the Pancreas. Second Edition. Churchill Livingstone, New York, Edinburgh, London

UICC: TNM-Klassifikation maligner Tumoren, 5. Auflage. Hrsg. Ch. Wittekind, G. Wagner, Springer, Berlin, Heidelberg, New York 1997

Yamamoto M, Saitoh Y, Hermanek P (1995) Exocrine pancreatic carcinoma. In: Hermanek P, Gospodarowicz MK, Henson DE, Hutter RVP, Sobin LH. Prognostic factors in cancer. Springer, Berlin Heidelberg New York p 105–117

Zerbi A, Fossati V, Parolini D, Carlucci M, Balzano G, Bordogna G, Staudacher C, DiCarlo V (1994) Intraoperative radiation therapy adjuvant to resection in the treatment of pancreatic cancer. Cancer 73: 2930–2935

2.5 Tumoren des Dünndarms/Kolons/Rektums/ Analkanals

2.5.1 Dünndarmtumoren

B.L.D.M. Brücher, Ch. von Schilling, M. Werner, F. Zimmermann und J.D. Roder

Epidemiologie

Obwohl ungefähr 75 % der Länge und mehr als 90 % der Mukosaoberfläche des Gastrointestinaltraktes vom Dünndarm gebildet werden, sind maligne Tumoren des Dünndarms selten und machen nur 1–3 % aller malignen gastrointestinalen Tumoren aus. Die Sterbeziffer an Dünndarmtumoren in Deutschland beträgt konstant 320/Jahr. Höhere Inzidenzen findet man in Finnland, Großbritannien, Kanada und USA, niedrige in Ländern wie Nigeria, Japan und Indien. Das männliche Geschlecht hat eine geringe Prädominanz, der Altersgipfel liegt zwischen 60 und 70 Jahren.

Das Verhältnis von benignen zu malignen Dünndarmtumoren liegt zwischen 1 : 1 bis 1 : 3. Bei den malignen Dünndarmtumoren handelt es sich in abnehmender Häufigkeit um Adenokarzinome (45 %), neuroendokrine Karzinome (29 %), Non-Hodgkin-Lymphome (15 %) und gastrointestinale Stromatumoren (GIST). Bezüglich der einzelnen Entitäten sind Adenokarzinome vorwiegend im Duodenum (ca. 60 %), neuroendokrine Tumoren im Ileum (ca. 90 %), und die anderen in allen Dünndarmabschnitten gleich verteilt. Abzugrenzen sind Papillenkarzinome und solche der Ileozäkalklappe.

Pathologie und Klassifikation

Die pathologische Einteilung der malignen Dünndarmtumoren erfolgt – ohne Berücksichtigung von Lymphomen – nach der WHO-Klassifikation (Tabelle 1).

Tabelle 1. Klassifikation maligner Dünndarmtumore nach WHO

Epitheliale Tumoren	Adenokarzinom Muzinöses Adenokarzinom Siegelringzellkarzinom Undifferenziertes Karzinom
Endokrine Tumoren	Neuroendokriner Tumor
Mesenchymale Tumoren	Leiomyosarkom Kaposi-Sarkom Andere

Adenokarzinom

Das Adenokarzinom des Dünndarms findet sich am häufigsten im Duodenum und ist hier gehäuft in der periampullären Region anzutreffen. Diese Tumoren sind häufig ulzeriert und können über eine okkulte gastrointestinale Blutung zur chronischen Anämie führen. 70–80 % der Adenokarzinome des Dünndarms sind zum Zeitpunkt der Diagnose resektabel. 35 % der Patienten weisen bei Diagnosestellung Metastasen auf, entweder in Form von regionalen Lymphknotenmetastasen oder von Fernmetastasen. Adenokarzinome des Dünndarms werden nach der aktuellen UICC-Klassifikation und Stadieneinteilung von 1997 klassifiziert (Tab. 2).

Tabelle 2. TNM-Klassifikation und Stadiengruppierung von Karzinomen des Dünndarms (UICC 1997)

T	**Primärtumor**	
	Tx	Primärtumor nicht beurteilbar
	T0	kein Anhalt für Primärtumor
	Tis	Carcinoma in situ
	T1	Infiltration Lamina propria oder Submukosa
	T2	Infiltration Muscularis propria
	T3	Infiltration durch die Muscularis propria in die Subserosa oder in das nicht-peritonealisierte perimuskuläre Gewebe (Mesenterium oder Retroperitoneum) mit Ausdehnung von 2 cm
	T4	Durchbruch des Peritoneum viscerale oder direkte Infiltration anderer Organe oder Strukturen (einschl. anderer Dünndarmschlingen, Mesenterium oder Retroperitoneum tiefer als 2 cm und die Bauchwand über die Subserosa. Bei Duodenum: Invasion des Pankreas)
N*	**Lymphknoten**	
	Nx	regionäre Lymphknoten nicht beurteilbar
	N0	keine regionären Lymphknotenmetastasen (hierbei sollen mind. 6 Lymphknoten untersucht werden)
	N1	regionäre Lymphknotenmetastasen
M	**Fernmetastasen**	
	Mx	Fernmetastasen nicht beurteilbar
	M0	keine Fernmetastasen
	M1	Fernmetastasen

N*: Duodenale regionäre Lymphknoten: Nn.ll.pancreaticoduodenales, Nn.ll.pylori, Nn.ll.hepatici, Nn.ll.arteriae mesentericae superiores
Jejunale + ileale regionäre Lymphknoten: Nn.ll.arteriae mesentericae superiores, Nn.ll.ileocolicae

Stadiengruppierung

UICC-Stadium	T-Kategorie	N-Kategorie	M-Kategorie
0	Tis	N0	M0
I	T1/2	N0	M0
II	T3/4	N0	M0
III	T1–4	N1	M0
IV	T1–4	jedes N	M1

Neuroendokrine Karzinome

Neuroendokrine Tumoren finden sich am häufigsten in den terminalen 60 cm des Ileums. Bei 30 % der Patienten sind die Tumoren multizentrisch synchron im gesamten Dünndarm anzutreffen. Neuroendokrine Tumoren ulzerieren selten und führen, sofern hormonell nicht aktiv, erst spät zu klinischen Symptomen. Die Metastasierungswahrscheinlichkeit (90 % der symptomatischen Patienten haben Metastasen) korreliert nicht nur mit der Eindringtiefe des Primärtumors, sondern auch mit dessen Größe. (Lymphknotenmetastasen bei Tumoren kleiner 1 cm: 15–18 %, größer 2 cm: 86–95 %). Anerkannt ist die von Capella et al. erstellte Klassifikation (siehe Kapitel „Neuroendokrine Tumoren").

Lymphome

Die Verteilung der Lymphome im Dünndarm folgt der Häufigkeitsverteilung der Lymphfollikel. Lymphome haben somit im Ileum ihre höchste Inzidenz. Die Lymphome entstehen in den lymphatischen Aggregaten in der Submukosa. Die Infiltration der Mukosa kann zu Ulzeration und Blutung führen. Bei 25 % der Patienten werden Perforationen beobachtet. Wichtig ist die Abgrenzung eines primär im Dünndarm entstandenen Lymphoms von einem systemischen Lymphom mit gastrointestinaler Beteiligung. Als charakteristisches Kennzeichen der gastrointestinalen Lymphome findet man bei 70 % der Patienten Tumoren mit einem Durchmesser von mehr als 5 cm („bulky disease"). Zu Klassifikation und Stadieneinteilung siehe Kapitel „Primäre Magenlymphome".

Gastrointestinale Stromatumoren (GIST)

Gastrointestinale Stromatumoren des Dünndarms sind langsam wachsende Tumoren, die häufiger im Jejunum und Ileum als im Duodenum angetroffen werden. Die Metastasierung erfolgt überwiegend hämatogen (Leber, Lunge, Knochen). 75 % der Tumoren sind zum Zeitpunkt der Diagnose größer als 5 cm. Die Ausbreitung erfolgt lokal verdrängend und infiltrativ. 75 % der Sarkome des Dünndarms sind den Leiomyosarkomen und somit den gastrointestinalen Strumatumoren (GIST) zuzuordnen. Zu Klassifikation und Stadieneinteilung siehe Kapitel „Gastrointestinale Stromatumoren des Magens".

Klinik

Die wenig spezifischen Symptome der Dünndarmtumoren führen, wenn überhaupt vorhanden, häufig zu einer erheblich verspäteten Diagnose. Im Mittel liegt die Zeit bis zur Diagnosestellung bei einem Jahr, wobei hier extreme Schwankungen von 0 bis 6,6 Jahren möglich sind.

75 % der Patienten mit malignen und nur 50 % der Patienten mit benignen Dünndarmtumoren entwickeln im Verlauf ihrer Erkrankung gastrointestinale Symptome. 75 % der Patienten werden durch Übelkeit und 65 % durch intermittierende abdominelle Schmerzen klinisch auffällig, 50 % mit Gewichtsverlust und 25 % mit Ileussymptomatik. Bei 10 % der Patienten mit Dünndarmtumoren werden Perforationen beobachtet, am häufigsten bei Patienten mit Lymphomen oder Sarkomen. Die meisten neuroendokrinen Tumoren sind klein und bleiben häufig asymptomatisch. Bei nur 10 % der Patienten mit einem neuroendokrinen Tumor werden klinische Symptome im Sinne eines mehr oder weniger ausgeprägten Karzinoidsyndroms beobachtet. Diese Symptomatik wird immer dann beobachtet, wenn Hormone oder Hormonmetaboliten unter Umgehung der Leber in den Kreislauf gelangen. Diese Situa-

tion ist gegeben beim Nachweis von Lebermetastasen, ausgedehnter retroperitonealer Tumorausbreitung und der Lokalisation des Primärtumors außerhalb des Gastrointestinaltraktes.

Diagnostik

Aufgrund der unspezifischen Symptome sind die frühe Diagnose und Therapie bei malignen Dünndarmtumoren eine Seltenheit. Unspezifische abdominelle Beschwerden müssen immer an einen Dünndarmtumor denken lassen, selbstverständlich nach vorherigem Ausschluß anderer Ursachen und häufiger vorkommender gastrointestinaler Tumoren. Neben Anamnese, körperlicher Untersuchung und dem Ausschluß okkulten Blutes im Stuhl sind die Bestimmung eines kompletten Blutbildes, der Serumelektrolyte sowie Leberfunktionstests obligat. Bei Verdacht auf einen neuroendokrinen Tumor muß die Bestimmung von 5-Hydroxyindolessigsäure (HIES) im Urin vorgenommen werden, da eine Korrelation zwischen Tumorgröße und sezernierender Hormonmenge besteht. 50–60 % der Dünndarmtumoren werden durch konventionelle radiologische Techniken lokalisiert (Sellink-Passage). Tumoren im Duodenum und proximalem Jejunum können endoskopisch-bioptisch gesichert werden. Während die Sonographie überwiegend dem Ausschluß von Fernmetastasen dient, können nach neuesten Literaturangaben mit der Computertomographie pathologische Befunde bei 97 % der Patienten mit Dünndarmtumoren diagnostiziert werden. Die Angiographie ist in der initialen Diagnostik von Dünndarmtumoren selten gefordert. Bei nur 50 % der Patienten kann präoperativ die richtige Diagnose gestellt werden. Die diagnostische Laparotomie und definitive chirurgische Therapie bzw. die diagnostische Laparoskopie, die vor allem bei Verdacht auf ein disseminiertes Lymphom indiziert ist, sichert somit bei der Hälfte der Patienten die Diagnose.

Die Diagnostik neuroendokriner Karzinome erfolgt durch die Kombination biochemischer Tests und bildgebender Verfahren. Die Lokalisationsdiagnostik auch kleiner neuroendokriner Tumoren ist durch die 111-In-Octreotid-Szintigraphie bei vorhandenen Octreotid-Rezeptoren und die 131-Jod-Meta-Jodobenzyl-Guanidin-Szintigraphie (MIBG) erweiterbar.

Therapie

Therapie der Wahl ist die radikale Resektion von Primärtumor und Lymphabflußgebiet. Der Wert adjuvanter Therapiemaßnahmen ist bisher nur bei malignen Lymphomen gesichert. Palliative Resektionen können in Ausnahmefällen indiziert sein. Sie verkleinern die Tumormasse und beugen Komplikationen oder weiterer Symptomatik (neuroendokrine Karzinome) vor.

Adenokarzinome

Die Resektion des primärtumortragenden Darmabschnittes, gegebenenfalls unter Mitnahme infiltrierter Nachbarstrukturen mit keilförmiger, bis an die Mesenterialwurzel reichender Resektion des Lymphabflußgebietes, ist die Therapie der Wahl zur

Erzielung einer R0-Resektion für Dünndarmtumoren im Bereich des Jejunums und Ileums. Bei malignen Tumoren des Duodenums gilt die radikale Duodenopankreatektomie als das Standardverfahren zur Resektion von Primärtumor und regionalen Lymphknotenmetastasen. In Ausnahmefällen (kleine, antimesenterial gelegene Tumoren) kann eine Duodenumsegmentresektion indiziert sein.

Neuroendokrine Karzinome

Nachdem die endgültige histologische Diagnose häufig erst am Operationspräparat gestellt werden kann, gelten für die neuroendokrinen Karzinome die gleichen Regeln wie für die Adenokarzinome. Neuroendokrine Karzinome des Dünndarms weisen bereits bei einem Durchmesser von weniger als 1 cm eine hohe Rate an Lymphknotenmetastasen auf und bedürfen somit einer weiten en bloc-Resektion unter Mitnahme des Lymphabflußgebietes.

Lymphome

Bei primären Lymphomen des Dünndarms hängt das operative Vorgehen von der Tumorausdehnung ab. Grundsätzlich ist die Resektion bei singulären Stenosen (Stadien E I 1–E II 1) entsprechend dem Vorgehen beim Adenokarzinom indiziert. In enger Kooperation mit dem behandlungsführenden Onkologen muß im Einzelfall entschieden werden, ob auch große, fortgeschrittene Tumoren zur Vorbeugung eines möglichen Ileus und/oder Perforation unter laufener Chemotherapie der Resektion zugeführt werden sollen.

Gastrointestinale Stromatumoren (GIST)

Gastrointestinale Stromatumoren metastasieren selten in die regionalen mesenterialen Lymphknoten, so daß eine extensive mesenteriale Lymphadenektomie nicht zwingend notwendig ist. Die Therapie beschränkt sich auf die Resektion des Primärtumors im Gesunden gegebenenfalls unter Mitnahme infiltrierter Strukturen (multiviszerale Resektion).

Adjuvante und additive Therapiemaßnahmen

Für eine adjuvante alleinige oder mit Chemotherapie kombinierte Strahlentherapie bei malignen Dünndarmtumoren gibt es keine verbindlichen Richtlinien. Dies gilt unabhängig von der histologischen Entität. Bei intraabdominellen disseminierten Lymphomen ist die additive Strahlentherapie in Form des abdominellen Bades (extended field) etabliert.

Adenokarzinome

Lokal fortgeschrittene Adenokarzinome des Dünndarms werden mittels alleiniger Chemotherapie oder kombinierter Radiochemotherapie behandelt. Schemata hierzu beinhalten analog dem Kolonkarzinom 5-Fluorouracil und/oder Folinsäure.

Neuroendokrine Tumoren

Siehe Kapitel „Neuroendokrine Tumoren".

Lymphome

Bei monolokulärem Befall ist die operative Intervention die Therapie der Wahl. Bei sorgfältigem Staging handelt es sich aber in über 70 % der Fälle entweder um einen multilokulären Befall oder es finden sich befallene Lymphknoten bis in das Retroperitoneum, so daß die primäre Chemotherapie (CHOP-Schema) zu wählen ist. Die Therapie erfolgt analog dem primären Non-Hodgkin-Lymphom des Magens (siehe Kapitel „Primäre Magenlymphome").

Gastrointestinale Stromatumoren (GIST)

Allgemein gültige Schemata existieren wegen der Seltenheit dieser Tumorentität derzeit nicht. Zur Zeit wird in Studien die Wirksamkeit von Kombinationschemotherapien, die Doxorubicin und/oder Ifosphamid enthalten, untersucht (siehe Kapitel „Gastrointestinale Stromatumoren des Magens").

Eigene Ergebnisse

Zwischen 1985 und 1998 wurden 94 Patienten mit einem primären Dünndarmtumor in unserer Klinik reseziert. 62 Patienten (65,9 %) hatten einen malignen Primärtumor im Dünndarm und 32 Patienten (34,1 %) einen benignen. In der Gruppe der malignen Tumoren hatten 22 Patienten (35,5 %) ein Adenokarzinom, 22 Patienten einen neuroendokrinen Tumor (35,5 %), 9 Patienten (14,5 %) ein Non-Hodgkin-Lymphom, 6 Patienten (9,7 %) einen gastrointestinalen Stromatumor, und 3 Patienten (4,8 %) seltenere histologische Entitäten.

Adenokarzinome

54,5 % (n = 12) der Tumore waren im Duodenum und 45,5 % (n = 10) im Jejunum lokalisiert. Die R0-Resektionsrate betrug 81,8 %. Eine regionäre Lymphknotenmetastasierung fand sich bei 36,4 % (n = 8) und eine Fernmetastasierung bei 31,8 % (n = 7)der Patienten. Die R0-Resektion und der Lymphknotenstatus waren die wichtigsten Prognosefaktoren (Abb. 1 und 2). Die Prognose für die Patienten im UICC-Stadium I (n = 2), II (n = 12), Stadium III (n = 1) versus Stadium IV (n = 7) ist in Abbildung 3 aufgezeigt. Im Gegensatz zu 5-Jahres-Überlebensraten in der Literatur, die zwischen 9 und 30 % angegeben werden, betrug diese für unser Gesamtkollektiv 45 %.

Neuroendokrine Karzinome

86,5 % (n = 19) der Tumoren waren im Ileum lokalisiert, 4,5 % (n = 1) im Duodenum und 9 % (n = 2) im Jejunum. 7 Patienten (31,8 %) wiesen zum Operationszeitpunkt Fernmetastasen und 3 Patienten (13,6 %) Lymphknotenmetastasen auf. Die 5-Jahres-

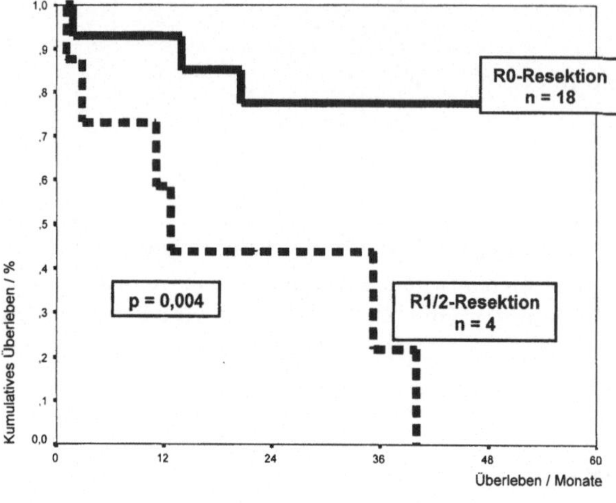

Abb. 1. Einfluß des Residualtumorstatus auf das Überleben von Patienten mit Adenokarzinom des Dünndarms (Patientengut der TU München 1985–1998)

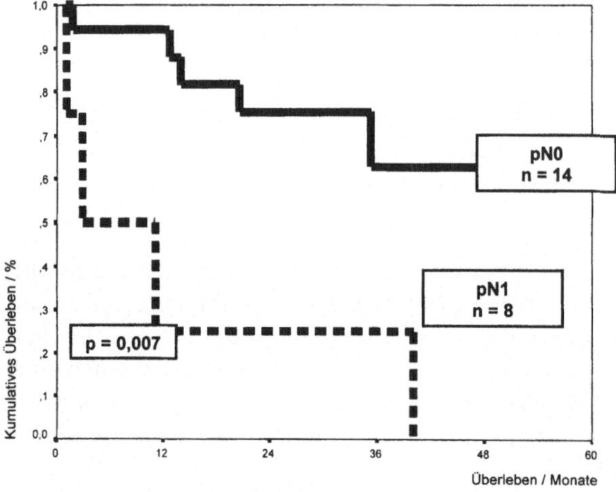

Abb. 2. Einfluß des Lymphknotenstatus auf das Überleben von Patienten mit Adenokarzinom des Dünndarms (Patientengut der TU München 1985–1998)

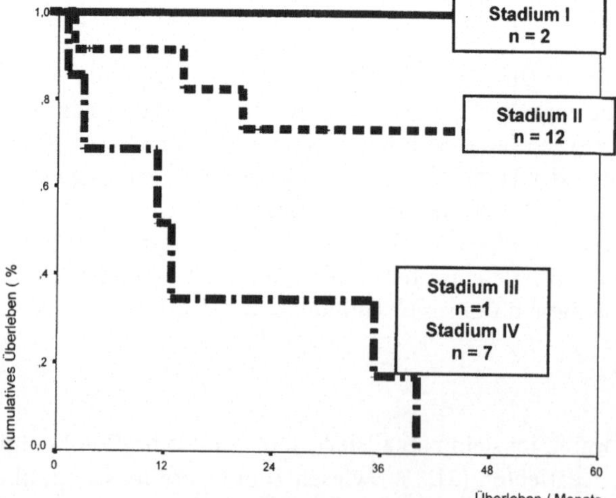

Abb. 3. Einfluß des Tumorstadiums (UICC 1997) auf das Überleben von Patienten mit Adenokarzinom des Dünndarms (Patientengut der TU München 1985–1998)

Überlebensrate betrug 60 %. Lymphogen metastasierte neuroendokrine Dünndarm-tumoren wiesen eine 5-Jahres-Überlebensrate von 69 % auf, wohingegen diese bei Lebermetastasen nur 22 % betrug.

Lymphome

55,6 % (n = 5) fanden sich im Ileum und jeweils 22,2 % (n = 2) im Duodenum und Jejunum. 66,7 % (n = 6) der Non-Hodgkin-Lymphome waren high grade- und 33,3 % (n = 3) low grade-Lymphome. Alle Patienten befanden sich im Stadium E IV. Die 5-Jahres-Überlebensrate betrug 30 %.

Gastrointestinale Stromatumoren (GIST)

Bezüglich der Lokalisation gab es keine Prädilektion. Jeweils 33,3 % (n = 2) fanden sich im Duodenum, Jejunum und Ileum. 1 Patient (16,7 %) wies Fernmetastasen am Zwerchfell und in der Leber auf. Die 5-Jahres-Überlebensrate betrug 20 %.

Weiterführende Literatur

Barclay THC, Schapira DV (1983) Malignant tumors of the small intestine. Cancer 51 (5): 878–881
Brücher BLDM., Roder JD, Fink U, Stein HJ, Busch R, Siewert JR (1998) Prognostic factors in resected small bowel tumors. Dig Surg 15: 42–51
Capella C, Heitz PU, Höfler H, Solcia E, Klöppel G (1994) Revised classification of neuroendocrine tumors of the lung, pancreas, gut. Digestion 55 (suppl 3): 11–23
Cicarelli O, Welch JP, Kent GG (1987) Primary malignant tumors of the small bowel: the Hartford hospital experience, 1969–1983. Am J Surg 153: 350–354
Coit DG (1993) Cancer of the small bowel / Chapter 29 in Cancer: Principles & Practice of Oncology, Fourth Edition. J.B.Lippincott Co., Philadelphia 915–926
Croom RD, Newsome JF (1975) Tumors of the small intestine. The American Surgeon 41: 160–167
Cunningham JD, Aleali R, Aleali M, Brower S, Aufses AHI (1997) Malignant small bowel neoplasms: histopathological determinants of recurrence and survival. Ann Surg 225: 300–306
Cunningham JD, Aleali R, Aleali M, Brower S, Aufses AHI (1997): Malignant small bowel neoplasms: histopathological determinants of recurrence and survival. Ann Surg 225: 300–306
Darling RC, Welch CE (1959) Tumors of the small intestine. New Engl J Med 260: 397–408
Delcore R, Thomas JH, Forster J, Hermreck AS (1993) Improving resectability and survival in patients with primary duodenal carcinoma. Am J Surg 166: 626–631
Flierdt van de E, Frank T, Laubenbacher C, Fink U, Bauer R, Langhammer HR, Pabst W (1998) Klinische Relevanz der I-123/I-131-MIBG-Szintigraphie bei intestinalen Karzinoiden. Nuklearmedizin 37: 129–133
Godwin JD (1975) Carcinoid tumors: an analysis of 2837 cases. Cancer 36: 560–569
Jass J. Sobin L (eds) (1989) WHO International histological classification of tumors. Histological typing of intestinal tumors. Springer, Berlin Heidelberg
Martin GM (1986) Malignant tumors of the small intestine, Surg Clin North Am, Vol. 6: 779–785
Miles RM, Crawford D, Duras S (1978) The small bowel tumor problem: an assessment based on 20 year experience with 116 cases. Ann Surg, 189: 732–740
Statistisches Bundesamt Wiesbaden, 1996
UICC: TNM-Klassifikation maligner Tumoren, 5. Auflage. Hrsg. Ch. Wittekind, G. Wagner, Springer, Berlin, Heidelberg, New York 1997
Zollinger RM, Sternfeld WC, Schreiber H (1986) Primary neoplasms of the small intestine. Am J Surg 151: 654–658

2.5.2 Kolon-/Rektumkarzinom

H. Nekarda, K. Böttcher, F. Zimmermann, U. Fink, M. Bauer und J.D. Roder

Kolonkarzinom

Epidemiologie und Ätiologie

Kolon- und Rektumkarzinome stehen sowohl bei den Neuerkrankungen wie bei der altersstandardisierten Krebssterblichkeit bei Männern und Frauen in Deutschland an 2. Stelle.

1995 starben 21 573 Menschen an den Folgen eines Dickdarmkarzinoms. Davon waren 58 % Frauen und 42 % Männer. In den letzten 20 Jahren wurde bei den Männern ein leichter Anstieg der Mortalität um 10 % beobachtet, während sich die Mortalität bei den Frauen nur gering geändert hat. Nur 5 % der Patienten sind jünger als 43 Jahre, der Häufigkeitsgipfel liegt um das 65. Lebensjahr. Weltweit liegt die Heilungsrate für das Kolon- und Rektumkarzinom bei 40 % (relative 5 Jahres-Überlebensrate 50 %). Nach einer R0-Resektion liegt die Heilungsrate bei über 60 %.

Die Ätiologie des sog. sporadischen Kolonkarzinoms ist weitgehend unbekannt. Zu den gesicherten Risikofaktoren gehört der Konsum von Alkohol und Tabak. Eine faserreiche Ernährung scheint dagegen nicht protektiv zu sein. Der Anteil von zukkerhaltigen Lebensmitteln und die längere Kontaktzeit von Gallensäuren mit der Kolonschleimhaut stehen allerdings weiter als Risikofaktoren in der Diskussion. In einer Metaanalyse konnte ein leicht erhöhtes Risiko als Folge einer Cholezystektomie für die Karzinomneuerkrankung aufgezeigt werden.

Das höchste Erkrankungsrisiko besteht für Patienten mit der autosomal dominant vererbten familiären adenomatösen Polyposis (FAP). Ebenfalls besteht ein erhöhtes Risiko in den Familien mit einem Lynch-Syndrom (HNPCC-Syndrom; siehe Kapitel „Hereditäre Tumordispositionserkrankungen") und bei Patienten mit einer langjährigen Colitis ulcerosa. Dagegen ist das Karzinomrisiko bei Patienten mit Morbus Crohn nur gering erhöht.

Eigenes Patientengut

Im Zeitraum 1982 bis 1998 wurden 1031 Patienten prospektiv dokumentiert, die wegen eines primären malignen Kolontumors operiert wurden. Die Resektionsrate lag bei 98,8 %. In der Zeit von 1982 bis 1989 wurden jährlich 30 bis 40 Patienten mit einem Kolonkarzinom operiert. Ab 1990 stieg die Patientenzahl jährlich kontinuierlich an und liegt seit 1997 bei ca. 100 Patienten pro Jahr. 51 % der resezierten Patienten waren Männer mit einem medianen Alter von 64 Jahren (23 bis 90 Jahre), 49 % Frauen mit einem medianen Alter von 68 Jahren (17 bis 92 Jahre).

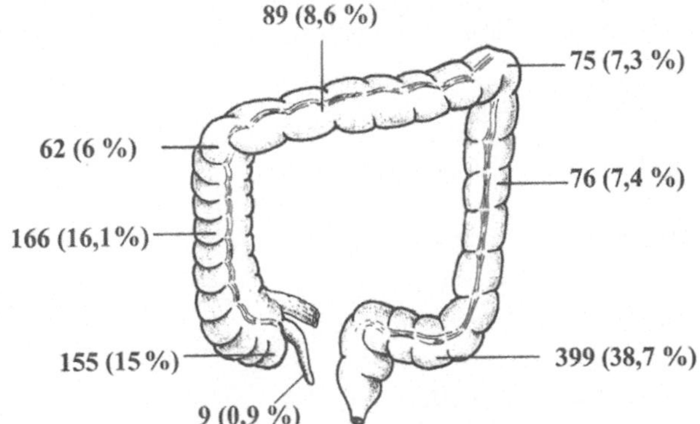

Abb. 1. Lokalisation von 1031 Kolonkarzinomen (Patientengut der Chirurgischen Klinik, TU München, 1982 bis 1998)

Von den 1031 Kolonkarzinomen waren 9 (0,9 %) in der Appendix lokalisiert, 383 (37,1 %) im rechten Hemikolon, 89 (8,6 %) im Colon transversum, 151 (14,6 %) im linken Hemikolon und 399 (38,7 %) im Colon sigmoideum (Abb. 1). Die Karzinome des rektosigmoidalen Überganges (15–18 cm ab Linea anocutanea) werden der UICC folgend separat bei den Rektumkarzinomen dargestellt. Ein multizentrisches Karzinom fand sich in 5 %. Bei 1,4 % der Patienten lag ein kolorektales Zweitkarzinom, in 3,4 % ein nicht-kolorektales Zweitkarzinom und in 0,3 % ein Drittkarzinom vor.

20,5 % der resektablen Tumoren wurden wegen synchroner Fernmetastasen in einem palliativen Konzept behandelt. Bei 703 der 731 Patienten (96,6 %) ohne Fernmetastasen konnte eine R0-Resektion durchgeführt werden.

Pathologie

Den überwiegenden Anteil der Kolonkarzinome machen unterschiedlich drüsig differenzierte Adenokarzinome aus. Ihr Anteil nimmt zum Sigma hin zu. Muzinöse und Siegelringkarzinome kommen fast nur im rechten Hemikolon vor und machen dort bis zu 20 % der Karzinome aus. Die WHO-Klassifikation und Verteilung der operierten Patienten des eigenen Patientengutes mit einem Kolon- und Rektumkarzinom zeigt Tabelle 1.

Die Karzinome werden entsprechend ihres Differenzierungsgrades (Grading) in 4 Kategorien unterteilt. In unserem Kollektiv sind 5,6 % der Tumoren hoch, 63,7 % mäßig, 30 % niedrig differenziert, sowie 0,7 % undifferenziert (G4). Die höher differenzierten Karzinome (G1,2) wiesen in 17 % eine Lymphangiosis carzinomatosa auf, die schlechter differenzierten (G3,4) in 36 %. Eine Gefäßinvasion fand sich in 2,3 % bzw. 18,6 % der Kolon- bzw. Rektumskarzinome.

Die TNM-Klassifikation und Stadiengruppierung (UICC) für Kolon- und Rektumkarzinome ist in Tabelle 2 dargestellt. In der Klassifikation von 1997 wurde die pN-Kategorie vereinfacht. Der anatomisch definierte Befall von Lymphknoten entlang der benannten Gefäße und der markierten sog. Grenzlymphknoten, bisher als pN3-Kategorie definiert, wird nicht mehr berücksichtigt, da, wie auch in unserem Patientengut bei R0-resezierten Kolon- und Rektumkarzinomen kein prognostischer Unterschied zwischen der ehemaligen pN2- und der pN3-Kategorie aufzuzeigen ist.

Tabelle 1. Histologische Klassifikation (WHO) der Kolon- und Rektumtumoren und Häufigkeitsangaben für das Patientengut der TUM (1982–1998).

	Kolon n = 1031	Rektum n = 788
1. Maligne epitheliale Tumoren		
Adenokarzinom	834 (80,9%)	697 (88,5%)
Muzinöses Adenokarzinom	164 (15,9%)	72 (9,1%)
Siegelringzell-Karzinom	17 (1,7%)	9 (1,1%)
Adenosquamöses Karzinom	1	3 (0,4%)
Kleinzelliges Karzinom	–	–
Undifferenziertes Karzinom	7 (0,7%)	5 (0,6%)
2. Maligne neuroendokrine Tumoren		
Neuroendokrines Karzinom	5 (0,5%)	2 (0,3%)
3. Nicht epitheliale maligne Tumoren		
Sarkome	3 (0,3%)	–

Tabelle 2. TNM-Klassifikation und Stadiengruppierung des Kolon- und Rektumkarzinoms (UICC, 1997)

T	**Primärtumor**	
	TX	Primärtumor kann nicht beurteilt werden
	T0	Kein Anhalt für Primärtumor
	Tis	Carcinoma in situ[1]
	T1	Tumor infiltriert Submukosa
	T2	Tumor infiltriert Muscularis propria
	T3	Tumor infiltriert die Muscularis propria hindurch in die Subserosa oder in nicht peritonealisiertes perikolisches oder perirektales Gewebe
	T4	Tumor infiltriert direkt in andere Organe oder Strukturen[2] und/oder perforiert das viszerale Peritoneum

Anmerkungen:

[1] Tis liegt vor, wenn Tumorzellen innerhalb der Basalmembran der Drüsen (intraepithelial) oder in der Lamina propria (intramukös) nachweisbar sind, ohne daß eine Ausbreitung durch die Muscularis mucosae in die Submukosa feststellbar ist.

[2] Direkte Ausbreitung in T4 schließt auch die Infiltration anderer Segmente des Kolorektums auf dem Weg über die Serosa ein, z. B. die Infiltration des Sigma durch ein Zökalkarzinom.

N	**Regionäre Lymphknoten**	
	NX	Regionäre Lymphknoten können nicht beurteilt werden
	N0	Keine regionären Lymphknotenmetastasen
	N1	Metastasen in 1 bis 3 regionären Lymphknoten
	N2	Metastasen in 4 oder mehr regionären Lymphknoten

pN0: Regionäre Lymphadenektomie und histologische Untersuchung üblicherweise von 12 oder mehr Lymphknoten

Anmerkung: Ein mehr als 3 mm großes Tumorknötchen im perirektalen oder perikolischen Bindegewebe ohne histologischen Anhalt für Reste eines Lymphknotens wird in der N-Kategorie als regionäre Lymphknotenmetastase klassifiziert. Ein Tumorknötchen bis 3 mm Größe wird in der T-Kategorie als diskontinuierliche Ausbreitung, d. h. T3, klassifiziert.

M	**Fernmetastasen**	
	MX	Fernmetastasen können nicht beurteilt werden
	M0	Keine Fernmetastasen
	M1	Fernmetastasen

Stadiengruppierung

Stadium 0	Tis	N0	M0	
Stadium I	T1, T2	N0	M0	*Dukes A*
Stadium II	T3, T4	N0	M0	*Dukes B*
Stadium III	jedes T	N1, N2	M0	*Dukes C*
Stadium IV	jedes T	jedes N	M1	*Dukes D*

Anmerkung:
Dukes B setzt sich zusammen aus einer Gruppe mit besserer (T3 N0 M0) und schlechterer (T4 N0 M0) Prognose, ebenso Dukes C (jedes T N1 M0 und jedes T N2 M0).

Tabelle 3. Stadienverteilung und R0-Resektionsraten der Kolonkarzinome. Patientengut der TU München 1982–1998

Stadium	Kategorien	n [%]	Ro [%]
Stadium 0	TisN0M0	3 (0.3)	100%
Stadium I	T1N0M0 T2N0M0	154 (14,7)	99,2%
Stadium II	T3N0M0 T4N0M0	318 (31)	98,3%
Stadium III	T1-4N1M0 T1-4N2M0	267 (26)	97,5%
Stadium IV	T1-4N0-2M1	289 (28)	20,7%

Die Stadieneinteilung nach Dukes (A–D) entspricht der UICC-Stadiengruppierung I–IV. Die Tabelle 3 zeigt die Stadienverteilung mit den entsprechenden Untergruppen für resezierte Patienten und den Anteil der R0 resezierten Patienten am eigenen Pati entengut.

Prognosefaktoren

Der wichtigste unabhängige tumorbezogene Prognosefaktoren ist der Residualtumorstatus. Innerhalb der residualtumorfrei resezierten Patienten hat der nodale Status die stärkste unabhängige prognostische Bedeutung. Von untergeordneter Bedeutung sind als weitere unabhängige prognostische Parameter die Gefäßinvasion und das histologische Tumorgrading. Die Wahrscheinlichkeit einer synchronen oder metachronen Metastasierung wird von verschiedenen Faktoren des Primärtumors beeinflußt. So steigt diese Inzidenz sowohl mit zunehmender T- und N-Kategorie als auch mit geringerer Tumordifferenzierung. Als patientenabhängiger Parameter zeigte sich in einigen multivariaten Überlebensanalysen das Patientenalter als unabhängiger Prognosefaktor. In anderen Studien korrelierte das Patientenalter mit postoperativen Komplikationen und dem Anteil an Notfalloperationen. Von den therapierelevanten Faktoren wurde die Erfahrung des operierenden Chirurgen als entscheidender prognostischer Parameter in mehreren Studien aufgezeigt.

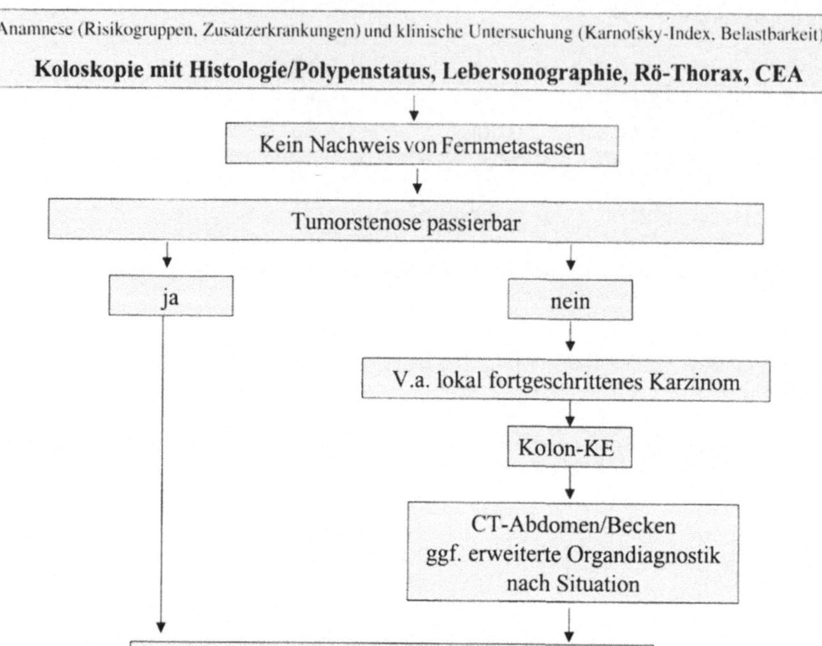

Abb. 2. Diagnostischer und therpeutischer Algorithmus für das Kolonkarzinom

Diagnostik

Zur obligaten Diagnostik beim Kolonkarzinom zählt die vollständige Koloskopie mit Biopsie des Primärtumors und Angaben zur Zahl und Lokalisation von Adenomen, die Lebersonographie, Röntgen-Thorax und die Bestimmung des CEA-Wertes als Ausgangswert für die Tumornachsorge.

Findet sich in der Basisdiagnostik kein Hinweis für eine Fernmetastasierung in Leber oder Lunge, so wird die lokale Ausdehnung des Primärtumors anhand der endoskopischen Passierbarkeit der Tumorstenose weiter diagnostiziert. Bei Vorliegen eines nicht passierbaren Tumors wird neben einem Kolonkontrasteinlauf zum Ausschluß eines Zweittumors eine Computertomographie des Abdomens und Beckens durchgeführt. Bei Verdacht auf eine Infiltration angrenzender Organe wird die Diagnostik erweitert (Abb. 2).

Therapie

Prinzipielle Therapiestrategie

Primärtumor ohne Hinweis auf eine Fernmetastasierung
Ziel ist die R0-Resektion des Primärtumors und des dazugehörigen Lymphabflußgebietes mit zentraler Gefäßligatur. Liegt der Tumor im Grenzgebiet von zwei Lymphabflußgebieten wird eine Resektion mit erweiterter Lymphadenektomie durchgeführt.

Karzinome mit Fernmetastasen

Liegen synchrone Fernmetastasen vor, sollte der Primärtumor in Abhängigkeit vom Gesamtzustand des Patienten und dem Ausmaß der Fernmetastasierung zur Vorbeugung von Komplikationen (Blutung, Ileus) reseziert werden. Die Indikation zur Resektion von Lebermetastasen (simultan/zweizeitig), hängt ebenfalls vom Allgemeinzustand des Patienten und vom Ausmaß bzw. der Lokalisation der Metastasierung ab. Generell ist die komplette Resektion der Metastasen anzustreben.

Chirurgische Therapie

Zugang und allgemeine operative Prinzipien

Bei den Karzinomen des rechten Hemikolons wird als Zugang eine quere Mittelbauchlaparotomie – 2 Querfinger oberhalb des Nabels – gewählt, bei allen anderen Lokalisationen eine mediane Laparotomie.

Die Ligatur des Darmlumens oral und aboral des Tumors und die Unterbindung des lymphovaskulären Abflußgebietes im Sinne der sog. „No-Touch-Isolation-Technik" nach Turnbull erfolgen grundsätzlich vor der Mobilisierung des Tumors. Eröffnete Darmlumina werden ausgiebig mit 200 bis 300 ml zytotoxischer Lösung gespült, wobei eine Kontamination des OP-Feldes vermieden werden muß.

Als Standardresektionen werden die im folgenden dargestellten Tumorresektionen angesehen. Bei lokal fortgeschrittenen Tumoren aller Lokalisationen kann die Mitentfernung benachbarter Organe (Magenwandexzision, Splenektomie, Nephrektomie, Pankreasschwanzresektion) zur Erzielung einer R0-Resektion erforderlich werden (multiviszerale Resektion).

Appendixkarzinom

Das Appendixkarzinom stellt in unserem Patientengut mit 0,9 % eine seltene Entität dar. Es wird überwiegend als Zufallsbefund unter dem Verdacht auf eine Appendizitis gefunden. Die adäquate Therapie ist die Ileozökalresektion. Die Lymphadenektomie umfaßt das Lymphabflußgebiet der Arteria ileocolica, die am Abgang aus der Arteria mesenterica superior abgesetzt wird. Die Rekonstruktion erfolgt als eine End-zu-End-Ileoascendostomie.

Einen seltenen Befund stellt das fortgeschrittene hoch differenzierte muzinöse Adenokarzinom der Appendix dar, das häufig als Pseudomyxoma peritonei bereits mit ausgedehnter peritonealer Metastasierung diagnostiziert wird. Die Therapie besteht in weitestgehender chirurgischer Tumorreduktion („Debulking"), in Kombination mit intraperitonealer Chemotherapie (Mitomycin, 5-FU).

Karzinome im Zökum und Colon ascendens

Das Standardverfahren stellt die Rechtshemikolektomie mit Anastomosierung im Sinne einer Ileotransversostomie dar. Das Omentum majus wird im Bereich des zu resezierenden Querkolons mitreseziert. Die Arteria ileocolica und die Arteria colica dextra werden radikulär abgesetzt. Der Stamm der Arteria colica media bleibt erhalten, die nach rechts ziehenden Äste werden einzeln durchtrennt. Auf eine sorgfältige Lymphknotendissektion am Stamm der Arteria und Vena mesenterica superior bis zum Pankreasunterrand muß geachtet werden.

Karzinome der rechten Kolonflexur

Die Standardresektion ist eine erweiterte Rechtshemikolektomie. Bei dieser Tumor-lokalisation sind in 30 % die Lymphknoten an der A. colica media befallen. Die Arteria colica media wird daher am Ursprung aus der Arteria mesenterica superior zentral abgesetzt und mit den angrenzenden Lymphknoten disseziert. Die aborale Resektionsgrenze des Colon transversum liegt in Abhängigkeit von der Durchblutung im Bereich der linken Flexur bzw. des Colon descendens. Das rechtsseitige Omentum majus wird mit dem Ligamentum gastrocolicum ventral in Höhe des Pankreaskopfes mit regionären Lymphknoten am Pankreasunterrand mitreseziert. Die Passage wird im Sinne einer Ileodeszendostomie End-zu-End rekonstruiert.

Transversumkarzinom

Beim Vorliegen eines Karzinoms im Colon transversum entscheidet die anatomische Lokalisation des Karzinoms über das Ausmaß der Resektion. Liegt das Transversumkarzinom mehr rechts der Arteria colica media, wird eine erweiterte Rechtshemikolektomie durchgeführt. Liegt das Transversumkarzinom links der Arteria colica media, wird eine erweiterte Linkshemikolektomie durchgeführt. Beim Vorliegen eines endoskopisch nicht abtragbaren Adenoms und nur in Einzelfällen (T1-Karzinom, eingeschränkte Lebenserwartung, hohes Alter, Begleiterkrankungen) ist es vertretbar, eine Transversumresektion mit zentraler Ligatur nur der Arteria colica media durchzuführen.

Karzinome der linken Kolonflexur

Der Regeleingriff ist die erweiterte Linkshemikolektomie mit zentraler Lymphadenektomie des Abflußgebietes der Arteria colica media und der Arteria colica sinistra. Zusätzlich wird der Stamm der Arteria mesenterica inferior lymphadenektomiert, Sigmoidalarterien und Arteria rectalis superior bleiben erhalten. Die Lymphknoten am Stamm der Arteria mesenterica superior werden aus diagnostischen Gründen bis zur Aorta disseziert. Die Passage wird als End-zu-End-Aszendosigmoidostomie wiederhergestellt.

Deszendenskarzinom

Regeleingriff ist die Linkshemikolektomie mit radikulärer Dissektion der Arteria mesenterica inferior. Die Vena mesenterica inferior wird aus technischen Gründen bevorzugt am Pankreasunterrand abgesetzt. Wenn die linke Flexur mitreseziert werden muß, kann es aus technischen Gründen (spannungsfreie Anastomose) erforderlich sein, die Arteria colica media abgangsnah zu durchtrennen. Die Passage wird als End-zu-End-Transversorektostomie wiederhergestellt.

Sigmakarzinom

Regeleingriff ist die sog. radikale Sigmaresektion mit zentraler Ligatur der Arteria mesenterica inferior. Die Vena mesenterica inferior wird ebenfalls am Pankreasunterrand abgesetzt und die linke Kolonflexur immer mobilisiert. Das luminale Resektionsausmaß nach oral liegt im Bereich des Colon descendens, aboral im oberen Rektumdrittel, 2 cm unterhalb der peritonealen Umschlagsfalte. Die Rekonstruktion der Intestinalpassage erfolgt als End-zu-End-Deszendorektostomie.

Multizentrische Kolonkarzinome

Bei synchronen Mehrfachkarzinomen (ca. 5 % in unserem Patientengut) erfolgt eine subtotale Kolektomie und – entsprechend der Tumorlokalisation – eine End-zu-End-Aszendo-/Zöko-Rektostomie bzw. eine Seit-zu-End-Ileorektostomie.

Synchrone Kolonadenome

Prinzipiell sollte nach jeder Kolonresektion der verbliebene Darm frei von Adenomen sein. In unserem Patientengut haben mehr als ein Drittel der Patienten synchron (29,4 %) oder anamnestisch Kolonadenome (3,1 %). Alle endoskopisch abtragbaren Polypen, die primär nicht im Resektionsausmaß des Primärtumors liegen, müssen präoperativ entfernt werden. Für endoskopisch nicht abtragbare Adenome muß das Resektionsausmaß erweitert werden. Zur exakten intraoperativen Lokalisation empfiehlt sich die unmittelbar präoperative endoskopische Markierung bzw. die intraoperative Koloskopie.

Notfallsituationen

In der Regel werden obstruierende Karzinome des rechten Hemikolons auch in einer Ileussituation reseziert, soweit es der Allgemeinzustand des Patienten erlaubt. Eine primäre Anastomose wird angestrebt. Nur in Ausnahmefällen ist eine Diskontinuitätsresektion indiziert.

Bei linksseitiger Tumorlokalisation erfolgt bei schlechtem Zustand des Patienten bzw. dekompensiertem Dickdarmileus zunächst zur Entlastung die Anlage einer zökalen Lippenfistel. Neben der Verbesserung der Allgemeinsituation des Patienten kann dann die weitere Diagnostik und Therapie erfolgen. Bei Patienten in gutem Allgemeinzustand wird nach Resektion des Tumors eine primäre Anastomose angestrebt („on-table-lavage").

Im eigenen Patientengut waren 8,3 % der Eingriffe bei kolorektalen Karzinomen Notfalloperationen. In 3,5 % fand sich eine Darmperforation in Tumornähe, in 74 % dieser Patienten lag eine freie Perforation vor. In 0,3 % begründete eine endoskopisch nicht beherrschbare Blutung den Notfalleingriff.

Eigene Ergebnisse

Im eigenen Patientengut waren 47,4 % der Karzinome im rechten Hemikolon und 52,6 % im linken Hemikolon lokalisiert. Jeweils in 23 % fanden sich synchron Fernmetastasen: Lebermetastasen bei 21,5 % der Patienten, Lungenmetastasen bei 2,7 % und andere Organmetastasen bei 1,3 %. Weitere 2 % der Patienten wiesen lymphogene Fernmetastasen auf, 2,1 % hatten eine disseminierte Peritonealkarzinose. Lebermetastasen waren bei Karzinomen des linken Hemikolons mit 20,3 % gegenüber 18,4 % bei Tumorlokalisation im rechten Hemikolon etwas häufiger zu beobachten. Die R0-Resektionsrate war mit 79 % identisch für beide Lokalisationen.

Die Karzinome des rechten Hemikolons wurden zu 65,7 % mit einer Rechtshemikolektomie, zu 26,8 % mit einer erweiterten Hemikolektomie rechts, in 3,3 % durch subtotale Kolektomie und in 3,9 % durch eine Segmentresektion behandelt [linkes Hemikolon: Linkshemikolektomie (82,3 %); erweiterte Hemikolektomie links (9,2 %); (sub-)totale Kolektomie (4,1 %); Segmentresektion (4,1 %)].

Die Morbidität betrug 20,6 %, die Letalität 2,9 %. Eine Anastomoseninsuffizienz wurde bei 5,1 % der Patienten beobachtet. Zwischen rechtem und linkem Hemikolon fand sich kein Unterschied.

Der Anteil multiviszeraler Resektionen liegt im eigenen Patientengut bei 13,6 %. Die Infiltration von Nachbarorganen wurde bei 74 % der Patienten histopathologisch bestätigt. Eine multiviszerale Resektion führte nicht zu einer Zunahme der postoperativen Morbidität oder Mortalität. Eine R0-Resektion konnte bei 94,8 % der multiviszeralen Resektionen erzielt werden. Nach R0-Resektion zeigte sich kein Unterschied in der stadienabhängigen Prognose zwischen multiviszeralen und nicht erweiterten Resektionen.

Adjuvante und additive Therapiemaßnahmen

Neoadjuvante Radio-Chemotherapie

Die Durchführung einer neoadjuvanten Radio-/Chemotherapie beim Kolonkarzinom stellt die Ausnahme dar und ist immer eine Individualentscheidung. Lediglich bei fortgeschrittenen Karzinomen, bei denen eine ausgedehnte Bauchwandinfiltration in der Bildgebung zu vermuten ist, sowie bei fortgeschrittenen Karzinomen des Sigmas kann eine neoadjuvante Radio-/Chemotherapie erwogen werden. Im eigenen Vorgehen erfolgt diese analog der Schemata beim Rektumkarzinom. Die intraoperative Bestrahlung des Tumorbettes mit bis zu 15 Gy kann in Einzelfällen indiziert sein.

Additive und adjuvante Strahlentherapie

Die adjuvante sowie additive Strahlentherapie des Kolonkarzinoms kann zur Verhinderung von Lokalrezidiven eingesetzt werden. In kleinen Studien konnte der Vorteil einer lokalen Strahlentherapie mit Gesamtdosen zwischen 45 und 55 Gy in lokal fortgeschrittenen Tumorstadien (T3,4/N+) bezüglich der lokalen Tumorkontrolle bei gleichzeitig guter Verträglichkeit gezeigt werden. Ein sicherer Vorteil bezüglich des Überlebens besteht nicht. Aus diesem Grund wird im eigenen Patientengut die postoperative Strahlentherapie nur bei Kolonkarzinomen diskutiert, die die Bauchwand, Thoraxwand oder das Zwerchfell infiltriert haben und nur mit einem geringem Sicherheitsabstand resektabel waren. Hierbei wird generell eine kontinuierliche begleitende 5-FU-Therapie durchgeführt.

Postoperative adjuvante Chemotherapie

Wegen der ungünstigen Ergebnisse von Patienten mit lokal fortgeschrittenen Primärtumoren nach alleiniger chirurgischer Therapie wurden bereits vor annähernd 40 Jahren erste randomisierte Studien durchgeführt, in denen die Möglichkeiten einer zusätzlichen postoperativen 5-Fluorouracil-Monotherapie (intravenös) gegenüber der alleinigen operativen Therapie vergleichend untersucht wurden. Eine 1988 publizierte Metaanalyse randomisierter Studien ergab eine geringe Prognoseverbesserung durch eine adjuvante Chemotherapie von bestenfalls 5 %. Hauptverantwortlich für die negativen Ergebnisse war die Tatsache, daß zum einen die chirurgischen operativen Eingriffe nicht standardisiert durchgeführt wurden und sie somit nur schwer vergleichbar waren bzw. der R-Status sich nur schwer beurteilen ließ. Zudem wurden tumorabhängige prognostische Faktoren, insbesondere die Tiefe der Wandinfiltration und der Lymphknotenbefall, die Lokalisation der befallenen Lymphknoten (tumornah bzw. Grenzlymphknoten) und der histologische Typ (Grading) nicht oder nur unzureichend bei der Stratifikation berücksichtigt. Erst die Durchführung großer kooperativer Studien mit klaren Stratifikationskriterien und die konsequente Applikation einer wirksamen Chemotherapie führten zum derzeitigen Standard der adjuvanten Therapie. Ausgangspunkt war eine von der Mayo Clinic initiierte, als Intergroup-Studie durchgeführte, Phase III-Studie, in der die Möglichkeiten einer Kombination von 5-Fluorouracil + Levamisol für ein Jahr im Vergleich zu Levamisol allein oder einer Kontrolle ohne adjuvante Therapie vergleichend untersucht wurde. Im Stadium III führte die Kombination 5-Fluorouracil/Levamisol zu einer signifikanten Reduktion des Risikos für ein lokoregionales Rezidiv oder Fernmetastasen und zu einer hoch signifikanten Reduktion der tumorbezogenen Mortalität. Diese Daten wurden auch nach einer längeren Verlaufsbeobachtung nach sieben Jahren bestätigt.

Zur Beantwortung der Frage, welche Patienten nach kurativer Resektion eines Kolonkarzinoms ein erhöhtes Rezidivrisiko haben, wurde 1990 am NIH eine Konsensus-Konferenz durchgeführt. Die damals festgelegten Empfehlungen zur Durchführung von adjuvanten Therapieverfahren haben auch heute noch ihre Gültigkeit:

- Im Stadium II ist der Stellenwert einer grundsätzlichen postoperativen Chemotherapie bisher nicht gesichert. Hochrisikopatienten (ungünstiges Grading, häufige Mitosen, Aneuploidie etc.) sollten daher grundsätzlich nur innerhalb innovativer Protokolle (Phase III-Studien) behandelt werden.
- Im Stadium III (pT1–4, pN1/2, pM0) kann der Stellenwert einer postoperativen adjuvanten Chemotherapie als gesichert angesehen werden. Außerhalb von klinischen Studien wurde zunächst eine adjuvante Chemotherapie mit 5-Fluorouracil/Levamisol über 12 Monate empfohlen. Weiterführende randomisierte Studien ergaben, daß eine sechsmonatige Gabe einer Kombination von 5-Fluorouracil (5-FU) + Folinsäure der einjährigen Behandlung mit 5-Fluorouracil/Levamisol gleichwertig ist.

Kontraindikation für eine adjuvante Chemotherapie mit 5-Fluorouracil + Folinsäure für 6 Monate sind das Vorliegen von kardialen Risiken, Allgemeinzustand ≥ 2 (WHO), unkontrollierte Infektion, Leberzirrhose Child B und C, präterminale und terminale Niereninsuffizienz, eingeschränkte Knochenmarksfunktion und fehlende Kooperationsfähigkeit.

Die Chemotherapie des Kolonkarzinoms befindet sich gegenwärtig in einem Umbruch. Verbesserte Therapieergebnisse zeichnen sich durch die Anwendung von 5-Fluorouracil als kontinuierliche Infusion (entweder als wöchentliche Hochdosistherapie oder als kontinuierliche Dauerinfusion) in Kombination mit Folinsäure ab. Verschiedene in metastasierten Stadien wirksame Substanzen sind entweder zur klinischen Anwendung bereits zugelassen (Oxaliplatin, Irinotecan, Ralitrexed) oder befinden sich noch innerhalb fortgeschrittener klinischer Studien, wobei insbesondere oral anwendbare Substanzen (Capecitabine) wegen der vereinfachten Verabreichungsweise für den Patienten von besonderer Bedeutung erscheinen. Daher sollten möglichst viele Patienten bei gegebenen Voraussetzungen innerhalb innovativer randomisierter Studien behandelt werden.

Adjuvante Immuntherapie

Der Antikörper 17-1A (Panorex) wurde in einer prospektiv randomisierten Studie bei Patienten mit Kolon-/Rektumkarzinom im Stadium III gegenüber einer unbehandelten Kontrollgruppe überprüft. Die 5-Jahres-Ergebnisse zeigten eine signifikante Verringerung der Rezidivrate um 27 % und eine signifikante Verringerung der Mortalität um 30 %. Der Effekt auf die Verhinderung von Fernmetastasen war eindeutig, während die Entwicklung lokoregionärer Rezidive nicht beeinflußt wurde. Aufgrund dieser positiven Studie wurde die adjuvante Therapie mit 17-1A (Panorex) als Alternative zur systemischen Chemotherapie 1994 zugelassen. Die Toxizität des Antikörpers ist relativ gering (selten anaphylaktische Reaktionen und Diarrhöen zu Beginn der Therapie). Die Ergebnisse nach adjuvanter Gabe des monoklonalen Antikörpers 17-IA werden derzeit im Vergleich zur Chemotherapie mit 5-Fluorouracil/Folinsäure bzw. einer Kombination aus Antikörper und Chemotherapie überprüft.

Außerhalb von Studien kann Panorex bei bestehenden Kontraindikationen gegen eine adjuvante Chemotherapie empfohlen werden. Bei gegebener Indikation sollte die Behandlung möglichst frühzeitig ab Tag 8 postoperativ begonnen werden (Initialdosis von 500 mg als 2-Stunden-Infusion) und in vierwöchigen Abständen weitere 4 × (100 mg als 2-Stunden-Infusion) fortgesetzt werden.

Verschiedene Phase II-Studien – inzwischen auch eine Phase III-Studie – deuten auf eine signifikante Wirksamkeit einer autologen Tumorvakzine hin, mit einer Reduktion des Rezidivrisikos um 61 % im Stadium II, nicht aber im Stadium III, mit minimaler Toxizität. Allerdings ist die Verlängerung der Überlebenszeit auch im Stadium II nicht signifikant. Daher sollte eine adjuvante Therapie mit autologen Tumorvakzinen weiterhin nur in Studien erprobt werden.

Palliative Chemotherapie

Beim Vorliegen von Metastasen, bei denen eine alleinige Chirurgie keine Aussicht auf eine komplette Resektion eröffnet, ist grundsätzlich immer eine systemische Chemotherapie zu erwägen. Obwohl mit den bisherigen Chemotherapieprotokollen auf dem Boden von Folinsäure/5-Fluorouracil nur in Einzelfällen Langzeitremissionen erreichbar sind, die gegebenenfalls mehrere Jahre anhalten können, hat die palliativ orientierte Chemotherapie bei einem kolorektalen Karzinom eine klare Berechtigung. Vergleichende Untersuchungen gegenüber einer besten supportiven Therapie ergaben eine signifikante Verbesserung der medianen Lebenserwartung bei verbesserter Lebensqualität. Die durchschnittliche Lebenserwartung beträgt bei Anwendung konventioneller Protokolle mit Folinsäure + 5-Fluorouracil 10 bis 12 Monate gegenüber fünf Monaten ohne Chemotherapie, bei neueren Kombinations-protokollen sogar 17 bis 21 Monate. In Anbetracht der palliativen Möglichkeiten sollte die gewählte Therapieform möglichst wenig Nebenwirkungen haben und ambulant durchgeführt werden.

Bisher wurden die auch bei adjuvanter Chemotherapie eingesetzten Protokolle von Folinsäure/5-Fluorouracil als Standardtherapie für metastasierte Kolonkarzinome angesehen. Verbesserungen zeichnen sich durch eine wöchentliche Verabreichung von Hochdosis-Folinsäure ab (HDFA/HDFU). Weitere Wirkungssteigerungen ergeben sich durch die zusätzliche Anwendung von Oxaliplatin bzw. Irinotecan. Von wesentlicher Bedeutung ist die Beantwortung der Frage, ob initial die wirksamste Kombination (z.B. Oxaliplatin/HDFA/HDFU bzw. Irinotecan/HDFA/HDFU) eingesetzt werden soll oder ob einer sequentiellen Therapie (konventionelle Folinsäure/5-Fluorouracil gefolgt von HDFA/HDFU – Oxaliplatin HDFA/HDFU – und Irinotecan) der Vorrang gegeben werden sollte. In Folge der schnellen Entwicklungen kann gegenwärtig keine Standard-Therapie definiert werden. Daher ist es von besonderer Bedeutung, daß möglichst viele Patienten im Rahmen der laufenden Studien behandelt werden. Diese zielen nicht nur darauf ab, die Wirksamkeit der Chemotherapie zu erhöhen, sondern auch für bestimmte Patienten geeignete Therapiesequenzen unter dem Gesichtspunkt von Remissionsrate, Lebensqualität und Überlebenschance zu finden. Außerhalb von klinischen Studien erscheint die gegenwärtig an der eigenen Klinik durchgeführte Sequenz von Hochdosis-Folinsäure/5-Fluorouracil (modifiziertes Ardalan-Protokoll) gefolgt von Oxaliplatin/HDFA/HDFU und nachfolgend Irinotecan eine vertretbare Option zu sein.

Bei Patienten mit geringer Tumorlast, bei denen im Falle des Ansprechens die Möglichkeit einer kompletten Resektion besteht, sollte der Einsatz einer besonders wirksamen Kombination (Oxaliplatin/HDFA/HDFU bzw. Irinotecan/HDFA/HDFU) erwogen werden.

Bei der Diagnose einer Metastasierung sollte bei bestehender tumorbedingter Symptomatik die Chemotherapie umgehend begonnen werden. Bei fehlender Symptomatik, eine engmaschige Verlaufskontrolle bei kooperativen Patienten vorausgesetzt, kann der Beginn der Chemotherapie auch erst beim Nachweis der Progression erfolgen.

Zur Dauer der Therapie gibt es derzeit keine gesicherten Empfehlungen. Üblicherweise wird bei Ansprechen, d.h. Wachstumsstillstand („minor remission") bzw. objektiven Remissionen, die Behandlung zumindest sechs Monate oder bis zum Erreichen der maximalen Remission weitergeführt.

Lokoregionäres Rezidiv des operierten Kolonkarzinoms

Definition

Von einem Rezidiv eines Kolon-/oder Rektumkarzinoms wird gesprochen, wenn nach R0-Resektion erneut Tumorgewebe nachgewiesen wird. Unterschieden werden muß das lokoregionale Rezidiv (Lokalrezidiv) von der Peritonealkarzinose und der Fernmetastasierung. Des weiteren muß zwischen abdominalen und sakralen Rezidiven sowie zwischen Rezidiven im Tumorbett, im Bereich der Lymphabflußwege, in der Laparotomiewunde und im Drainagekanal der Bauchdecke unterschieden werden. Das lokoregionäre Rezidiv kann weiterhin in endoluminale, kombinierte endo-/extraluminale und extraluminale Rezidive unterteilt werden.

Intraluminale Rezidive

Intraluminale Rezidive befinden sich im Bereich der Anastomose, meist als Folge eines unzureichenden luminalen Resektionsausmaßes im Hinblick auf oralen oder aboralen Resektionsrand. Intraluminale Rezidive entstehen im wesentlichen durch intraoperative Implantation von Tumorzellen im Anastomosenbereich.

Extraluminale Rezidive

Extraluminale Rezidive im Tumorbett sind meist Ausdruck eines zum Zeitpunkt der Erstoperation bereits fortgeschrittenen Tumorstadiums. Gehäuft finden sich simultane Fernmetastasen. Unzureichende Radikalität im Tumorbett, d.h. in der dritten Dimension, ist häufig anatomisch bedingt und hat dann das extraluminale Rezidiv zur Folge. Das Resektionsausmaß kann bei der Erstoperation in bestimmten Situationen nicht beliebig weit ausgedehnt (Kolonkarzinome: z.B. Duodenopankreatektomie; Rektum: z.B. total pelvic exenteration) und muß dann jeweils individuell, insbesondere im Hinblick auf die Lebensqualität des Patienten, abgewogen werden.

Gelegentlich ist es – besonders bei fortgeschrittenen lokoregionalen Rezidiven – schwierig, ihren primären Ursprung zu identifizieren. So können z.B. Rezidive im Tumorbett in das entsprechende Hohlorgan einwachsen und so ein intraluminales Rezidiv vortäuschen.

Rezidive im regionalen Lymphabflußgebiet

Sie stellen eine besondere Entität der extraluminalen Rezidive dar. Rezidive im Lymphabflußgebiet sind um so wahrscheinlicher, je länger die Lymphabflußwege sind (z.B. Kolon) und je weniger radikal bei der Erstoperation die Lymphknotendissektion erfolgte.

Häufigkeit

35–43% der Lokalrezidive treten im ersten und 70–94% bis Ende des zweiten postoperativen Jahres auf. Weniger als 25% der Patienten mit einem Rezidiv werden im asymptomatischen Stadium, d.h. im Rahmen der routinemäßigen Nachsorge diagnostiziert. Zwischen primärem Tumorstadium und Häufigkeit des Lokalrezidives besteht eine enge Korrelation. Nach einer R0-Resektion tritt bei 25–40% der Patienten ein Rezidiv auf. Ein isoliertes Lokalrezidiv wird in 7–33%, ein kombiniertes, lokales und systemisches Rezidiv in 7–30% und ein systemisches Rezidiv allein bei 6–19% der Patienten beobachtet. Bei adäquatem Resektionsausmaß sind intraluminale Rezidive selten, extraluminale Rezidive im Tumorbett oder im Lymphabflußgebiet dagegen sehr viel häufiger. Die Tatsache, daß die Rate an Lokalrezidiven bei vergleichbaren Tumorstadien in Abhängigkeit vom Operateur zwischen 0–21% liegt weist auf die enorme Bedeutung des Prognosefaktors „Chirurg" hin.

Im eigenen Patientengut liegt die Lokalrezidivrate bei 9,1%.

Diagnostik

Ziel der Diagnostik ist die Identifizierung des R0-resektablen Patienten (Lokalrezidiv ± Fernmetastasen). Durch Anamnese (klinische Symptomatik), klinische Untersuchung und Laboruntersuchung (CEA) wird der Verdacht auf ein Lokalrezidiv geäußert und durch *Koloskopie/Rektoskopie* und Probeexzision (intraluminales Rezidiv) gesichert. Die *Computertomographie* bevorzugt aber die *Magnetresonanztomographie*, erlaubt vor allem in sagittaler Schnittebene beim extraluminalen Rezidiv im Becken genaue Aussagen zur Tumorausdehnung. Beim Vorliegen eines lokoregionalen Rezidives sollte vor weitreichenden therapeutischen Konsequenzen eine histologische Sicherung (CT-gezielte Biopsie) angestrebt werden. Simultane Fernmetastasen als Ausdruck des fortgeschrittenen Tumorstadiums finden sich vor allem bei extraluminalen lokoregionalen Rezidiven in über 50 %. Durch bildgebende Verfahren (CT-Thorax/Abdomen, Skelettszintigramm, FDG-PET) müssen Fernmetastasen und ggf. deren Resektabilität (R0-Resektion) überprüft werden.

Operationsindikation

Die Indikation zur Reoperation ergibt sich, wenn bei einem operablen Patienten ein R0-resektables Lokalrezidiv vorliegt. Dies gilt auch dann, wenn zusätzlich R0-resektable Fernmetastasen (vor allem Lebermetastasen) vorliegen. Die logistischen Voraussetzungen für multiviszerale Resektionen müssen berücksichtigt werden (Gefäßchirurgie, Urologie, Gynäkologie).

Therapie von Lokalrezidiven

Die Reoperation, vor allem extraluminaler Rezidive sollte, wo immer möglich, in ein multimodales Therapiekonzept eingebettet werden (eigenes Patientengut 52 %).

Lokalrezidive des Kolonkarzinoms sind in vielen Fällen einer erneuten chirurgischen Therapie zugänglich, teilweise sogar mit kurativem Ansatz. Kolonkarzinome rezidivieren überwiegend im Abdomen. Bei einer kleinen Gruppe von Patienten nach einer primären Sigmaresektion kann es zu einem Rezidiv im oberen Beckenbereich kommen. Bei Kolonkarzinomen überwiegen extraluminale Rezidive gegenüber intraluminalen (62 vs. 36 %, eigene Ergebnisse). Die vermeidbaren endoluminalen Rezidive sind im Gegensatz zu den extraluminalen Rezidiven zum größten Teil einer erneuten radikalen Resektion zugänglich (Resektionsrate: 69,1 %, R0-Resektionsrate: 41,5 %). Die chirurgische Therapie besteht in einer adäquaten Nachresektion unter Berücksichtigung der Lymphabflußwege.

Im Gegensatz zum Rektumkarzinom, wo durch anatomische Gegebenheiten oft technische Grenzen gesetzt sind oder häufig Radikalität gegen Lebensqualität aufgewogen werden muß, läßt sich bei der Behandlung von extraluminalen Rezidiven des Kolonkarzinoms durch multiviszerale Resektion, die im eigenen Patientengut in 70,8 % der Fälle erfolgte, in vielen Fällen lokale Radikalität erreichen. Die Möglichkeiten der intraoperativen Strahlentherapie müssen abgewogen werden.

Ergebnisse

Die Chance auf einen Reeingriff ist am günstigsten beim Kolonkarzinom. Die Resektionsraten in der Literatur werden mit 5–18 % angegeben. Im eigenen Patientengut betrug die Resektionsrate knapp 70 %. Bezogen auf die resezierten Patienten lag die Rate der R0-Resektionen bei 40 %. Aufgrund des hohen Anteils an multiviszeralen

Resektionen (70,8 %) ist die Morbidität erwartungsgemäß mit 10–45 % erhöht, die Letalität aber mit 3,1 % akzeptabel.

Nachsorge

Die Nachsorge erfolgt stadienabhängig. Nach palliativer Tumorresektion (R1,2-Resektion) sollte eine symptomorientierte Nachbetreuung durchgeführt werden. Bei Patienten mit frühem Tumorstadium (UICC-Stadium I) ist nach R0-Resektion in Anbetracht der geringen Rezidivrate und der günstigen Prognose durch regelmäßige Nachuntersuchung kein prognostischer Gewinn zu erwarten. Eine Koloskopie nach zwei und fünf Jahren dient der Früherkennung von Zweittumoren (Tab. 4). Abweichend hiervon kann im Einzelfall bei Annahme eines hohen Rezidivrisikos aufgrund des intraoperativen oder histopathologischen Befundes eine regelmäßige oder engmaschige Nachsorge angezeigt sein. Regelmäßige Nachuntersuchungen nach operativer Therapie bei Kolonkarzinom sind zu empfehlen bei Patienten mit R0-Resektion von Tumoren des UICC-Stadiums II und III, sofern der Allgemeinzustand und die Lebenserwartung einen Eingriff bei einem Rezidiv vertretbar erscheinen lassen (Tab. 5). Bei Patienten mit HNPCC (hereditäres, nicht polypöses Kolonkarzinom) sind nach Hemikolektomie koloskopische Untersuchungen (bei Adenom jährlich und nach subtotaler Kolektomie rektoskopische Untersuchungen in zweijährigem Intervall) angezeigt. Bei Patienten mit familiärer Adenomatosis coli (FAP) sollten nach Anlage eines Ileumpouches eine Pouchoskopie jährlich und ab dem 30. Lebensjahr eine Gastroduodenostomie im dreijährigen Abstand (beim Vorliegen von Adenomen jährlich) erfolgen. Nach Ileorektostomie ist die Rektoskopie im jährlichen Abstand empfehlenswert.

Tabelle 4. Nachsorgeempfehlungen bei Patienten mit Kolonkarzinom UICC-Stadium I

Untersuchung	Monate						
	6	12	18	24	36	48	60
Anamnese, körperliche Untersuchung	+[*2]			+			+
Koloskopie[*1]	+[*2]			+			+

[*1] drei Monate postoperativ, wenn präoperativ Abklärung des gesamten Kolons nicht möglich, nach dem fünften Jahr alle drei Jahre Koloskopie.
[*2] nach endoskopischer Abtragung

Tabelle 5. Nachsorgeempfehlungen bei Patienten mit Kolonkarzinom UICC-Stadium II–III

Untersuchung	Monate						
	6	12	18	24	36	48	60
Anamnese, körperliche Untersuchung	+	+	+	+	+	+	+
CEA	+	+	+	+	+	+	+
Abdomen-Sonographie	+	+	+	+	+	+	+
Röntgen-Thorax in 2 Ebenen		+		+	+		+
Koloskopie[*]				+			+

[*] drei Monate postoperativ, wenn präoperativ Abklärung des gesamten Kolons nicht möglich, nach dem fünften Jahr alle drei Jahre Koloskopie
HNPCC: ohne subtotale Kolektomie: zweijährlich Koloskopie, wenn kein Adenomnachweis in der Voruntersuchung, nach subtotaler Kolektomie: alle zwei Jahre Rektoskopie
Spiral-Computertomographie Abdomen befundorientiert (zum Beispiel bei unklarem Sonographiebefund. CEA-Anstieg)

Prognose

Die 5-Jahres-Überlebensrate aller resezierten Kolonkarzinome liegt im eigenen Patientengut bei 58,7 %. Gelingt eine R0-Resektion, beträgt die 5-Jahres-Überlebensrate 74 %, die 10-Jahres-Überlebensrate 66 %. (Abb. 3a).

Die tumorabhängige Überlebenswahrscheinlichkeit von R0-resezierten Patienten ist signifikant vom Tumorstadium abhängig. Die 5-Jahres-Überlebensrate liegt im Stadium I bei 98 %, im Stadium II bei 85 %, im Stadium III bei 57 % und im Stadium IV bei 31 %. Die 10-Jahres-Überlebenswahrscheinlichkeit liegt respektive bei 96 %, 77 %, 48 % und 20 % (siehe Abb. 3b).

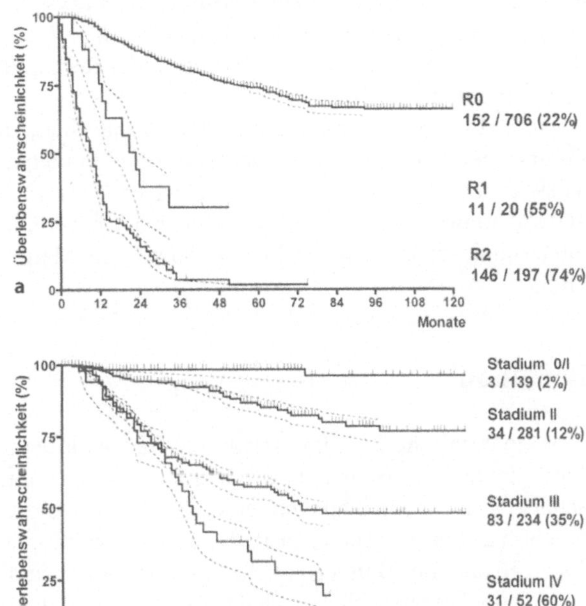

Abb. 3. Kaplan-Meier-Überlebenskurven für 923 Patienten mit resezierten Kolonkarzinomen (eigenes Patientengut 1982–1997) in Korrelation zum Residualtumorstatus (**a**) und von 706 R0-resezierten Kolonkarzinomen in Korrelation zum Tumorstadium (**b**). Die Anzahl (%) der an der Folge der Tumorerkrankung verstorbenen Patienten ist zu jeder Gruppe angegeben

Rektumkarzinom

Epidemiologie und Ätiologie

Obwohl das Kolon- und Rektumkarzinom vermutlich die gleiche Ätiologie und formale Pathogenese haben, wird das Rektumkarzinom klinisch als eigene Entität angesehen. Dies begründet sich vorwiegend damit, daß sich Diagnostik und Therapie durch die besonderen anatomischen Verhältnisse des kleinen Beckens (Mesorektum, Sphinkterorgan) vom Kolonkarzinom unterscheiden. Dagegen scheint sich die Prognose unter Beachtung der unterschiedlichen Therapiemodalitäten bezogen auf die einzelnen Tumorstadien nicht wesentlich zu unterscheiden.

Die Angaben zur Häufigkeit von Rektumkarzinomen differieren nicht zuletzt dadurch, daß die anatomische Definition der Rektumlänge international uneinheitlich gehandhabt wird.

Das Rektumkarzinom rangiert 1995 in Deutschland in der Häufigkeit der Krebstodesursachen bei Männern an siebter und bei Frauen an achter Stelle mit 4 400 bzw. 4 689 Todesfällen pro Jahr. Das entspricht einer Inzidenz von 8 Sterbefällen auf 100 000 Einwohner. Die Todeshäufigkeit ist bei Männern und Frauen gleich. Die altersstandardisierte Sterblichkeit ist sowohl bei Männern wie auch bei Frauen rückläufig.

Definition

Das „anatomische Rektum" reicht, entprechend der Definition der UICC, von der Linea dentata 12 cm nach oral (Messung mit dem starren Rektoskop). Nach aboral schließt sich der Analkanal mit einer Länge von 3–4 cm gemessen von der Linea dentata bis zur Linea anocutanea an. Bei Frauen ergibt sich somit eine Rektumlänge von 15 cm ab ano. Bei Männern reicht das Rektum wegen des längeren Analkanals bis 16 cm ab ano. Hieran schließt sich das Rektosigmoid mit einer Länge von 3 cm an, wel-

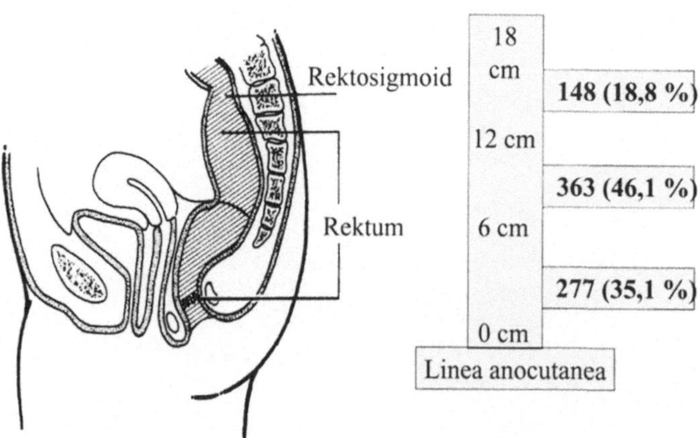

Abb. 4. Lokalisation von 788 Rektumkarzinomen (eigenes Patientengut 1982–1998).

ches von der UICC vom Kolon abgegrenzt und zum Rektum gezählt wird. Im eigenen Patientengut definieren wir das Rektum von 0–18 cm ab Linea anocutanea und teilen es aus therapeutischen Überlegungen in drei Abschnitte ein (Abb. 4).

Pathologie

Die pathologisch-anatomische Klassifikation der Rektumtumoren nach der WHO-Klassifikation (Tab. 1) und der TNM-Klassifikation der UICC, 1997 (Tab. 2) sind mit dem Kolonkarzinom identisch und werden dort abgehandelt. Wichtig ist die Abgrenzung des Karzinoms der Rektumschleimhaut vom Analkarzinom bzw. vom Analrandkarzinom (siehe Kapitel „Analkarzinom").

Eigenes Patientengut

Im Zeitraum 1982 bis 1998 wurden 788 Patienten prospektiv erfaßt und reseziert. In der Zeit von 1982 bis 1989 wurden jährlich bis zu 40 Patienten operiert. Ab 1990 stieg die Zahl auf 60 Patienten und liegt zur Zeit zwischen 60 und 70 Patienten jährlich. Davon waren 42% Frauen mit einem medianen Alter von 64 Jahren (15 bis 87) und 58% Männer mit einem medianen Alter von 61 Jahren (26 bis 93). Von den 788 Rektumkarzinomen waren 35,1% im distalen Drittel (0–6 cm ab Linea anocutanea), 46,1% im mittleren Drittel (7–12 cm), 18,8% im proximalen Drittel (13–18 cm) lokalisiert (Abb. 4). 17,2% der resektablen Karzinome wurden wegen synchroner nicht R0-resektabler Fernmetastasen in einem palliativen Konzept behandelt. Die R0-Resektionsrate betrug 79,4%. Eine multizentrische Tumormanifestation fand sich in 2,6%, ein Zweit- bzw. Drittkarzinom lag in 5,2% der Patienten vor. Tabelle 6 zeigt die Stadienverteilung und R0-Resektionsrate in den einzelnen Stadien im eigenen Patientengut.

Tabelle 6. UICC-Stadienverteilung und R0-Resektionsrate bei 788 Rektumkarzinomen des eigenen Patientengutes von 1982 – 1998.

Stadium	Kategorien	n [%]	Ro [%]
Stadium 0	TisN0M0	8 (1)	100%
Stadium I	T1N0M0 T2N0M0	203 (25,8)	98,9%
Stadium II	T3N0M0 T4N0M0	183 (23,2)	97%
Stadium III	T1-4N1M0 T1-4N2M0	234 (29,7)	91,1%
Stadium IV	T1-4N0-2M1	160 (20,3)	16,4%

Diagnostik und Therapiestrategie

Der diagnostische Algorithmus für das eigene Vorgehen ist in Abbildung 5 dargestellt. Als obligate Untersuchungen beim Staging des Rektumkarzinoms sind die digitale Untersuchung (Klassifikation nach Mason), die starre Rektoskopie und Biopsie und der

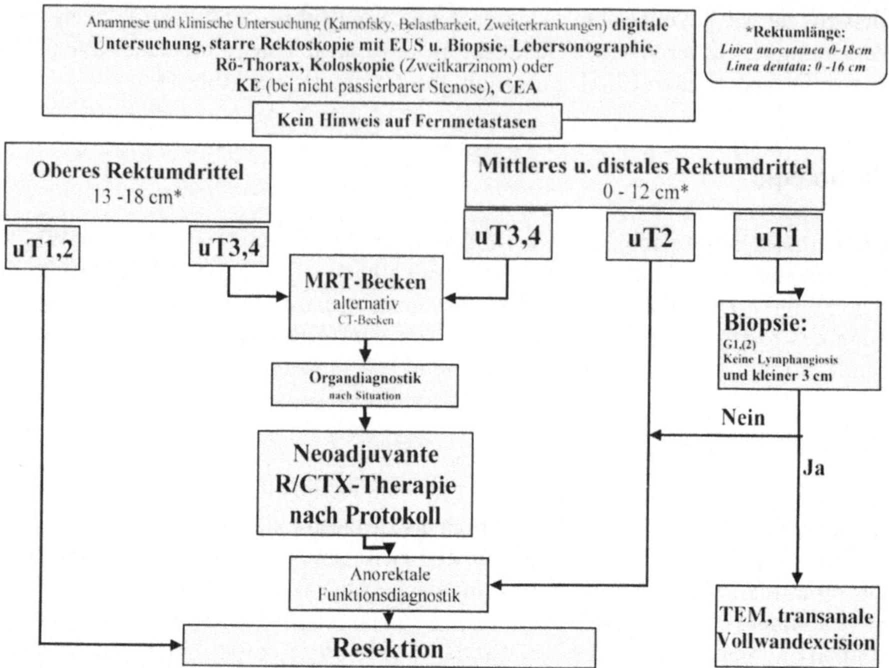

Abb. 5. Diagnostischer und therapeutischer Algorithmus für das Rektumkarzinom

endosonographische Ultraschall durchzuführen. Der distale Abstand eines Karzinoms wird im eigenen Vorgehen von der Linea anocutanea bis zum unteren Karzinomrand mit dem starren Rektoskop gemessen. Bei sphinkternahen Karzinomen wird der Abstand von der Linea dentata mit angegeben. Die digitale Untersuchung des erfahrenen Operateurs entscheidet über das Operationsverfahren. Zusätzlich werden eine Lebersonographie und ein Röntgen-Thorax zur Erkennung von Fernmetastasen gefordert. Eine Koloskopie erfolgt zum Ausschluß von Zweitkarzinomen, fakultativ ein Kolonkontrasteinlauf bei endoskopisch nicht passierbarer Tumorstenose. Der CEA-Wert wird als Ausgangsbasis für die spätere Nachsorge bestimmt.

Handelt es sich in der Endosonographie um ein die Rektumwand überschreitendes Karzinom (uT3,4), sollte weiterführende Diagnostik mittels MRT des Beckens durchgeführt werden. Alternativ ist auch ein Doppelspiral-CT möglich. Zeigt sich hier der Verdacht auf eine Infiltration eines Nachbarorgans, ist die Diagnostik zu erweitern.

Lokal fortgeschrittene Karzinome (cT3- oder cT4-Karzinome) sollten in klinische Studien mit multimodalen Therapiekonzepten eingeschlossen werden. 67 % aller Rektumkarzinome im eigenen Patientengut sind lokal fortgeschrittene Karzinome.

Einer Sonderform der Behandlung können die endosonographisch als Frühkarzinome (uT1) identifizierten Rektumkarzinome des mittleren und unteren Rektumdrittels mit einem Tumordurchmesser von weniger als 3 cm zugeführt werden. Sie können transanal im Sinne einer Vollwandexzision abgetragen werden. Die

Indikation hierzu ergibt sich aus der histopathologischen Untersuchung der Biopsie [guter oder mäßiger Differenzierungsgrad (G1,2), keine Lymphangiosis carcinomatosa].

Chirurgische Therapie

Operative Therapie des Primärtumors

Kurative Behandlung

Die kurative Operation zielt je nach Tumorlokalisation auf die totale bzw. subtotale Entfernung des Rektums mit seinem Lymphabflußgebiet sowie dem Mesorektum hin.

Die Chirurgie des Rektumkarzinoms konnte durch die konsequente partielle bzw. totale mesorektale Exzision (TME) (Senkung der Lokalrezidivrate) und durch Berücksichtigung der anatomischen Gegebenheiten im kleinen Becken, v. a. durch Schonung des Plexus hypogastricus inferior sowie der Nervi erigentes (Rückgang der Langzeitmorbidität) wesentlich verbessert werden.

Bevor Manipulationen am tumortragenden Darm stattfinden, erfolgt die präliminäre Ligatur der zu- und abführenden Gefäße, um eine Tumorzellaussaat zu verhindern („*no touch technique*").

Rektumkarzinome im *oberen und mittleren Rektumdrittel* werden durch kontinenzerhaltende anteriore bzw. tiefe anteriore Resektion behandelt. Ausschlaggebend ist dabei, daß das Mesorektum in den anatomischen Trennschichten mitentfernt wird. Bei genügendem luminalem Sicherheitsabstand (5 cm) kann das Mesorektum 2–5 cm aboral der Resektionslinie durchtrennt werden.

„High risk" uT1-Tumoren (G3,4, Lymphgefäßinvasion) und uT2/3-Tumoren mit einem Mindestabstand von 3 cm oral der Puborektalisschleife werden durch tiefe anteriore Resektion entfernt. uT2-Tumore mit geringerem Tumorabstand zur Puborektalisschleife und guter Sphinkterfunktion sind durch intersphinktere Resektion onkologisch einwandfrei zu entfernen (koloanale Anastomose). Bei tiefen Anastomosen bewährt sich die Anlage eines Kolonpouches. Alle übrigen Tumorkategorien im unteren Rektumdrittel, v. a. uT3/4 Tumore, die 1 cm oral der Puborektalisschleife und tiefer lokalisiert sind, oder den Muskel infiltrieren, werden der *abdomino-perinealen Rektumexstirpation* zugeführt.

Die operative Entfernung des Rektumkarzinoms *aus dem unteren Drittel* wird stadiengerecht durchgeführt. „*low-risk*"-Karzinome (klinisches Stadium I, uT1, uN0, G1-2, nicht größer als 3 cm, mit dem Finger gut erreichbar), können durch lokale Vollwandexzision reseziert werden. Der Eingriff erfolgt transanal, soweit vorhanden mit minimal-invasivem Instrumentarium.

Die chirurgischen Optionen sind zusammenfassend auf dem Flußdiagramm in Abbildung 6 dargestellt.

Anastomosierung

Die verschiedenen Techniken der Anastomosierung (Handnaht/Stapler) zeigen ähnliche Früh- und Langzeitergebnisse. Daher hat sich die Maschinennaht, mit Ausnahme der intraanalen Handnaht, durchgesetzt. Bei technisch schwieriger tiefer Anastomose und bei Patienten mit vorangegangener neoadjuvanter Radio-/Chemotherapie ist die Anlage einer protektiven Kolo- oder besser Ileostomie indiziert.

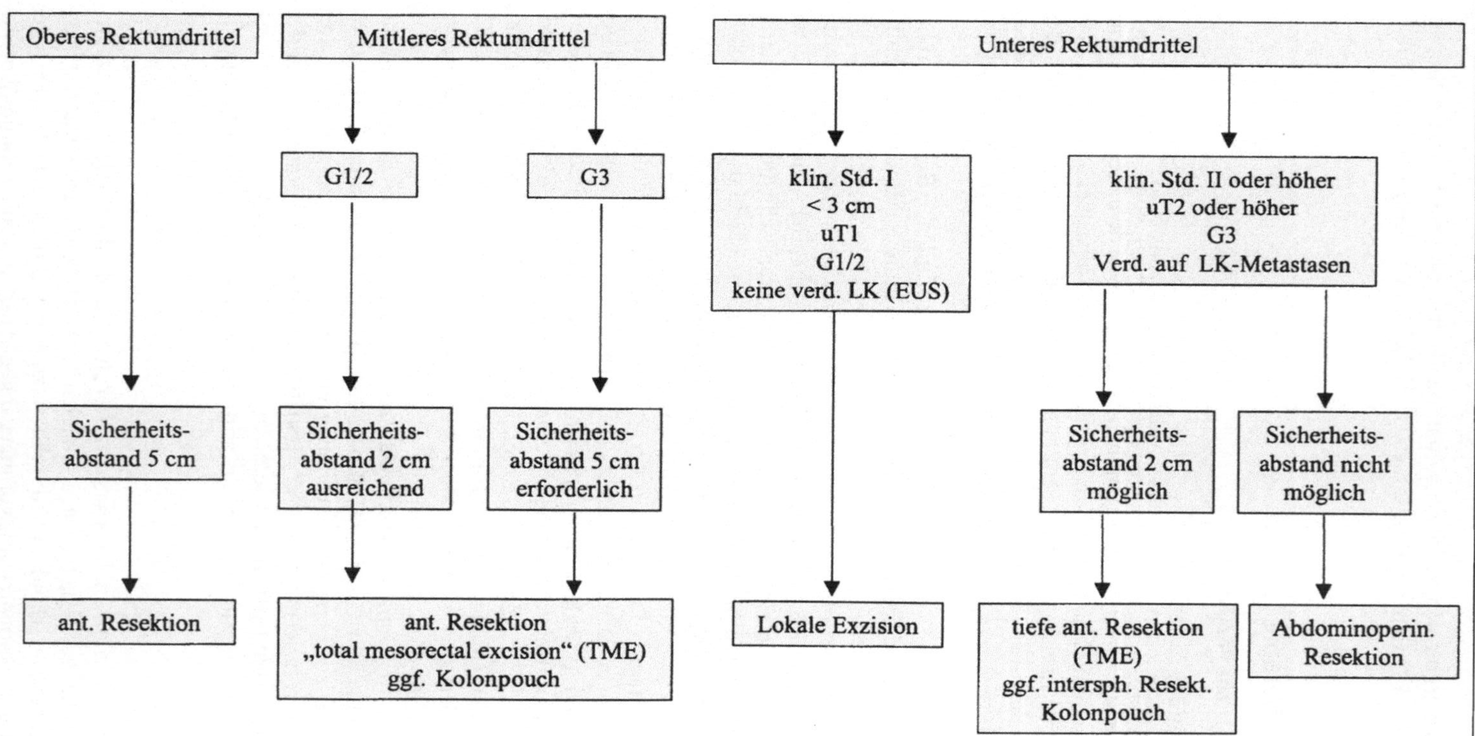

Abb. 6. Flußdiagramm zu den Therapieoptionen bei Rektumkarzinom

Notfallsituation

Beim Ileus als Folge eines Rektumkarzinoms (2,2 % im eigenen Patientengut) sollte immer zunächst ein Zökostoma angelegt werden. Es gelten prinzipiell die gleichen Regeln wie beim Kolonkarzinom. Grundsätzlich ist eine komplette Tumorresektion im Intervall anzustreben. Eine Diskontinuitätsresektion (Operation nach Hartmann) erfolgt nur in dringlichen Notfallsituationen (Ischämie, Perforation, Begleiterkrankungen).

Operative Palliation

Liegt eine metastasierte Erkrankung vor und ist von der Primärresektion kein Benefit für den Patienten zu erwarten, so ist die Anlage eines Colon transversum-Stomas die endgültige operative Palliation eines obstruierenden Rektumkarzinoms. Lokale Maßnahmen in Form von Kryo- oder Lasertherapie haben ihren Stellenwert darin, den Tumorzerfall und evtl. auftretende Blutungen zu beherrschen.

Eigene Ergebnisse

Im eigenen Patientengut hat im Verlauf der letzten 10 Jahre der Anteil der Rektumexstirpationen bei Tumoren der beiden unteren Rektumdrittel deutlich abgenommen und liegt derzeit bei unter 20 %. Die Morbidität für alle Resektionen beträgt 33,8 %, die Letalität 4,3 %. In Abhängigkeit von den spezifischen Problemen der einzelnen Operationsverfahren hat die koloanale Anastomose mit 67 %, gefolgt von der abdominoperinealen Rektumexstirpation mit 54 % die höchste Komplikationsrate, während diese Zahlen für die tiefe anteriore Resektion mit 22 % deutlich niedriger sind. Ein protektives Ileostoma erhielten 27 % der Patienten.

Adjuvante, neoadjuvante und additive Therapiemaßnahmen

Adjuvante Strahlentherapie

Der Stellenwert der Strahlentherapie in der multimodalen Behandlung von lokal fortgeschrittenen Rektumkarzinomen wird heute noch sehr kontrovers diskutiert. Befürworter weisen auf eine signifikante Senkung der Rate an Lokalrezidiven durch eine zusätzliche Strahlentherapie hin, die in einzelnen Untersuchungen auch mit einem Überlebensvorteil verknüpft war. Gegner der Bestrahlung erklären die verbesserten Ergebnisse als Folge einer „additiven" Therapie bei nicht ausreichend radikaler Chirurgie, da an spezialisierten Zentren auch bei lokal fortgeschrittenen Primärtumoren über Lokalrezidivraten von unter 10 % nach alleiniger Chirurgie berichtet wurde. Auch hinsichtlich des optimalen Zeitpunktes der Strahlentherapie (postoperativ oder präoperativ, ggf. in Kombination mit intraoperativer Radiatio) bestehen unterschiedliche Ansichten. Für den klinischen Alltag jedoch ist eine derzeit noch laufende englische kontrollierte Studie von Bedeutung, in der dem behandlungsführenden Arzt die Entscheidung zur Vorbestrahlung bzw. zur postoperativen Nachbestrahlung freigestellt wurde. Nach bisher vorliegenden Daten befürworteten annähernd ein Drittel der

Operateure eine präoperative Therapie, die bei über 80 % der Patienten protokollgerecht durchgeführt werden konnte. Demgegenüber konnten weniger als die Hälfte der Patienten, die der postoperativen Strahlentherapie zugeteilt waren, protokollgerecht behandelt werden. Offen ist weiterhin die Beantwortung der Frage, ob eine alleinige Radiatio ausreicht, oder ob grundsätzlich eine kombinierte Radio-/Chemotherapie vorzuziehen ist. Darüber hinaus besteht keine klare Meinung, ob Patienten mit Lymphknotenmetastasen, vergleichbar dem Stadium III beim Kolonkarzinom, grundsätzlich eine systemische Chemotherapie über einen Zeitraum von sechs Monaten erhalten müssen.

Adjuvante Radio-/Chemotherapie

Die Indikation zur adjuvanten Radio-/Chemotherapie basiert auf exakten pathohistologischen Daten. Darüber hinaus kann bei Risikopatienten das Tumorbett für die Strahlentherapieplanung durch die intraoperative Markierung mit Clips genauer definiert werden. Nachteile einer postoperativen Strahlentherapie sind ein vergrößerter Anteil von Dünndarm im Bestrahlungsfeld, ein potentiell hypoxisches Bestrahlungsareal als Folge der Narbenbildung und die Tatsache, daß bei einer abdominoperinealen Resektion das Strahlenfeld über die perineale Wunde hinausreicht. Besonders problematisch aber ist die Tatsache, daß sehr häufig die Strahlentherapie in Folge protrahierter postoperativer Komplikationen frühestens 4–6 Wochen nach der Resektion begonnen werden kann.

Anläßlich der Konsensus-Konferenz 1990 wurden erstmals klare Richtlinien für die Indikation einer adjuvanten Strahlentherapie in den UICC-Stadien II und III definiert. Diese Empfehlungen wurden auch in Deutschland in modifizierter Weise übernommen und zuletzt als aktualisierter Konsensus der CAO/AIO/ARO zur adjuvanten Therapie bei Rektumkarzinom publiziert.

Patienten des UICC-Stadiums II (pT3-4, pN0, M0) und III (jedes pT, pN1-2, M0) sollten möglichst in kontrollierte Studien eingebracht werden, in denen die Erfordernisse für eine optimale Therapie berücksichtigt werden.

Außerhalb von Studien wird im Stadium II und III die postoperative Radio-/Chemotherapie empfohlen. Diese kann nach der NCI-Empfehlung von 1991 erfolgen oder in modifizierter Weise durchgeführt werden. Danach erhalten Patienten nach R0-Resektion sechs Zyklen einer Chemotherapie mit Leucovorin-5-Fluorouracil (derzeit noch das 5-Tages-Protokoll). Vier Wochen nach Ende des zweiten Zyklus erfolgt eine Strahlenbehandlung der Primärtumorregion und der umgebenden Lymphbahnen. Die Strahlenbehandlung wird in konventioneller Fraktionierung (1,8 Gy pro Tag) bis zu einer Gesamtdosis von 45–50,4 Gy durchgeführt. Über die gesamte Bestrahlungszeit erfolgt eine simultane 5-FU-Dauerinfusion in einer Dosierung von 225 mg/m^2/Tag. Bei relativer R0-Resektion wird im Einzelfall über eine kleinräumige Dosiserhöhung der Strahlentherapie bis zu Dosen von kumulativ 60 Gy entschieden.

Patienten in den UICC-Stadien II und III, bei denen eine intraoperative Strahlentherapie durchgeführt wurde, werden einer zusätzlichen postoperativen Radio-/Chemotherapie zugeführt. Auch hier liegt die Gesamtdosis zwischen 45 und 50,4 Gy.

Bei jüngeren Patienten mit einem lymphogen fortgeschrittenen Rektumkarzinom kann alternativ eine hochdosierte Leucovorin/5-Fluorouracil-Therapie (modifiziertes Ardalan-Protokoll) durchgeführt werden. Diese individuelle Entscheidung sollte mit dem Patienten nach ausführlicher Beratung abgestimmt werden.

Intraoperative Strahlentherapie

Der Wert einer intraoperativen Strahlentherapie beim Rektumkarzinom ist bislang nicht gesichert. Die Nebenwirkungsrate ist unklar. Im eigenen Patientengut konnte bei lokal weit fortgeschrittenen und rezidivierten Rektumkarzinomen durch die intraoperative Bestrahlung in Kombination mit neoadjuvanter Therapie eine gute lokale Kontrolle im Becken erreicht werden.

Die intraoperative Bestrahlung kann entweder mit einem Linearbeschleuniger unter Verwendung eines Elektronentubus oder mit einer Brachytherapieeinheit unter Verwendung des Afterloading-Verfahrens (Flab-Technik) eingesetzt werden. Die Eindringtiefe der Strahlung ist jedoch bei der Flab-Technik aufgrund physikalischer Gesetzmäßigkeiten stark limitiert.

Der Einsatz des Elektronentubus ist bei engen anatomischen Verhältnissen im kleinen Becken kaum sinnvoll möglich. Andererseits kann aber der Vorteil einer Modulation der Eindringtiefe der Strahlung durch entsprechende Wahl der Elektronenenergie genutzt werden. Aus diesem Grunde verwenden wir die Flab-Technik vor allem im kleinen Becken bei engen anatomischen Verhältnissen, den Elektronentubus an gut erreichbaren Stellen, an denen eine tiefe Tumorinfiltration anzunehmen ist.

Präoperative (neoadjuvante) Radio-/Chemotherapie

In den letzten Jahren gewinnt die neoadjuvante Radio-/Chemotherapie bei der Behandlung von Patienten mit lokal fortgeschrittenen Rektumkarzinomen (Stadium II und III) zunehmend an Bedeutung. Die theoretischen Vorteile neoadjuvanter Therapien liegen dabei auf der Hand:

1) Aufgrund der normalen Oxygenierung des Tumorgewebes ist ein besseres Ansprechen auf die Radiotherapie zu erwarten.
2) Durch eine „Schrumpfung" des Tumors scheint eine bessere Resektabilität gegeben.
3) Eine intraoperative Verschleppung von Tumorzellen spielt aufgrund deren Avitalität keine wesentliche Rolle mehr.
4) Der Dünndarm ist mobil und kann durch spezielle Lagerung des Patienten aus dem Zielvolumen der Strahlentherapie herausgehalten werden.

Der einzige Nachteil der präoperativen Behandlung ist die Gefahr der Überschätzung der Tumorausdehnung, die durch den Einsatz vor allem der Endosonographie, der Computertomographie und der Kernspintomographie geringer geworden ist und derzeit etwa 15 %–30 % der Patienten betrifft.

Die Ergebnisse der bisher publizierten Studien zur alleinigen präoperativen Radiotherapie, vor allem aus dem nordeuropäischen Raum, zeigten einen positiven Effekt der neoadjuvanten Therapie auf die Lokalrezidivrate und in der größten bislang veröffentlichten Studie auch auf das Überleben. Da die Lokalrezidivraten nach alleiniger Operation jedoch in vielen Studien ungewöhnlich hoch waren (20–30 %), bleibt abzuwarten, inwieweit die Verbesserung der chirurgischen Radikalität in Form der totalen mesorektalen Exzision die Bedeutung der Strahlentherapie relativiert.

Ergebnisse zur neoadjuvanten Radio-/Chemotherapie liegen bislang nur aus Phase II-Studien vor. Die perioperative Morbidität scheint durch die Vorbehandlung erhöht. Aussagen zur Tumorkontrolle lassen sich noch nicht machen, es finden sich jedoch nach sorgfältiger pathohistologischer Aufarbeitung histologisch gesicherte komplette Tumorregressionen bei bis zu 30 % der Patienten.

Da eine postoperative adjuvante Strahlentherapie aufgrund noch bestehender postoperativer Komplikationen nicht oder zumindest nicht immer zeitgerecht und störungsfrei durchgeführt werden kann, erfolgt im eigenen Vorgehen derzeit im Rahmen einer Phase II-Studie bei allen Patienten mit Rektumkarzinomen, die endosonographisch der uT3/4-Kategorie zuzuordnen sind, eine neoadjuvante Radio-/Chemotherapie mit einer Gesamtdosis von 45,0 Gy in konventioneller Fraktionierung in Kombination mit einer kontinuierlichen 5-FU-Dauerinfusion von 250 mg/m²/Tag. Die Resektion wird mit einem zeitlichen Abstand von 4–6 Wochen durchgeführt. Bei ca. 40 % unserer Patienten finden sich partielle bis komplette Remissionen des Tumors. Im Vergleich zu einem historischen Kollektiv scheint die Komplikationsrate gegenüber der alleini-gen Resektion erhöht. Späte Ergebnisse hinsichtlich lokaler Tumorkontrolle und Überleben stehen noch aus.

Palliative Strahlentherapie

Patienten mit lokal fortgeschrittenen oder rezidivierten Rektumkarzinomen, die aufgrund des Tumorstadiums oder von Begleiterkrankungen inoperabel erscheinen, sollten einer palliativen Radiotherapie zugeführt werden. Diese wird zumeist in Form einer perkutanen Strahlenbehandlung unter Einschluß der pelvinen Lymphbahnen bis zu Dosen von 50,4 Gy durchgeführt. Anschließend erfolgt eine lokale Erhöhung der Dosis im Bereich des Primärtumors. Finden sich ausgeprägte Infiltrationen in die präsakrale Region und das Kreuzbein, können alternativ zur perkutanen Dosiserhöhung auch interstitielle Verfahren in Form einer einzeitigen oder fraktionierten Brachytherapie im Afterloading-Verfahren durchgeführt werden. Mit diesen Konzepten sind lokale Tumorkontrollen bis hin zu 2 Jahren bei einem Großteil der Patienten möglich. Sofern keine Kontraindikationen gegen den Einsatz von 5-Fluorouracil bestehen, sollte die Strahlentherapie mit einer simultanen kontinuierlichen Dauerinfusion von 5 FU kombiniert werden.

Handelt es sich um strahlentherapeutisch vorbehandelte Patienten, wird die Dosis der perkutanen Radiotherapie auf ca. 30 Gy Gesamtdosis reduziert. Gegebenenfalls erfolgt anschließend ein interstitieller Dosisboost. Auch mit diesen geringeren Dosen ist eine deutliche Schmerzreduktion bei bis zu 2/3 der Patienten erreichbar.

Palliative Chemotherapie

Für die systemische Chemotherapie gelten die gleichen Möglichkeiten und Prinzipien wie beim Kolonkarzinom. Bei einem lokoregionären Rezidiv im kleinen Becken mit konventionell nicht beherrschbarer klinischer Symptomatik besteht eine palliative Therapiemöglichkeit in Form einer lokoregionalen Chemotherapie mit selektiver Applikation von Mitomycin C und 5-Fluorouracil über einen Arteria iliaca interna-Katheter, bei gegebenen Voraussetzungen kann die Behandlung mit einer zusätzlichen Strahlentherapie kombiniert werden.

Lokoregionäres Rezidiv des operierten Rektumkarzinoms

Die Definition eines lokoregionären Rezidivs des operierten Rektumkarzinoms entspricht derjenigen bei Kolonkarzinomen (siehe dort).

Vor allem bei unvollständiger mesorektaler Exzision der Karzinome im mittleren und unteren Rektumdrittel muß mit einer Lokalrezidivrate von ca. 20 % gerechnet werden, wobei die Lokalrezidivrate in direkter Korrelation zur Erfahrung des Operateurs steht (SGKRK-Studie: 10 %–55 %). Im eigenen Patientengut liegt die Lokalrezidivrate bei 15,1 %. Bei 40 % aller Patienten mit einem R0-resezierten Karzinom im distalen oder mittleren Rektum werden metachrone Fernmetastasen in Leber und/ oder (seltener) in der Lunge beobachtet. In annähernd 80 % dieser Patienten findet sich auch ein lokoregionäres Rezidiv. Bei Vorliegen eines Lokalrezidives muß daher stets eine umfangreiche Diagnostik durchgeführt werden, die im wesentlichen dem Vorgehen beim Lokalrezidiv des Kolonkarzinoms entspricht. Als zusätzliche Maßnahme ergibt hier die Endosonographie wichtige Hinweise für die Tumorausdehnung.

Das Ausmaß und die Resektabilität eines Lokalrezidives beim Rektumkarzinom hängt in hohem Maße vom Typ der Erstoperation ab. Während nach abdominoperinealer Rektumexstirpation in weniger als 10 % der Patienten eine R0-Resektion des Rezidives möglich ist (häufige Infiltration der lateralen Beckenwand bzw. des Sakrums), sind Lokalrezidive nach anteriorer Resektion häufiger mobil und haben somit ein größeres Potential für einen kurativen Reeingriff. Das therapeutische Spektrum umfaßt bei vorangegangener anteriorer Rektumresektion die Nachresektion oder die abdominoperineale Rektumexstirpation. Nach vorausgegangener abdominoperinealer Rektumexstirpation kann das perineale Rezidiv sowie das nicht knöchern fixierte perirektale Rezidiv im primär nicht radikal entfernten Mesorektum als Operationsindikation gelten. Extraluminale Rezidive nach anteriorer Rektumresektion bzw. Rezidive nach abdominoperinealer Rektumexstirpation erfordern in hohem Maße multiviszerale Eingriffe bis hin zur totalen pelvinen Exenteration zum Erreichen einer R0-Resektion. Offensichtlich profitieren einige Patienten mit einem fortgeschrittenen Lokalrezidiv von der totalen pelvinen Exenteration, wenn diese als R0-Resektion abgeschlossen werden kann. Bei der Indikation zu diesem Eingriff muß die hohe Morbidität, sowie die deutlich erhöhte Letalität berücksichtigt werden.

Als wichtiger Faktor, der sowohl die Resektionsrate als auch die Prognose entscheidend beeinflußt, muß das gleichzeitige Vorliegen von Fernmetastasen gelten. Dies sollte aber nicht – insbesondere bei Vorliegen von Lebermetastasen nach Kolon-/Rektumresektion – automatisch zu einer rein palliativen Therapie Anlaß geben. Nicht selten bietet sich beim abdominellen aber auch intraluminalen Lokalrezidiv die Möglichkeit, lokoregionale Tumorfreiheit ohne größeren technischen Aufwand und Belastung für den Patienten zu erzielen und dann die Fernmetastasen entweder simultan oder in einem Zweiteingriff zu resezieren.

Tumorresektion mit intraoperativer Bestrahlung

In zahlreichen, allerdings nicht randomisierten Studien, wurde die Effektivität der intraoperativen Strahlentherapie beim Lokalrezidiv nach R0-Resektion beschrieben. Die lokale Tumorkontrolle gelingt in bis zu 62 % der Patienten nach 5 Jahren. Die intraoperative Strahlentherapie scheint somit die lokale Tumorkontrolle nach R0-Resektion zu verbessern und sollte in jedem Fall mit einer Radio-/Chemotherapie im multimodalen Konzept kombiniert werden.

Neoadjuvante Therapiekonzepte

Fraglich R0-resektable Lokalrezidive des Kolon- und Rektumkarzinoms sollten in multimodale Therapiekonzepte eingebunden werden. So läßt sich gelegentlich durch präoperative Bestrahlung beim Lokalrezidiv des Rektumkarzinoms eine Verbesserung der Resektabilität erzielen. Insgesamt muß man davon ausgehen, daß durch die präoperative Radio-/Chemotherapie einige Patienten, vor allem mit einem Rezidiv eines Rektumkarzinoms, in einen resektablen Zustand gebracht werden können. Andere Maßnahmen, wie die lokoregionale pelvine arterielle Chemotherapie oder die intraoperative Brachytherapie können in Einzelfällen erfolgreich sein.

Ergebnisse

Die Resektionsrate für das Lokalrezidiv des Rektumkarzinoms liegt allenfalls bei 20 %. Auf die Rektumwand beschränkte intraluminale Rezidive haben eine weitaus höhere Resektionsrate als extraluminale bzw. kombinierte extra-/intraluminale Lokalrezidive. Die R0-Resektionsrate bezogen auf alle Patienten mit einem lokoregionalen Rektumkarzinomrezidiv liegt bei ca. 10 %, bezogen auf die resezierten Patienten bei etwa 40–50 %. Nach R0-Resektion beträgt die 5-Jahres-Überlebensrate ca. 20 %. Als günstige Prognosefaktoren erweisen sich eine vorangegangene anteriore Resektion und das lokalisierte Anastomosenrezidiv. Bei Zustand nach abdominoperinealer Resektion gelingt eine R0-Resektion in den wenigsten Fällen, die 5-Jahres-Überlebensrate für diese Patienten liegt bei 0 %. Somit gilt beim Lokalrezidiv des Rektumkarzinoms im Gegensatz zum Kolonkarzinomrezidiv, daß nur wenige Patienten von einem operativen Eingriff profitieren.

Nachsorge

Die Nachsorge erfolgt stadienabhängig. Nach palliativer Resektion von Rektumkarzinomen sollte die Nachbetreuung symptomorientiert erfolgen. Bei frühem Tumorstadium (UICC-Stadium I) ist nach R0-Resektion in Anbetracht des geringen Rezidivrisikos und der günstigen Prognose von regelmäßigen Nachsorgeuntersuchungen kein Gewinn zu erwarten. Eine Koloskopie nach zwei und fünf Jahren dient der Früherkennung von Zweittumoren (Tab. 7). Abweichend hiervon kann im Einzelfall bei Annahme eines hohen Rezidivrisikos aufgrund des intraoperativen Befundes (intraoperative Tumoreröffnung) oder eines pathohistologischen Befundes (erhöhtes Risiko für Lebermetastasen bei Invasion perikolischer Venen oder G3/4-Tumoren)

Tabelle 7. Nachsorgeempfehlung bei Patienten mit Rektumkarzinom UICC-Stadium I

Untersuchung	Monate						
	6	12	18	24	36	48	60
Anamnese, körperliche Untersuchung				+			+
Koloskopie*				+			+

* drei Monate postoperativ, wenn präoperativ Abklärung des gesamten Kolons nicht möglich, nach dem fünften Jahr alle drei Jahre Koloskopie

Tabelle 8. Nachsorgeempfehlung bei Patienten mit Rektumkarzinom nach lokaler Exzision oder Polypektomie

Untersuchung	Monate						
	6	12	18	24	36	48	60
Anamnese, körperliche Untersuchung	+	+	+	+	+	+	+
Rektoskopie oder Sigmoidoskopie, eventuell Endosonographie	+	+	+				
Koloskopie*[2]				+			+

*[1] nach endoskopischer Abtragung eines gestielten Polypen mit pT1-Karzinom low risk sind bei tumorfreier Polypenbasis die Nachuntersuchungen nach 12 und 18 Monaten entbehrlich
*[2] drei Monate postoperativ, wenn präoperativ Abklärung des gesamten Kolons nicht möglich, nach dem fünften Jahr alle drei Jahre Koloskopie

Tabelle 9. Nachsorgeempfehlung bei Patienten mit Rektumkarzinom UICC-Stadium II + III

Untersuchung	Monate						
	6	12	18	24	36	48	60
Anamnese, körperliche Untersuchung	+	+	+	+	+	+	+
CEA	+	+	+	+	+	+	+
Abdomen-Sonographie	+	+	+	+	+	+	+
Röntgen-Thorax (in zwei Ebenen)		+		+	+		+
Nach Rektumresektion: Rektoskopie oder Sigmoidskopie, eventuell Endosonographie	+	+	+		+*[2]	+*[2]	
Koloskopie*[3]				+			+
Spiral-Computertomographie Becken	Drei Monate nach Abschluß der tumorspezifischen Therapie (Operation beziehungsweise adjuvanter Strahlen/Chemotherapie)						

*[1] Tumoren, die nicht eindeutig dem Rektum oder Sigma zuzuordnen sind (sogenannte Rektosigmoidkarzinome) werden in der Tumornachsorge wie Rektumkarzinome behandelt
*[2] nach adjuvanter Strahlen-/Chemotherapie wegen verzögert auftretender Lokalrezidive
*[3] drei Monate postoperativ, wenn präoperativ Abklärung des gesamten Kolons nicht möglich, nach dem fünften Jahr alle drei Jahre Koloskopie

eine regelmäßige oder engmaschige Nachsorge angezeigt sein. Bei Patienten, bei denen eine lokale Tumorexzision durchgeführt bzw. das frühe Karzinom durch endoskopische Polypektomie entfernt wurde, sollten wegen des möglicherweise höheren lokoregionären Rezidivrisikos rektoskopische Untersuchungen, eventuell mit Endosonographie, in sechsmonatigen Abständen erfolgen (Tab. 8). Regelmäßige Nachuntersuchungen sind zu empfehlen bei Patienten mit R0-Resektion von Tumoren des

UICC-Stadiums II und III, sofern der Allgemeinzustand und die Lebenserwartung einen Rezidiveingriff vertretbar erscheinen lassen (Tab. 9).

Prognose

Die Prognose des Rektumkarzinoms wird allgemein in der Literatur als etwas ungünstiger als die des Kolonkarzinoms angegeben. In unserem Patientenkollektiv liegt die 5-Jahres-Überlebensrate bei 59 % und die 10-Jahres-Überlebensrate bei 50 % und zeigt damit keinen signifikanten Unterschied zum Kolonkarzinom. 35 % der Patienten sind nach einer medianen Nachbeobachtungszeit von 52 Monaten an der Tumorerkrankung gestorben. Bei einer kompletten Tumorresektion (R0) liegen die 5-/10-Jahresüberlebensrate bei 74,7 % bzw. bei 63,2 %. Die 5-Jahres-Überlebensrate im Stadium I liegt bei 93,7 %, im Stadium II bei 79,6 %, im Stadium III bei 56,9 % und im Stadium IV bei 22,9 % (Abb. 7a und b).

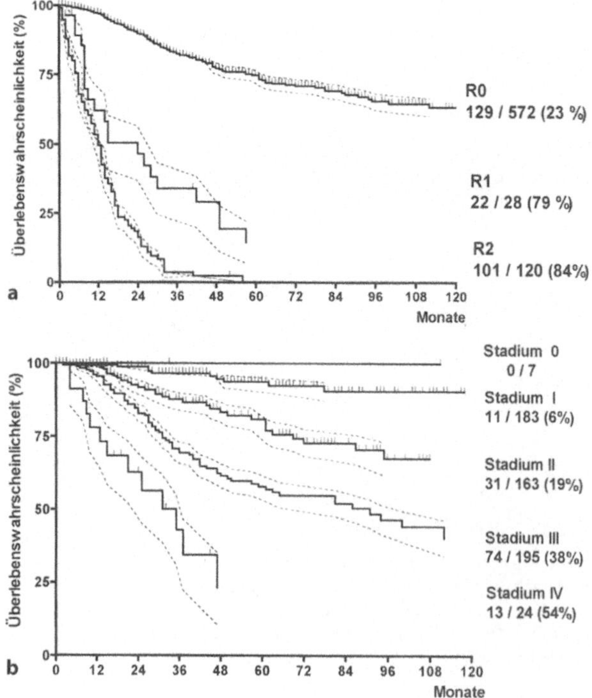

Abb. 7. Kaplan-Meier-Überlebenskurven für 720 resezierte Rektumkarzinome (eigenes Patientengut 1982–1997) in Korrelation zum Residualtumorstatus (**a**) und für 572 R0-resezierte Rektumkarzinome in Korrelation zum Tumorstadium (**b**). Die Anzahl (%) der an der Tumorerkrankung verstorbenen Patienten ist zu jeder Gruppe angegeben

Weiterführende Literatur

Becker N, Wahrendorf J (1997) Krebsatlas für die Bundesrepublik Deutschland. Springer, Heidelberg

Bollschweiler E, Feussner H, Huber F, Siewert JR (1993) Is cholecystectomy a risk factor for colorectal cancer? A meta-analysis. Langenbecks Arch Chir 378: 304–312

Buyse M, Zeleniuch-Jacquotte A, Chalmers TC (1988) Adjuvant therapy of colorectal cancer. Why we still don't know. JAMA 259: 3571–3578

CAO, AIO, ARO, AEK-P (1999) Aktualisierter Konsensus der CAO/AIO/ARO zur adjuvanten Therapie bei Kolon- und Rektumkarzinomen. Onkologie 22: 154–156

Eigler FW, Gabert H, Herfarth C, Hermanek P, Hohenberger W, Hossfeld K, Junginger T, Kruck P, Meyer HJ, Pichlmaier H, Sauer R, Stock W (1997) Leitlinien zur Therapie des Rektumkarzinoms. Mitteilungen der Deutschen Gesellschaft für Chirurgie

Enker WE, Thaler HT, Cranor ML, Polyak T (1995) Total mesorectal excision in the operative treatment of carcinoma of the rectum. J Am Coll Surg 181: 335–346

Fielding LP, Arsenault PA, Chapuis PH, Dent O, Gathright B, Hardcastle JD, Hermanek P, Jass JR, Newland RC (1991) Clinicopathological staging for colorectal cancer: An International Documentation System (IDS) and an International Comprehensive Anatomical Terminology (ICAT). J Gastroenterol Hepatol 6: 325–344

de Gramont A, Vignoud AJ, Tournigand C, Louvet C, Andre T, Varette C, Raymond E, Moreau S, Le Bail N, Krulik M (1997) Oxaliplatin with high-dose leucovorin and 5-fluorouracil 48-hours continuous infusion in pretreated metastatic colorectal cancer. Eur J Cancer 33 (2): 214–219

Herfarth C, Runkel N (1994) Chirurgische Standards beim primären Coloncarcinom. Chirurg 65: 514–523

Hermanek P, Junginger T, Hossfeld DK, Müller R-P, Fölsch UR (1999) Nachsorge und Rehabilitation bei Patienten mit gastrointestinalen Tumoren. Dt Ärztebl 96(33): A2084–2088

Hohenberger W, Günther K, Fietkau R (1998) Is radiochemotherapy necessary in the treatment of rectal cancer? Contra. Eur J Cancer 34: 441–446

Huber F, Siewert JR (1993) Lohnt die chirurgische Therapie des lokoregionalen Rezidivs nach reseziertem kolorektalem Karzinom? Zentralbl Chir 118: 516–524

Huber F, Stepan R, Zimmermann F, Fink U, Molls M, Siewert JR (1996) Locally advanced rectal cancer: resection and intraoperative radiotherapy using the flab mehod combined with preoperative or postoperative radiochemotherapy. Dis Colon Rectum 39: 774–779

Huber FT, Herter B, Siewert JR (1999) Colonic pouch vs. side-to-end anastomosis in low anterior resection. Dis Colon Rectum 42: 896–902

Junginger T, Eigler FW, Gabert H, Herfarth C, Hermanek P, Hohenberger W, Hossfeld K, Kruck P, Meyer HJ, Pichlmaier H, Sauer R, Stock W (1997) Leitlinien zur Therapie des Kolonkarzinoms. Mitteilungen der Deutschen Gesellschaft für Chirurgie

Junginger T, Hossfeld D, Sauer R, Hermanek P (1999) Adjuvante Therapie bei Kolon- und Rektumkarzinom. Dt Ärztebl 96; 11: A698

Köckerling F, Gall FP (1994) Chirurgische Standards beim Rectumcarcinom. Chirurg 65: 593–603

Lehnert T, Herfarth C (1996) Grundlagen und Wert der Lymphadenektomie beim colorectalen Carcinom. Chirurg 67: 889–899

Köhne CH, Schoffski P, Wilke H, Kaufer C, Andreesen R, Ohl U, Klaasen U, Westerhausen M, Hiddemann W, Schott G, Harstick A, Bade J, Horster A, Schubert U, Hecker H, Dorken B, Schmoll HJ (1998) Effective biomodulation by leucovorin of high-dose infusion fluorouracil given as a weekly 24-hour infusion: results of a randomized trial in patients with advanced colorectal cancer. J Clin Oncol 16: 418–426

Krook JE, Moertel CG, Gunderson LL, Wieand HS, Collins RT, Beart RW, Kubista TP, Poon MA, Meyers WC, Mailliard JA et al. (1991) Effective surgical adjuvant therapy for high-risk rectal carcinoma. N Engl J Med 324: 709–715

Lehnert T, Herfarth C (1998) Multimodale Therapie des Rectumcarcinoms. Chirurg 69: 384–392

Levi F, Misset JL, Brienza S, Adam R, Metzger G, Itzakhi M, Caussanel JP, Kunstlinger F, Lecouturier S, Descorps-Declere A et al. (1992) A chronopharmacologic phase II clinical trial with 5-fluorouracil, folinic acid, and oxaliplatin using an ambulatory multichannel programmable pump. High antitumor effectiveness against metastatic colorectal cancer. Cancer 69: 893–900

Moertel CG, Fleming TR, Macdonald JS, Haller DG, Laurie JA, Goodman PJ, Ungerleider JS, Emerson WA, Tormey DC, Glick JH et al. (1990) Levamisole and fluorouracil for adjuvant therapy of resected colon carcinoma. N Engl J Med 322: 352–358

Moertel CG (1994) Chemotherapy for colorectal cancer. N Engl J Med 330(16): 1136–1142

Moertel CG, Fleming TR, Macdonald JS, Haller DG, Laurie JA, Tangen CM, Ungerleider JS, Emerson WA, Tormey DC, Glick JH et al. (1995) Fluorouracil plus levamisole as effective adjuvant therapy after resection of stage III colon carcinoma: a final report. Ann Intern Med 122: 321–326

Molls M (1994) Prä- und postoperative Radiotherapie mit und ohne Chemotherapie beim Rectumcarcinom. Chirurg 65: 569–575

NIH Consensus Conference (1990) Adjuvant therapy for patients with colon and rectal cancer. JAMA 264: 1444–1450

O'Connell MJ, Martenson JA, Wieand HS, Krook JE, Macdonald JS, Haller DG, Mayer RJ, Gunderson LL, Rich TA (1994) Improving adjuvant therapy for rectal cancer by combining protracted-infusion fluorouracil with radiation therapy after curative surgery. N Engl J Med 331: 502–507

Pahlman L, Hohenberger W, Gunther K, Fietkau R, Metzger U (1998) Is radiochemotherapy necessary in the treatment of rectal cancer? Pro. Eur J Cancer 34: 438–448

Pichlmaier H, Hossfeld K, Sauer R (1994) Konsensus der CAO; AIO und ARO zur adjuvanten Therapie bei Colon-und Rectumcarcinom vom 11. März 1994. Chirurg 4(65): 411–412

Poon MA, O'Connell MJ, Wieand HS, Krook JE, Gerstner JB, Tschetter LK, Levitt R, Kardinal CG, Mailliard JA (1991) Biochemical modulation of fluorouracil with leucovorin: confirmatory evidence of improved therapeutic efficacy in advanced colorectal cancer. J Clin Oncol 9: 1967–1972

Porter GA, Soskolne CL, Yakimets WW, Newman SC (1998) Surgeon-Related Factors and Outcome in Rectal Cancer. Ann Surg 227(2): 157–167

Ratto C, Sofo L, Ippoliti M, Merico M, Doglietto GB, Crucitti F (1998) Prognostic Factors in Colorectal Cancer – Literature Review for Clinical Application. Dis Colon Rectum 41(8): 1033–1049

Roder JD, Rosenberg R, Nekarda H (1999) Das kolorektale Karzinom – Chirurgisch-onkologische Therapiekonzepte, lokoregionale Rezidive. In: Beger HG, Rühland D, Siewert JR (Hrsg) Kolon- und Rektumkarzinomchirurgie. Kurs der Deutschen Gesellschaft für Viszeralchirugie (DGVC). 116. Kongreß der Deutschen Gesellschaft für Chirurgie. DCS Druck-Centrum, Singen

Schmoll HJ (1994) Colorectal carcinoma: current problems and future perspectives. Ann Oncol 5 Suppl 3: 115–121

Siewert JR, Fink U (1992) Multimodale Therapiekonzepte bei Tumoren des Gastrointestinaltraktes. Chirurg 63: 242–250

Siewert JR, Huber F, Sendler A, Fink U (1995) Abdominelle Rezidive nach Eingriffen am Intestinum. Chirurg 66: 941–948

Siewert JR, Stein HJ, Sendler A (1997) Chirurgische Relevanz präoperativer Diagnostik bei Tumoren des Gastrointestinaltrakts – Entscheidungswege beim Ösophagus-, Magen-, Colon- und Rectumcarcinom. Chirurg 68(4): 317–324

Swedish Rectal Cancer Trial (1997) Improved survival with preoperative radiotherapy in resectable rectal cancer. N Engl J Med 336: 980–987

Tveit KM, Wiig JN, Olsen DR, Storaas A, Poulsen JP, Giercksky KE (1997) Combined modality treatment including intraoperative radiotherapy in locally advanced and recurrent rectal cancer. Radiother Oncol 44: 277–282

UICC: TNM-Klassifikation maligner Tumoren, 5. Auflage. Hrsg. Ch. Wittekind, G. Wagner, Springer, Berlin, Heidelberg, New York 1997

Vermorken JB, Claessen AM, van Tinteren H, Gall HE, Ezinga R, Meijer S, Scheper RJ, Meijer CJ, Bloemena E, Ransom JH, Hanna MG Jr, Pinedo HM (1999) Active specific immunotherapy for stage II and stage III human colon cancer: a randomised trial. Lancet 353: 345–350

2.5.3 Analkarzinom

H.J. Feldmann, K. Böttcher und R. Rosenberg

Ätiologie und Epidemiologie

Etwa 1 bis 4 % der anorektalen Karzinome sind Karzinome der Analregion. Die Inzidenz liegt je nach geographischer Region zwischen 4 und 15 Neuerkrankungen/ 1 Million Einwohner und Jahr, wobei Frauen beim Analkanalkarzinom etwa 1,5- bis 3fach häufiger betroffen sind im Gegensatz zum Analrandkarzinom mit umgekehrtem Geschlechtsverhältnis. Der Altersgipfel liegt im 6. und 7. Lebensjahrzehnt.

Ätiologisch stehen chronische Entzündungsreaktionen und Viruserkrankungen als auslösende Faktoren an erster Stelle. Mit Hilfe neuer Techniken wie der Polymerase-Kettenreaktion und in situ-Hybridisierung konnte bei einem Großteil von Patienten mit Analkarzinom, entsprechend den Befunden beim Zervixkarzinom der Frau, humanes Papilloma-Virus, hauptsächlich vom Typ 16 aber auch Herpes simplex-Virus, nachgewiesen werden. In der Praxis lassen sich eindeutige Risikogruppen definieren. Hierzu zählen immunsupprimierte Patienten, z. B. nach Nierentransplantation, Homosexuelle und Patienten mit HIV-Infektion. Weitere Risikofaktoren sind entzündliche Vorerkrankungen, langwierige perianale Fisteln bei Morbus Crohn, Bestrahlung im Analbereich und vorbestehende Condylomata accuminata.

Pathologie, Typisierung, Ausbreitungsstadien

Anatomie

Die Tumoren der Analregion werden in solche des Analkanals und des Analrandes unterteilt. Der Analkanal erstreckt sich nach UICC-Definition vom Rektum bis zur perianalen Haut (Übergang zur Haare tragenden Haut). Diese untere Grenze ist identisch mit der meist nicht sehr scharfen Linea anocutanea. Der untere Teil des Analkanals zwischen diesen beiden Linien ist überwiegend von unverhorntem, im untersten Abschnitt auch verhorntem Plattenepithel ausgekleidet, jedoch ohne Hautanhangsgebilde, insbesondere ohne Haare. Unmittelbar oberhalb der Linea dentata liegt die meist weniger als 1 cm breite Transitionalzone mit Übergangsepithel zwischen der endodermalen Rektumschleimhaut und dem ektodermalen Anoderm. In dieser Übergangszone liegen die Analpapillen und -krypten, letztere mit Mündungen der Analgänge bzw. Analdrüsen, die von Übergangepithel oder Zylinderepithel ausgekleidet werden. Submukös liegt in dieser Zone der Hämorrhoidalplexus. Der Analrand ist als 5 cm breite Zone der perianalen Haut, beginnend an der Linea anocutanea definiert (Abb. 1).

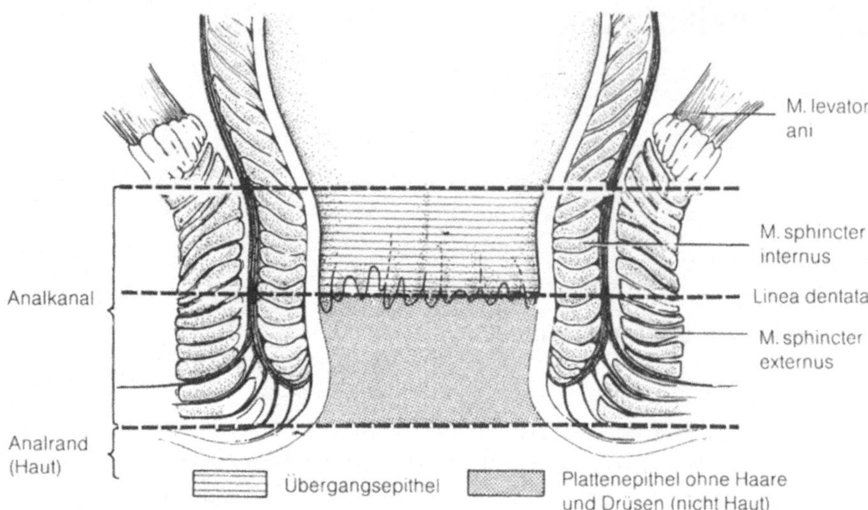

Abb. 1. Anatomische Klassifikation von Analkanal und Analrand.

Histologische Typisierung

Tumoren des Analkanals und des Analrandes werden sowohl nach WHO als auch nach UICC getrennt klassifiziert

Histologische Typisierung der Karzinome des Analkanals und des Analrandes nach WHO (1998/96)

Analkanal
- Plattenepithelkarzinom (kloakogenes Karzinom)
  - großzellig verhornend
  - großzellig nicht verhornend (Übergangsepithelkarzinom)
  - basaloid
  - mit muzinösen Mikrozysten
  - spindelzellig
- Adenokarzinom
  - vom rektalen Typ
  - der Analdrüsen
  - in anorektalen Fisteln
- Kleinzelliges („oat cell") Karzinom
- Undifferenziertes Karzinom

Analrand
- Plattenepithelkarzinom
- Plattenepithel-Carcinoma in situ
- M. Bowen
- Verruköses Karzinom
- Basalzellkarzinom (Basaliom)
- Andere
- M. Paget, extramammär

Die TNM-Klassifikation und Stadiengruppierung ist in Tabelle 1 dargestellt (UICC 1997).

Tabelle 1. TNM-Klassifikation und Stadiengruppierung (UICC 1997)

T	Primärtumor
TX	Primärtumor kann nicht beurteilt werden
T0	Kein Anhalt für Primärtumor
Tis	Carcinoma in situ
T1	Tumor 2 cm oder weniger in größter Ausdehnung
T2	Tumor mehr als 2 cm, aber nicht mehr als 5 cm in größter Ausdehnung
T3	Tumor jeder Größe mit Infiltration benachbarter Organe, z. B. Vagina, Urethra oder Harnblase (Befall der Sphinktermuskulatur allein wird nicht als T4 klassifiziert)

N	**Regionäre Lymphknoten**
NX	Regionäre Lymphknoten können nicht beurteilt werden
N0	Keine regionären Lymphknotenmetastasen
N1	Metastase(n) in periektalen Lymphknoten
N2	Metastase(n) in inguinalen Lymphknoten einer Seite und/oder in Lymphknoten an der A. iliaca interna einer Seite -
N3	Metastasen in perirektalen und inguinalen Lymphknoten und/oder in Lymphknoten an der A. iliaca interna beidseits und/oder in bilateralen Leistenlymphknoten

pN0: Regionäre perirektale-pelvine Lymphadenektomie und histologische Untersuchung üblicherweise von 12 oder mehr Lymphknoten und/oder inguinale Lymphadenektomie und histologische Untersuchungen üblicherweise von 6 oder mehr Lymphknoten.

M	**Fernmetastasen**
MX	Fernmetastasen können nicht beurteilt werden
M0	keine Fernmetastasen
M1	Fernmetastasen

Stadiengruppierung

Stadium 0	Tis	N0	M0
Stadium I	T1	N0	M0
Stadium II	T2,3	N0	M0
Stadium IIIA	T1,2,3	N1	M0
	T4	N0	M0
Stadium IIIB	T4	N1	M0
	jedes T	N2,3	M0
Stadium IV	jedes T	jedes N	M1

Analkanal

Die früher übliche Trennung von Plattenepithelkarzinom und basaloidem Karzinom wurde in der zweiten Auflage der WHO-Klassifizierung aufgegeben, offensichtlich weil sich hierfür weder histogenetisch noch therapeutisch oder tumorbiologisch eine ausreichende Begründung ergeben hatte. Auch der Begriff „kloakogenes Karzinom" wird nicht mehr für Tumoren des anorektalen Übergangs reserviert, sondern gilt als Synonym für alle Plattenepithelkarzinome des Analkanals. Diese sind nicht immer einheitlich strukturiert und werden nach dem überwiegenden Teil bezeichnet. Sie umfassen auch Karzinome vom Übergangszelltyp, die einem Urothelkarzinom weitgehend gleichen können. Etwa $^3/_4$ der Plattenepithelkarzinome gehen vom Übergangsepithel proximal der Linea dentata und $^1/_4$ vom Plattenepithel des distalen Analkanals aus. Das Plattenepithelkarzinom mit Mikrozysten ist sehr selten und entspricht dem früher verwendeten, nicht ganz korrekten Begriff Mukoepidermoidkarzinom. Seine richtige Klassifizierung ist aber wegen seiner bedeutend schlechteren Prognose, die es mit dem kleinzelligen Karzinom teilt, wichtig.

Das häufigste Adenokarzinom im Analkanal ist das vom Rektumtyp. Es ist von einem Rektumkarzinom nicht zu unterscheiden und kann nur aufgrund seiner Lokalisation im Analkanal diagnostiziert werden. *Im Zweifelsfall ist die Bezeichnung „tiefsitzendes Rektumkarzinom" korrekt.* Das Adenokarzinom vom Analdrüsentyp und das meist gut differenzierte muzinöse Adenokarzinom in anorektalen Fisteln sind selten.

Während das *Grading* der Adenokarzinome nach üblichen Kriterien erfolgt, empfehlen Wagner und Hermanek für die oft wenig differenzierten Plattenepithelkarzinome ein zweistufiges Verfahren – low grade und high grade – und für letzteres folgende Kriterien:

* Tumor aus kleinen Zellhaufen und -trabekeln ohne Palisadenstellung
* diffuse Infiltration am Tumorrand
* starke Kernpolymorphie und -hyperchromasie
* zahlreiche Mitosen

Analrand

Die selteneren Karzinome des Analrandes sind Hautkarzinome und werden deshalb auch entsprechend klassifiziert und therapiert. In Tabelle 1 werden die in der zweiten Auflage der WHO-Klassifizierung aufgeführten Analrandkarzinome durch neue Aspekte ergänzt.

Klinik

Als Leitsymptome des Analkarzinoms stellen sich mit 50 bzw. 35 % Häufigkeit anale Blutungen und Schmerzen bei der Defäkation dar. Weitere typische Krankheitszeichen sind Fremdkörpergefühl, Obstipation und Pruritus ani. In 10 % werden die Tumoren im asymptomatischen Stadium entdeckt. Besondere Aufmerksamkeit sollte bei chronischen perianalen Infektionen, Hämorrhoiden, Fisteln, Fissuren, Condylomata, Herpes-Affektion oder Psoriasis dem gleichzeitigen Vorliegen eines Analkarzinoms gelten.

Präoperative Diagnostik

Um die heute noch lange mittlere Zeitspanne von 5–11 Monaten von Symptombeginn bis zur Diagnosestellung zu verkürzen, müssen alle auffälligen Befunde, auch wenn sie bei einer Routineuntersuchung erhoben werden, einer sorgfältigen Diagnostik zugeführt werden. Diese umfaßt neben der Anamnese die klinische Untersuchung (insbesondere die inguinalen Lymphknoten) mit Inspektion des Analkanals sowie die digital-rektale Untersuchung und die Prokto- und Rektoskopie. Bei schmerzhaften lokalen Befunden muß gegebenenfalls eine Narkoseuntersuchung durchgeführt werden.

Bei Tumorverdacht muß die bioptische Sicherung bei kleinen Läsionen ($\leq$ 1 cm und isolierter Schleimhautbefall) durch eine Totalbiopsie (Tumorexzision), bei größeren Läsionen oder Infiltration der Muskulatur durch eine Inzisions- oder Stanzbiopsie erfolgen.

Nach histologischer Diagnosesicherung umfaßt das prätherapeutische Staging die Bestimmung der Tumormarker (CEA, SCC), die Sonographie der Leber, sowie eine Röntgenaufnahme des Thorax in 2 Ebenen. Die Ausdehnung des Primärtumors kann neben sorgfältiger klinischer Untersuchung durch einen erfahrenen Chirurgen heute durch die Endosonographie objektiv erfaßt werden. Bei ausgedehnteren Befunden ist ein Computertomogramm oder ein MR des Abdomens und Beckens, eine gynäkologische und gegebenenfalls urologische Untersuchung (Zystoskopie) notwendig.

Therapie des Analkarzinoms

Als Therapieverfahren mit kurativem Ziel stehen die operative Entfernung des Tumors (lokale Exzision, Rektumamputation), die alleinige Strahlentherapie und die Radiochemotherapie zur Verfügung (Abb. 2). In historischen Serien konnten durch radikales chirurgische Vorgehen (abdominoperineale Exstirpation) 5-Jahres-Überlebensraten von etwa 50 % erzielt werden. Die alleinige Strahlentherapie erreicht 5-Jahres-Überlebensraten zwischen 46 und 79 %. In den historischen Serien fand sich eine Dosisabhängigkeit der Heilungsraten.

Im letzten Jahrzehnt wurde an den meisten Zentren die simultane Radiochemotherapie eingeführt, mit der sich 5-Jahres-Heilungsraten von bis zu 90 % erzielen ließen. Dieses Behandlungsverfahren hat sich daher allgemein durchgesetzt, auch wenn die Frage der Notwendigkeit der zusätzlichen Chemotherapie in den frühen Stadien zur Zeit erst in randomisierten Studien (EORTC) geprüft wird.

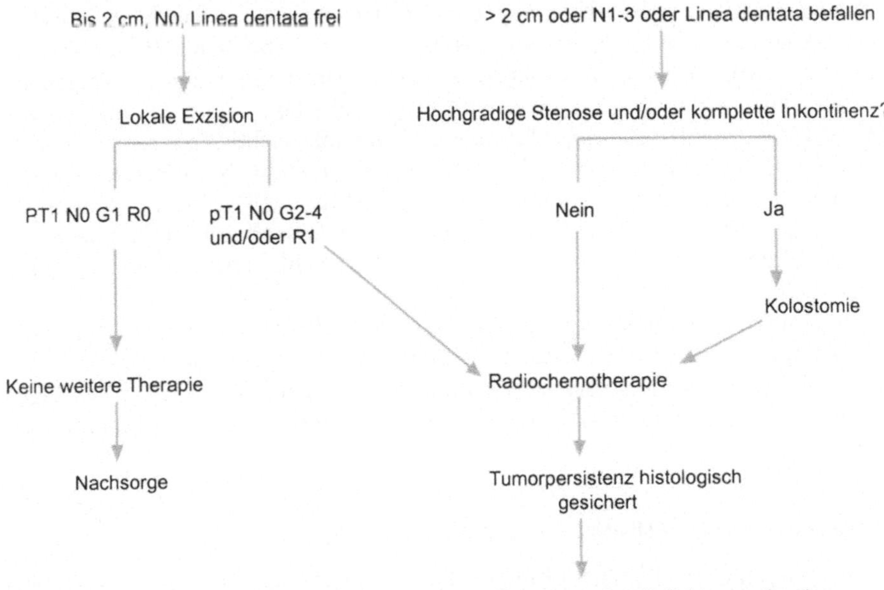

Abb. 2. Therapeutisches Vorgehen beim Plattenepithelkarzinom des Analkanals, Therapie in kurativer Intention

Operative Therapie

Beim Analkarzinom ist eine alleinige *Exzision* nur bei kleinen (unter 2 cm) oberflächlichen (pT1-Kategorie) und gut differenzierten Tumoren indiziert, sofern keine Lymphknotenmetastasen vorliegen und die Linea dentata nicht infiltriert ist. Fortgeschrittene Tumoren werden primär radiochemotherapiert (Abb. 2).

Die *abdominoperineale Rektumexstirpation* erfolgt bei histologisch gesichertem, trotz Radiochemotherapie persistierendem Tumor oder einem lokoregionalen Rezidiv. Sie beinhaltet die bilaterale inguinale Lymphadenektomie. Bei Patienten mit hochgradig stenosierenden Tumoren oder bei kompletter Inkontinenz ist vor einer Radiochemotherapie die Anlage eines Stomas notwendig.

Analrandkarzinome werden im Stadium T1-2 wie Hauttumoren durch eine alleinige lokale Exzision behandelt, nur bei fortgeschrittenen Tumoren sollte eine primäre Radiochemotherapie erfolgen.

Die seltenen anorektalen Melanome und Adenokarzinome werden der abdominoperinealen Rektumexstirpation zugeführt.

Radiochemotherapie

Die Radiochemotherapie umfaßt simultan zur Bestrahlung eine Chemotherapie nach dem NIGRO-Schema mit den Substanzen 5-Fluorouracil und Mitomycin C. Die Strahlentherapie im Beckenbereich wird nach CT-Planung über Mehrfelder-Techniken unter Einschluß der Primärtumorregion der perirektalen, internen iliakalen und in der Regel der inguinalen Lymphknoten durchgeführt. Die Bestrahlung erfolgt in typischer 3-Felder-Technik, wobei zusätzlich die Dosis im Bereich der inguinalen Lymphknoten über direkte Elektronenfelder ergänzt wird. Die Strahlentherapie kann dabei zur Reduzierung des bestrahlten Dünndarmvolumens in Bauchlage in einem angepaßten Karton aus Styropor, der den Bauch nach vorn fallen läßt und dadurch den Dünndarm nach ventral verlagert, erfolgen. Primärtumor und lokoregionaler Lymphabfluß werden, fraktioniert zu $5 \times 1{,}8$ Gy/Woche, bis zu einer Gesamtdosis von 45–50,4 Gy bestrahlt. Die Bestrahlung der Leisten erfolgt elektiv bis zu einer Gesamtdosis von 45 Gy, bei Befall bis zu einer Gesamtdosis von 55,8 Gy. Im Bereich des Primärtumors erfolgt eine Dosiserhöhung auf 50,4–54 Gy. Für T3- und T4-Tumoren ist eine Dosiserhöhung auf 55,8–59,4 Gy kumulativ empfehlenswert. Dosen über 60 Gy sind im Hinblick auf die Erhaltung einer normalen Sphinkterfunktion als kritisch anzusehen.

Die simultane Chemotherapie nach dem NIGRO-Schema erfolgt über einen venösen Port mit den Substanzen 5-FU (1000 mg/m^2 pro Tag an den Tagen 1 bis 5 und 29 bis 33) als 120-Stunden-Infusion sowie Mitomycin C (10 mg/m^2 pro Tag an den Tagen 1 und 29) als intravenöser Bolus. Bei T1- und T2-Tumoren kann auf Mitomycin verzichtet werden.

Therapie des Rezidivs: Palliative Maßnahmen

Bei einem Tumorrezidiv nach primärer Radiochemotherapie, welches meist in den ersten 2 Jahren nach Therapie entsteht, muß in kurativer Absicht die abdominoperineale Rektumamputation erfolgen. Dieses Operationsverfahren führt zu hohen Heilungsraten. Lokoregionale Lymphknotenmetastasen außerhalb des initialen Bestrahlungsfeldes können einer Radiochemotherapie zugeführt werden. Auch im Beckenbereich ist, in Abhängigkeit von bereits applizierter Strahlendosis und dem zeitlichen Intervall eine erneute Radiochemotherapie zu erwägen.

Bei isolierten Lungen- oder Lebermetastasen gelten die Grundätze der Metastasenchirurgie analog dem Kolon- und Rektumkarzinom.

Bei allgemeiner Inoperabilität kann ein Lokalrezidiv auch durch eine Laser- oder Kryotherapie behandelt werden, um eine Tumorstenose zu vermeiden. Ggf. kann auch die Anlage eines Stomas indiziert sein.

Nachsorge

Nachsorgeuntersuchungen haben die Beurteilung des Lokalbefundes nach Therapie sowie die Früherkennung eines Tumorrezidives oder eine Tumorpersistenz zum Ziel. Nach durchgeführter Radiochemotherapie ist es essentiell, 8 bis 12 Wochen nach durchgeführter Therapie die Remission klinisch, proktoskopisch und mit multiplen Stanzbiopsien zu überprüfen, um bei residuellen Tumormanifestationen bzw. beim Progreß der Erkrankung alle chirurgischen Optionen einsetzen zu können.

Die Tumornachsorge erfolgt im ersten Jahr in dreimonatigen Abständen und umfaßt neben der körperlichen Untersuchung vor allem die Rektoskopie. Eine MRT oder Spiral-CT des Beckens ist in 6monatigen Intervallen indiziert. Bei Auftreten eines Rezidivs sollte eine Salvagetherapie in kurativer Intention eingeleitet werden.

Eigenes Patientengut und Ergebnisse

Im Zeitraum von 1982–1998 wurden insgesamt 62 Patienten mit einem Analkarzinom behandelt. Das Durchschnittsalter der Patienten betrug 61,1 (31–81) Jahre. 75,8 % der Patienten waren weiblich. Bei 55 Patienten (88,7 %) lag ein Analkanalkarzinom und bei 7 Patienten ein Analrandkarzinom vor. Alle Tumoren waren Plattenepithelkarzinome. In 8 % lag ein Stadium I, in 52 % ein Stadium II, in 35 % ein Stadium III und in 5 % ein Stadium IV vor.

Bei 12 Patienten wurde der Tumor als Zufallsbefund bei der Behandlung anderer Erkrankungen im Analbereich festgestellt.

48/55 (87 %) der Patienten mit einem *Analkanalkarzinom* wurden primär nach dem o. g. Schema radiochemotherapiert. Bei 16/48 Patienten war der Tumor vorher bereits lokal exzidiert worden, bei 7 Patienten allerdings im Sinne einer R1-Resektion. Eine prätherapeutische Anus praeter-Anlage war bei 2 Patienten erforderlich.

Die Gesamtüberlebensrate nach erfolgreicher Radiochemotherapie (n = 38) liegt nach 5 Jahren bei 78 % (Kategorie T1/T2 86 %, Kategorie T3/T4 61 %). Die kolostomiefreien Überlebensraten liegen in Kategorie T1/T2 nach 5 Jahren sogar bei 92 % und in Kategorie T3/T4 nach 5 Jahren bei 48 %.

Schwerwiegende Nebenwirkungen Grad 3–4 (WHO) waren bei dem gewählten Behandlungsregime nicht zu verzeichnen. Nach Abschluß der Radiochemotherapie mußte bei 10 Patienten wegen residuellem Tumor eine Resektion durchgeführt werden, bei 7 Patienten in Form einer abdominoperinealen Rektumexstirpation.

Eine primär operative Therapie erfolgte bei 7 Patienten. Trotz anschließender Radiochemotherapie bei 5 Patienten entwickelten fast alle Rezidive und/oder Fernmetastasen, nur ein Patient überlebte länger als 24 Monate.

6 von 7 Patienten mit *Analrandkarzinomen* wurden primär nach dem o. g. Schema radiochemotherapiert, bei 4 von diesen Patienten kam es zu einer Tumorregression. Die beiden anderen Patienten wurden wegen Tumorresiduen rektumamputiert.

Weiterführende Literatur

Bartelink H, Roelofsen F, Eschwege F, Rougier P, Bosset JF, Gonzalez-Gonzales D, Pfeiffert D, van Glabbeke M, Pierart M (1997) Concomitant Radiotherapy and Chemotherapy is superior to Radiotherapy alone in the treatment of locally advanced anal cancer: Results of a phase III Randomized Trial of the European Organization for Research and Treatment of Cancer, Radiotherapy and Gastrointestinal Cooperative Groups. J Clin Oncol 15: 2040–4049

Grabenbauer GG, Panzer, Hültenschmidt B, Doker R, Huber K, Kuhne-Velte HJ, Rühl U, Budach V, Wendt T (1994) The prognostic factors following the simultaneous radiochemotherapy of anal carcinoma in a multicenter series of 139 patients. Strahlenther. Onkol 170: 391–399

Grabenbauer GG (1996) Analkarzinom: Aktuelle Ergebnisse aus EORTC- und RTOG/ECOG-Studien. Strahlenther. Onkol 172: 275–285

Hermanek P et al. (1997) UICC: TNM-Klassifikation maligner Tumoren. 5. Auflage Springer, Berlin Heidelberg

Jass Jr, Sobin LH (Eds) (1989) WHO Histological typing of malignat tumours. 2nd edition, Springer, Berlin Heidelberg

Jauch KW, Schalhorn A (1994) Analkarzinom. In: Wilmanns W, Huhn D, Wilms K, (Hrsg): Internistische Onkologie. Thieme Verlag Stuttgart 38–543

Nigro ND (1984) An evaluation of combined therapy of squamous cell cancer of the anal canal. Dis Colon Rectum 27: 763–766

UICC: TNM-Klassifikation maligner Tumoren, 5. Auflage. Hrsg. Ch. Wittekind, G. Wagner, Springer, Berlin, Heidelberg, New York 1997

Wagner G, Hermanek P (Hrsg) (1995) ADT: Organspezifische Tumordokumentation. Springer, Berlin Heidelberg

2.6 Neuroendokrine Tumoren

H. Höfler, A. Stier und V. Schusdziarra

Von Feyrter wurden in fast allen Organen disseminierte „helle" Zellen beschrieben, die – wie sich später herausstellte – neuroendokrine Charakteristika aufweisen. Tumoren des neuroendokrinen „Systems" wurden erstmals von Lubarsch vermutet und als „Karzinoide" bezeichnet und später von Oberndorfer – übrigens am Pathologischen Institut des Klinikums rechts der Isar in München – bezüglich ihrer Prognose als „karzinomähnlich" charakterisiert.

Die Terminologie dieser Tumoren war – und ist – problematisch: Die Begriffe „Apudom", „Karzinoid", „endokrine Tumoren" sind irreführend bzw. nicht präzise. Übereinkunftsgemäß bezeichnet man heute die „hellen" Zellen Feyrters als neuroendokrine Zellen und die entsprechend differenzierten Neoplasmen als neuroendokrine Tumoren (NET). Unter NET werden daher alle Tumoren zusammengefaßt, welche immunhistochemisch neuroendokrine Differenzierung aufweisen (zumindest einen vesikulären oder granulären Marker oder eine positive Reaktion mit einem Antikörper gegen ein Peptid oder Amin) oder bei denen sich elektronenmikroskopisch neuroendokrine Granula in den Zellen eindeutig nachweisen lassen. Die prädiktive Charakterisierung des biologischen Verhaltens von NET ist nach wie vor nicht exakt möglich und basiert auf zahlreichen Parametern; nur die bereits erfolgte Metastasierung und Invasion des Primärtumors über die Grenzen des Organs hinaus zeigen unzweifelhaft die „Malignität" des Tumors an. Weitere Parameter wie Lokalisation, Tumorgröße, etc. können bei der Beurteilung des biologischen Verhaltens hilfreich sein.

Morphologische und histopathologische Parameter für das biologische Verhalten von neuroendokrinen Tumoren
(eindeutige Malignitätskriterien fettgedruckt)
- **Metastasen**
- **Invasion über die Grenzen des Organs des Primärtumors hinaus**
- Lokalisation (z. B. Kolon versus Appendix)
- Tumorgröße
- Tiefe der Invasion
- Gefäßinvasion
- Immunhistochemische und klinische Parameter
- Mitoserate bzw. Mib-1-Rate
- Atypie

- Nekrose
- Mit dem Tumor assoziierte histomorphologische Veränderungen
- Ploidie, S-Phase
- p53
- andere

Angeregt durch die uneinheitliche Nomenklatur dieser Tumoren und vor allem durch erhebliche Schwierigkeiten, ihr biologisches Verhalten vorauszusagen, wurde für die Tumoren des Gastrointestinaltraktes, des Pankreas und der Lunge eine Klassifizierung vorgeschlagen, die unter Einbeziehung der Lokalisation und verschiedener Parameter die NET in vier Dignitätsgruppen einteilt: (A) benignes Verhalten, (B) benignes oder niedrig malignes Verhalten, (C) malignes Verhalten und (D) hochgradig malignes Verhalten.

Diese Klassifikation bezieht in die prognostische Beurteilung auch den Begriff der Peptid- bzw. Aminsekretion mit ein („funktionierende" NET): So werden Tumoren, welche z. B. Gastrin zwar produzieren, jedoch nicht sezernieren als „NET mit Immunreaktivität (oder Produktion) für Gastrin" bezeichnet; nur jene Tumoren, welche Gastrin auch sezernieren und zum entsprechenden klinischen Bild der Hypergastrinämie führen, sollen jedoch als „Gastrinome" bezeichnet werden. Die Diagnose „Gastrinom" ist deshalb vom Pathologen allein nicht zu stellen, sondern setzt den Nachweis einer Hypergastrinämie voraus.

Allgemeine therapeutische Überlegungen

Für gastrointestinale NET ohne und mit Metastasen sollte, wenn immer möglich, primär eine kurative chirurgische Therapie gewählt werden. Im Gegensatz zu den Prinzipien der Karzinomtherapie, bei der die chirurgische Tumorreduktion keinen Einfluß auf die Überlebensrate hat, hat die Verkleinerung von NET durch chirurgisches Debulking oder arterielle Embolisation einen hohen Stellenwert. Lediglich bei Irresektabilität, inkompletter Tumorresektion von funktionierenden NET (mit entsprechender klinischer Symptomatik) und hoch malignen neuroendokrinen Karzinomen (Gruppe D) ist eine additive medikamentöse Therapie sinnvoll.

Kleine Tumoren (Gruppe A) können in Abhängigkeit von der Lokalisation prinzipiell auch endoskopisch abgetragen werden, wobei darauf hingewiesen werden muß, daß üblicherweise eine radikale endoskopische Abtragung von NET aufgrund des „Eisbergphänomens" der Tumoren nicht möglich ist und vor allem die Dignität zum Zeitpunkt der Diagnose häufig nicht geklärt ist. Eine (Poly)chemotherapie sollte nur hoch malignen neuroendokrinen Karzinomen mit erwartungsgemäß hoher Proliferationsrate vorbehalten bleiben. Die Ergebnisse der Chemotherapie aller übrigen Tumoren (Gruppe A – C) müssen bei NET als unbefriedigend bewertet werden.

Das synthetisierte Analogon Octreotid (Sandostatin) kann zur passageren Inhibierung der durch überschießende Hormonproduktion verursachten Symptomatik wirkungsvoll eingesetzt werden. Insbesondere bei Patienten mit Karzinoidsyndrom kann die Flushsymptomatik, vor allem aber die Diarrhöen bei einer Tagesdosierung von bis zu 3 × 200 µg reduziert werden. Auch beim Glukagonom ist die Octreotidtherapie erste Wahl. Aufgrund der geringeren Rezeptordichte des Insulinoms ist die Somatostatintherapie bei diesem neuroendokrinen Tumor zur Vermeidung einer Hypoglykämie nur bei etwa der Hälfte der Patienten anwendbar. Eine antiproliferative Wirkung wird Sandostatin nur in Einzelfällen zugeschrieben. Bei Gastrinomen hingegen hat sich die symptomreduzierende Behandlung mit Protonenpumpenhemmern in einer Dosierung von 40–80 mg/d Omeprazol als sehr wirksam erwiesen.

Ein weiterer Therapieansatz ist die Gabe von Interferon: Neben der Inhibierung der endokrinen Symptomatik wurde eine partielle Tumorremission in 10 bis 27 % der Fälle bei allerdings kleinen Fallzahlen beobachtet. Die Remissionsdauer variiert zwischen 2 und 34 Monaten. Derzeit wird in einer Multizenterstudie der potentielle synergistische Effekt von Octreotid und INF-Alpha auf das Tumorwachstum überprüft, erste orientierende Ergebnisse sind hoffnungsvoll.

Bei hepatogen metastasierenden, funktionierenden NET kann als zusätzliche Therapie eine arterielle Embolisation sinnvoll sein. Die größten Erfahrungen liegen mit einer Gelfoam-Applikation von Lipiodol und Doxorubicin vor. Die Embolisation kann selektiv, alle drei arterielle Äste betreffend, vorgenommen werden. Kontraindikationen sind ein Tumorbefall von mehr als 50 % des Leberparenchyms, ein Verschluß der Pfortader und eine Hyperbilirubinämie. Im Durchschnitt liegt die Remissionsdauer bei 11 Monaten, das bisher beobachtete Maximum bei 4 $^1/_2$ Jahren.

Präneoplasien und neuroendokrine Tumoren des Magens

Klassifikation

Neuroendokrine Tumoren des Magens (nach Capella et al.)

A: Benigne
nicht funktionierende gut differenzierte NET (< 1 cm) in der Mukosa/Submukosa ohne Angioinvasion
- üblicherweise (evtl. multiple) ECL-Tumoren assoziiert mit CAG oder HG/ZES
- Tumoren assoziiert mit MEN-1 (selten)
- sporadische Tumoren

B: Benigne oder niedrig maligne
nicht funktionierende hoch differenzierte NET (1–2 cm) in der Mukosa/Submukosa ohne Angioinvasion
- üblicherweise (evtl. multiple) ECL-Tumoren assoziiert mit CAG oder HG/ZES
- Tumoren assoziiert mit MEN-1 (selten)
- sporadische Tumoren

C: Niedrig maligne
nicht funktionierende hoch differenzierte NET (> 1 cm) mit Invasion jenseits der Submukosa und/oder Angiovasion und/oder Metastasen
- üblicherweise sporadische Tumoren, seltener Serotonin-produzierende oder andere
- Tumoren assoziiert mit MEN-1 (selten)
- sporadische Tumoren
- funktionierende hoch differenzierte NET jeder Größe

- (sporadisches) Gastrinom
- Serotonin-produzierender Tumor mit Karzinoidsyndrom

D: Hoch maligne
Funktionierende oder nicht funktionierende niedrig differenzierte neuroendokrine Karzinome
- klein-intermediärzellig
- großzellig

* wenn Metastasen oder Invasion über die Grenzen des Organs des Primärtumors hinaus vorliegt, soll der Tumor als neuroendokrines Karzinom niedrigen Malignitätsgrades eingestuft werden.

Ein Teil der NET des Magens weist gut charakterisierte Vorläuferläsionen auf, die auch durch zahlreiche tierexperimentelle Untersuchungen sehr gut dokumentiert sind. Die präneoplastischen Veränderungen werden aufgrund von histomorphologischen Charakteristika und der Größe der Läsionen unterteilt in Hyperplasien und Dysplasien. Alle Läsionen über 0,5 cm Durchmesser werden definitionsgemäß als NET bezeichnet, unabhängig davon, ob sie nur intramukosales oder die Muscularis mucosae überschreitendes Wachstum aufweisen. Die Hyperplasie neuroendokriner Zellen im Magen sowie dysplastische Veränderungen sind überwiegend aufgebaut aus versilberbaren ECL-Zellen, betreffen üblicherweise große Teile des Korpus und Fundus und sind häufig assoziiert mit ausgedehnten atrophischen Veränderungen der Magenmukosa sowie autoimmunologischer Zerstörung der spezifischen Korpus-Fundus-Drüsen. Klinisch imponieren diese Patienten unter dem Bild der Hypo- oder Achlorhydrie und sekundären Hypergastrinämie mit und ohne perniziöser Anämie.

Wesentliches Kriterium der Klassifikation der NET des Magens ist die Kenntnis, daß mit ECL-Hyperplasie assoziierte NET üblicherweise langsameres Wachstum und günstigeren Verlauf aufweisen als sporadische Tumoren. Disseminierte Hyperplasien neuroendokriner Zellen und multiple NET werden auch gehäuft bei Zollinger-Ellison-Syndrom, assoziiert mit multipler endokriner Neoplasie-Typ I (MEN-1), gefunden.

Therapie

Die therapeutische Strategie der präneoplastischen Veränderungen endokriner Zellen in der Magenmukosa und die der neuroendokrinen Tumoren ist in Abbildung 1 zusammengefaßt.

Die Therapie der ECL-Hyper- und Dysplasie ist üblicherweise eine nicht-chirurgische: Gastroskopisch sollen die chronisch-atrophische Gastritis und die Ausdehnung der präneoplastischen Veränderungen durch zahlreiche Biopsien aller Regionen des Magens gut dokumentiert werden sowie klinischerseits eine Hypergastrinämie bzw. Zollinger-Elison-Syndrom und MEN-1 bestätigt oder ausgeschlossen werden; durch sechsmonatige endoskopische Kontrollen sollen evtl. Größenzunahmen oder das Auftreten neuer Läsionen im Magen dokumentiert werden. Kleine Tumoren mit einem Durchmesser von 0,5 bis 1 cm (Gruppe A), assoziiert mit ECL-Hyperplasie können endoskopisch abgetragen werden. Ein chirurgisches Vorgehen – Exzision von Tumoren oder Antrektomie, wie dies früher bei präneoplastischen Läsionen und multiplen kleinen Tumoren (< 1 cm) durchgeführt wurde – halten wir aufgrund der guten Prognose dieser Tumoren nur in Ausnahmefällen für berechtigt.

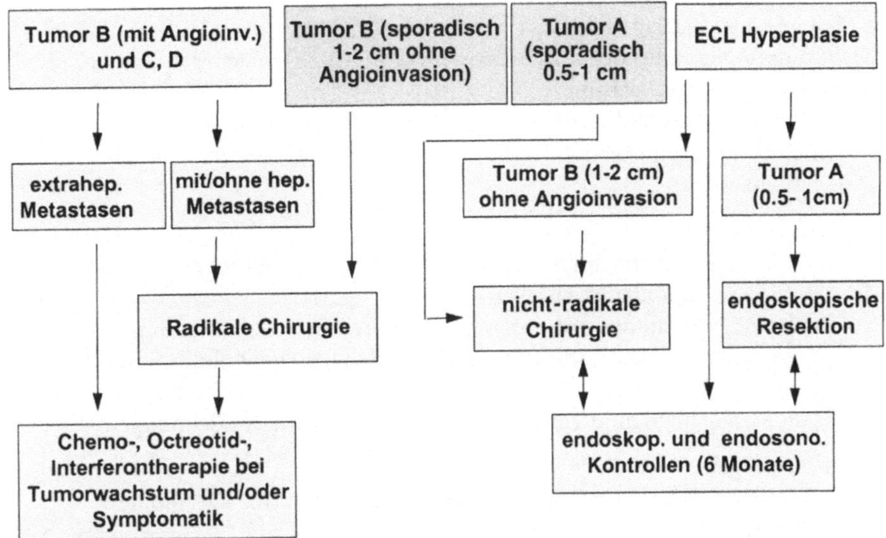

Abb. 1. Therapie der neuroendokrinen Tumoren des Magens

Für Tumoren zwischen 1 und 2 cm Größe mit Angioinvasion assoziiert mit ECL-Hyperplasie (Guppe B) wird in Abhängigkeit der Lokalisation des Tumors bzw. der Tumoren ein nicht radikales chirurgisches Vorgehen vorgeschlagen (z.B. transmurale Exzision).

Für sporadische Tumoren zwischen 0,5 und 1 cm Größe (Gruppe A) wird ebenfalls ein nicht-radikales chirurgisches Vorgehen (Exzision) für sinnvoll erachtet, für sporadische Tumoren zwischen 1 und 2 cm Größe ohne Angioinvasion (Gruppe B) ist jedoch aufgrund häufig bestehender Lymphknotenmetastasen ein radikales chirurgisches Vorgehen (je nach Lokalisation totale oder subtotale Gastrektomie) inkl. Lymphadenektomie indiziert. Auch für Tumoren der Gruppe C ist ein radikales chirurgisches Vorgehen mit (partieller) Gastrektomie je nach Tumorlokalisation die Therapie der Wahl, evtl. in Kombination mit medikamentöser Therapie. Bei hochmalignen Tumoren (Gruppe D) ist eine präoperative Chemotherapie sinnvoll.

Duodenum

Klassifikation

Neuroendokrine Tumoren des Duodenums (nach Capella et al.)

A. Benigne
Nicht funktionierende hoch differenzierte NET (< 1 cm) innerhalb der Mukosa/Submukosa ohne Angioinvasion
* Gastrin- oder Serotonin-produzierende Tumoren im proximalen Duodenum
* gangliozytisches Paragangliom (jede Größe)

B. Benigne oder niedrig maligne
Nicht funktionierende hoch differenzierte NET (1–2 cm) in der Mukosa/Submukosa und/oder Angioinvasion
 * Gastrin- oder Serotonin-produzierende Tumoren oder andere
 * Somotostatin-produzierende Tumoren (ampullär) evtl. assoziiert mit M. Recklinghausen

*C. Niedrig maligne**
Nicht funktionierende hoch differenzierte NET (> 2 cm) mit Invasion jenseits der Submukosa und/oder Metastasen
 * Gastrin- oder Serotonin-produzierende Tumoren (jede Lokalisation)
 * Somotostatin-produzierende Tumoren (ampullär) mit oder ohne M. Recklinghausen
Funktionierende hoch differenzierte NET jeder Größe und Ausdehnung

D. Hoch maligne
Funktionierende oder nicht funktionierende neuroendokrine Karzinome (üblicherweise ampullär)
 * klein- oder intermediärzelliges Karzinom
 * großzelliges Karzinom

* wenn Metastasen oder Invasion über die Grenzen des Organs des Primärtumors hinaus vorliegt, soll der Tumor als neuroendokrines Karzinom niedrigen Malignitätsgrades eingestuft werden.

Besonders hervorgehoben werden muß die wesentliche prognostische Bedeutung der klinischen Symptomatik: Gastrin-immunreaktive Tumoren ohne entsprechende klinische Symptomatik sind unter einer Größe von 1 cm üblicherweise als benigne einzustufen, hingegen sind Gastrinome (Gastrin-produzierende Tumoren mit entsprechender klinischer Symptomatik) häufig auch unter 5 mm Durchmesser als niedrig maligne einzustufen und häufig bereits mit Metastasen in den regionären Lymphknoten oder der Leber assoziiert. Die Malignitätsrate der duodenalen Gastrinome ist für hereditäre Formen (MEN-1-assoziiert) und sporadische Fälle ähnlich (60 %). Die Rate von Lebermetastasen ist bei MEN-1-assoziierten Tumoren aber deutlich geringer, mit der Konsequenz, daß hereditäre (MEN-1-assoziierte) duodenale Gastrinome eine bessere 10-Jahres-Überlebensrate aufweisen als sporadische Gastrinome (87 % versus 52 %).

Therapie

Die Therapie richtet sich nach dem biologischen Verhalten der Tumoren: Für die Tumoren der Gruppe A mit benignem Verlauf ist primär eine lokal chirurgische Therapie anzustreben. Bei sehr kleinen Tumoren (der Gruppe A) ist in Ausnahmefällen auch eine endoskopische Abtragung indiziert. Fast die Hälfte aller Gastrinome sind in der Duodenalwand lokalisiert und wegen ihrer kleinen Größe präoperativ kaum diagnostizierbar. In der Duodenalwand lokalisierte Gastrinome treten – im Gegensatz zu den pankreatischen Tumoren – in der Regel solitär auf, haben aber eine hohe lymphogene und hepatische Metastasierungstendenz (50–80 %!). Deshalb ist eine lokale Tumorexzision mit Lymphadenektomie und ggf. Lebermetastasenresektion vom onkologischen Standpunkt völlig ausreichend. Für die funktionierenden Tumoren der Gruppen B und C sowie hoch differenzierte NET (z.B. Gastrinome; Gruppe C), die weder prä- noch intraoperativ in der Duodenalwand oder im Pankreas lokalisierbar sind, ist eine partielle Duodenopankreatektomie nach Whipple ggf. kombiniert mit der Resektion von Metastasen die Therapie der Wahl. Auch für die hoch malignen neuroendokrinen Karzinome (D) wird ein chirurgisches Vorgehen nach Whipple in Kombination mit einer medikamentösen Therapie vorgeschlagen.

Jejunum und Ileum

Klassifikation

Auch für diese Lokalisation richtet sich die Klassifikation in erster Linie nach der Größe und der Funktionalität der Tumoren.

Neuroendokrine Tumoren des Jejunums und des Ileums (nach Capella et al.)

A. Benigne
Nicht funktionierende hoch differenzierte NET (< 1 cm) innerhalb der Mukosa/ Submukosa ohne Angioinvasion
- üblicherweise Serotonin- und Substanz-P-produzierende Tumoren im terminalen Ileum

B. Benigne oder niedrig maligne Tumoren
Nicht funktionierende NET (1 – 2 cm) in der Mukosa/Submukosa ohne Angioinvasion
- üblicherweise Serotonin- und Substanz-P-produzierende Tumoren im terminalen Ileum

*C. Niedrig maligne**
Nicht funktionierende hoch differenzierte NET (< 2 cm) jenseits der Submukosa und/oder Angioinvasion und/oder Metastasen
- üblicherweise Serotonin- und Substanz-P-produzierende Tumoren im terminalen Ileum
Funktionierende hoch differenzierte NET jeder Größe
- üblicherweise Serotonin- und Substanz-P-produzierende Tumoren mit Karzinoidsyndrom
- sporadisches Gastrinom (oberes Jejunum)

D. Hoch maligne
Funktionierende oder nicht funktionierende neuroendokrine Karzinome (üblicherweise ampullär)
- klein- oder intermediärzelliges Karzinom
- großzelliges Karzinom

* wenn Metastasen oder Invasion über die Grenzen des Organs des Primärtumors hinaus vorliegt, soll der Tumor als neuroendokrines Karzinom niedrigen Malignitätsgrades eingestuft werden.

Therapie

Da die NET dieser Lokalisation entweder endoskopisch überhaupt nicht faßbar sind oder mittels Biopsie eine Differenzierung zwischen der Gruppe A (benigne) und der Gruppe B und C (benigne bzw. niedrig maligne) nicht eindeutig möglich ist – da die Angioinvasion in Biopsien häufig nicht erfaßt werden kann – und aufgrund der Tatsache, daß NET des Dünndarms unter 1 cm Größe in 20 bis 30 % bereits metastasieren, sollten alle Tumoren der Gruppen A – C im Gesunden inklusive regionärer Lymphknoten reseziert werden und evtl. nach multiplen Tumoren im Dünndarm gesucht werden. Bei Tumoren über 2 cm Größe (C) finden sich bereits in 80 % regionäre Lymphknotenmetastasen und in der Hälfte der Fälle Lebermetastasen. Der chirurgische Eingriff kann bei singulären Lebermetastasen mit einer parenchymsparenden Metastasenresektion kombiniert werden. Für Tumoren hohen Malignitätsgrades (neuroendokrine Karzinome, D) ist wie für diese Tumoren in anderen Lokalisationen zusätzlich zum chirurgischen Eingriff eine alternative Therapie sinnvoll.

Appendix

Klassifikation

Wesentlich für die Klassifikation ist die Tumorgröße, die eventuelle Ausdehnung des Tumors in die Mesoappendix, evtl. bestehende klinische Syndrome (vor allem Karzinoidsyndrom) und das Vorliegen von Metastasen.

Neuroendokrine Tumoren der Appendix (nach Capella et al.)

A. Benigne
Nicht funktionierende gut differenzierte NET (< 2 cm) ohne Ausdehnung in die Mesoappendix
- üblicherweise Serotonin- und Substanz-P-produzierende Tumoren an der Appendixspitze
- selten Glukagon-, PP-, PYY-produzierende Tumoren

B. Benigne oder niedrig maligne
Nicht funktionierende hoch differenzierte NET (2 – 3 cm) mit Ausdehnung in die Mesoappendix
- üblicherweise Serotonin- und Substanz-P-produzierende Tumoren an der Appendixspitze
- selten Glukagon-, PP-, PYY-produzierende Tumoren

*C. Niedrig maligne**
Nicht funktionierende hoch differenzierte NET (> 3 cm) mit tiefer Invasion in die Mesoappendix
- Serotonin-produzierende Tumoren
- selten Glukagon-, PP-, PYY-produzierende Tumoren
Funktionierende hoch differenzierte NET jeder Größe und Ausdehnung
- Serotonin-produzierender Tumor mit Karzinoidsyndrom

D. Hoch maligne
Funktionierende oder nicht funktionierende niedrig differenzierte neuroendokrine Karzinome
- klein- oder intermediärzelliges Karzinom
- großzelliges Karzinom

* wenn Metastasen oder Invasion über die Grenzen des Organs des Primärtumors hinaus vorliegt, soll der Tumor als neuroendokrines Karzinom niedrigen Malignitätsgrades eingestuft werden.

In der Analyse von 414 Fällen wurden von MacGillivray et al. beschrieben, daß sowohl Tumorgröße (> 2 cm) und Invasion in die Mesoappendix hoch signifikant mit Metastasierung (P < 0,0001) assoziiert waren. In der hier verwendeten Klassifikation sind die selten vorkommenden Becherzellkarzinoide (Gobletzellkarzinoid) nicht enthalten.

Therapie

Für NET unter 2 cm Größe ohne Invasion in die Mesoappendix (Gruppe A) ist eine einfache Appendektomie ausreichend. Für den Fall, daß ein NET mit Lokalisation am Abgang der Appendix mit der einfachen Appendektomie nicht im Gesunden resezierbar ist, ist eine partielle Ileozökalresektion die Therapie der Wahl. Für alle übrigen Gruppen der NET der Appendix (B–D) wird die Hemikolektomie vorgeschlagen. Für die endo-exokrinen Mischtumoren (Gobletzellkarzinoide) der Appendix und des terminalen Ileums ist aufgrund des aggressiveren Verlaufes dieser Tumoren unabhängig von der Größe, Ausdehnung und Lokalisation der Tumoren eine Hemikolektomie sinnvoll.

Kolon und Rektum

Klassifikation

Hauptparameter der Klassifikation der NET dieser Lokalisation ist der Tumordurchmesser. Diese Erkenntnis basiert auf mehreren Publikationen, wonach Tumoren des Kolons und des Rektums unter 2 cm Durchmesser selten metastasieren, mit einem Durchmesser von 2 cm und mehr jedoch in mehr als 65 % der Fälle mit Metastasen zu rechnen ist.

Neuroendokrine Tumoren des Kolons und Rektums (nach Capella et al.)

A. Benigne
Nicht funktionierende gut differenzierte NET (< 2 cm) in der Mukosa/Submukosa ohne Angioinvasion
- Glukagon-, PP-produzierende Tumoren im Rektum
- Serotonin-produzierende Tumoren im Zökum und Kolon

B. Benigne oder niedrig maligne
Nicht funktionierende hoch differenzierte NET (< 2 cm) in der Mukosa und Submukosa mit Angioinvasion
- Glukagon-, PP-produzierende Tumoren im Rektum
- Serotonin-produzierende Tumoren im Zökum und Kolon

*C. Niedrig maligne**
Nicht funktionierende hoch differenzierte NET (> 2 cm) und/oder Ausdehnung jenseits der Submukosa und/oder Metastasen
- Glukagon-, PP-produzierende Tumoren im Rektum
- Serotonin-produzierende Tumoren im Zökum und Kolon
Funktionierende hoch differenzierte NET jeder Größe
- Serotonin-produzierender Tumor mit Karzinoidsyndrom

D. Hoch maligne
Funktionierende oder nicht funktionierende niedrig differenzierte neuroendokrine Karzinome
- klein- oder intermediärzelliges Karzinom
- großzelliges Karzinom

* wenn Metastasen oder Invasion über die Grenzen des Organs des Primärtumors hinaus vorliegt, soll der Tumor als neuroendokrines Karzinom niedrigen Malignitätsgrades eingestuft werden.

Für Tumoren des Rektums zwischen 1 und 2 cm Größe wird das Risiko einer Metastasierung zwischen 7 und 11 % angegeben. Auch der Nachweis der Invasion der Muscularis propria wurde für diese Gruppe als Zeichen höherer Metastasierungspotenz gewertet. Darüber hinaus gilt auch hier – wie für alle anderen gastrointestinalen Tumoren – das Vorliegen eines Karzinoidsyndroms als Malignitätskriterium, da Serotonin und Tachykinine in der Leber metabolisiert und inaktiviert werden, so daß dieses Syndrom nur auftritt, wenn bereits Lebermetastasen vorhanden sind.

Therapie

Für Tumoren unter 1 cm Durchmesser wird in der Literatur eine endoskopische lokale Abtragung empfohlen. Da für Tumoren zwischen 1 und 2 cm Größe die lokale Exzision eine nicht ausreichende Therapie darstellt (vgl.), wird für diese Gruppe in einer Übereinstimmung mit anderen Autoren eine lokale chirurgische Exzision vorgeschlagen. Falls in der Biopsie eine Angioinvasion bei Tumoren unter 2 cm nachweisbar ist (Gruppe B) sollte, wie für Tumoren der Gruppe C und D ein radikales chirurgisches Vorgehen mit Lymphadenektomie und Resektion evtl. vorhandener einzelner Lebermetastasen gewählt werden. Für die niedrig differenzierten neuroendokrinen Karzinome ist, wie für diese Tumoren anderer Lokalisation auch, eine additive (postoperative) medikamentöse Therapie zu diskutieren.

Pankreas

Klassifikation

Die Klassifikation der NET des Pankreas bezieht neben der Größe auch die Produktion und Sekretion spezifischer Peptidhormone und Amine ein: Insulinome weisen durchwegs eine bessere Prognose auf als Tumoren mit Produktion und Sekretion anderer Peptide bzw. Amine (z.B. Gastrin, VIP, Glukagon, Somatostatin, Serotonin etc.). Insulinome hingegen haben erst ab einer Größe von 3 cm oder bei eindeutig nachweisbarer Angioinvasion häufig Metastasen.

Neuroendokrine Tumoren des Pankreas (nach Capella et al.)

A: Benigne
Nicht funktionierende hoch differenzierte NET ohne Angioinvasion (< 2 cm)
Funktionierende hoch differenzierte nicht angioinvasive NET
- Insulinom < 2 cm
- andere** (< 1 cm)

B: Benigne oder niedrig maligne
Nicht funktionierende hoch differenzierte nicht angioinvasive NET (2–3 cm)
Funktionierende hoch differenzierte nicht angioinvasive Tumoren
- Insulinom (2–3 cm)
- andere** (1–2 cm)

*C: Niedrig maligne**
Nicht funktionierende hoch differenzierte NET (> 3 cm) und/oder Angioinvasion
Funktionierende hoch differenzierte NET mit oder ohne Angioinvasion
- Insulinom (> 3 cm)
- andere** (> 2 cm)

D: Hoch maligne
Funktionierende oder nicht funktionierende niedrig differenzierte neuroendokrine Karzinome
- klein- oder intermediärzelliges Karzinom
- großzelliges Karzinom

* Wenn Metastasen oder Invasion über die Grenzen des Organs des Primärtumors hinaus vorliegt, soll der Tumor als neuroendokrines Karzinom niedrigen Malignitätsgrades eingestuft werden
** z.B. Gastrinom, Vipom, Glukagonom, Somatostatinom, Serotonin-produzierender Tumor etc.

In der Klassifikation nicht berücksichtigt ist die Tatsache, daß hereditäre NET des Pankreas im Rahmen des MEN I-Syndroms eine statistisch signifikant bessere Überlebenszeit (15 Jahre) aufweisen, als sporadische Tumoren (6 Jahre). Aufgrund einer kürzlich von La Rosa et al. vorgelegten Studie (1996) wird darauf hingewiesen, daß zusätzlich zur Angioinvasion und schon bereits bestehenden Metastasen der Proliferationsindex (nachgewiesen mittels Ki-67-Immunhistochemie) bedeutungsvoll ist: Nach einer Nachbeobachtungszeit von 160 Monaten konnte für Tumoren mit einem Proliferationsindex von < 2% kein einziger Todesfall registriert werden, hingegen betrug die Überlebensrate von Patienten mit Tumoren einer Proliferationsrate von > 2% nur ca. 15%. In einer weiteren Studie wurde für den Ki-67-Index ein „Cut-off-Wert" von 5% angegeben. Diese Autoren weisen darauf hin, daß nur der Ki-67-Index als unabhängiger prognostischer Faktor für funktionierende und nichtfunktionierende NET des Pankreas dargestellt werden konnte.

Therapie

Voraussetzung für die Therapie dieser Tumoren ist aufgrund der oben angegebenen Parameter daher eine exakte präoperative Abklärung der Tumorgröße mittels bildgebender Verfahren und ein Ausschluß bzw. Nachweis eines durch Hormone bzw. Amine hervorgerufenen tumorassoziierten Syndroms. Für solitäre Tumoren mit benignem oder niedrig malignem Verhalten (Gruppe A und B) ist eine Enukleation des Tumors, bei entsprechender Lokalisation, in seltenen Fällen auch eine parenchymsparende Pankreaslinksresektion indiziert. Für multiple Tumoren (insbesondere Gastrinome bzw. Tumoren im Rahmen eines MEN I-Syndroms), die überwiegend im Kopf- und Korpusbereich lokalisiert sind, wird eine partielle Duodenopankreatektomie nach Whipple empfohlen. Bei Gastrinomen, die trotz Mobilisierung des Pankreas und Einsatz des Ultraschalls im Pankreasparenchym nicht lokalisierbar sind, ist eine „blinde Resektion" nur dann indiziert, wenn ein Tumor in der Duodenalwand nach Duodenotomie und Palpation des Duodenums bis zum Treitz-Band nicht zu finden ist. In Einzelfällen kann die Messung von Peptidhormonen im selektiv entnommenen Venenblut bzw. nach selektiver arterieller Provokation für die Lokalisation des Tumors hilfreich sein. Für Tumoren der Gruppe C und D wird ein radikalchirurgisches Vorgehen (Whipple), evtl. auch die Entfernung von einzelnen Lebermetastasen, empfohlen.

Die adäquate Diagnostik und Therapie der NET des Gastrointestinaltrakts und des Pankreas funktioniert nur mit einer sehr guten Kooperation von Gastroenterologen, Chirurgen und Pathologen. Vor allem die Therapie im Oberbauch lokalisierter NET setzt einen nicht unerheblichen Aufwand an präoperativer klinischer Diagnostik und – sofern der Tumor auch bioptisch sicherbar ist – seitens der Pathologie voraus. Wir haben versucht, die therapeutischen Empfehlungen nach der derzeitigen aktuellen Klassifikation dieser Tumoren zu strukturieren. In der klinischen Praxis treten sicherlich immer wieder Fälle auf, die sich aus verschiedenen Gründen nicht eindeutig nach den vorgegebenen Einteilungen klassifizieren lassen. Gerade in diesen Fällen ist eine prätherapeutische interdisziplinäre Besprechung der individuellen Situation unbedingt erforderlich.

Nach wie vor ist die prognostische Einordnung der neuroendokrinen Tumoren und damit die entsprechende Therapie im einzelnen Fall abhängig von klassischen Parametern und Erfahrungswerten der Literatur. Die Integration neuerer Parameter wie Ploidie, S-Phase und molekularer Marker ist für die hier besprochenen Tumorentitäten dringend notwendig. Um diese neuen Befunde mit den „klassischen" Daten vergleichen zu können und zu evaluieren, sind allerdings große Fallzahlen und sehr lange Verlaufsbeobachtungen unbedingt nötig. Da diese Tumoren einerseits sehr selten sind und andererseits ihre Progression im Vergleich zu den „klassischen" Karzinomen sehr langsam ist, werden diese Parameter nur in seltenen Fällen erfüllt werden können. Es ist daher davon auszugehen, daß in absehbarer Zeit eine signifikante Verbesserung der derzeitigen Situation in Ermangelung eines adäquaten Untersuchungsgutes in einzelnen Institutionen nicht erfolgen kann. Die Lösung dieses Problems ist nur durch mittel- und langfristig angelegte Multizenterstudien möglich.

Weiterführende Literatur

Arnold R, Trautmann ME, Creutzfeldt W, Benning R et al. (1996) Somatostatin analogue octreotide and inhibition of tumour growth in metastatic endocrine gastroenteropancreatic tumors. Gut 38: 430–438

Arnold R (1996) Medial treatment of carcinoid tumors. World J Surg 20: 203–297

Bordi C, D'Adda T, Azzoni C, Ferraro G (1998) Pathogenesis of ECL cell tumors in humans. Yale J Biol Med 71(3–4): 273–284

Bordi C, D'Adda T, Azzoni C, Pilato FP, Caruana P (1995) Hypergastrinemia and Gastric Enterochromaffin-Like Cells. Am J Surg Pathol 19(1): 8–19

Capella C, Heitz PU, Höfler H, Solcia E, Klöppel G (1995) Revised classification of neuroendocrine tumours of the lung, pancreas and gut. Virch Arch 425: 547–560

D'Adda T, Keller G, Bordi C, Höfler H (1999) Loss of heterozygosity in 11q13-14 regions in gastric neuroendocrine tumors not associated with multiple endocrine neoplasia type 1 syndrom. Lab Invest 79(6): 671–677

Donow C, Pipelleers-Marichal M, Schroeder S (1991) Surgical pathology of gastrinoma: site, size, multicentricity, association with multiple neoplasia type I and malignancy. Cancer 68: 1329–1334

Federspiel BH, Burke AP, Sobin E, Shetkitha KM (1990) Rectal and colonic carcinoids. A clinicopathologic study of 84 cases. Cancer 65: 135–140

Feyrter F (1938) Über diffuse endokrine epitheliale Organe. Zbl inn Med 59(29): 545–571

Frank M, Kajdan U, Ehlenz K, Arnold R (1996) Effect of alpha-interferon in combination with octreotide on metastasized gastroenteropancreatic endocrine tumours. Gut 39: 321

Höfler H, DeLellis RA, Wolfe HJ (1988) In Situ Hybridization and Immunohistochemistry. In: Immunohistochemistry, 4th Edition, Eds.: RA DeLellis. Raven Press New York 47–66

Höfler H, Kasper M, Heitz PhU (1983) The neuroendocrine system of normal human appendix, ileum and colon and in neurogenic appendicopathy. Virchows Arch A 399: 127–140

Höfler H, Klöppel G, Heitz PhU (1984) Comined Production of Mucus, Amines and Peptides by Goblet-Cell Carcinoids of the Appendix and Ileum. Path Res Pract 178: 555–561

Höfler H, Stier A, Schusdziarra V, Siewert JR (1997) Klassifikation der neuroendokrinen Tumoren des Gastrointestinaltrakts und des Pankreas und ihre therapeutische Relevanz. Chirurg 68: 107–115

Jetmore AB, Ray JE, Gathright JB, Mc-Mullen K, Hicks T, Timmcke AE (1992) Rectal carcinoids: the most frequent carcinoid tumour. Dis Kolon Rektum 35: 717–725

Kvols LK, Buck M (1987) Chemotherapy of endocrine malignancies: a review. Semin Oncol 14: 343–383

LeDouarin NM (1982) The neural crest. Cambridge, England. Cambridge University Press

Lubarsch O (1888) Über den primären Krebs des Ileum, nebst Bemerkungen über das gleichzeitige Vorkommen von Krebs und Tuberkulose. Arch Pathol Anat 111: 280–317

MacGillivray D, Heaton KB, Rushin JM, Cruess DF (1992) Distant metastases from a carcinoid tumour of the appendix less than one centimeter in size. Surgery 111: 466–471

Masson P (1928) Carcinoids (argentaffin-cell tumors) and nerve hyperplasia of the appendicular mucosa. Am J Pathol 4: 181–212

Naunheim KS, Zeitels J, Kaplan EL, Sugimoto J, Shen KL, Lee CH, Straus FH (1983) Rectal carcinoid tumors – Treatment and prognosis. Surg 94(4): 670–676

Oberndorfer S (1907) Karzinoide Tumoren des Dünndarms. Frankf Z Path 1: 426–432

Orloff MJ (1971) Carcinoid Tumors of the Rektum. Cancer 28: 175–180

Padberg B, Schröder S, Capella C, Frilling A, Klöppel G, Heitz PU (1995) Multiple endocrine neoplasia type 1 (MEN 1) revisited. Virch Arch 426: 541–548

Rindi G, Azzoni C, La Rosa S, Klersy C, Paolotti D, Rappel S, Stolte M, Capella C, Bordi C, Solcia E (1999) ECL cell tumor and poorly differentiated endocrine carcinoma of the stomach: prognostic evaluation by pathological analysis. Gastroenterology 116(3): 532–542

Ritzel U, Leonhardt U, Stöckmann F, Ramadoi G (1994) Treatment of Metastasized Midgut Carcinoids with Dacarbazine. Am J Gastroenterol 90(4): 627–631

Rothmund M, Kisker O (1994) Surgical Treatment of Carcinoid Tumors of the Small Bowel, Appendix, Kolon and Rektum. Digestion 55(3): 86–91

Solcia E, Rindi G, Paolotti D, La Rosa S, Capella C, Fiocca R (1999) Clinicopathological profile as a basis for classification of the endocrine tumors of the gastroenteropancreatic tract. Ann Oncol 10 Suppl 2: 9–15

Solcia E, Rindi G, Paolotti D, Luinetti O, Klersy C, Zangrandi A, Rosa SL, Capella C (1998) Natural history, clinicopathologic classification and prognosis of gastric ECL cell tumors. Yale J Biol Med 71(3-4): 285-290

Stolte M, Ebert D, Seifert E, Schulte F, Rode J (1988) Zur Prognose der Karzinoidtumoren des Magens. Leber Magen Darm 5: 246-256

Strodel WE, Talpos, Eckhauser F, Thompson N (1983) Surgical therapy for small bowel carcinoid tumors. Arch Surg 118: 391-397

Thompson GB, van Herden JA, Martin JK, Schutt AJ, Ilstrup DM, Carney JA (1985) Carcinoid tumors of the gastrointestinal tract: Presentation, management, and prognosis. Surgery 98(6): 1054-1063

Thompson NW, Pasieka J, Fukuuchi A (1993) Duodenal gastrinomas, duodenotomy and duodenal exploration in the surgical management of Zollinger-Ellison syndrome. World J Surg 17: 455-462

2.7 Retroperitoneale Weichteilsarkome

J.D. Roder, C. Adam, H.J. Feldmann, H. Helmberger, A. Kretzler, M. Puhlmann,
F. Schneller, C. Schuhmacher und M. Werner

Epidemiologie

Weichteilsarkome können grundsätzlich ubiquitär aus der Matrix des Stütz- und
Bewegungsapparates einschließlich der Weichteile entstehen. Etwa 20 % der diagnostizierten Weichteilsarkome liegen intraperitoneal oder retroperitoneal (Abb. 1).
Retroperitoneale Sarkome treten gehäuft in der fünften Lebensdekade auf, obwohl
auch Patienten in jungen Jahren betroffen sein können. Frauen scheinen insgesamt
häufiger als Männer zu erkranken. Im eigenen Patientengut betrug das Durchschnittsalter bei 65 diagnostizierten Patienten mit einem retroperitonealen Sarkom
(34 Frauen, 31 Männer) 56 (19 – 87) Jahre.

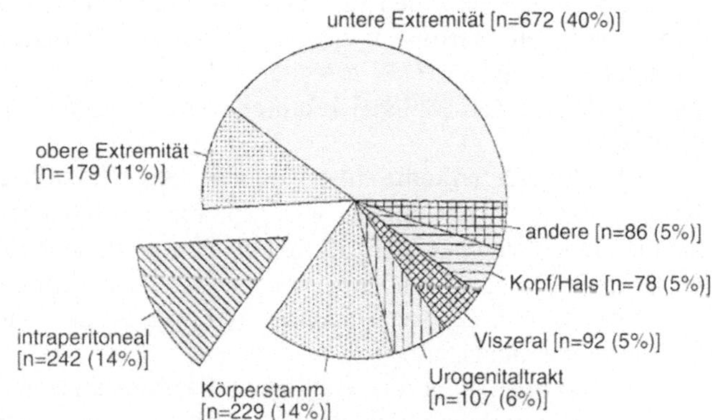

Abb. 1. Anteil retro-/ intraperitonealer Sarkome an der Gesamtpopulation (modifiziert nach Lewis et al. 1998)

Retroperitoneale Sarkome werden zu den seltenen Tumoren der Bauchhöhle gerechnet. Ihre Häufigkeit wird in der Literatur mit 0,1 bis 0,2 % aller diagnostizierten malignen Tumoren angegeben. 60 bis 75 % der primären retroperitonealen Tumoren sind
als maligne einzuschätzen. Bei den mesenchymogenen Tumoren ergibt sich eine
hohe Prävalenz für die Leiomyosarkome (25 %) und dann mit abnehmender Häufigkeit für maligne fibröse Histiozytome und Liposarkome. Wesentlich seltener sind
Fibrosarkome, Hämangiosarkome und Hämangioperizytome. Rhabdomyosarkome
kommen lediglich bei Jugendlichen und Kindern vor. Neurogene Sarkome betreffen
insbesondere das maligne Schwannom, seltener treten Neuroblastome und Gangli-
oneuroblastome auf.

Definitionsgemäß müssen drei Voraussetzungen erfüllt sein, um von einem primären retroperitonealen Tumor sprechen zu dürfen:

- Tumorlokalisation im Retroperitoneum
- Entsprechende histologische Zuordnung (Sarkom)
- Histogenetische Unabhängigkeit von retroperitoneal gelegenen Organen (in diesen Fällen spricht man von sekundären, organbezogenen retroperitonealen Tumoren).

Konsequenterweise dürfen zu den primären retroperitonealen Tumoren nicht die malignen Lymphome sowie im Retroperitoneum gelegene Metastasen gerechnet werden.

Auslösende Faktoren für Sarkome sind insbesondere die Exposition mit Asbest, Thorotrast und Chlorophenol. Grundsätzlich können Sarkome, wie die meisten Tumoren, auch durch ionisierende Strahlen ausgelöst werden.

Pathologie

Das Verständnis der retroperitonealen Weichteilsarkome setzt profunde Kenntnisse der Anatomie und Embryologie des Retroperitonealraumes voraus. Entwicklungsgeschichtlich hat sich das Retroperitoneum aus dem Mesoderm entwickelt und ist aufgrund dieser Tatsache der Ursprungsort einer Vielzahl von Sarkomen. Diese Tumoren leiten sich vom Mesothel der Urogenitalfalte, dem Fett der perirenalen Gewebe und dem paraaxialen Mesoderm ab. Somit muß bei den primären, d.h. nicht organgebundenen retroperitonealen Tumoren zwischen mesenchymogenen (45–60%), neurogenen (15–20%) und dysontogenetischen (5–22%) Tumoren unterschieden werden. Maligne Tumoren werden viermal häufiger als benigne diagnostiziert.

Retroperitoneale Sarkome entstehen in der Regel links oder rechts von Vena cava inferior bzw. Aorta, mit einigen wenigen, von mittleren Strukturen ausgehenden Ausnahmen bzw. von lateral die Mittellinie übergreifenden retroperitonealen Sarkomen. Die primär in der Mittellinie entstehenden retroperitonealen Weichteilsarkome sind überwiegend im Becken lokalisiert und werden unter dem Begriff retrorektale Tumoren zusammengefaßt.

Einen Überblick über die Häufigkeit der verschiedenen pathohistologischen Typen retroperitonealer Weichteilsarkome gibt Tabelle 1, wobei die Angaben außerordentlich schwanken. Mit wenigen Ausnahmen (Rhabdomyosarkom) findet sich in der Literatur kein Hinweis darauf, daß dem histologischen Typ prognostische Bedeutung zukommt. Weit wichtiger ist die Angabe der Tumordifferenzierung (Grading), die die größte prognostische Bedeutung hat (UICC: 1–3; high/low grade-Sarkome) (Abb. 2). Aus klinischer Sicht sinnvoll erscheint die Einteilung in low grade-Sarkome (häufig Fibro- bzw. Liposarkome) mit besserer Prognose und sogenannte high grade-Sarkome. Dies gilt auch für die Extremitätensarkome.

Erwähnenswert erscheint, daß bei Weichteilsarkomen die Lymphknotenmetastasierung praktisch keine Rolle spielt.

Das von der UICC vorgegebene TNM-System (Tab. 2) hat sich für die retroperitonealen Sarkome trotz einiger Modifikationen in der 5. Auflage 1997 nicht bewährt und wird in der Literatur nur zögernd angewandt.

Tabelle 1. Literaturüberblick: Verteilung der histologischen Subtypen retroperitonealer Sarkome.

Tumortyp	Autor Jaques 1990	Bevilacqua 1991	Alvarenga 1991	Storm 1991	Siewert 1993	Rossi 1993	Catton 1994	Karakousis 1995	Willeke 1995	Heslin 1997
Liposarkome	50%	35%	19%	23%	32,5%	32%	40,4%	30%	60%	63%
Leiomyosarkome	29%	32,5%	33%	16%	22,5%	40%	21,2%	17%	32%	19%
Maligne fibröse Histiozytome	4%	5%	25%	–	32,5%	16%	18,3%	11%	–	–
Neurogene Sarkome	4%	3,8%	5%	12%	10%	8%	–	10%	–	–
Fibrosarkome	1%	8,8%	3%	19%	–	–	7%	5%	4%	–
Rhabdomyosarkome	6%	5%	6%	–	–	–	–	2%	–	–
Hämangioperizytome	–	5%	–	–	–	4%	–	–	4%	4%
Synovialsarkome	1%	–	1%	–	–	–	–	2%	–	–
Sonstige	–	5%	8%	14%	–	–	–	2%	–	–
Unklassifiziert	–	–	–	16%	–	–	13,5%	8%	–	15%

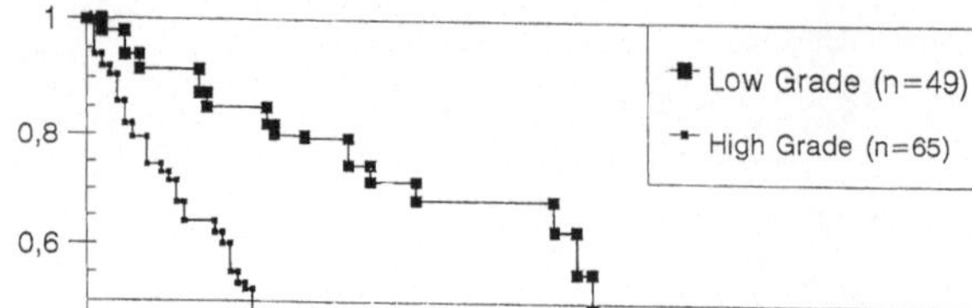

Abb. 2. Prognostische Bedeutung der Tumordifferenzierung retroperitonealer Weichteilsarkome (nach Jaques et al. 1990)

Tabelle 2. TNM-Klassifikation und Stadiengruppierung der Weichteiltumoren (UICC 1997)

T	**Primärtumor**
TX	Primärtumor kann nicht beurteilt werden
T0	Kein Anhalt für Primärtumor
T1	Tumor 5 cm oder weniger in größter Ausdehnung T1a: Oberflächlicher Tumor T1b: Tiefer Tumor
T2	Tumor größer als 5 cm in größter Ausdehnung T2a: Oberflächlicher Tumor T2b: Tiefer Tumor

Ein oberflächlicher Tumor ist vollständig oberhalb der oberflächlichen Faszie lokalisiert und infiltriert diese nicht; ein tiefer Tumor ist entweder ausschließlich unterhalb der oberflächlichen Faszie lokalisiert oder oberhalb der Faszie mit Infiltration der oder durch die Faszie. Retroperitoneale, mediastinale und Weichteilsarkome des Beckens werden immer als tiefe Tumoren klassifiziert.

N	**Regionäre Lymphknoten**
NX	Regionäre Lymphknoten nicht beurteilbar
N0	Keine regionären Lymphknotenmetastasen
N1	Regionäre Lymphknotenmetastasen

M	**Fernmetastasen**
MX	Fernmetastasen nicht beurteilbar
M0	Keine Fernmetastasen
M1	Fernmetastasen

Stadiengruppierung

Stadium IA	G1,2	T1a	N0	M0
	G1,2	T1b	N0	M0
Stadium IB	G1,2	T2a	N0	M0
Stadium IIA	G1,2	T2b	N0	M0
Stadium IIB	G3,4	T1a	N0	M0
	G3,4	T1b	N0	M0
Stadium IIC	G3,4	T2a	N0	M0
Stadium III	G3,4	T2b	N0	M0
Stadium IV	jedes G	jedes T	N1	M0
	jedes G	jedes T	jedes N	M1

Symptomatik

Der nur nach ventral und dorsal gut begrenzte Retroperitonealraum ermöglicht Sarkomen lange Zeit ein fast uneingeschränktes Wachstum. Dementsprechend verläuft die klinische Symptomatik dieser Tumoren sehr lange unspezifisch und unerkannt. Häufig werden diese Tumoren erst durch sekundäre Komplikationen am Gastrointestinaltrakt oder an anderen im Retroperitoneum gelegenen Organen, mitunter sogar erst als durch die Bauchdecke palpable Masse, diagnostiziert.

80–90 % der Patienten bemerken einen großen tastbaren Tumor. 40–70 % der Patienten geben als erstes Symptom konstante, mäßige Rückenschmerzen an. Gelegentlich wird anamnestisch ein zunehmendes abdominelles Engegefühl angegeben. Häufig (40–70 %) beschreiben die Patienten unspezifische, schwer zu lokalisierende Beschwerden, die durch die retroperitoneale, das Peritoneum dehnende Raumforderung verursacht werden. Ein Drittel der Patienten wird neurologisch auffällig. Gelegentlich kann Aszites als Folge einer Portalvenenobstruktion diagnostiziert werden. 10–15 % der Patienten werden mit gastrointestinalen Passagestörungen auffällig. Aufgrund der primär dezenten Symptomatik wird in der Literatur die sogenannte diagnostische Pause mit im Mittel 5 (1–36) Monaten angegeben.

Präoperative Diagnostik

Neben einer ausführlichen Anamnese und einer eingehenden allgemeinen klinischen Untersuchung, die stets eine sorgfältige Palpation der Hoden und der Leistenlymphknoten beinhalten muß, sind die Tumormarker (AFP, Beta-HCG, CEA, CA 19-9) zu bestimmen. Bei Verdacht auf endokrin aktive Tumoren empfiehlt sich die Bestimmung der Hormone bzw. der Hormonmetaboliten. Bei allen Patienten sollte die bildgebende Diagnostik durch eine CT des Thorax ergänzt werden, um mediastinale Lymphknotenmetastasen und Lungenmetastasen zu erfassen.

In der lokalen Diagnostik primärer retroperitonealer Sarkome müssen durch die modernen Schnittbildverfahren (Sonographie, Computertomographie (CT) und Magnetresonanztomographie (MRT)) vor allem die Beziehung des Tumors zu den umgebenden anatomischen Leitstrukturen geklärt und eine mögliche Infiltration in Organ- oder Gefäßsysteme erkannt werden.

Als erste, orientierende Untersuchung ist der perkutane Ultraschall sinnvoll und die Methode der Wahl. Dieses Verfahren erlaubt die Beurteilung eines möglichen Bezugs des Tumors zu den großen Gefäßen sowie zu den abdominellen und retroperitonealen Organen. Besonders die Differenzierung solider von liquiden Binnenarealen des Tumors gelingt mit der Sonographie in einfacher, rascher und zuverlässiger Weise.

Demgegenüber bietet die *Computertomographie (CT)* die überlagerungsfreie, weitgehend untersucherunabhängige und reproduzierbare Darstellung des Tumors und seiner Umgebungsbeziehung (Abb. 3). Die Untersuchung sollte in Spiral-Technik mit ausreichender oraler, rektaler und intravenöser Kontrastierung durchgeführt werden.

Für die präoperative Planung wesentlich erscheint die Frage nach einer Beteiligung umgebender Organe sowie der mögliche Bezug zu Aorta bzw. Vena cava infe-

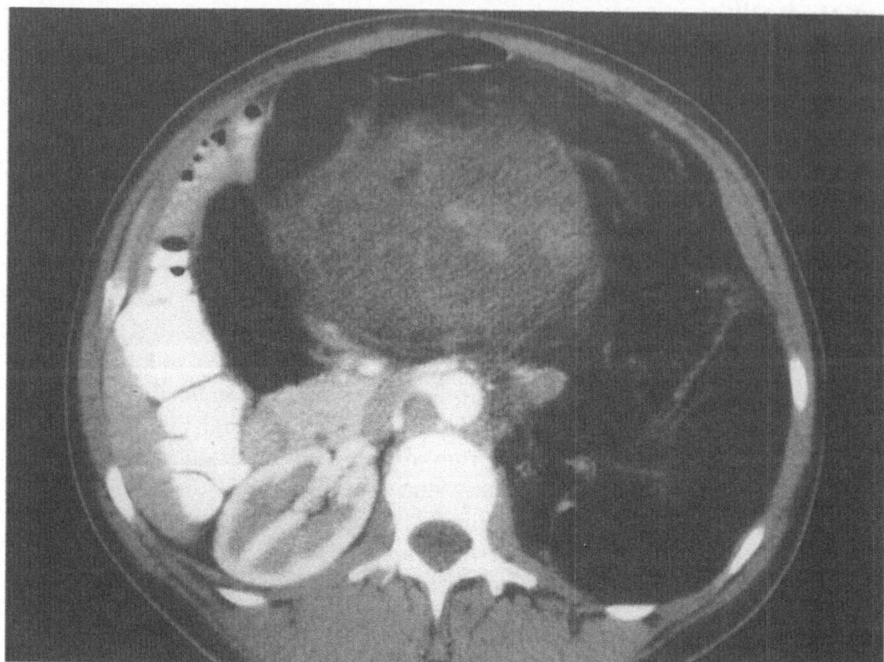

Abb. 3. Retroperitoneales Liposarkom: CT in Doppelspiral-Technik (arterielle Phase). Gute Abgrenzbarkeit des soliden und mutmaßlich entarteten Tumoranteils durch vermehrte Kontrastaufnahme. Verdrängung des gesamten Intestinums in den rechten Ober- und Mittelbauch. Das mediane und mittlere Abdomen werden von den lipomatösen und liposarkomatösen Anteilen des Tumors eingenommen

rior. Von besonderer Bedeutung sind die Begrenzungen des Tumors nach kranial (Zwerchfell) und nach kaudal (Beckenboden, Gefäße), wobei diese aufgrund der axialen Schichtführung mit der CT nur unzureichend beurteilt werden können. Retroperitoneale Lymphome oder Lymphknotenmetastasen können in aller Regel von primären retroperitonealen Sarkomen durch Form und Ausbreitungsrichtung in der CT unterschieden werden. Neben der Beurteilung des Primärbefundes bietet die CT die Möglichkeit des gesamten abdominellen Stagings und insbesondere die Beurteilung von Lebermetastasen. Wird die CT, angesichts der häufig hypervaskularisierten Tumoren des Retroperitoneums, in Form der Doppelspiral-Technik mit Darstellung einer arteriellen und venösen Phase nach Kontrastmittelapplikation durchgeführt, kann aus dem 3D-Datensatz eine Gefäßrekonstruktion der großen Gefäße und ihrer Hauptverzweigungen als sogenannte CT-Angiographie erfolgen und so eine mögliche Infiltration dokumentiert werden.

Wichtige Zusatzinformationen für die operative Planung retroperitonealer Sarkome bietet die *Magnetresonanztomographie (MRT)*. Durch die technischen Verbesserungen in Spulen- und Sequenztechnik steht damit heute ein bildgebendes Verfahren zur Verfügung, das neben den Möglichkeiten der axialen Darstellung des Tumors vor allem in der sagittalen und koronaren Schichtführung die komplette Darstellung in kranio-kaudaler Richtung erlaubt (Abb. 4). Typische Enhancement-Muster in der dynamischen, kontrastverstärkten Untersuchung tragen zur differentialdiagnosti-

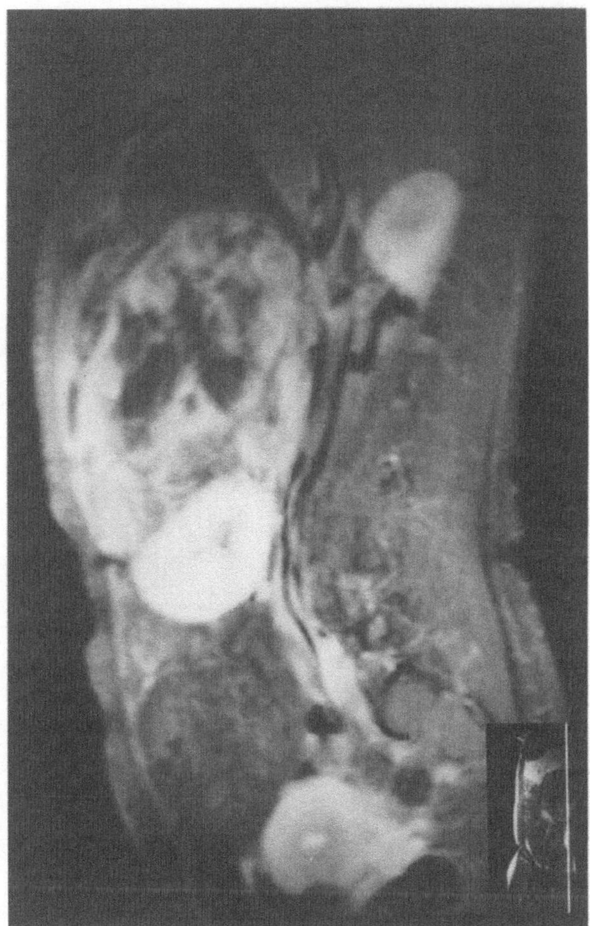

Abb. 4. Retroperitoneales Liposarkom: MRT in sagittaler Schnittführung (T1w mit Fettsättigung nach i. v. -Kontrastmittelgabe). Zusätzlich zum CT-Befund lassen sich kraniales und kaudales Tumorende exakt abgrenzen. Die linke Niere ist durch die Tumormassen nach ventral, kaudal und medial verlagert. Inhomogene Kontrastmittelaufnahme, die lediglich in den soliden Anteilen erfolgt, während die rein lipomatösen Tumoranteile durch die Fettsättigung nicht dargestellt werden

schen Eingrenzung des Tumors ebenso bei, wie fettsaturierte Sequenzen vor bzw. nach Kontrastmittelgabe.

Die kontrastverstärkte *MR-Angiographie* erlaubt die Darstellung der großen Gefäße und ihrer Abgänge mittels MRT nach Applikation eines Gadolinium-haltigen Kontrastmittels. Hiermit können Verlagerungen, Kompressionen, Verschlüsse und Infiltrationen durch retroperitoneale Tumoren in einem Untersuchunsschritt, ähnlich der CT-Angiographie, diagnostiziert werden (Abb. 5).

Sofern der Verdacht auf die Beteiligung großer Gefäße besteht und über CT- bzw. MR-Angiographie nicht ausreichend geklärt werden kann, empfiehlt sich die Durchführung einer *Angiographie* in DSA-Technik als Arterio- oder Phlebographie. Besteht die Möglichkeit der superselektiven Sondierung eines oder mehrerer Tumorgefäße kann die präoperativ interventionell-radiologisch durchgeführte Gefäßembolisation das operative Vorgehen erleichtern.

Sofern eine enge Beziehung des retroperitonealen Tumors zur Leber besteht, empfiehlt sich bei unbekannter Histologie die Durchführung eines *Meta-Jod-Benzyl-Gua-*

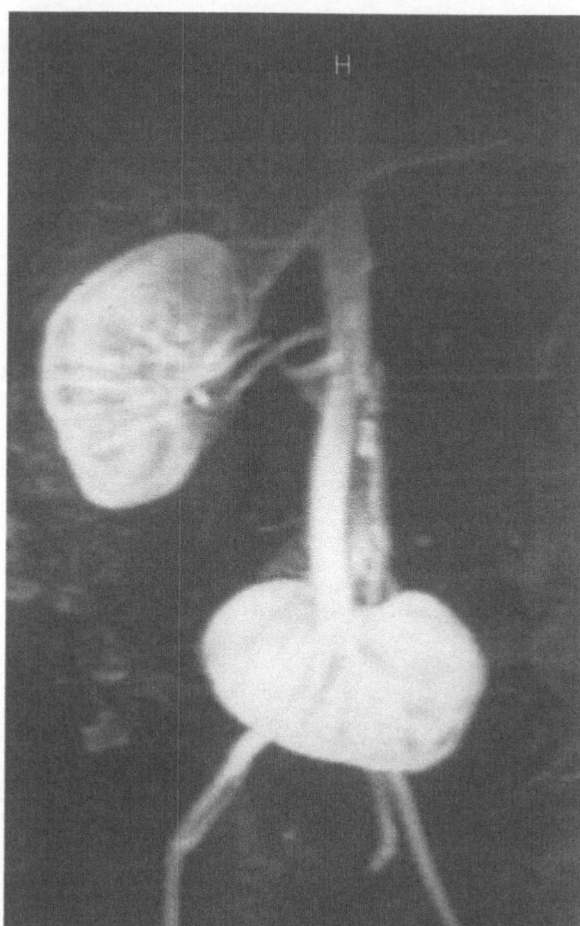

Abb. 5. Retroperitoneales Liposarkom: Kontrastverstärkte MR-Angiographie (arterielle Phase): Verlagerung der linken Niere nach kaudomedial und des Intestinums in den rechten Ober- und Mittelbauch. Konsekutive Verlagerung der A. mes. sup. in den rechten Oberbauch und der linken A. renalis nach kaudal, medial und ventral. Kein Nachweis einer Gefäßinfiltration

nidin-Szintigramms. Mit diesem Verfahren ist es gelegentlich möglich einen primären Lebertumor von einem retroperitoneal gelegenen endokrinen Tumor (Phäochromozytom) abzugrenzen.

Bei entsprechender Symptomatik bzw. wenn aus CT oder MRT der Verdacht auf Kompression oder Infiltration des Gastrointestinaltraktes bestehen, sollte präoperativ, je nach Höhe der Passagebeeinträchtigung, eine *Dünndarmpassage* mit wasserlöslichem Kontrastmittel, eine *Ösophago-Gastro-Duodenoskopie*, ein *Kolonkontrasteinlauf* mit wasserlöslichem Kontrastmittel bzw. eine *Koloskopie* durchgeführt werden.

Sofern aufgrund der präoperativen Diagnostik eine Nephrektomie erwogen werden muß, empfiehlt sich die präoperative Durchführung eines *Isotopennephrogramms* mit seitengetrennter Clearancebestimmung. Die Darstellung der anatomischen Verhältnisse des ableitenden Harnsystems kann mit einer *MR-Ausscheidungsurographie* im Rahmen der MRT-Diagnostik ohne Applikation von Kontrastmittel oder mit einer klassischen *Ausscheidungsurographie* erfolgen.

Biopsie retroperitonealer Tumoren

Die Frage nach einer präoperativen histologischen Sicherung eines retroperitonealen Tumors wird in der Literatur kontrovers diskutiert. Aus Gründen der möglichen Tumorzellverschleppung sowie der häufig zu geringen perkutan gewonnenen Tumormenge wird vor allem in der angloamerikanischen Literatur die offene, intraoperative Biopsie empfohlen. Im eigenen Patientengut lag die Trefferquote der CT- bzw. sonographisch gezielten Punktion bei 85 %. Aufgrund dieser guten Erfahrungen empfehlen wir die präoperative, CT-gezielte histologische Sicherung aller retroperitonealen Tumoren. Dabei ist zu berücksichtigen, daß der Zugangsweg zur Punktion möglichst im Bereich des späteren Resektionsgebietes liegt. Zu fordern sind mehrere, möglichst kaliberstarke Stanzbiopsien (z.B. 14G) aus den soliden Anteilen des Tumors. Die histologische Aufarbeitung der Biopsien sollte Angaben zum histologischen Tumortyp (primärer oder sekundärer retroperitonealer Tumor) sowie vor allen Dingen zum Tumorgrading erlauben.

Aus der pathohistologischen Untersuchung ergeben sich Konsequenzen insbesondere dann, wenn primär nicht zu resezierende Tumoren diagnostiziert werden (Rhabdomyosarkom, Lymphom, Keimdrüsentumor, Metastase). In diesen Fällen besteht nur selten die Indikation zur primären chirurgischen Resektion.

Operative Prinzipien

Das Therapieziel bei den retroperitonealen Weichteilsarkomen ist wie in der gesamten onkologischen Chirurgie, die komplette Tumorentfernung mit einem möglichst breiten Randsaum tumorfreien Gewebes (R0-Resektion). Die Überlebenszeit korreliert direkt mit der R0-Resektion. Nach einer Literaturübersicht besteht ein signifikanter Überlebensvorteil für R0-resezierte Patienten. Die Häufigkeit der R0-Resektion schwankt in der Literatur zwischen 27 und 95 % und lag im eigenen Patientengut bei 50 %. Im Vergleich zu gastrointestinalen Tumoren bereitet sowohl die chirurgisch-technische Durchführung, als auch die histopathologische Beurteilung der R0-Resektion bei retroperitonealen Tumoren besondere Schwierigkeiten, weil die Tumoren sich nicht innerhalb eines einzelnen Organes sondern auf Grund des Fehlens echter, mit Faszien begrenzter Kompartments mehr oder minder ungehemmt im Bereich des gesamten Retroperitoneums ausbreiten können. Die Prognose retroperitonealer Weichteilsarkome ist unter anderem aus diesem Grund deutlich schlechter als die der Weichteilsarkome im Bereich der Extremitäten (Abb. 6). Eine R0-Resektion erfordert in der Regel nicht die Entfernung eines einzelnen Organs, sondern die Ausräumung des jeweils betroffenen Quadranten bzw. der betroffenen Seite (multiviszerale Resektion) (Abb. 7). Multiviszerale Resektionen wurden von Jacques in 79 %, im eigenen Patientengut bei 85 % der Patienten durchgeführt.

Generell profitieren die Patienten auch von mehrmaligen Resektionen lokoregionaler Rezidive, aber auch von Fernmetastasen. Im Vordergrund der operativen Therapie lokoregionaler Rezidive bzw. von Fernmetastasen muß jedoch die Erzielbarkeit einer R0-Resektion stehen.

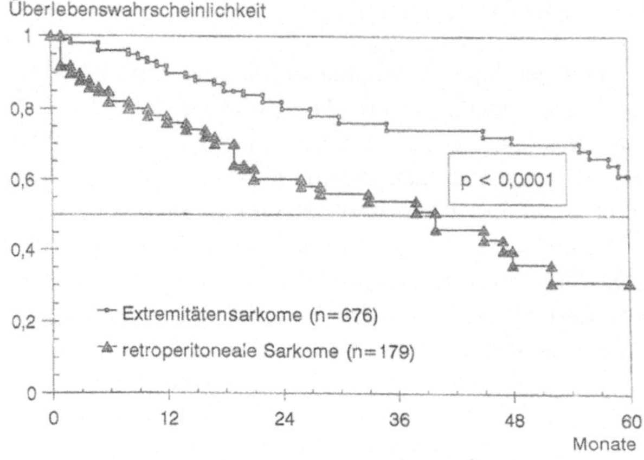

Abb. 6. Prognostischer Unterschied der Extremitätensarkome bzw. der retroperitonealen Sarkome (nach Lewis et al. 1998)

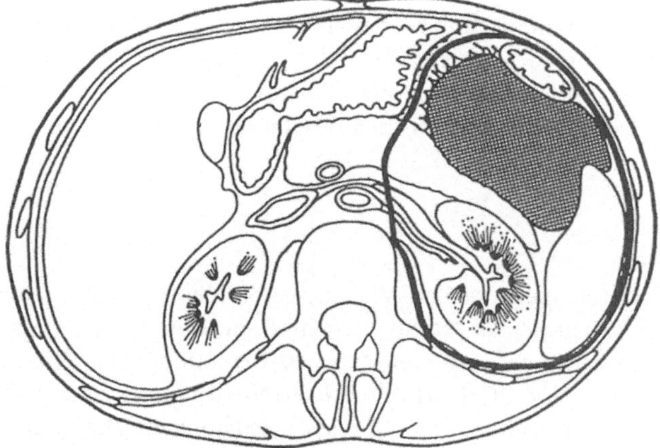

Abb. 7. Resektionsausmaß eines links der Mittellinie gelegenen retroperitonealen Sarkomes (multiviszerale Resektion)

Letalität und Morbidität

Diese ausgedehnten Operationen haben zwar eine fallende, aber dennoch beträchtliche, Letalität und Morbidität. Während noch vor 20 Jahren die Operationsletalität dieser Eingriffe bei 20–25% lag, können retroperitoneale Sarkome heute mit einer Operationsletalität zwischen 2 und 12% reseziert werden. Im eigenen Patientengut verstarben drei Patienten (5%) an den Operationsfolgen.

Prognostische Faktoren

Die Behandlungsergebnisse bei retroperitonealen Sarkomen hängen üblicherweise von einer Vielzahl biologischer und therapeutischer Faktoren ab, deren individuelle Bedeutung nur an großen Patientenzahlen adäquat untersucht werden kann. Der Nachteil der Mehrzahl der Studien besteht darin, daß die Daten retrospektiv bei nicht vorhandenem Therapieprotokoll erfaßt werden. Der histologische Subtyp scheint die

Prognose der Erkrankung nicht zu beeinflussen. Bei den Sarkomen der Extremitäten hingegen ermöglicht der histologische Subtyp eine Voraussage hinsichtlich der Lokalrezidivhäufigkeit. Die in dieser Lokalisation prognostisch schlechten Subtypen (Angiosarkom, Rhabdomyosarkom und maligne periphere neurogene Sarkome) werden jedoch nur selten im Retroperitoneum diagnostiziert. Die Tumorlokalisation hat im eigenen Patientengut keinen signifikanten Einfluß auf die Prognose. Klinisch hat man jedoch den Eindruck, daß Tumoren, die sich links von der Aorta entwickeln, wesentlich häufiger R0-reseziert werden können. Innerhalb der R0-resezierten Patienten fand Bevilaqua einen Überlebensvorteil für Tumoren im linken unteren Quadranten. In sämtlichen univariaten und multivariaten Analysen wurden als unabhängige die Prognose günstig beeinflussende Faktoren die gute bzw. mäßige (G1 und G2) Tumordifferenzierung (Abb. 2) und die komplette (R0-)Resektion gefunden (Abb. 8). Die Tumordifferenzierung dominiert in der uni- und multivariaten Analyse die Prognose retroperitonealer Sarkome. Dieser Prognosefaktor wird in allen bekannten Studien bestätigt. Der zweite, ebenfalls in allen Publikationen zu findende Prognosefaktor, die R0-Resektion, ist derzeit allein vom Chirurgen beeinflußbar. Eine Tumorexstirpation mit einer Schicht gesunden Gewebes ist bei retroperitonealen Sarkomen aufgrund anatomischer Gegebenheiten selten möglich. Dies erklärt das Hauptproblem in der Behandlung retroperitonealer Sarkome, nämlich die hohe Rate an lokoregionalen Rezidiven, die nach Literaturangaben bei 91 % der R0-Resektionen auftreten. Nur ein Drittel der resezierten Patienten entwickeln Fernmetastasen, d. h. die überwiegende Anzahl der Patienten verstirbt am Lokalrezidiv. Im eigenen Patientengut betrug die Rate lokoregionaler Rezidive bei einer medianen Nachbeobachtungszeit von 38 Monaten 42,5 %.

Die Häufigkeit lokoregionaler Rezidive wird vor allem vom Anteil an schlecht differenzierten Tumoren am Gesamtkrankengut bestimmt. Als zusätzlicher, die Rate der Lokalrezidive bestimmender Faktor wird die Ausdehnung der retroperitonealen Infiltration bzw. der Befall umgebender Organe beschrieben.

Die 2-, 5- und 10-Jahres-Überlebensraten betragen 56 %, 34 % und 18 %. Für R0-resezierte Patienten liegen diese Zahlen bei 81 %, 54 % und 45 %.

Eigene Ergebnisse

Von 1982 bis 1998 wurden an der Chirurgischen Klinik der TU München 65 Patienten mit einem retroperitonealen Sarkom behandelt. Die Resektionsrate betrug 77 % (n = 50). Die Tumoren waren bei 18 Patienten (36 %) gut, bei 14 (28 %) mäßig und bei 18 (36 %) Patienten schlecht differenziert. Bei 50 % der Patienten konnte eine R0-Resektion durchgeführt werden.

Unter Einschluß der Letalität ergab sich eine mediane Überlebenszeit von 39 Monaten, die kumulative, nicht alterskorrigierte berechnete 5-Jahres-Überlebenszeit betrug 36 %. Zwischen R0- und R1,2-resezierten Patienten fand sich hinsichtlich der Überlebenswahrscheinlichkeit ein statistisch hoch signifikanter Unterschied. Beim Vergleich der gut bzw. mäßig differenzierten mit den schlecht differenzierten Tumoren ergab sich, wie in der Literatur, ein hoch signifikanter prognostischer Unterschied. Gut bzw. mäßig differenzierte Sarkome (G1 und G2) konnten zu knapp 90 % R0-reseziert werden, schlecht differenzierte Sarkome (G3) hingegen nur zu 53 %. Die

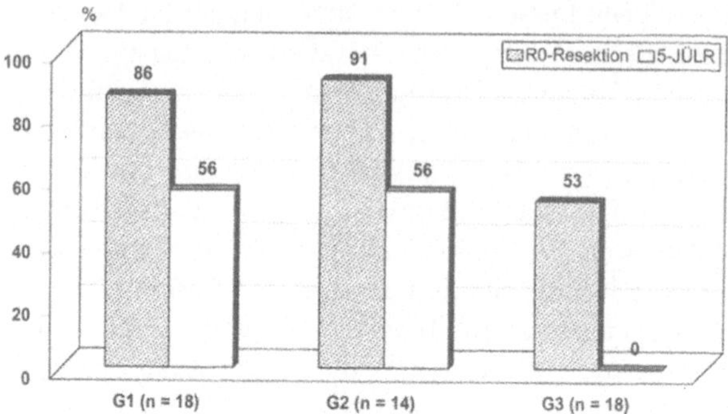

Abb. 8. R0-Resektionsrate und Prognose retroperitonealer Weichteilsarkome in Abhängigkeit von der Tumordifferenzierung (Patientengut der Chirurgischen Klinik TU München, 1982–1998, n = 50).

5-Jahres-Überlebensrate liegt dementsprechend bei gut bzw. mäßig differenzierten Sarkomen bei 56 %, kein Patient mit einem schlecht differenzierten Sarkom überlebte 5 Jahre (Abb. 8).

In der multivariaten Analyse des eigenen Patientengutes (n = 50) fanden sich als unabhängige günstige Prognosefaktoren die R0-Resektion und ein gut bzw. mäßig differenziertes retroperitoneales Sarkom.

Multimodale Therapieprinzipien

Chemotherapie

Abgesehen von den im Erwachsenenalter fast nie vorkommenden embryonalen Rhabdomyosarkomen, Wilms-Tumoren und Neuroblastomen sind die Weichteilsarkome nur mäßig chemosensibel. Die Ansprechraten der Monotherapie mit Adriamycin und Ifosfamid, der beiden aktivsten Substanzen liegen dabei bei 25–30 % und konnten durch die Kombination in unkontrollierten Phase II-Studien nur unwesentlich gesteigert werden. Komplette Remissionen werden kaum beobachtet.

In der *adjuvanten Therapie* erbrachten bisherige Studien im konventionellen Dosisbereich allenfalls marginale Überlebensvorteile, allerdings wurde ein verlängertes Intervall bis zum Auftreten von Fernmetastasen und eine geringere Lokalrezidivrate beobachtet. Darauf basierend wird in der z. Zt. laufenden EORTC-Studie die Wertigkeit einer dosisintensiven adjuvanten Therapie mit Adriamycin und Ifosfamid unter Einsatz hämatopoetischer Wachstumsfaktoren geprüft. Die Kontrollgruppe erhält keine Chemotherapie. Aufgrund dieser schlechten Datenlage sollte Patienten bei R1-Resektion derzeit keine additive zytostatische Therapie empfohlen werden. Bei der geringen Ansprechrate ist unbedingt eine Meßläsion zur Kontrolle des Therapieerfolges erforderlich.

Ähnlich unbefriedigend sind die Ergebnisse der bisherigen *neoadjuvanten Studien.* Während auch hier keine Verbesserung des Gesamtüberlebens erzielt werden konnte, profitierten Subgruppen dahingehend von einer induktiven Chemotherapie, daß sie in einen R0-resezierbaren Zustand überführt werden konnten und somit eine höhere lokale Kontrolle erzielt werden konnte. Ferner konnte das Ausmaß des operativen Eingriffes reduziert werden. Pilotstudien weisen darauf hin, daß eine höhere Remissionsrate unter Einsatz regionaler Hyperthermie erzielt werden kann. Die betreffende EORTC-Studie randomisiert Patienten mit Risikofaktoren und für die Hyperthermie zugänglicher Lokalisation deshalb in eine neoadjuvante und adjuvante Behandlung mit Adriamycin/Ifosfamid/Etoposid und regionaler Hyperthermie. Die Kontrollgruppe erhält alleinige Chemotherapie. Operation und Radiotherapie ist in beiden Armen vorgesehen.

Als *gesicherte Indikation für die Chemotherapie* gilt die symptomatisch metastasierte Erkrankung oder das anderweitig nicht kontrollierbare Lokalrezidiv. Auch hier ist der Einfluß auf das Gesamtüberleben marginal. In einer 1999 veröffentlichten Metaanalyse von fast 2200 chemotherapierten Patienten mit fortgeschrittenem Weichteilsarkom konnte unter anderem für die Ansprechrate eine geringe histologische Differenzierung des Tumors als unabhängige günstige Variable identifiziert werden. Bezüglich des Gesamtüberlebens waren allerdings hoher Differenzierungsgrad und langes Intervall zwischen der Diagnose des Primärtumors und dem Auftreten von Rezidivmetastasen unabhängige günstige Prognosefaktoren. Daraus folgt, daß die besten Ergebnisse bezüglich Symptomenkontrolle sich bei rasch progredienter Erkrankung mit entdifferenzierter Histologie erzielen lassen und insbesondere bei hohem Differenzierungsgrad und langsamer Dynamik kaum Therapieerfolge zu erwarten sind. Aggressive Phase II-Konzepte inkorporieren die Hochdosischemotherapie mit peripherer Blutstammzelltransplantation in die Behandlung von Patienten, die auf eine induktive Chemotherapie angesprochen haben. Bisherige Erfahrungen zeigen, daß das Konzept sicher durchführbar ist. Die Remissionsraten, die bei diesen ausgewählten Patienten erzielt werden, sind dabei erstaunlich hoch.

Zusammenfassend liegt der Stellenwert der Chemotherapie in der palliativen Behandlung der symptomatischen Erkrankung, die entweder metastasiert oder lokal nicht mehr kontrollierbar ist. In der Primärbehandlung muß ihr Einsatz als experimentell angesehen werden. Bei allen chemotherapeutischen Konzepten ist zu berücksichtigen, daß die zum Einsatz kommenden Schemata aggressiv sind, was ihre Durchführbarkeit jenseits des 65. Lebensjahres und bei eingeschränktem Allgemeinzustand häufig limitiert. In Anbetracht der moderaten Behandlungserfolge muß die Indikation immer streng gestellt werden und die Therapie möglichst im Rahmen von klinischen Studien erfolgen.

Strahlentherapie

Einen wesentlichen Fortschritt der onkologischen Chirurgie der letzten Jahre stellt die funktionserhaltende Resektion von Weichteilsarkomen der Extremitäten dar. Durch die Kombination von Operation und Strahlentherapie wurde die Amputationsrate drastisch gesenkt bei gleicher oder verbesserter lokaler Kontrolle. Während die Strahlentherapie in der Behandlung von Extremitätensarkomen einen sicheren Stellenwert gewonnen hat, gibt es über den Stellenwert der Strahlentherapie in der Behandlung retroperitonealer Weichteilsarkome wenig gesicherte Daten. Da ein Großteil der Patienten mit retroperitonealen Sarkomen lokal rezidiviert und am Lokalrezidiv verstirbt, ergibt sich der dringende Bedarf einer effizienten adjuvanten lokalen Therapie.

Adjuvante und neoadjuvante Strahlentherapie
Die Ergebnisse von Phase I/II-Studien mit relativ kleinen Patientenzahlen weisen darauf hin, daß die adjuvante Strahlentherapie die lokale Kontrolle verbessert. Dies ist nach Ergebnissen von Tepper und Co-Autoren dosisabhängig.

Überträgt man die Erfahrungen, die insbesondere mit Therapie von Extremitätensarkomen bestehen, auf die retroperitonealen Sarkome, sollte durch gezielte Applikation höherer Bestrahlungsdosen eine verbesserte lokale Kontrolle zu erzielen sein.

Die Dosis, die bei retroperitonealen Weichteiltumoren appliziert werden kann, hängt dabei entscheidend vom Tumorvolumen und der Tumorlokalisation ab. Auch die Therapiefolge spielt für die Dosisapplikation wahrscheinlich eine wichtige Rolle.

Es gibt keine Daten, die einen Vorteil für die prä- versus postoperative Strahlentherapie beweisen. Für die präoperative Strahlentherapie spricht, daß das Zielvolumen durch den makroskopischen Tumor eindeutig definiert werden kann. Es kann eine höhere Dosis appliziert werden, da der Primärtumor gesundes Gewebe, das bei der Strahlentherapie maximal geschont werden soll, verdrängt und somit aus dem Zielvolumen heraushält. Die präoperative Behandlung ist somit als nebenwirkungsärmer einzustufen. Die intraoperative Tumorzellaussaat soll durch die neoadjuvante Behandlung zusätzlich verhindert werden. Durch Verkleinerung des Tumors und verbesserte Abgrenzbarkeit gegen die Umgebung soll eine R0-Resektion ermöglicht bzw. erleichtert werden. Bei der postoperativen Strahlentherapie ist das Zielvolumen weitaus unsicherer zu definieren, da durch die Operation räumliche Beziehung der gesunden Organe und der Risikoregionen zum Tumorbett verändert sind. Da verbliebene gesunde Organe die ehemalige Tumorregion einnehmen, erhalten diese eine höhere Bestrahlungsdosis als bei der präoperativen Strahlentherapie. Die Nebenwirkungen sind daher höher bzw. es kann nur eine geringere Dosis appliziert werden.

Intraoperative Strahlentherapie
Die intraoperative Strahlentherapie (IORT) bietet die Möglichkeit, die Gesamtdosis in der ehemaligen Tumorregion nebenwirkungsarm zu erhöhen. Sie wird grundsätzlich mit einer prä- oder postoperativen Bestrahlung kombiniert. Eine alleinige intraoperative Bestrahlung ist nicht sinnvoll, da intraoperativ aufgrund der einmalig applizierten Einzeldosis maximal 15–20 Gy gegeben werden können und da die intraoperative Bestrahlung nicht die potentiellen Ausschreitungswege des Tumors erfassen kann, sondern nur als Boost auf Risikoregionen zu verstehen ist.

Technisch kann die IORT mit einem im Operationssaal installierten Elektronen-Linearbeschleuniger oder einfacher mit High-dose-rate-Afterloading-Verfahren durchgeführt werden, z. B. mit der in unserer Klinik entwickelten Flab-Methode.

In der Literatur sind einige intraoperativ behandelte Kollektive publiziert. 10 Patienten wurden nach neoadjuvanter Strahlentherapie und bei R1-Resektion intraoperativ bestrahlt. Davon erlitt ein Patient ein Lokalrezidiv, 7 Patienten waren tumorfrei. Eine prospektiv randomisierte Studie, die eine alleinige postoperative perkutane Strahlentherapie (45–50 Gy) mit intraoperativer Bestrahlung (20 Gy) gefolgt von perkutaner Bestrahlung (35–40 Gy) verglich, zeigte eine verbesserte lokale Kontrolle für den kombiniert behandelten Arm (80 versus 35 %).

Theoretisch ist der Ansatz einer neoadjuvanten Strahlentherapie mit 45–50 Gy kombiniert mit einer intraoperativen Bestrahlung mit 15 Gy im Rahmen einer radikallen Operation am erfolgversprechendsten anzusehen, da so aus den oben ausgeführten Überlegungen heraus am ehesten eine adäquate Gesamtstrahlendosis appliziert werden kann.

Schlußfolgerungen

In der Behandlung retroperitonealer Weichteilsarkome sind Grading, Tumorgröße und die Beziehung zu anderen Organen bei Therapiebeginn vorgegeben. Der Chirurg kann als einzigen Faktor die R0-Resektion beeinflussen. Jede operative Therapie muß das Ziel einer R0-Resektion haben. Aufgrund der ungünstigen anatomischen Verhältnisse im Retroperitoneum sind jedoch echte, absolute R0-Resektionen in aller Regel selten erreichbar. Dies zeigt sich am eindeutigsten in der Tatsache, daß innerhalb von 10 Jahren bei mehr als 90 % der vermeintlich R0-resezierten Patienten ein lokoregionales Tumorrezidiv diagnostiziert wird. Da nur ein Drittel der Patienten Fernmetastasen entwickeln (am häufigsten Leber- oder Lungenmetastasen) ist das Lokalrezidiv die übliche Todesursache. Hinsichtlich der Überlebenszeit stellt die R0-Resektion dennoch nach der Tumordifferenzierung den wichtigsten prognostischen Faktor dar.

Nachdem operativ-technisch aufgrund der engen anatomischen Grenzen keine Verbesserungen in der Therapie dieser seltenen Tumoren zu erwarten ist, muß versucht werden, die hohe lokoregionale Rezidivrate durch adjuvante bzw. neoadjuvante Maßnahmen zu senken. Hier ist in erster Linie an die intraoperative Strahlentherapie ggf. in Kombination mit Chemotherapie zu denken. Welchen Stellenwert die Chemotherapie ggf. in Kombination mit Hyperthermie langfristig einnehmen wird, ist derzeit noch ungeklärt.

Weiterführende Literatur

Alvarenga JC, Ball AB, Fisher C, Fryatt I, Jones L, Thomas JM (1991) Limitations of surgery in the treatment of retroperitoneal sarcoma. Br J Surg 78: 912–916

Bevilacqua RG, Rogatko A, Hajdu SI, Brennan MF (1991) Prognostic factors in primary retroperitoneal soft-tissue sarcomas. Arch Surg 126: 328–334

Catton CN, O'Sullivan B, Kotwall C, Cummings B, Hao Y, Fornasier V (1994) Outcome and prognosis in retroperitoneal soft tissue sarcoma. Int J Radiat Oncol Biol Phys 29: 1005–1010

Falk M, Knabe H, Salat C, Ochmann O, Mempel W, Hiddemann W, Kolb J, Sauer H, Schneller F, Peschel C, Rommel F, Issels RD (1999) High dose chemotherapy with peripheral blood stem cell rescue for adults with soft tissue sacrcomas. Proc ASCO 35: 544a

Fein DA, Corn BW, Lanciano RM, Herbert SH, Hoffman JP, Coia LR (1995) Management of retroperitoneal sarcomas: does dose escalation impact on locoregional control? Int J Radiat Oncol Biol Phys 31: 129–134

Heslin MJ, Lewis JJ, Nadler E, Newman E, Woodruff JM, Casper ES, Leung D, Brennan MF (1997) Prognostic factors associated with long-term survival for retroperitoneal sarcoma: implications for management. J Clin Oncol 15: 2832–2839

Issels RD, Prenninger SW, Nagele A, Boehm E, Sauer H, Jauch KW, Denecke H, Berger H, Peter K, Wilmanns W (1990) Ifosfamide plus etoposide combined with regional hyperthermia in patients with locally advanced sarcomas: a phase II study. J Clin Oncol 1818–1829

Jaques DP, Coit DG, Hajdu SI, Brennan MF (1990) Management of primary and recurrent soft-tissue sarcoma of the retroperitoneum. Ann Surg 212: 51–59

Karakousis CP, Kontzoglou K, Driscoll DL (1995) Resectability of retroperitoneal sarcomas: a matter of surgical technique? Eur J Surg Oncol 21: 617–622

Kilkenny JW, Bland KI, Copeland EM (1996) Retroperitoneal sarcoma: the University of Florida experience. J Am Coll Surg 182: 329–339

Kneschaurek P, Wehrmann R, Hugo C, Stepan R, Lukas P, Molls M (1995) Die Flabmethode zur intraoperativen Bestrahlung. Strahlenther Onkol 61–69

Lewis JJ, Leung D, Woodruff JM, Brennan MF (1998) Retroperitoneal soft-tissue sarcoma: analysis of 500 patients treated and followed at a single institution. Ann Surg 228: 355–365

O'Byrne K, Steward WP (1999) The role of chemotherapy in the treatment of adult soft tissue sarcomas. Oncology 56: 13–23

Rahoty P, Konya A (1993) Results of preoperative neoadjuvant chemotherapy and surgery in the management of patients with soft tissue sarcoma. Eur J Surg Oncol 19: 641–645

Rossi CR, Nitti D, Foletto M, Alessio S, Seno A, Segato G, Mancino G, De MF, Ninfo V, Lise M (1993) Management of primary sarcomas of the retroperitoneum. Eur J Surg Oncol 19: 355–360

Siewert JR, Roder JD, Fink U (1993) Operative Therapie retroperitonealer Weichteilsarkome. Chirurg 64: 527–534

Sondak VK, Robertson JM, Sussman JJ, Saran PA, Chang AE, Lawrence TS, (1998) Preoperative idoxuridine and radiation for large soft tissue sarcomas: clinical results with five-year follow-up. Ann Surg Oncol 5: 106–112

Storm FK, Mahvi DM (1991) Diagnosis and management of retroperitoneal soft-tissue sarcoma. Ann Surg 214: 2–10

Tierney JF, Mosseri V, Stewart LA, Souhami RL, Parmar MK (1995) Adjuvant chemotherapy for soft-tissue sarcoma: review and meta-analysis of the published results of randomised clinical trials. Br J Cancer 72: 469–475

UICC: TNM-Klassifikation maligner Tumoren, 5. Auflage. Hrsg. Ch. Wittekind, G. Wagner, Springer, Berlin, Heidelberg, New York 1997

van Doorn RC, Gallee MP, Hart AA, Gortzak E, Rutgers EJ, van CF, Keus RB, Zoetmulder FA (1994) Resectable retroperitoneal soft tissue sarcomas. The effect of extent of resection and postoperative radiation therapy on local tumor control. Cancer 73: 637–642

van Glabbeke M, van Oosterom A, Oosterhuis JW, Mouridsen H, Crowther D, Somers R, Verweij J, Santoro A, Buesa J, Tursz T (1999) Prognostic factors for the outcome of chemotherapy in advanced soft tissue sarcoma: an analysis of 2,185 patients treated with anthracycline-containing first-line regimens – an European Organization for Research and Treatment of Cancer Soft Tissue and Bone Sarcoma Group Study [In Process Citation]. J Clin Oncol 17: 150–157

Willeke F, Eble MJ, Lehnert T, Schwarzbach M, Hinz U, Wannenmacher M, Herfarth C (1995) Die intraoperative Strahlentherapie im Behandlungskonzept retroperitonealer Weichgewebesarkome. Chirurg 66: 899–904

Willett CG, Suit HD, Tepper JE, Mankin HJ, Convery K, Rosenberg AL, Wood WC (1991) Intraoperative electron beam radiation therapy for retroperitoneal soft tissue sarcoma. Cancer 68: 278–283

2.8 Der onkologische Chirurg in Kooperation mit Urologie und Gynäkologie

G. Florack, J. Breul, W. Kuhn, R. Hartung, H. Graeff und J.D. Roder

Vorbemerkung

Eine interdisziplinäre Kooperation von Viszeralchirurgen, Urologen und gynäkologischen Onkologen ist bei ausgedehnten Tumoren der Abdominalhöhle erforderlich, wenn von den Tumoren die Organgrenzen überschritten und anliegende Gewebsstrukturen oder andere Organe infiltriert werden.

Für das *urologische Fachgebiet* betrifft dies vor allem die Blasenkarzinome mit Infiltration von Darm oder seitlicher Beckenwand sowie die Nierenkarzinome mit tumoröser Infiltration von Leber und seitlicher Bauchwand und Ummauerung großer abdominaler Gefäße. Andererseits besteht in der Chirurgie des Rektumkarzinoms bzw. seiner Rezidive häufig eine Infiltration von Blase, distalem Ureter oder innerem weiblichem Genitale. Nach multiviszeralen Resektionen, speziell nach Entfernung von Blase oder distalem Harnleiter, die urologische Operationstechniken zur Harnableitung notwendig machen, ist die Kenntnis geeigneter Rekonstruktionsverfahren wesentlich.

Im *gynäkologischen Fachgebiet* stellt das Ovarialkarzinom eine für den Chirurgen besonders interessante Tumorentität dar. Wegen der häufig auftretenden Tumorinfiltration von Nachbarorganen sowie wegen der peritonealen Aussaat sind im Sinne eines Tumordebulkings ausgedehnte abdominalchirurgische Eingriffe erforderlich. Das Ovarialkarzinom zeigt eine ganz spezielle Wachstumscharakteristik. Im Gegensatz zu nahezu allen anderen Karzinomen kann eine Tumorreduktion mit Belassen von Residualtumor bis 1 cm in Kombination mit einer effektiven additiven Chemotherapie sinnvoll sein.

Die interdisziplinäre Kooperation verlangt vom onkologischen Chirurgen, die Kenntnis des gesamten Therapiekonzeptes der verschiedenen Tumorentitäten. Resektionen von fortgeschrittenen Tumoren des Beckens stellen eine chirurgisch-technische Herausforderung dar. Sie führen in der postoperativen Phase häufig zu viszeralchirurgisch bekannten Problemen, z. B. peritonealen Reizzuständen und Ileussymptomatik, was eine kontinuierliche interdisziplinäre Betreuung dieser Patienten erforderlich macht.

Im folgenden werden die Charakteristika und Behandlungskonzepte von Karzinomen aus dem urologischen, gynäkologischen und ebenfalls chirurgischen Fachgebiet dargestellt, die nach unserer Erfahrung eine interdisziplinäre Kooperation zur Ausschöpfung sinnvoller Therapiemaßnahmen erfordern.

Primär urologische Tumoren

Die im urologischen Fachgebiet am häufigsten von malignen Veränderungen betroffenen Organe sind die Nieren, Harnblase, Prostata und Hoden. Vor allem Nierentumore und das Harnblasenkarzinom erfordern bei organübergreifendem Tumorwachstum ein gemeinsames chirurgisch-urologisches operatives Vorgehen.

Nierentumoren

Die Inzidenz des Nierenzellkarzinoms (NZK) beträgt 4–8/100 000 Einwohner. Männer erkranken doppelt so häufig wie Frauen, der Altersgipfel liegt zwischen dem 40. und 60. Lebensjahr. In über 80 % der Fälle handelt es sich um ein klarzelliges Karzinom.

Organbegrenztes NZK (T1-2, N0, M0)

Für das Nierenzellkarzinom in einem lokal begrenzten Stadium ist die Tumornephrektomie die Therapie der Wahl. Durch einen solchen Eingriff ist eine Heilung in der Mehrzahl der Fälle möglich. Ein standardisierter Zugangsweg zur Niere besteht nicht, obwohl aus eigener Sicht der transperitoneale Zugang über einen Oberbauchquerschnitt Vorteile bietet. Primär wird vor der Manipulation der tumortragenden Niere die Arteria renalis, anschließend die Vena renalis unterbunden. Die Niere wird mitsamt der Fettkapsel und der ipsilateralen Nebenniere en bloc entfernt. Abschließend erfolgt eine regionäre Lymphadenektomie. Der Stellenwert und die Ausdehnung einer solchen Lymphadenektomie werden in der Literatur kontrovers beurteilt. Die wesentliche Bedeutung liegt in der Diagnostik und in der Abschätzung der Prognose. Ein kurativer Effekt erscheint unwahrscheinlich. Bei Tumorbefall einer tatsächlichen oder funktionellen Einzelniere oder auch bei kleinen Tumoren (≤ 4 cm Durchmesser) kann eine organerhaltende Tumorexstirpation erwogen werden. Ein Sicherheitsabstand von wenigen Millimetern erscheint ausreichend.

Lokal fortgeschrittenes NZK (T3-4, N0, M0)

Auch im lokal fortgeschrittenen Stadium ist die Tumornephrektomie in Ermangelung wirksamer Therapiealternativen die Behandlung der Wahl. Das Vorgehen entspricht dem oben beschriebenen. In seltenen Fällen liegt eine Infiltration von Nachbarorganen (Leber, Pankreas, Kolon, Bauchwand) vor. In einer solchen Situation kommt der Kooperation Urologie/Chirurgie große Bedeutung zu.

Reicht ein Tumorzapfen in die Vena cava inferior, so kann dieser meist in die Nierenvene zurückgedrängt und diese anschließend mündungsnah abgesetzt werden. Bei langem Tumorzapfen, speziell bei Wandadhärenz zur Vena cava, muß je nach Lokalisation und Ausdehnung der rechte Leberlappen mobilisiert und die untere Hohlvene infradiaphragmal angeschlungen und temporär abgeklemmt werden, um eine Tumorembolie zu verhindern. Der Tumorthrombus kann dann sicher exstirpiert werden, wobei gelegentlich eine segmentale Venenresektion notwendig wird. Hierzu ist die Kenntnis gefäßchirurgischer Techniken erforderlich. Erstreckt sich der Tumorthrombus bis in den rechten Vorhof, ist der operative Eingriff in seltenen Fällen mit kardio-chirurgischer Unterstützung unter den Bedingungen der extrakorporalen Zirkulation vorzunehmen.

Die Prognose ist bei fortgeschrittenen Tumoren allerdings schlecht und die Bedeutung erweiterter Eingriffe liegt in der Palliation bzw. in der präventiven Palliation.

Lymphknoten-metastasiertes NZK (T1-4, N1-2, M0)

Liegen positive Lymphknoten vor, so ist eine Heilung durch den operativen Eingriff nur in den seltensten Fällen möglich. Der Nutzen adjuvanter Therapieverfahren ist umstritten und sollte nur in Studien erfolgen.

NZK mit synchronen Fernmetastasen (T1-4, N1-2, M1)

Die Prognose von Patienten, bei denen zum Zeitpunkt der Diagnosestellung bereits Fernmetastasen vorliegen, ist schlecht. Die mittlere Überlebenszeit liegt bei ca. 12 Monaten. Die Resektion von Metastasen sollte angestrebt werden. Ist dies nicht möglich, so ist die Sinnhaftigkeit einer Tumornephrektomie aufgrund der limitierten Prognose fraglich, zumal der Nutzen einer Tumorreduktion vor systemischer Therapie nicht belegt ist. Mit einer spontanen Remission von Fernmetastasen nach Entfernung des Primärtumors ist in 0,5–0,8 % der Fälle zu rechnen. Sinnvoll erscheint es, primär eine systemische Therapie (Immunchemotherapie) durchzuführen und nur die Patienten, bei denen es zu einer Remission der Metastasen gekommen ist, einer Operation zuzuführen.

Metachrone Fernmetastasen des NZK

Die Prognose von Patienten, bei denen Metastasen erst nach einem Zeitraum von 2,5 Jahren auftreten, ist wesentlich günstiger als die derjenigen mit einem kürzeren Verlauf. So liegt die 5-Jahres-Überlebensrate bei Patienten, bei denen Lungenmetastasen vor diesem kritischen Zeitpunkt aufgetreten sind und reseziert wurden bei 0 %. Demgegenüber leben 58 % der Patienten, bei denen die Metastasen erst nach 2,5 Jahren aufgetreten sind und reseziert wurden, länger als 5 Jahre. In jedem Fall ist primär die Metastasenresektion anzustreben. Dies kann die operative Fixierung pathologischer Frakturen, Resektion von Lungen-, Leber- oder Hirnmetastasen, plastische Deckung großer Hautdefekte oder Amputationen von Gliedmaßen beinhalten. Lokalrezidive sind mit einer günstigeren Prognose als Fernmetastasen behaftet und sollten aggressiv chirurgisch angegangen werden.

Erscheint eine chirurgische Maßnahme nicht möglich oder sinnvoll, so erfolgt eine systemische Therapie. Eine Chemotherapie oder eine Hormontherapie zeigt nur in vereinzelten Fällen ein Ansprechen. In den letzten 15 Jahren wurden verschiedene Zytokine zur Behandlung des Nierenzellkarzinoms eingesetzt. Objektive Remissionen wurde in 0–40 % beschrieben. Die Kombination von Interleukin-2, Interferon-alpha und 5-FU bietet mit einer kompletten und partiellen Remissionsrate von 37 % die besten Ergebnisse und ist das am weitesten verbreitete Therapieschema.

Harnblasenkarzinom

3 % aller bösartigen Karzinome sind Harnblasenkarzinome, in 70 % der Fälle liegt initial ein oberflächlicher Tumor (Ta, Tis, T1) vor, während in 30 % der Fälle bereits ein muskelinvasives Karzinom (T2-T4) vorliegt.

In 95 % der Fälle handelt es sich beim Harnblasenkarzinom um ein Urothelkarzinom. Plattenepithelkarzinome, Adenokarzinome und Sarkome sind selten.

Die Therapie des oberflächlichen und muskelinvasiven Harnblasenkarzinoms in vorgenannten Tumorstadien ist eine Domäne des urologischen Fachgebietes. Nur ausnahmsweise sind bei postoperativ auftretender Ileussymptomatik, speziell nach Anlage eines Ileumconduits, oder bei problematischen Darmanastomosen chirurgische Interventionen notwendig. Bei organübergreifendem Tumorwachstum (T4) mit Infiltration von Rektum oder Colon sigmoideum müssen resektive und rekonstruktive Operationsschritte durchgeführt werden, welche eine interdisziplinäre Zusammenarbeit erfordern.

Patienten mit pT4-Tumoren haben nach radikaler Zystektomie und eventuell zusätzlicher Beckenwand- und Darmresektion eine 5-Jahres-Überlebensrate von nur 0–6 %, so daß in diesen Tumorstadien die resektiven Maßnahmen einen mehr palliativen Charakter, insbesondere zur Minderung lokal tumorinduzierter Symptomatik, besitzen.

Eigene Erfahrungen

Eine Auflistung der im Zeitraum von 1993 bis 1998 durchgeführten Eingriffe bei primären urologischen Tumoren mit interdisziplinärer Kooperation ist in Tabelle 1 dargestellt.

Bei der Zystektomie erfolgten bei 22 % der Patienten interdisziplinäre Eingriffe. Dies erklärt sich aus der engen Nachbarschaftsbeziehung im kleinen Becken zwischen Blase und Rektum bzw. rektosigmoidalem Übergang. Zum Teil zwangen infiltrative Veränderungen, auch Fistelbildungen, zur erweiterten Organresektion. Die Zahl belegt auch, daß bei weiter Tumorausdehnung die Bereitschaft zu Multiviszeralresektionen gegeben ist und bei Bestehen eines kooperierenden chirurgisch-urologischen Teams Grenzbereiche der Resektabilität erweitert werden können. In erster Linie wurden bei der Zystektomie Resektionen des rektosigmoidalen Überganges, zum Teil auch lokale Tumorexzisionen vorgenommen. Eingeschlossen in das Operationsspektrum sind auch Gefäßfreilegungen, selten jedoch prothetischer Gefäßersatz. Zahlenmäßig am zweithäufigsten ist die Kooperation bei der Tumornephrektomie. In 6 Fällen wurden wegen Leberinfiltration extraanatomische Resektionen oder Lebersegmentresektionen vorgenommen. Bei lokaler Tumorinfiltration wurden Kolonsegmentresektionen, Links- oder Rechtshemikolektomien sowie Dünndarmresektionen durchgeführt. Bei der radikalen Prostatektomie ist die chirurgische Beteiligung mit 1,3 % äußerst gering. Wird in der präoperativen Diagnostik ein lokal fortgeschrittenes Karzinom mit Verdacht auf Infiltration von Nachbarorganen (cT4-Tumoren) diagnostiziert, ist ein radikal chirurgisches Vorgehen in der Regel nicht sinnvoll, so daß meist die alleinige Androgendeprivation eingeleitet wird. Im Stadium cT3 wird nicht selten eine neoadjuvante Hormontherapie vor radikaler Prostat-

Tabelle 1. Chirurgisch-urologische operative Kooperation bei primär urologischen Tumoren (1993–1998)

Urologisch operative Eingriffe	Anzahl	Chirurgische Kooperation [n]	[%]	Indikation und Art des chirurgischen Eingriffes	[n]
Tumornephrektomie	370	24	6,5	Leberinfiltration, extraanatomische Tumor- o. Lebersegmentresektion	6
				Pankreaslinksresektion bzw. Tumorexzision	2
				Kolonteilresektion u. Iloezökalresektion	5
				Dünndarmresektion	3
				Heterotope autogene Nierentransplantation nach Tumorexzision	1
				Ausgedehnte Debulking-Operationen, inklusive Bauchwand, Milzexstirpation	4
				Gefäßchirurgische Eingriffe inkl. extrakorporaler Zirkulation	3
Zystektomie	207	46	22,2	Tumorinfiltration von Rektum u. Colon sigmoideum, Tumorexzision bzw. Segmentresektion, anteriore Resektion u. Sigmaresektion	27
				Tumorexzision bei Sakruminfiltration und Blutstillung	3
				Ileozökalresektion u. Hemikolektomie rechts	3
				Dünndarmresektionen	9
				Tumorreduktion und Anlage von Ileo- oder Kolostoma	4
Prostatektomie	613	8	1,3	Rektumläsion, Tumorexzision u. Übernähung	6
				Nachblutung	1
				Tumorexstirp. bei retroperit. Metastasierung und Duodenalstenose, GE	1
Retroperitoneale Lymphadenektomie	29	9	31,0	Versorgung einer Duodenalläsion	2
				Lymphadenektomie bei Ureter u. Gefäßinfiltration	3
				Kolon- u. Dünndarmresektion	2
				Gefäßchirurg. Eingriffe bei Tumorinfiltration u. Gefäßläsion	2
Pelvine Exenteration	7	7	100	Multiviszeralresektion	7

ektomie durchgeführt. Eine solche Vorbehandlung kann unter Umständen dazu führen, daß die Schichten zwischen Rektum und Prostata verkleben und es bei der retrograden Präparation der Prostata auf der Rektumvorderfläche zu Rektumläsionen kommt. Diese Rektumläsionen lassen sich in der Regel primär, ohne einen vorgeschalteten Anus präter, versorgen.

Bei den retroperitonealen Lymphadenektomien sind nur solche Fälle angeführt, die isoliert wegen eines Tumorrezidivs oder wegen Hodentumoren eine Lymphadenektomie des Retroperitoneums erforderlich machten. Hier sind wegen enger Adhärenz von tumorösen Lymphknoten an den großen abdominalen Gefäßen sowie am retroperitonealen Anteil des Duodenums Resektionen oder Exzisionen vorgenommen worden, die chirurgische Techniken, insbesondere rekonstruktive Maßnahmen notwendig machten. Die relativ geringe Zahl der retroperitonealen Lymphadenektomien erklärt sich dadurch, daß Lymphknotenausräumungen bei den Haupteingriffen wie Tumornephrektomie miterfaßt und deshalb nicht gesondert aufgeführt sind.

Die Zahl der totalen pelvinen Exenterationen ist gering. Die Indikation zu diesem Eingriff wurde eher zurückhaltend gestellt wegen der beobachteten hohen Morbidität und der bei ausgedehntem Tumorbefall nicht sicher voraussagbaren Verbesserung der Überlebenszeit. Multiviszerale Resektionstechniken bei der pelvinen Exenteration zwingen in allen Fällen zu einem interdisziplinären operativen Vorgehen.

Zwanzig weitere urologisch-chirurgische Eingriffe wurden insbesondere bei retroperitonealen Tumoren, wie Liposarkom, Teratom sowie bei metastasierendem Urothelkarzinom, Urachuskarzinom und Hodentumoren durchgeführt. Mehrheitlich gehören zu dieser Gruppe Operationen bei Tumorrezidiven, die nach präoperativer Auswertung der bildgebenden Verfahren (CT, MR etc.) eine Erschwernis des Eingriffes vermuten ließen. Die gemeinsame präoperative Planung resultierte in allen diesen Fällen im gemeinsamen operativen Vorgehen, das zu einem Tumordebulking führte, zum Teil mit Dünn- oder Dickdarmresektionen, Splenektomien und Gefäßrekonstruktionen.

Primär gynäkologische Tumoren

Die Gruppe der malignen gynäkologischen Erkrankungen umfaßt Malignome, deren Ursprungsort der Uterus, die Ovarien, die Tuben, die Vagina sowie die Vulva sind. Darüber hinaus sind die sehr selten auftretenden Trophoblasttumoren zu nennen. Ein interdisziplinäres operatives Vorgehen von gynäkologischen Onkologen, Viszeralchirurgen und Urologen ist in den Fällen indiziert, in denen der gynäkologische Tumor die Organgrenzen überschreitet und pelvin oder extrapelvin angrenzendes Gewebe oder Organe infiltriert. Dies gilt in erster Linie für die Malignome, die von den Ovarien und den Tuben ausgehen, da hierbei sowohl zum Zeitpunkt der Primärdiagnosestellung als auch in der Rezidivsituation gehäuft Darm-, Blasen-, Weichteil- sowie perivaskuläre Lymphknoteninfiltrationen vorliegen. Die anderen oben angeführten gynäkologischen Malignome befinden sich im allgemeinen zum Zeitpunkt der Diagnosestellung in einem noch nicht fortgeschrittenen Tumorstadium, so daß die operative Behandlung nicht interdisziplinär erfolgen muß. Darüber hinaus ist bei diesen Tumorerkrankungen in den seltener auftretenden fortgeschrittenen Tumorstadien im allgemeinen die primäre Strahlentherapie indiziert, da der Nutzen eines operativen Debulkings nicht gesichert ist. Die Indikation zum operativen Vorgehen ist lediglich mit palliativer Zielsetzung zu stellen, wenn es zur Kloakenbildung mit Rektumscheiden- und/oder Blasenscheidenfistel gekommen ist. Hierbei kann ein Tumordebulking mit Fistelentfernung und anschließender Darmanastomosierung und/oder Blasenrekonstruktion, aber auch die Anlage eines Kolostomas oder Urostomas die Lebensqualität der Patientin deutlich verbessern.

Bei Rezidiven von Uterusmalignomen ist, insbesondere wenn das Rezidiv zentral vom Scheidenabschluß ausgehend ist, ein operatives Vorgehen, gegebenenfalls in Kombination mit intraoperativer Strahlentherapie zu erwägen, sofern keine Fernmetastasierung vorliegt. Die bisher vorliegenden Daten zur Chirurgie des *Zervix- und Endometriumkarzinom*-Rezidivs sind uneinheitlich. Die Indikationsstellung sollte daher individualisiert und insbesondere unter Berücksichtigung der Lebensqualität der Patientin gestellt werden.

Ovarialkarzinom

Die interdisziplinäre operative Therapie ist in erster Linie bei der Behandlung des Ovarialmalignoms und dessen Rezidiv indiziert.

Das Ovarialkarzinom ist nach dem Endometrium- und Zervixkarzinom das dritthäufigste Genitalmalignom der Frau. Von den Malignomen des weiblichen Genitaltraktes hat das Ovarialkarzinom die ungünstigste Prognose mit einer 5-Jahres-Überlebensrate von etwa 35 %, da wegen des initial symptomarmen Krankheitsverlaufes die Diagnosestellung in 70 % der Fälle erst in fortgeschrittenen Stadien erfolgt.

Tabelle 2. Stadieneinteilung des Ovarialkarzinoms

TNM		FIGO	Befundsituation
T1		I	Tumor begrenzt auf Ovarien
	T1a	Ia	Tumor auf ein Ovar begrenzt; Kapsel intakt; kein Tumor auf der Oberfläche des Ovars
	T1b	Ib	Tumor auf beide Ovarien begrenzt; Kapsel intakt, kein Tumor auf der Oberfläche beider Ovarien
	T1c	Ic	Tumor begrenzt auf ein oder beide Ovarien mit Kapselruptur, Tumor an der Ovaroberfläche oder maligne Zellen im Aszites oder bei Peritonealspülung
T2		II	Tumor befällt ein oder beide Ovarien und breitet sich im Becken aus
	T2a	IIa	Ausbreitung auf und/oder Implantate an Uterus und/oder Tube(n)
	T2b	IIb	Ausbreitung auf andere Beckengewebe
	T2c	IIc	Ausbreitung im Becken (2a oder 2b) und maligne Zellen im Aszites oder bei Peritonealspülung
T3 und/ oder N1		**III**	**Tumor befällt ein oder beide Ovarien, mit histologisch nachgewiesenen Peritonealmetastasen außerhalb des Beckens und/oder regionären Lymphknotenmetastasen**
	T3a	IIIa	mikroskopische Peritonealmetastasen jenseits des Beckens
	T3b	IIIb	makroskopische Peritonealmetastasen jenseits des Beckens, größte Ausdehnung $\leq$ 2 cm
	T3c und/ oder N1	IIIc	Peritonealmetastasen jenseits des Beckens, größte Ausdehnung > 2 cm, und/oder regionäre Lymphknotenmetastasen
M1		IV	Fernmetastasen (ausgeschl. Peritonealmetastasen)
	NX	–	regionäre Lymphknoten können nicht beurteilt werden
	N0	–	keine regionären Lymphknotenmetastasen
	N1	–	regionäre Lymphknotenmetastasen

Die Stadieneinteilung ist entscheidend vom intraoperativen makroskopischen Befund und seiner histologischen Bestätigung abhängig. Sie richtet sich nach dem TNM-System der UICC von 1997, die sich mit der Einteilung der FIGO (Fédération Internationale de Gynécologie et d'Obstétrique) deckt (Tabelle 2).

Operative Therapie

Operationsplanung
Jeder Adnextumor, der zyklusunabhängig nachweisbar ist, sollte bis zum Beweis des Gegenteils als malignitätsverdächtig angesehen werden. Die Einschätzung der Dignität und der Ausbreitung des Tumors sollte in der Regel bereits präoperativ möglich sein. Hier kommt der apparativen und klinischen Untersuchung große Bedeutung zu. Eine Operationsplanung von gynäkologischem Onkologen gemeinsam mit einem Viszeralchirurgen und gegebenenfalls einem Urologen ist sinnvoll, da bei adäquatem chirurgischem Vorgehen im Stadium FIGO IIIc häufig mit Darm- und gelegentlich auch mit Blasenresektionen gerechnet werden muß.

Primärchirurgie
Das heute allgemein anerkannte Konzept für die Behandlung des fortgeschrittenen Ovarialkarzinoms beruht auf der radikalen Primäroperation mit dem Ziel der mög-

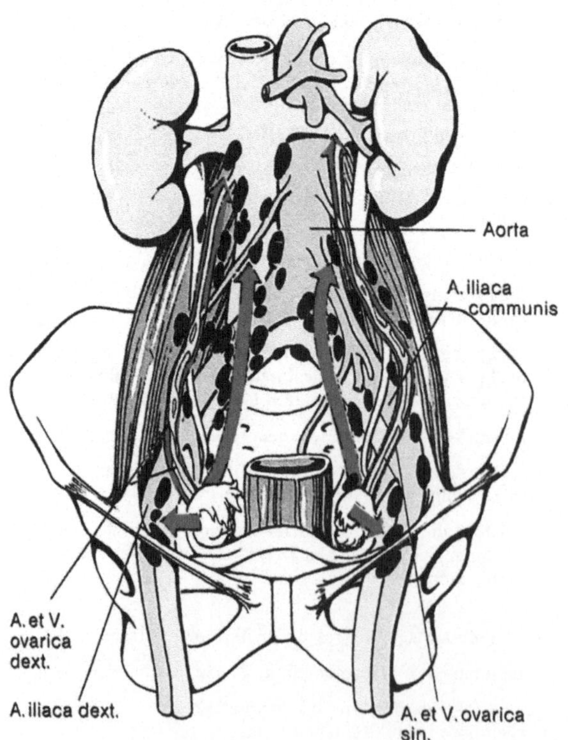

Abb. 1. Lymphatische Metastasierung beim Ovarialkarzinom

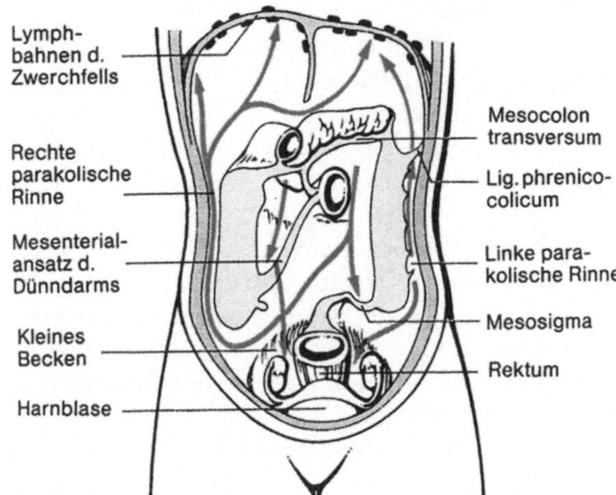

Abb. 2. Zirkulation der Peri-
tonealflüssigkeit

lichst vollständigen Resektion allen makroskopisch sichtbaren Tumorgewebes. Hierbei ist die operative Tumorentfernung nur dann sinnvoll, wenn sich postoperativ eine platin- und taxanhaltige Kombinations-Chemotherapie anschließt. Dieses Therapieprinzip hat in den letzten Jahren zu einer deutlichen Verbesserung der Therapieergebnisse mit Verlängerung der progressionsfreien- und der Gesamtüberlebenszeit der Patientinnen geführt.

Das Ovarialkarzinom im fortgeschrittenen Stadium dehnt sich neben der retroperitonealen Lymphknotenmetastasierung (Abb. 1) intraperitoneal unter Beteiligung von Dünn- und Dickdarm sowie der Oberbauchorgane aus (Abb. 2). Neben dem gynäkologischen Standardvorgehen (Hysterektomie, Adnektomie beidseits mit Resektion der Ovarialgefäßbündel, pelvine und paraaortale Lymphadenektomie, infragastrische Omentektomie, Appendektomie) sind daher gehäuft Darmresektionen und Tumordebulking-Operationen erforderlich. Die operative Therapie sollte daher immer interdisziplinär (gynäkologischer Onkologe, Viszeralchirurg) erfolgen, eine kompetente intensivmedizinische Versorgung ist ebenfalls unbedingt erforderlich. Diese interdisziplinäre Vorgehensweise führt dazu, daß auch bei fortgeschrittener Tumorerkrankung in mehr als 40 % der Fälle makroskopisch Tumorfreiheit erreicht werden kann. Hierbei korreliert die Rate der vorgenommenen Darmresektionen mit der Rate der makroskopischen Tumorfreiheit, so daß die Indikation zur Darmresektion großzügig gestellt werden sollte.

Die Prognose der Patientinnen mit fortgeschrittenem Ovarialkarzinom wird wesentlich durch die Qualität der Primäroperation bestimmt, die operative Behandlung sollte daher ausschließlich in entsprechenden operativen Zentren erfolgen.

Rezidivoperation

Bei Patientinnen mit einem sogenannten Spätrezidiv (rezidivfreies Intervall nach Beendigung der Primärtherapie > 12 Monate) besteht die Möglichkeit, über einen erneuten chirurgischen Eingriff zu einer signifikanten Lebensverlängerung beizutragen. Diese erneute Operation ist jedoch nur dann sinnvoll, wenn bei der Primärtherapie günstige Voraussetzungen vorlagen. Hierzu zählen initial frühes Tumorstadium, makroskopische Tumorfreiheit bei der Primäroperation, gutes Ansprechen auf die primäre Chemotherapie bei initialem Tumorrest und ein möglichst langer Abstand zwischen Primärtherapie und Auftreten des Rezidivs. Die Indikation zu diesem Eingriff sollte nur dann erfolgen, wenn am Ende des operativen Eingriffes makroskopisch Tumorfreiheit erzielt werden kann. Die meist interdisziplinär durchzuführenden, aufwendigen Eingriffe bedürfen der ebenso sorgfältigen Vorbereitung wie die Primärchirurgie.

Bei Patientinnen mit sogenanntem Frührezidiv (rezidivfreies Intervall nach Beendigung der Primärtherapie < 12 Monate) oder bei Patientinnen mit primärer Progression macht es in der Regel keinen Sinn, über eine erneute Operation eine Verbesserung der Gesamtsituation zu versuchen. Im allgemeinen gelingt es nicht, durch den Eingriff die Überlebenszeit signifikant zu verlängern.

Palliative Operation

Palliative Operationen sind nur dann sinnvoll, wenn stenosierende Tumoren im Bereich des Darmes nach Primär- und Rezidivbehandlung resezierbar sind und ohne größere Gefährdung der Patientin entfernt werden können. Bei Vorliegen eines Ileus bleibt trotz der begrenzten Prognose häufig keine andere Wahl als eine erneute Operation, ggf. mit Anlage eines Stomas.

Eigene Erfahrungen

In dem Zeitraum von 1982 bis 1999 wurden an der Frauenklinik der Technischen Universität München des Klinikums rechts der Isar bei 640 Patientinnen mit Ovarialkarzinom der Stadien FIGO I – IV operative Primär- oder Rezidiveingriffe vorgenommen. Hierbei konnte bei den fortgeschrittenen Tumorstadien in über 40 % der Fälle makroskopische Tumorfreiheit erreicht werden, in nahezu der Hälfte der Fälle waren Darmresektionen mit einer oder mehr Darmanastomosen erforderlich. Die Enterostomarate lag unter 1 %, die Anzahl der Anastomoseninsuffizienzen sowie schwerer perioperativer Komplikationen (Sepsis, Thromboembolie, revisionsbedürftige Hämorrhagie u. a.) deutlich unter 5 %. Da die perioperative Letalität in der Gesamtgruppe mit unter 2 % vertretbar erscheint, die Rate der erreichten makroskopischen Tumorfreiheit im Vergleich zu anderen Studiengruppen jedoch im oberen Bereich liegt, hat sich das an unserer Klinik angewandte interdisziplinäre Therapiekonzept als sinnvolle Vorgehensweise etabliert. Der starke prognostische Stellenwert des Faktors „makroskopische Tumorfreiheit" wird bei der Analyse der Therapieergebnisse von Patientinnen mit fortgeschrittenem Tumorstadium FIGO III deutlich. In Abbildung 3 zeigt sich, daß die Patientinnen, die makroskopisch tumorfrei operiert werden konnten, einen signifikanten Überlebensvorteil gegenüber den Patientinnen aufwiesen, bei denen postoperativ Residualtumor bestand. Diese Therapieergebnisse führten dazu, daß in den letzten Jahren zunehmend Patientinnen einer radikalen Tumordebulking-Operation unterzogen wurden, bei denen neben dem Tumorbefall des

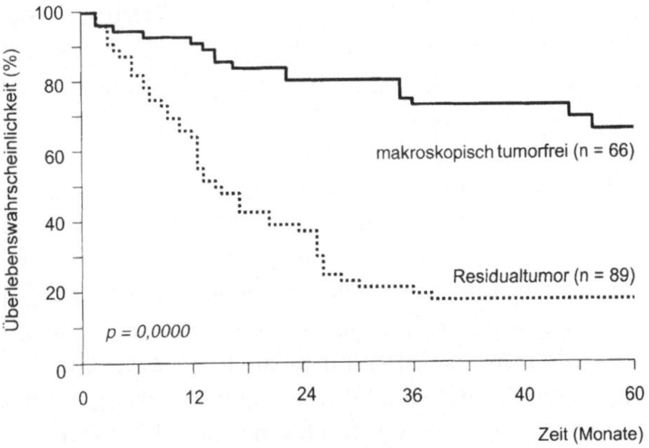

Abb. 3. Überlebenswahrscheinlichkeit von 155 Patientinnen mit fortgeschrittenem Ovarialkarzinom. FIGO III in Abhängigkeit vom postoperativen Residualtumorstatus

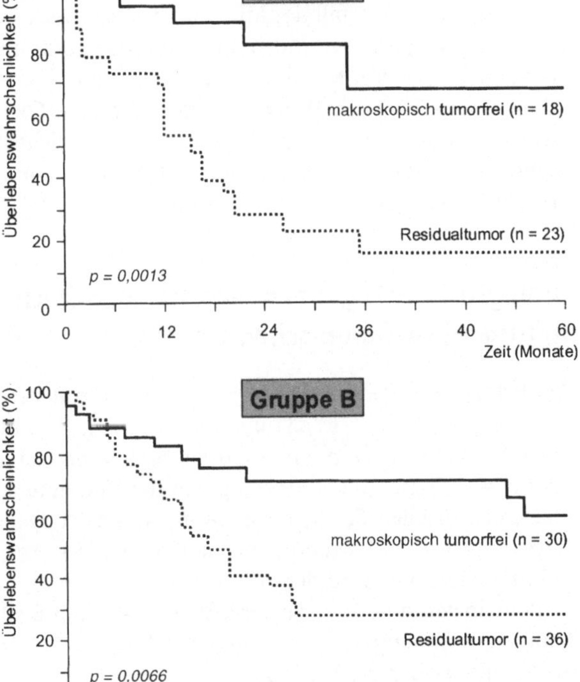

Abb. 4. Überlebenszeit von Patientinnen mit fortgeschrittenem Ovarialkarzinom, FIGO III und IV mit (Gruppe A, n = 41) und ohne (Gruppe B, n = 66) Tumorbefall des Oberbauchs in Abhängigkeit vom postoperativen Residualtumorstatus

kleinen Beckens zusätzlich eine Tumorausdehnung im Bereich des Oberbauches vorlag. Es konnte gezeigt werden, daß diese Patientinnen von ausgedehnten Resektionen mit Splenektomie, Pankreasteilresektion, Cholezystektomie und Zwerchfelldeperitonealisierung prognostisch profitierten, wenn makroskopisch Tumorfreiheit erreichbar war (Abb. 4). Bei genauer Analyse der Daten wird jedoch deutlich, daß im Vergleich zu einer Kontrollgruppe ohne oberbauchchirurgische Eingriffe nicht nur der perioperative Aufwand (Operationszeit, Bluttransfusionsrate, Dauer der intensivmedizinischen Überwachung u. a.), sondern auch die perioperative Morbidität deutlich erhöht ist. Bei alleiniger Betrachtung der Patientinnen mit oberbauchchirurgischen Eingriffen zeigt sich, daß die Rate schwerer Komplikationen (Sepsis, Relaparotomie aufgrund von Blutungen, Anastomoseninsuffizienz, Magenperforation u. a.) und die Letalität signifikant bei den Patientinnen erhöht ist, bei denen die Zwerchfelldeperitonealisierung mit einer Splenektomie, Cholezystektomie oder einer Pankreasteilresektion kombiniert wurde. Dem gegenüber wurde bei Patientinnen, bei denen ausschließlich eine Zwerchfelldeperitonealisierung erfolgte, keine Erhöhung von Letalität und Morbidität beobachtet. Diese Daten machen deutlich, daß bei fortgeschrittenem Ovarialkarzinom mit Tumorbefall des Oberbauches die Indikation zu oberbauchchirurgischen Eingriffen sehr individualisiert erfolgen sollte. Ist unabhängig vom operativen Standardvorgehen durch eine Zwerchfelldeperitonealisierung Tumorfreiheit zu erreichen, ist dieses Vorgehen sinnvoll, da die Patientinnen bei vertretbarer perioperativer Morbidität hiervon prognostisch profitieren. Ein radikales Tumordebulking im Oberbauch bei Befall der Milz und des Pankreas ist jedoch aufgrund der deutlich erhöhten perioperativen Morbidität und Mortalität nur im Einzelfall sinnvoll, zumal die Aussicht in dieser Krankheitssituation Tumorfreiheit zu erreichen, sehr gering ist. Die operative Radikalität beim fortgeschrittenen Ovarialkarzinom sollte sich daher nicht ausschließlich an der möglicherweise erreichbaren makroskopischen Tumorfreiheit, sondern wesentlich auch an den Daten zur perioperativen Morbidität und Mortalität der Patientinnen orientieren.

Urologische und gynäkologische Kooperation bei primär chirurgisch-onkologischen Eingriffen

Ähnlich der Integration eines erfahrenen Viszeralchirurgen in das Behandlungsteam bei urologischen bzw. gynäkologischen Patienten mit malignen organüberschreitenden oder metastasierenden Tumoren, besteht Bedarf nach Kooperation mit den Disziplinen Urologie und Gynäkologie in der Therapie ausgedehnter Tumoren des primär chirurgischen Fachgebietes. Aufgrund der engen topographisch-anatomischen Beziehungen der Beckenorgane betrifft dies in erster Linie lokal fortgeschrittene Rektumkarzinome und deren Rezidive.

Bei Hinweis auf Tumorausbreitung im kleinen Becken mit Befall anderer Organe kann in Abhängigkeit vom Tumorstadium eine Erweiterung des diagnostischen Spektrums erforderlich werden.

Gynäkologische bzw. urologische Zusatzuntersuchungen bei lokal fortgeschrittenen Beckentumoren
Gynäkologische Untersuchung
* transvaginale Sonographie
Urologische Untersuchung
* Sonographie der Niere
* Ausscheidungsurogramm (bei unauffälliger Sonographie nicht erforderlich)
* Zystoskopie
* Präoperative Harnleiterschienung

Trotz umfangreicher präoperativer Diagnostik muß bei der intraoperativen Exploration gelegentlich ein ausgedehnteres Tumorstadium erkannt werden als zunächst angenommen, was zur Ausweitung des Resektionsausmaßes zwingt. Neben der allgemein üblichen präoperativen Aufklärung über Operationsverfahren und Komplikationen ist es daher unbedingt erforderlich, den Patienten über alle möglichen Operationserweiterungen auch im urologischen bzw. gynäkologischen Fachgebiet zu informieren.

Operative Strategien

Bei lokal fortgeschrittenen Tumoren des Rektums muß das Resektionsausmaß auch auf Nachbarorgane, wie Uterus, Adnexe, Vagina, Blase, Prostata und Ureter erweitert werden. Eine Ausweitung der operativen Techniken ist dann gerechtfertigt, wenn durch den Eingriff eine R0-Resektion erreicht werden kann. Bei individualisierter Indikation, z.B. beim Vorliegen von Tumorfisteln oder Abzsessen, Einbruch des Tumors ins Sakrum, Darmstenosen etc. kann aus Gründen der Verbesserung der Lebensqualität bzw. Reduzierung der Schmerzen von dieser Prämisse abgewichen werden und auch ein palliativer operativer Ansatz akzeptiert werden.

Die Ausweitung der Resektion durch abdominelle Hysterektomie/Adnektomie stellt technisch kein wesentliches Problem dar und die Konsequenzen der zusätzlichen Organexstirpation sind auch bei Patientinnen in der Prämenopause durch Hormonsubstitution beherrschbar. Problematischer ist die Tumorausbreitung nach dorsal mit Infiltration des Kreuzbeins oder nach lateral und ventral mit Einbeziehung des Urogenitalsystems. Hinsichtlich der Radikalität des Eingriffes müssen hier gelegentlich Kompromisse eingegangen werden. Bei Befall des Urogenitalsystems sind die Konsequenzen einer notwendigen Operationsausweitung mit Prostata- oder Blasenexstirpation oder Harnleiterresektion gravierend. Eine kritische Nutzen/Risiko-Analyse ist unbedingt notwendig.

Ein aggressives operatives Vorgehen bis hin zur pelvinen Exenteration erfordert die interdisziplinäre Kooperation mit onkologisch versierten Urologen. Die operativen Rekonstruktionsverfahren nach Harnleiter- oder Blasenresektion bzw. onkologisch indizierten Harnleiter- oder Blasenresektionen sind vielfältig und müssen individuell der Tumorsituation und dem resultierenden Resektionsausmaß angepaßt werden.

Rekonstruktionsverfahren nach partieller oder kompletter Harnleiter- oder Blasenresektion

Ureterozystoneostomie
* in Psoas-Hitch-Technik
* mittels Boari-Lappen

Transuretero-Ureterostomie
Ureterokutaneostomie
Darminterponat und Blasenaugmentation
Harnleiter-End-zu-End-Anastomose

Nierenbeckenplastik
Zystektomie mit Harnleitung über
- Ileumconduit oder
- kontinente Ersatzblase mit Hautstoma
Nephrektomie/Nephroureterektomie
Harnleiterligatur/-okklusion und Nephrostomie

Bei lokal begrenzter Tumorinfiltration des Blasendaches kann die weite Exzision ausreichend sein, mit abschließendem primären Blasenverschluß und eventuell temporärem Plazieren von Harnleiterschienen.

Die Psoas-Hitch-Technik ist ideal zur Rekonstruktion geeignet, wenn das untere Drittel des Harnleiters reseziert werden muß. Voraussetzung ist eine ausreichende Kapazität und Mobilität der Blase. Alternativ kann auch durch einen Boari-Lappen eine Defektstrecke überbrückt werden. Gelingt die Rekonstruktion der Blase und des Harnleiters nicht, weil aus onkologischen Gründen die Zystektomie durchgeführt werden muß, so bietet sich als einfachste und risikoärmste Form der Harnableitung das Ileumconduit (inkontinente Form der Ableitung) an. Orthotope Neoblasenkonstruktionen mit Plazierung im oder nahe dem ehemaligen Tumorlager verbieten sich meist aus onkologischen Gründen (Rezidivgefahr, lokale Nachbestrahlung etc.).

Kontinente Harnableitungen mit Ersatzblasen aus Dick- und/oder Dünndarm (Ileozökal-Pouch, Indiana-Pouch, Ileum-Pouch, Kock-Pouch) stellen komplexe rekonstruktive Eingriffe dar. In die Entscheidung, welches Verfahren angewendet werden soll, muß der Zustand des Patienten, seine Kooperationsfähigkeit, das Tumorstadium, der Residualtumorstatus und damit die Prognose einfließen.

Weiterführende Literatur

Figlin RA (1999) Renal cell carcinomas: management of advanced disease. J Urol 161: 381–387
Giuliani L, Giberti C, Martorama G et al (1990) Radical extensive surgery for renal cell carcinoma: Long term results and prognostic factors. J Urol 143: 468–472
Hautmann RE, De Petriconi R, Gottfried HW, Kleinschmidt K, Mattes R, Paiss T (1999) The ilial neobladder: Complication and functional results in 363 patients after 11 years of follow up. J Urol 161: 422–428
Hermanek P (1992) Multiviszerale Resektion beim kolorektalen Karzinom Erfahrungen der SGKRK-Studie. Langenbecks Arch Chir Suppl: 95–100
Hofmann R, Huber F, Hartung R (1993) Eingriffe am Urogenitaltrakt im Rahmen der onkologischen Chirurgie. Chirurg 64: 763–768
Huber FT, Stepan R, Zimmermann F, Fink U, Molls M, Siewert JR (1996) Locally advanced rectal cancer: resection and intraoperative radiotherapy using the Flab method combined with preoperative or postoperative radiochemotherapy. Dis Colon Rectum 39: 774–779
Jänicke F, Hölscher M, Kuhn W, v. Hugo R, Pache L, Siewert JR, Graeff H (1992) Radical surgical procedure improves survival time in patients with recurrent ovarian cancer. Cancer 70: 2129–2136
Kuhn W, Florack G, Roder J, Schmalfeldt B, Pache L, Rust M, Ulm K, Späthe K, Jänicke F, Siewert JR, Graeff H (1998) The influence of upper abdominal surgery on perioperative morbidity and mortality in patients with advanced ovarian cancer FIGO III und FIGO IV. Int J Gynecol Cancer 8: 56–63
Kuhn W, Jänicke F, Pache L, Hölscher M, Schattenmann G, Schmalfeldt B, Anderl H, Schüle G, Dettmar P, Siewert JR, Graeff H (1993) Entwicklungen in der Therapie des fortgeschrittenen Ovarialkarzinoms FIGO III. Geburtsh. u. Frauenheilk. 53: 293–302
Kuhn W, Schmalfeldt B, Pache L, Späthe K, Ulm K, Renziehausen K, Nöschel H, Canzler E, Richter B, Kröner M, Tilch G, Jänicke F, Graeff H (1998) Disease-adapted relapse therapy for ovarian cancer: Results of a prospective study. Int J Oncol 13: 57–63
McGuire WP, Hoskins WJ, Brady MF, Kucera PR, Partridge EE, Look KY et al (1996) Cyclophosphamide

and Cisplatin compared with Paclitaxel and Cisplatin in patients with stage III and stage IV ovarian cancer. N Engl J Med 334: 1–6

Novick AC (1995) Current surgical approaches, nephron-sparing surgery, and the role of surgery in the integrated immunologic approach to renal cell carcinoma. Semin Oncol 22: 29–34

Roder JD, Rosenberg R, Nekarda H (1999) Das kolorektale Karzinom Chirurgisch-onkologische Therapiekonzepte, lokoregionale Rezidive. In: Beger HG, Rühland D, Siewert JR (Hrsg) Kolon- und Rektumkarzinomchirurgie. Kurs der Deutschen Gesellschaft für Viszeralchirugie (DGVC). 116. Kongreß der Deutschen Gesellschaft für Chirurgie 1999. DCS Druck-Centrum, Singen

Roder JD, Siewert JR (1991) Häufigkeit, Prävention und Therapie der Harnleiterverletzung in der kolorektalen Chirurgie. Zentrbl Chir 116/9: 581–585

Rodriguez-Bigas MA, Petrelli NJ (1996) Pelvic exenteration and its modifications. Am J Surg 171: 293–301

Sagar PM, Pemberton JH (1996) Surgical management of locally recurrent rectal cancer. Br J Surg 83: 293–304

Siewert JR, Huber FT, Sendler A, Fink U (1995) Abdominelle Rezidive nach Eingriffen am Intestinum. Chirurg 66: 941–948

Siewert JR, Roder JD, Huber FT, Kropp W (1991) Technik und Taktik chirurgischer Eingriffe im Becken bei Rektum- und Kolonkarzinom. In: Hartung R, Hübner W, Kropp W (Hrsg) Urologische Beckenchirurgie, Springer, Berlin Heidelberg New York pp 195–205

UICC: TNM-Klassifikation maligner Tumoren, 5. Auflage. Hrsg. Ch. Wittekind, G. Wagner, Springer, Berlin, Heidelberg, New York 1997

Wanebo HJ, Koness RJ, Vezeridis MP, Cohen SI, Wrobleski DE (1994) Pelvic resection of recurrent rectal cancer. Ann Surg 220: 586–597

Sachverzeichnis